JN324166

Brain-Wise
Studies in Neurophilosophy

ブレインワイズ

脳に映る哲学

P. S. チャーチランド○著
村松太郎○訳

創造出版

Brain-Wise : Studies in Neurophilosophy by Patricia S. Churchland
©2002 by A Bradford Book, The MIT Press, Cambridge, Massachusetts, London, England
All Right Reserved.
Authorised translation From the English language edition published by The MIT Press, Ltd.
Japanese translation rights arranged with The MIT Press, Ltd., Cambridge, Massachusetts,
London, U.K. through Tuttle-Mori Agency, Inc., Tokyo

まえがき

　ダムが決壊したかのように、大量の水が轟々と流れ出した。私が1986年に『Neurophilosophy 神経科学的哲学』を出版してからのことである。画期的な進歩が、計算論や神経科学のテクニックの分野で開花した。さらには学問の垣根を超えた協力も結実した。たとえば分子生物学と神経科学の間に。たとえば実験心理学と神経科学の間に。
　哲学者だけにしか扱えないと考えられていた問題に神経科学が参入しそうな予感に、哲学者達は当初は慎重な姿勢を見せていたが、徐々に神経科学的哲学というものの真価を評価するようになった。20年前には、大学に神経科学的哲学の講座設立を提案しても、良くない冗談にしかとられなかった。しかし状況は一変した。当時は「反脳」を誇りとしていた学部にさえ、神経科学的哲学の講座ができ始めているのである。哲学者だけではなく、科学者も、哲学上の難問に本気で取り組む時代になった。意識が、自由意志が、自己が、科学の射程に入って来たのだ。こうした難問の解決には、神経科学的データが不可欠であることを誰もが認めるようになった。哲学におけるこのような風向きの変化を敏感に察知したいろいろな専門分野の人々が、神経科学的哲学の入門書を書くように私をつつくようになった。その結果生まれたのが本書である。
　入門書とはどうあるべきか、まず私は考えた。脳科学（神経科学と認知科学）が哲学の古来からの問いとどう関連するのか、それがまず明確に示されていなければならない。しかも簡潔で整理されたものでなければならない。同時に教科書としても有用でなければならない。必然的に参考文献はほとんど矮小といえるくらい最小限になった。本文中に紹介する研究データも極限まで切り詰められたものになった。これはある意味で恣意的な選択であって、私自身の学問的立場を明確にするという利点はあるが、代価もあった。成書としての機能性のために参考文献を圧縮したことに対して、関連領域の研究

者の不満はおさまらないものになったのである。しかしそれはやむを得ないことでもあった。本書が目指しているのは、哲学的な問題を広い視野から展望することだからである。それも、脳科学という視点を最大限に活用して展望することだからである。したがって本書を百科事典的にするわけにはいかなかった。よくまとまった簡明な本に仕上げることが私の一貫した目標になった。

　入門書であるからには、読者にあまり予備知識を求めてはならない。私はこれを常に心がけた。私が想定したのは、神経科学や認知科学の専門知識を全く持たない読者である。それにあわせて、1章の参考文献はごく一般的なものをあげ、2章以後の参考文献は各章のテーマに関するものをあげた。優れた科学雑誌、ウェブサイト、百科事典などの中から、初学者に大いに参考になるものを紹介した。また、優れた総説や脳科学の最新の論文が掲載されている科学雑誌も紹介した。

　本書には通常の哲学書よりもはるかに詳細な神経生物学的内容が記されている。それはある意味で必然であった。たとえば意識や学習の本質というような哲学の問いについて、単なる言葉遊びでなく、真剣に答えを探究するためには、神経科学の知識を持つことは決してわき道に逸れることではないことを、客観的な事実として読者に示す必要があったからである。

　哲学者が基本的な神経科学の知識を十分に持つことはきわめて難しい。したがって、次々に発表される神経科学の実験データの意味を理解することは容易でない。本書だけでこの困難を解決しようとするのは無理な話である。しかし、多少なりとも困難を小さくすることはできるかもしれない。そのために私は、実験デザイン、コントロールの性質、データ解釈の陥穽などの理解の必要性を、具体的な実験の例を通して本書に示した。

　実験の詳細の重要性はどんなに強調してもし過ぎることはないが、自由な発想を抑圧しないことも同じく重要である。時間をかけて熟考しなければならない。哲学者でコンピューター科学者でもあった Brian Smith はかつてこう言っている。脳が非常に巧妙に何事かをするとき、それは非常にゆっくりと時間をかけて、反芻するようになされているのである。その多くは問題解決と創造的思考で、既存のコンピューターでは及びもつかないものである。同様な意味のこととして Francis Crick は、忙しすぎる人とは時間を浪費している人であると言っている。私はこれを常に意識して、参考文献を際限なく記そうとする自分の衝動を押さえ込んだ。このため本書の参考文献の選択は、私の偏見が反映されたものとなった。したがって、熱心な読者には、こ

まえがき

の参考文献にこだわらず別の角度からも、ものを見、考えることを勧めたい。
　私の立っている位置を知るうえで、科学の歴史が非常に貴重であると感じたのは一度や二度ではない。神経科学がまだ発展途上の学問であることは動かしがたい事実である。神経科学は、まだ脳機能全般についての基本的な説明原理を探求している段階なのである。対照的に、たとえば分子生物学には説明原理がある。遺伝子の化学構造、遺伝子の発現の調節、タンパクの生成などについての基本原理はすでに明らかにされている。神経科学はまだ歩き始めたばかりなので、将来の方向や到達点がほとんど予測できない。心についてわれわれが持っている揺るぎのない確信が、新しいデータによってどう変化するかも予測できない。人は常に何らかの揺るぎのない確信を持っているものである。しかし時にそれは知的活動のためには邪魔になる。揺るぎのない確信とは、反論の余地のないように思え、真理であると感じられ、形而上学的な真実のような外見を持っているものである。しかし外見はともかく、それも昔からの知のひとつにすぎないのである。科学の歴史を振り返ってみれば、昔からの知がドグマとして君臨し、想像力を抑圧し、進歩を妨害した実例は枚挙に暇がない。逆に常識破りの考え方が正しかったという実例も多いが、常識破りであるから正しいということにもならない。
　科学の歴史を知ることは、読者にも有意義であるに違いない。だから私は、現代の問題に通じる歴史上の物語をいくつも本書に紹介した。科学の失敗と発見、科学の不屈と謙虚、科学の傲慢と忘却についての物語である。多くは、昔の知が覆された物語である。どれも、広い意味での知の探究一般に関連する物語である。揺るぎない確信から一歩下がって考えることを教えてくれる物語である。奇妙なことに、理科系の学部にも科学史の講義はほとんどない。だが、正しい問いの方法や、難問を解き明かすセンスを養うためには、科学史が何より役立つのである。
　そして当然ながら、哲学の歴史も非常に貴重なものである。歴史を知れば、現在正統とされている哲学を客観的に見ることができる。もっともそれは、しばしば言われるような、過去の偉人達は知識が乏しかったからこそ深い洞察を持っていたなどという愚説に私が賛同しているというわけではない。このことは強調しておかなければならない。私は確信している。歴史上の大人物のなかには、現代の主流の哲学者よりはるかに広い範囲の興味を持ち、はるかに貪欲な知識欲を持った人々がいた。その代表として、私が絶えない尊敬の念を抱いているのは、アリストテレス Aristotle、ヒューム Hume、パース Peirce である。彼らは明快かつ賢明、論理的かつ大胆であった。こうし

v

たことは、決してカリスマの特長ではない。物事の本質を探究している人々の特長である。

　私見では、哲学のなかでは主流でないとされている領域のあちこちに、これからの有望な学問の萌芽が見られる。そしてさまざまな領域の間にどんどん接点が生まれている。学問の間の境界は、単なる制度上の形骸になってきた。哲学者が実験室にも進出してきた。一方で、神経科学、認知科学、コンピューターサイエンスなどを専攻する科学者が、各自が追究している脳や心についての問いの根底には、心についての哲学的な問いがあって、そしてそれは実験によってアプローチできるという手ごたえを実感するようになってきた。そればかりか、論理の落とし穴を知るには哲学がしばしば有用であることを理解するようになってきた。この傾向は哲学にも逆輸入されている。哲学は、その非常に長い歴史の大部分を通して、力に満ち溢れ、どこまでも拡大していく学問だったのである。この傾向は、神経科学の研究者にとっても朗報である。彼らはもともと大いなる問いに魅せられて神経科学に手を染め、しかし気がつくと試験管を振って毎日が過ぎていっているのである。

　脳について、そして科学する方法について私に教えてくれた人々は非常に多いので、ここでそのひとりひとりに十分な感謝の意を示すことは不可能である。しかし何をおいても最初に感謝しなければならない人物は Francis Crick である。彼はまさに尽きることのないアイデアの泉であった。その多くは炯眼によるものであり、しかし時には奇抜なものもあった。彼が問題に挑むとき、彼は執拗すぎるほど執拗だった。しかし決して独善に陥ることはなかった。こうした彼の姿勢から私が教わったことははかりしれない。しかも彼は、私が自分の考えに惚れ込んでいる時も、逆に自分の考えに懐疑的になっている時も、等しく首尾一貫して公正に批評してくれた。科学についての彼の知識、そして分子生物学の歴史についての詳細な知識（Francis Crick 自身が分子生物学の歴史の一部である）から教えられなかったら、私は神経科学を1個の科学として広い視野から見ることはできなかったであろう。

　Antonio Damasio と Hannah Damasio は、システムレベルの神経科学について丁寧に教えてくれた。そればかりでなく、自らの臨床研究データを気前よく提供してくれた。現状に満足しそうになる私を、強くそして優しく新たな段階に進めてくれた。特に、意識というものを、脳の基本的なまとまりとしての機能と知覚機能から考えることを教えてくれた。そしてこのことか

まえがき

ら私は、まとまった行動、つまり自己表象の基盤として、皮質下構造に目を向けるようになった。

　『ブレインワイズ』も、家族の惜しみない努力があって完成した仕事である。Paul Churchland は、常の通り、すべての直感と洞察力を私に与え、私のミスを笑い、頼るべきときは肩を貸してくれた。イラストもたくさん描いてくれた。Mark Churchland と Anne Churchland は、家事としての哲学と職業としての神経科学を駆使し、本書の初稿を大幅に直してくれた。容赦なく原稿を何回も何回も私に戻し、考え直しと書き直しをさせてくれた。Marian Churchland と Carolyn Churchland の協力も欠かせないものであった。私は感謝とともに誇りに思っている。

　Roderick Corriveau は神経発達について教えてくれた。彼のお陰で、表象と学習の章は深みを増した。Rick Grush は UCSD での私の共同研究者である。そしてエミュレーターについての彼の洞察は、神経系の自己表象についての私の考えの核になっている。私の友人かつ同僚の Clark Glymour には、特に感謝しなくてはならない。彼は、知を追究することにおける厳しさと、果てしない誠実さを併せ持った人物で、因果関係の本質について大いに私に教えてくれた。それは私の学問する姿勢を強く支えるものとなっている。David Molfese が、内容や編集上の改善を提案してくれた結果、どのページも非常に端整なものになった。David なしでは本書は永遠に完成しなかった。Ilya Farber の援助も素晴らしかった。批判してくれただけでなく、科学的な領域の統合についての彼の展望は見事なものだった。Steve Quartz は脳の進化について教えてくれた。その結果、モジュールと脳の組織化について、私の眼前に新しい地平が開けた。Michael Stack は哲学者で私の長年の親友である。彼は私の多くの主張を強化してくれた。また、原稿の不適切な表現を指摘してくれた。Terry Sejnowski は、原稿を丁寧に読んで、多くのアドバイスをしてくれた。特に、学習、記憶、空間表象について、彼から得たものは大きかった。MIT Press の Alan Thwaits は一流の編集者として、私にはかりしれない助言を与えてくれた。彼には大きな借りができたと思っている。

　さらに原稿への協力者として、Bill Casebeer、Carmen Carrillo、Lou Goble、Mitch Gunzler、Andrew Hamilton、John Jacobson、Don Krueger、Ed McAmis、Clarissa Waites の名を挙げたい。ソーク研究所の Sejnowski 研究室は私の第2の家である。そこは私が最新の科学情報を受信する場であり、また私の考えを発信する場でもあった。研究室で出会ったすべての人々

に私は感謝している。本書の草稿を、私はUCSDの大学院の2つの講座で教材として用いることで、大いに改善することができた。特にテーマの重みづけについては、学生からのフィードバックが非常に参考になった。多すぎてひとりひとり名前をあげることはできないが、学生たちのコメントと反論に私は感謝している。またPippin "Bubbles" Schupbachの明るさによって、煩わしい大量の仕事がどれだけ楽になったかしれない。

　UCSDはこの18年間、私にとって世界中で最も楽しく刺激的な場所であった。そこは私の家であった。私を教え導いてくれた多くの同僚に深く感謝している。特に、Liz Bates、Gilles Fauconnier、"Rama" Ramachandran、Marty Sereno、Larry Squireの名を挙げておきたい。最後に、UCSDの学長であったDick Atkinsonの異例ともいえる励ましを特筆しておかなければならない。当初、私の仕事は、主流の哲学者から無視されていた。神経科学的哲学は真の哲学からはほど遠いとみなされていた。そんな時期から現在に至るまで、彼は一貫して私を励まし続けてくれた。「彼の」大学が考え、していることを常に正確に把握し、われわれにフィードバックしてくれた。抜群の視野を持った学長だった。私が彼に感謝するべきことは膨大にある。

La Jolla, California, 2002

目　次

■まえがき　P.S. チャーチランド ────── iii

1章　序 ────────── 3
1．主役は脳　3
2．古語となった自然哲学　7
3．還元論の虚実　21
4．3つの仮説　29

■I部　形而上学

2章　形而上学とは ────── 35
1．アリストテレスの真意　35
2．形而上学と心　41
3．因果関係は幻影か　47

3章　自分とは何か ────── 57
1．自分とは何かとは何か　57
2．身体や自己の内的モデル　86
3．自己表象への道程　116

4章　意識 ────────── 119
1．問題のありか　119
2．心身二元論から科学への挑戦状　160

5章　自由意志 ──────── 179
1．意志と罰　179
2．行為の原因と自由意志　181
3．自由意志についての旧説　185
4．意志決定の神経生物学に向けて　189
5．理性を学習する　207
6．責任の行方　210
7．科学から社会へ　212

II部　認識論

6章　認識論とは ―――――――――― 217
1. プラトンの譲歩　217
2. 心の科学と認識論　219
3. ダーウィンの革命　221
4. 守旧派の抵抗　230
5. 21世紀の認識論：自然科学的認識論　243

7章　表象する脳 ―――――――――― 245
1. 親脳派 VS 反脳派　245
2. 脳は表象するか　247
3. 表象の理論への道しるべ　252
4. 神経系におけるコード化　256
5. ローカルコードとベクトルコード　260
6. 顔認知の人工神経ネットワーク　264
7. 意味論から認知的意味論へ　272
8. カテゴリーの形成　274
9. 私、ここ、いま　276
10. 霊長類の空間表象　277
11. 表象の未来　285

8章　学習する脳 ――――――――― 289
1. 知はどこから来るか　289
2. 先天的な知と後天的な知は分けられるか　290
3. 神経系の情報貯蔵　294
4. 甘い蜜 ― 正の強化学習とドーパミン　300
5. 恐怖条件づけ ― 負の強化学習と扁桃体　307
6. 陳述記憶と海馬　314
7. 人工神経ネットワークの学習　323
8. アリストテレスから自然科学的認識論へ　326

■ 訳者あとがき　村松太郎 ――――――― 331

注釈　347

参考文献　361

関連文献　369

索引　399

ブレインワイズ

脳に映る哲学

1章　　　　　　　　　　　　　　　　　　　序

科学の目標は、果てしない叡智への扉を開くことではない。
果てしない誤謬に区切りをつけることである。　　ガリレオ Galileo
(バートルト・ブレヒト Bertolt Brectht:「ガリレオ」より)

1. 主役は脳

　実験に実験を重ねて一歩ずつ、神経科学は、人間の真の姿を浮き彫りにしてきた。人間を人間にしているのは脳であって、形のない魂のようなものではないことがわかってきた。感じたり、考えたり、決心したりするのが脳なら、恋に落ちるのも脳である。それでも人は恋に落ちる。その情熱は昔も今も変わらない。しかし今では、恋の情熱も脳の中で生じていることがはっきりとわかっている。死後の永遠の魂など存在しない。天国も地獄もない。自分とは、自己とは、脳内の神経細胞の産物なのである。そして、自己とは脳であるという判断そのものも、やはり脳が下しているのだ。

　脳の科学が進歩した今、「意志」という特殊な非物質的なものがあるとはもはや考えられない。危険に直面した時、勇ましく戦うか逃げるかという決定、それは確かに自分の意志である。しかしその意志決定も、自己を律することも、自分を甘やかすことも、性格も、感情も、すべては脳から生まれていることは間違いない。自己コントロールも神経経路と神経伝達物質の動きの産物にほかならない。心は物質を超越した何かであると人は思いたがる。しかし心も、脳の活動パターンの相互作用の現れなのである。それどころか、「自己」も、内省され絶えず表象される自己も、脳の産物なのである。脳が変化すれば、自己も変化する。脳が消滅すれば、自己も消滅する。

　「意識」はどうだろうか。意識は魂が発する魔法の輝きではない。どこかから浸み出てくる不思議な何かでもない。意識とは、神経活動の協調パター

ンのひとつであることはほぼ間違いない。だからといって意識には実体がないということにはならない。意識は、神経生物学的な確固たる実体である。このようなことを脳が理解できること、それに何より脳自体の科学を脳が行えることは、人間の脳の実に驚異的な能力なのである。

「意志」。「自己」。「意識」。これらの概念に科学のメスが入ることで、人間についての理解は革命的に進歩した。このような例は無数と言えるほど存在する。いまや進歩は極められたかにも見える。かつて、心と体の本質的な差異を問う「心身問題」は、難問中の難問だった。科学の進歩はその状況を変えた。過去30年間、神経科学は驚嘆すべき速度で発展した。図1.1に示した、分子から神経回路、さらにはシステムまで、文字通りあらゆるレベルでの研究が進み、心とは何かが解明されつつある。研究がカバーする時間と空間は、図1.2のように広い範囲に及んでいる。また認知科学は、神経科学と並行して、注意や記憶や知覚や推論といった高次機能の研究を進めてきた。その対象は成人から発達期の小児に及んでいる。さらに、ミクロの現象である神経活動と、マクロの現象である高次機能を結びつける計算論的研究によって、神経科学と認知科学と哲学の統合への道が開けてきた。

もちろん膨大な問いがまだ残されている。そのなかには、現在の概念や理論が革新されなければ解けない問いもあるだろう。その革新はまさに想像を超えたものかもしれない。科学の進歩が目覚ましいからといって、残っているのは些細な問題だけということは決してない。ただ間違いなく言えるのは、心についての、自由奔放で乱暴な哲学的解釈の時代は終わったということである。哲学を学問の王位と考える者にとっては苦しい時代になった。不可知論の哲学は没落し、実験データに基づいた理論に道を譲りつつあるのだ。

こうした変革を生んだのは神経科学による発見である。ここでいう神経科学とは、神経解剖学、神経生理学、神経薬理学、認知科学などの総称である。では、哲学はどこにゆくのだろうか? それに対する回答が「神経科学的哲学 neurophilosophy」である。

心は伝統的に哲学の研究対象であった。心の機能、すなわち記憶・学習・意識・自由意志などに、哲学は思弁を武器に挑んできた。しかし脳の科学が進歩した今、神経細胞や脳を無視した哲学は不毛な営みであると私は断言できる。神経科学のデータを取り入れた哲学、それが神経科学的哲学である。神経科学的哲学は、開花しつつある神経科学と、枯れ落ちつつある哲学の接点を追究せんとするものである。

もともと哲学は、あらゆる学問分野の結果を集め、理論を統合するという、

1章 序

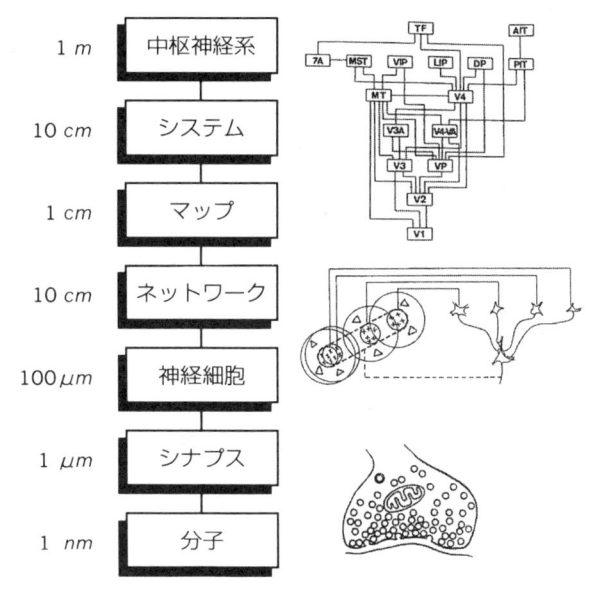

図1.1 神経系の階層構造
ただし、機能系の階層はさらに細分化され得る。
右上段はシステム（視覚系のシステム）、中段はネットワーク、下段はシナプスの模式図（Churchland and Sejnowski, 1988）。

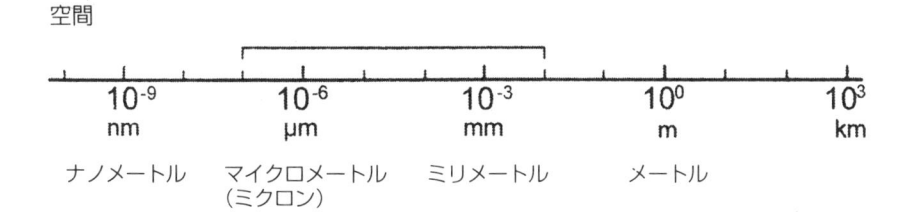

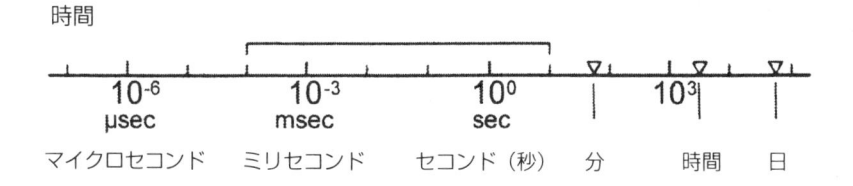

図1.2 時間と空間の対数表示
シナプスにおいて特に重要なのは、$10^{-6}\mu$m から 10^{-3}mm、10^{-3}msec から 10^{0}sec である（Shepherd, 1979）。

いわば学問の真髄であった。360度の視野を持ち、すべてを包含する学問が哲学である。貪欲な学問だ。厚顔無恥に何でもかじる。しかし消化しきれない。仮説と名のつくものは、それが真実と認められているものも、棄却されているものも、すべて議論と批判の対象になる。あらゆる常識を疑う。あらゆる神聖なものを調べ直す。あらゆる魔術の種を探ろうとする。それが哲学である。

この意味に限って言えば、人は誰でも時に哲学者になる。科学者も哲学者になる。実験室をいったん離れ、研究テーマの本質について考える時、哲学者になる。教科書の記述を疑い、独創的な仮説を打ち出す時、哲学者になる。そして斬新な考えや実験方法が生み出されるのである。

だから哲学は実験科学の友人であると考えることもできる。しかし友人といっても勝手気ままなフリーターにも見える。確かに哲学のなかには単なる言葉の遊びもある。もっともそれも悪くはない。特に科学がまだその幼少期にある時期には、遊びの学問も必要である。そして神経科学は、まだ幼少期の科学である。たくさんの革新的な理論を必要としている。もちろん理論というものは、その大部分が消えゆく運命にある。だが、大胆な新しい理論を次々と打ち出していかなければ、光明を見ることはできないのだ。

だから哲学することには意義がある。しかし当然ながら欠点もある。検証されていない理論をその魅力ゆえに事実とみなしたくなる時、理論が美しいことを理論が真であることと混同したくなる時、異端の理論をその異端ゆえに拒絶したくなる時、その欠点は大きく眼前に現れる。哲学だけの問題ではない。科学や政治や経済も、ひとつ間違えば同じ問題をはらんでいる。

本書は神経科学的哲学の書である。心の本質についてのさまざまな哲学的考え方を鑑定することを目的としている。神経科学と認知科学の最近の爆発的に増加したデータがその鑑定資料になる。そのデータは深い藪のように生い茂っている。そこに道を切り開くため、私はこの藪を古典的な2つの分野にまとめてみた。それが『Ⅰ 形而上学』と『Ⅱ 認識論』である。

藪の中に踏み込む前のウォーミングアップとして、歴史を簡単に振り返って、還元論について少々検討しておこう。還元論は、従来はばらばらだった分野の統合を始めるための鍵となる概念である[1]。

2. 古語となった自然哲学

　紀元前600年から紀元後200年のギリシアの思想には、西洋哲学の萌芽があった。それは現代科学の萌芽ということもできる。当時、哲学 philosophy という言葉は、文字通り「知を（philo-）愛する（-sophy）」という意味だった。そして哲学の問いは膨大な範囲に及んでいた。たとえば水が凍るのはなぜか。木が燃えるのはなぜか。星や月とは何か。地球はどこから来たのか。物質とは究極的には何からできているのか。生物が生殖によって自己複製するとき、いったいそこには何が起きているのか。そしてもちろん、自分自身についての問いもあった。人間とは何か。考えるとは何か。知覚するとは、推論するとは、感じるとは、計画とは、決定とは、幸せに生きるとは、人々が協力して生産的な社会を作るとは、いったいどういうことなのか。

　自然哲学と倫理哲学という分け方がある。自然界を研究対象とするのが自然哲学、道徳や政治や実生活を研究対象とするのが倫理哲学である。この分類によって、哲学の問いは二分された。「‥‥とは何か」という自然哲学の問いと、「人はどうすべきか」という倫理哲学の問いである。もっとも、二分されたといっても重なる部分はある。特に、心についての問いは、時に両方にまたがっている。

　このように哲学はあらゆる領域を網羅するものであったが、いつからか哲学は単なる1つの学問分野になった。19世紀の終わりまでには、自然哲学が進歩して、物理学、化学、天文学、生物学などが、独立した科学の分野として分岐した。進歩と特化によって、「自然科学」という言葉が勃興し、「自然哲学」は時代遅れの言葉になって消滅に向かい、現在ではほとんど古語になった。それでもまだ、イギリスのケンブリッジ大やスコットランドのセント・アンドリュース大のような伝統ある大学には自然哲学という講座が存在する。20世紀半ばまで、セント・アンドリュース大の物理学の学位は公式には自然哲学博士と称されていた。そして現在でも、Ph.D（Philosophae Doctor；哲学博士）という学位は、哲学者だけでなく、科学のあるゆる分野の学位名になっている。これは昔の分類の痕跡である。昔はあらゆる科学が自然哲学に包含されていたのである。

　星についての研究が進み天文学が分岐した。心臓についての研究が進み生物学が分岐した。元素についての研究が進み化学が分岐した。では心につい

てはどうだろうか。古代においても、思考も、感情も、知覚も、脳の活動であると確信していた学者がいた。その代表は医師でもあったヒポクラテス Hippocrates（466-377B.C.）である。ヒポクラテスによれば、急性に起こる麻痺も、慢性に進行する知能低下も、原因は脳の障害であった。このことから逆に、正常な運動や正常な言語活動のためには、脳が健常であることが必要条件であると考えられた。一方で、プラトン Plato（427-347B.C.）やアキナス St. Thomas Aquinas（1225-1274）のような反自然主義の学者は、魂は体とは別の神聖なものであると考えた。初めて魂を明確に説いたのはおそらくプラトンであるが、彼は魂には3つの部分があるとした。感覚（知覚を産む）と情動（名誉や恐怖や勇気を感じる）と理性である。このうち理性だけが人間特有のもので、人は理性によって推論や思考や問題解決を行うと考えた。神学を志向する哲学者にとっては、心は（彼らにとっては「魂は」と言っても同じであった）、自然科学とは全く違った方法論で研究されるべきものであった。魂が超自然的なものであれば、魂の本質は自然科学では解き明かすことはできない。瞑想や内省や思弁で挑まなければならない。

そして17世紀になり、デカルト Descartes（1595-1650）は、心は物質的なものではないという考え方を明確に主張した。これが心身二元論である。デカルトは、理性と判断は物質から生まれず、物質を超越した存在である心から生まれると考えた。そして心と体との接点は2ヵ所しかないと考えた。それは、入力としての知覚と、出力としての運動である。デカルトはこの2つだけは脳の機能であると認めたが、思考、言語、記憶、意識などは心の機能であって、心と脳は別だと考えたのである。しかしこれらの機能が脳損傷によって障害されること、しかもその障害には損傷部位と一定の関係があることを目の当たりにして、心身二元論は書き換えられなければならなかった。それでも脳とは別に心が存在する、あるいは魂が存在すると主張したことに、デカルト後の心身二元論の悲劇があった。

17世紀にデカルトが心身二元論を主張した理由を考えてみよう。第一に、デカルトは人間の能力のうち、理性と言語の2つは別格の偉大なものと考えていた。そして、言語を使うという能力に要求される正確さと創造性は、機械的な機能だけからは決して生まれず、それを超えた理性というものが必要であると考えたのである。

デカルトの思弁の根底にあった機械的な機能とはどのようなものであったか。当時あった機械は、時計や、ポンプや、噴水である。決して原始的な機械とは言わないが、いかにも「機械的」であったことは否めない。17世紀

にはコンピューターは想像できなかった。巡航ミサイルを制御したり、火星に着陸したロボットを操作することは想像できなかった。デカルトの思弁も、当時の科学技術を超えるものを想像できなかったことは明らかである。もしデカルトがコンピューターの力を知ったらどうだろうか。電子工学を知ったらどうだろうか。デカルトの思弁は翼を得て羽ばたいていただろう。(一方で、デカルトの主張の要点は1970年代に復活していることも指摘しておこう。チョムスキー Chomsky[2] やフォーダー Fodor[3] は、脳についてこれまでに解明されている事実からは、言語の生成と使用は全く説明できないと述べているのである。)

　デカルトが心身二元論を主張した第二の理由は、人間の自由意志をめぐる考察である。自由意志も機械的な機能からは生まれないとデカルトは考えた。体の機能がすべてつきつめれば機械的なものだとしても、自由意志はそうではあり得ない。だから自由意志を生む心というものがなければならない。物質を超えたものがなければならない。これがデカルトの論理であった。人間の行動には理由がある。しかし、理由から行動に至る間には自由意志が介在するため、実際に選択された行動と理由には直接の因果関係はないとデカルトは考えた。これに対して人間以外の動物では、理由と行動は直結し、自由意志の介在する余地はないというのである。細部はともかく、大筋ではこの考え方は現代も根強く生き続けている。これについては本書5章で詳しく論じよう。

　第三の理由は、意識に関わるものである。人間は、自分が何事かを体験しているということを、文字通り直接知ることができる。しかし、他人の体験については、言葉や行動を介さなければ知る方法がない。自分が痛みを感じていることと、痛みがあることは文字通り同一で、誤る余地はない。自分に意識があるということも、誤る余地はない。しかし他人に意識があるかどうかの判断は誤ることがある。さらに言えば、他人がそこに存在するという判断も誤ることがある。そこに見えている他人は幻覚かもしれないからである。デカルトは考えた。自分のことは直接知ることができる。他人のことは間接的にしか知ることができない。この違いはきわめて大きい。知るという主体、すなわち心が、体とは全く別のものであるからこそこの違いが生まれるのだ。したがって、心は物質ではない。体が消滅しても、心は残る。これがデカルトの結論であった。これが現代でも強く生き続けている心身二元論の考え方である。もちろん現代ではさまざまな衣装をまとっているが、根本はデカルトの結論と共通している[4]。そこで本書では、自己、そして意識についての

章（特に3章。4章と6章も関連している）で、心身二元論について詳細に論じる。

　デカルトの考えた心と体の2つの接点、すなわち入力としての知覚と出力としての運動とはどのようなものであったのか。熱いストーブに触った時に痛みを感じる知覚という入力とは。頭がかゆい時に頭を掻く筋肉への出力とは。デカルトは入力・出力という2つの相互作用だけを認めていたが、およそ相互作用というものは、心身二元論に常につきまとう問題なのである。そもそも心と体の相互作用というものがなぜ可能になるのか。オランダのエリザベート王女が、1643年6月20日のデカルト宛の手紙に率直な疑問を書いている。「物質でない何かが体を動かしたり、体が物質でない何かを動かしたりするというのは、私にはよく理解できないことです」(Oeuvres de Descartes, C. Adam and P.Tannery 編　vol.3 p.685)。当時、心は物質的なものではないと強く信じられていた。そして物質である脳には心はないと考えられていた。エリザベート王女の疑問は、心と脳という全く違った二者の相互作用がなぜ可能なのか、と言い換えることができる。心には物質的な要素は何もない。大きさも重さもない。位置する場所もない。だとすると、心から体へ、体から心への作用がなぜ可能なのか。ライプニッツ Leibniz（1646-1716）は、この問いは人知を超えていると述べている[5]。「魂と体の関係に想いをめぐらし始めると、私は大海に放り出されたように感じる。魂と体の関係は、どうしても説明がつかない。物質と物質の作用も同じだ。デカルトの書を読む限り、彼もこの問いを放棄したことがわかる (A New System for Nature, R. Aries and Daniel Garber 訳　p.142)。

　心身問題は、確かにデカルトを悩ませ続けており、現在に至るまで、心身二元論のなかで解決されないままになっている（2章も参照）。

　そこで、心と体に相互作用はなく、単に並列的に存在するという心身平行論が、ライプニッツらによって唱えられた。単に並列的に存在する心と体が、なぜ調和のとれた動きをするのか。マールブランシェ Malebranche は、それは神の力が個人に絶えず加わっていることによると考えた。一方ライプニッツは、神が心と体を別々に作り、あとは放置したと考えており、マールブランシェの考え方を機会原因論 occasionalism であるとして批判している。「デカルトの弟子達の考えでは、人間が体を感じとるのは、神が魂に体が動いたという思考を生じさせ、魂に体を動かすという意志を生じさせるからだという。ということは結局、体を動かす主体は神だということになってしま

う（p.143）」。

　この問題についてのデカルトの結論は、心と脳を結びつける鍵は脳の深部の松果体にあるというものだった。松果体に存在する極限までに繊細な物質が鍵だというものだった。しかしデカルトを批判する学者、たとえばライプニッツはそんな説明には納得しなかった。

　デカルト自身も実は納得していなかったのかもしれない。心と体が全く別であるというデカルトの説には、実は政治的な背景があったという説もある[6]。当時、科学者は教会からの強い迫害を受けており、デカルト自身もフランスからオランダに逃れている。天文学や物理学や生物学の発達が、教会によって中断されることをデカルトも恐れていたことは想像に難くない。教会の迫害を避けるためには、魂の神聖さを否定するわけにはいかなかったのである。科学がその対象を体から心に広げることは許されなかった。これはありそうな解釈であるが、もちろん今となっては真偽は謎である。

　デカルトの説のなかには、神の存在や、心と体を全く別とするなど、矛盾をはらんだものがある。天才デカルトはそれを承知の上で自説のなかにあえて矛盾を忍ばせ、読者を試したとも考えられる。そしてデカルトが教会による科学や科学者への迫害を恐れていたことは確かである。当時、教会の教えに異議を唱えた者への火刑や拷問や追放は日常的なことだった。たとえばガリレオは、拷問器具を目の前にちらつかせられ、地球が太陽の周りを回っているという説の撤回を強要された。そしてガリレオは自説を撤回したが、以後の人生は自宅で教会の監視の下に暮らすことになったのである。心と体は別だと強く主張したデカルトは、それは本当は誤りであると理解しつつも、後世の人々のため、その後の科学の発展の妨害を避けようとしたのではないか。

　そして、科学は発展した。19世紀の終わりまでには、物理学、化学、天文学、地学、生理学が成立し、それぞれ科学の一分野として発展した。しかし、神経系の科学の歩みはずっと遅かった。もっとも解剖学については、ゴルジ Camillo Golgi（1843-1926）、カハール Santiago Ramon y Cajal（1852-1934）らの研究が大きく花開いていたが、19世紀末になっても、脳がどのように機能しているか、そして神経細胞の機能についても、ほとんど何も明らかにされていなかった。神経細胞がシグナルを伝達しているという仮説はあったものの、その実体は全くの謎だった。

　神経科学が、天文学や物理学や化学に大きく遅れをとったのはなぜか。神

経科学の開花が20世紀後半を待たねばならなかったのはなぜか。紀元前400年に、すでにヒポクラテスが、思考や情動や知覚などは脳の作用であると明言しているのである。それから2千年以上、神経科学はいったい何をしていたのか。

神経科学の遅々とした進歩。その大きな理由は、脳の研究は、他の分野と比べて桁違いに困難であるということである。ヒポクラテスは、頭を剣で刺された剣闘士が死ぬまでの経過を観察している。その剣闘士は、絶命するまで意識は保たれていたが、言葉が話せなくなっていた。この剣闘士は解剖された。だが、それで何がわかったか。頭蓋骨の下の柔らかな臓器と、言葉の障害。両者の関係を説明する理論が、ヒポクラテスの時代にはほとんどなかった。細胞という概念はもちろんなかった。いわんや脳が神経細胞からできているとは誰も考えなかった。体を構成する単位が細胞であることがわかったのは17世紀であり、神経細胞がプルキンエ Purkyne によって初めて発見されたのは1837年である[7]。図1.3は脳の断面の顕微鏡写真である。プルキンエが発見したのは神経細胞の中の細胞体のみであって、図1.4のような微細構造（この図の実際の上下幅は1mmである）は、20世紀半ばに神経細胞を分離する技術が開発され、さらにデイタース Deiters のカーマイン染色やゴルジ Golgi の銀染色のような特殊な染色法が開発されて初めて明らかにされたのである。神経細胞は非常に微細で、筋肉の細胞とは異なり、軸索と樹状突起という長い枝を持っている。大脳皮質1立方ミリメートルあたりには約10万の神経細胞があり、1億のシナプスがある。そして生きた神経細胞を分離して機能を調べる技術は、20世紀半ばを過ぎてようやく開発されたのである[8]。

これに比べれば、天文学の技術は単純で、開発も早かった。コペルニクス Copernicus（1473-1543）、ガリレオ Galileo（1564-1642）、ニュートン Newton（1643-1727）の偉大な発見は、いずれも複雑な技術を必要としなかった。コペルニクスは、地球が宇宙の中心ではないことを明らかにし、天動説を壊滅させた。ガリレオは原始的な望遠鏡によって、木星の衛星を観察し、月のクレーターを観察した。それによって、天国の絶対性や地球の唯我性を唱える旧来の考え方を揺るがしたのである。

神経細胞の機能の研究には、きわめて高度な技術が必要である。そしてそのためには言うまでもなく、その技術を支える多数の科学分野の進歩を待たなければならなかった。細胞生物学、物理学、化学、分子生物学などが必要だった。分子やタンパクといった現代の洗練された概念、光学顕微鏡や電子

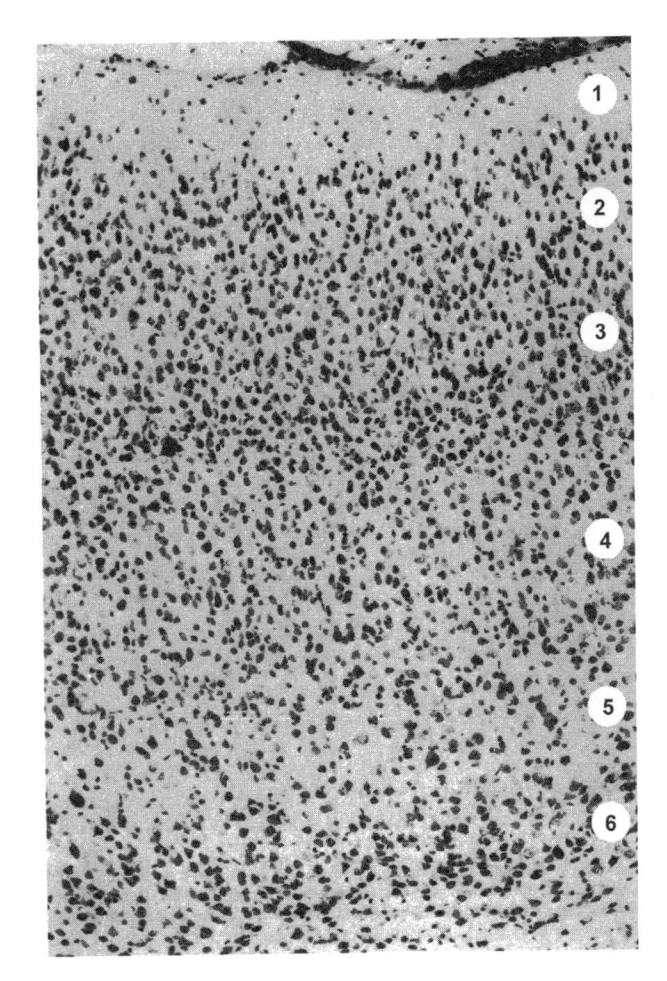

図1.3 ミンクの視覚皮質の断面
cresyl violet による細胞体の染色。数字は皮質の層を示す(S. McConnel and S. LeVay の好意による)。

顕微鏡のような現代の機器も必須である。電子顕微鏡が発明されたのは1950年代である。神経生物学の多くの基本概念は、高度に発達した科学があって初めて得られたものなのである。

　神経系の理解のためには、神経細胞の作用の理解が欠かせないが、これにも大変な技術が必要である。初期の研究で最も重要だったのは、電気に関わる理論であった。脳の細胞が他の細胞と異なる最大の点は、シグナルを伝達

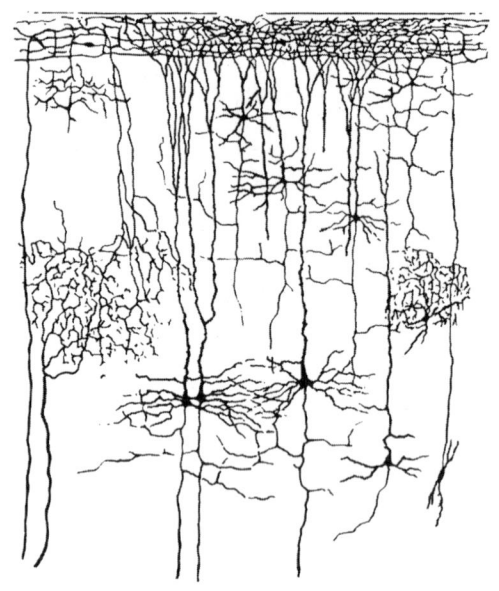

図 1.4 ラット大脳皮質のゴルジ染色のスケッチ
錐体細胞が染色されている。図の上下幅は約 1 mm（Eccles, 1953）。

するという機能で、これは細胞の電気的状態のミリセコンド単位の微細な変化による。そこにはイオンの動きがある。たとえばナトリウムイオンが細胞膜を透過することが神経シグナルの鍵であり、ひいては神経細胞の機能の鍵を握っている。電化生活を送っている現代のわれわれからは想像しにくいことだが、1800年頃までは、電気というものは神秘的で魔法のようなものであると考えられていたのである。それが解消されたのは、アンペール Ampere（1775-1836）や、ファラデー Faraday（1791-1867）が電気が物理的な現象であることを明確にした19世紀初頭になってからである。電気とは魔法でも霊でもなく、一定の法則に従う現象で、実用の目的に使えることが明らかにされたのである。神経細胞膜とイオンのシグナル伝達における役割について、図 1.5 や図 1.6 に示されたような理解が進んだのはずっと後のことである。

神経細胞の基本的なシグナル伝達が明らかにされると、次の段階はそのシグナルの内容である。これも大変な難題だが、1960年代に行われた視覚系の細胞の視覚刺激に対する反応の神経生理学的研究により大きく道が開け、大脳皮質の機能のマッピングにつながっている[9]。

1950年代からは、学習と記憶が神経科学の射程に入ってきた。1970年代

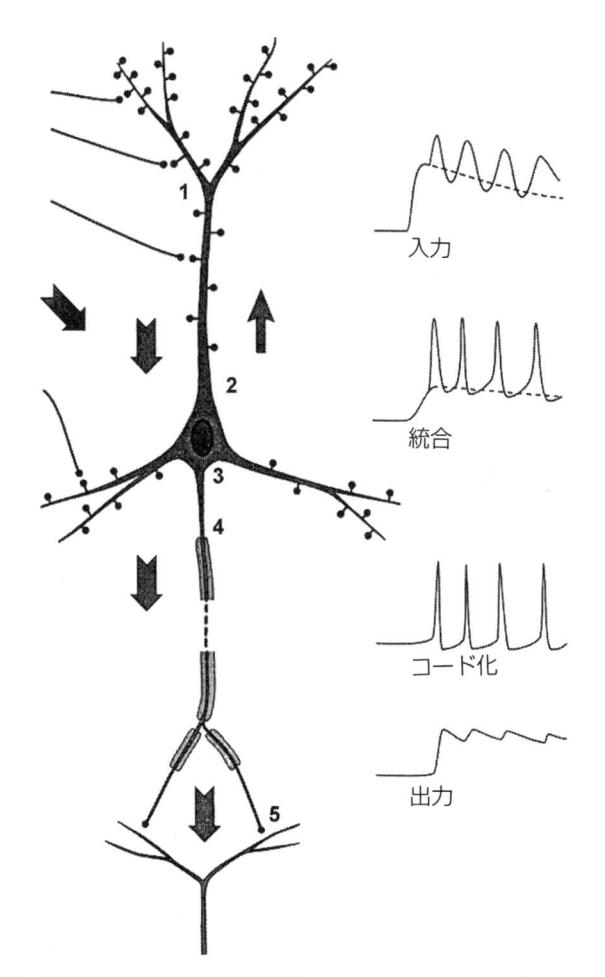

図1.5 神経細胞の構造と電気的機能
樹状突起 (1) には微細な棘 (2) があり、他の神経細胞からの入力を受ける。細胞体 (3) には核などの構造があり、呼吸やペプチド産生を行う。シグナルの統合は樹状突起と細胞体で行われる。シグナルの統合の結果、十分な強度の脱分極が細胞膜に生じれば、スパイクが発生し、軸索 (4) を下行する。樹状突起を逆行するスパイクもある。スパイクが軸索終末に達すると、神経伝達物質がシナプス間隙 (5) に放出され、別の神経細胞の受容体に結合する (Zigmond et al., 1999)。

ブレインワイズ

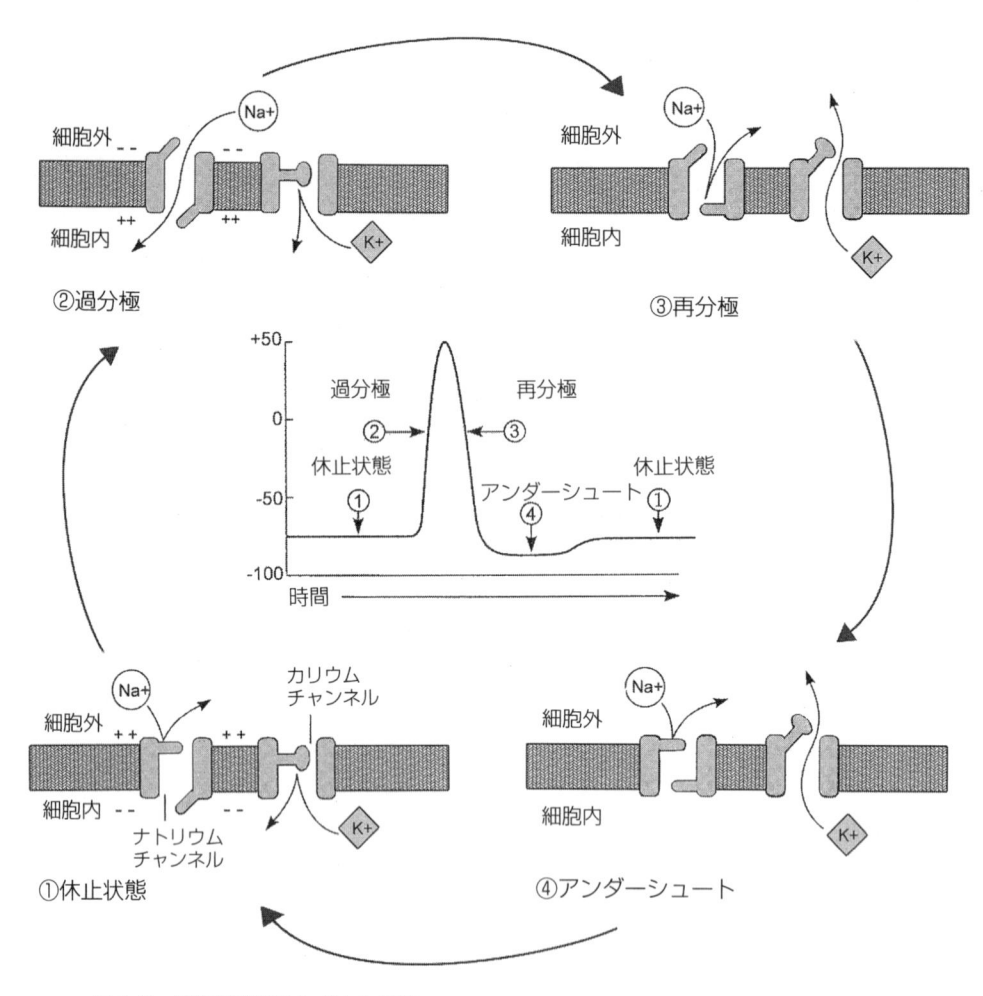

図1.6 神経細胞膜のシグナル伝達
1. 休止状態：ナトリウム（Na⁺）チャンネルとカリウム（K⁺）チャンネルはいずれも閉じており、細胞外は細胞内に対して相対的に正に荷電されている。
2. 過分極：ナトリウムチャンネルが開き、ナトリウムイオンが細胞内に流入し、細胞の極性は逆転する。すなわち、細胞内が細胞外に対して相対的に正に荷電された状態になる。
3. 再分極：カリウムチャンネルが開き、カリウムイオンが細胞外に流出し、ナトリウムチャンネルは閉じ、ナトリウムイオンは細胞外に能動輸送される。この結果、細胞の荷電は休止状態に復する。
4. アンダーシュート：休止状態に復しても、カリウムチャンネルは直ちには閉じないため、細胞内外の電位差はやや逆転し、その後に平衡状態となる。
（Campbell, 1996）

後半には、神経系の可塑性の研究が始まり、学習と記憶の研究は全く新しい局面に入った。その一方で、シグナル伝達や神経機能の修飾に関わる化学物質が徐々に明らかになってきた。この知見と神経系のマクロの機能の関係も明らかになってきた。その範囲は、覚醒と睡眠、記憶、痛覚の調節、強迫性障害やパーキンソン病などの疾病にまで及ぶところとなった。1980年代までには、注意という機能も神経科学の射程に捉えられ、神経レベルの変化と注意のシフトの関係の研究が進んだ。これらの研究の進歩のためには、実験心理学も必要だった。たとえば図1.7に示したような、主観的輪郭についての実験心理学のデータは、視覚の研究に大きく貢献した。サルやネコの実験も必要だった。単一神経細胞の活動を厳密な条件下で記録することにより、刺激や課題に特異的な反応を知ることが可能になった。図1.8のような視覚刺激を用いた動物実験が、人間の主観的輪郭の理解につながったのである。また、その一方では神経の微細構造がさらに明らかになり、シナプスや樹状突起や核内の遺伝子発現と認知機能の関係までが研究対象になってきた。

　それでもまだまだ多くの問いが残っている。特に困難なのは、ミクロとマクロを結びつけることである。すなわち、個々の神経細胞の活動と、ネット

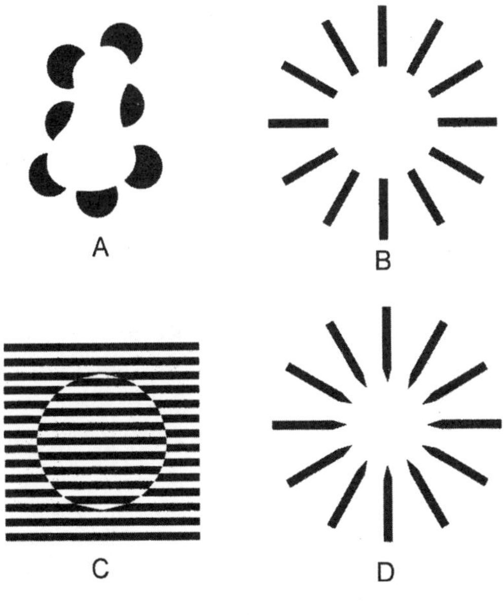

図1.7　主観的輪郭の例
A、B、Cにはいずれも主観的には輪郭が見えるが、実際には輪郭は存在しない。線分の端の形がDのような場合には主観的輪郭は生じない(Palmer, 1999)。

ブレインワイズ

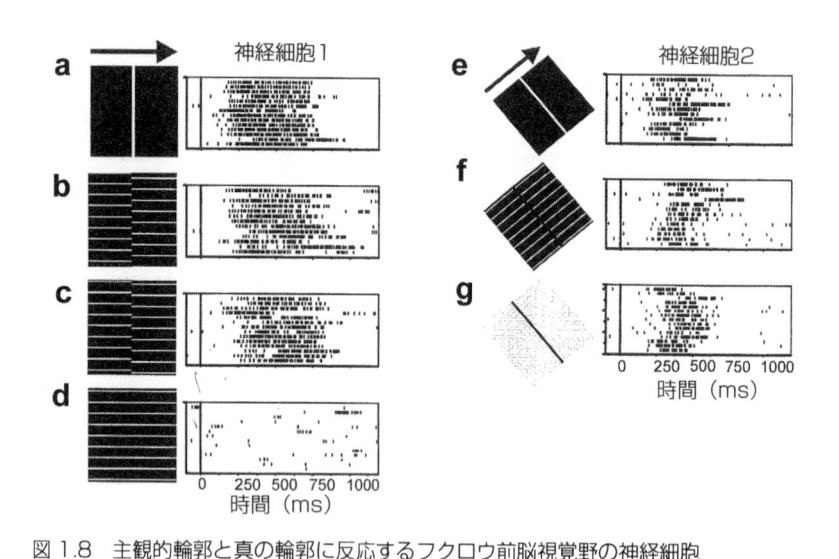

図1.8 主観的輪郭と真の輪郭に反応するフクロウ前脳視覚野の神経細胞
視覚刺激の呈示（それぞれ15回。順番はランダム）による反応。神経細胞1、神経細胞2と記された下のボックスの黒点がスパイク数を示している。垂直の線分（a）に対して強く反応する神経細胞1は、b、cのような主観的輪郭としての垂直の線分に対してもaと同等に強く反応するが、dにはほとんど反応しない。斜めの線分に強く反応する神経細胞2も同様の傾向を示している（Nieder and Wagner, 1999 から許可を得て転載。版権はAmerican Association for the Advancement of Science）。

ワークとしての神経系全体の関係を明らかにすることである。マクロのレベルの活動は、ネットワーク内の多くの神経細胞の調和のとれた活動から生まれる。そしてネットワークが特定の機能を遂行する時、たとえば視覚的動きの認知や眼球の特定の動きの際には、神経細胞1つ1つの役割はそれぞれ少しずつ異なっていると思われる。さらに、神経ネットワーク内やネットワーク相互の活動パターンが、脳内の調和のとれた機能に必須であることも疑う余地はない。たとえば、ネットワーク間には競合という現象があって、これが行動決定に関わっていると思われる。競合が前面に出るのは、戦うか逃げるか、逃げるとすればどの方向に逃げるかなどの、葛藤的状況である。一個体の生物としてのまとまった認知行動についての研究はようやく第一歩を生み出した段階である[10]。

ごく最近までは、複数の神経細胞の活動を同時に記録することはできなかった。しかし、それなしでは個々の神経細胞のネットワーク内での役割を知ることは不可能で、結局ネットワークの機能は理解できないことになる。

現在では、複数の神経細胞活動の同時記録のテクニックが大きく進歩し、強力なコンピューターによってデータ解析も長足の進歩を遂げた。それでも、ミクロのレベルの実験をシステムのレベルのデータに結びつけるには、技術の革新を待たなければならなかった。しかも、何十億もの神経細胞の中から、特定の神経ネットワークを同定する方法はまだ確立されていない。どの神経細胞も複数のネットワークに関わっていることは疑いない。そしてネットワークは空間的に広く分布していることが、問題を複雑にしている。それにネットワークは変化する。生物の発達に伴う変化もあれば、もっと短い時間内の変化もある。課題に応じた秒単位の変化もある。これらの問題は、一部は技術的なものであるが、一部は神経系の概念や理論にも関わってくる。神経生物学的実験のための有意義な技術革新のためには、概念の革新も必要なのである。

　近年では、人間の脳の活動を安全に測定できる技術の開発によって、認知科学と神経科学の実りある協力が可能になっている。機能的 MRI (functional MRI; fMRI) [11] や PET (positron emission tomography) [12] による研究データと、基礎的な神経生物学の研究データが合体し、心と脳の科学が統一に向かっている。これらの技術は、図1.9に示した通り、時間的にも空間的にも神経系の研究を広範にカバーしている。機能的 MRI や PET を用いた研究によって、脳の局所の活動と認知機能との関係を明らかにすることができる。ただし、いずれも神経活動そのものを測定しているのではなく、測定しているのは血流であるということは重要な点である。神経活動には血流の増加が伴うことが明らかにされているので（神経細胞の活動には酸素とグルコースを必要とする）、局所の血流を測定すれば、間接的には神経細胞の活動を測定していることになる。ただし、空間解像度に限界があり、PET は約5ミリメートル、機能的 MRI は約2ミリメートルにすぎない。この解像度は年々改善されているものの、大脳皮質には1立方ミリメートルあたり10万の神経細胞が存在することを考えると、個々の神経細胞の活動測定はまだまだ到底不可能である [13]。

　神経活動の時間的変化が測定できると、次の問題はその変化の解釈である。そこにはベースラインの神経活動の意味という問題が浮上してくる。被験者の意識が清明で、ある課題を行っているとしよう。たとえば、自分の手の動きを視覚的にイメージするという課題を行っているとしよう。問題はこの課題を開始する前の被験者の脳の状態である。活動が無であることが理想だが、それはあり得ない。脳は絶えず活動している。眼球を動かしたり、血中のグ

ブレインワイズ

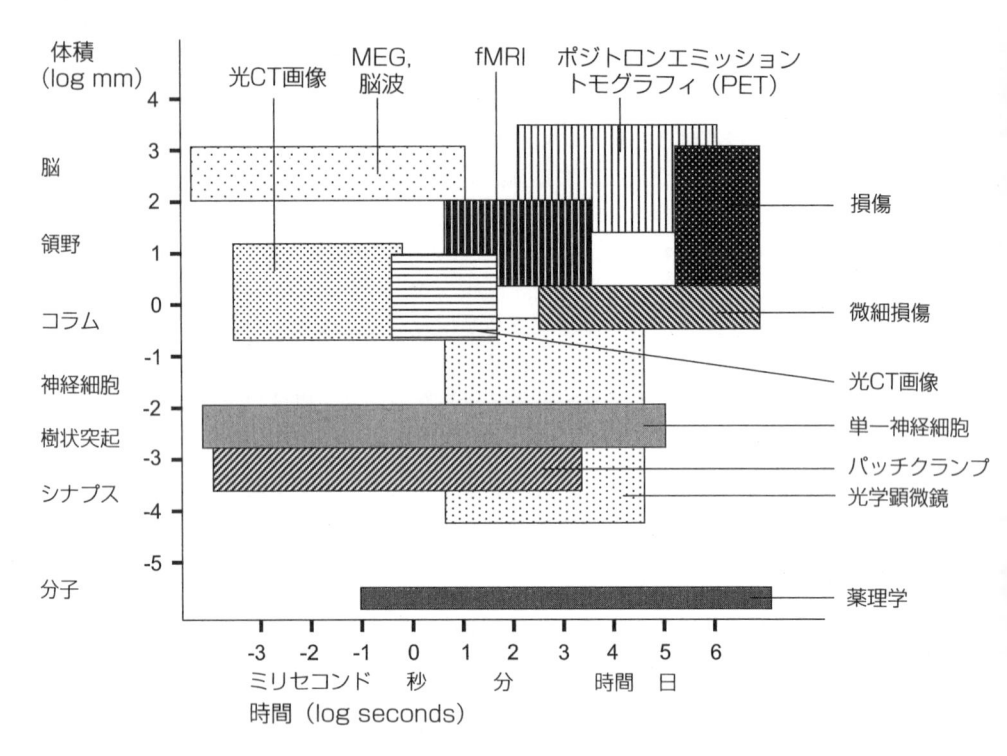

図1.9 脳研究の技術の時間分解能・空間分解能の比較
MEG: 脳磁図　ERP: 誘発電位　EROS: 事象関連視覚信号　MRI: 磁気共鳴画像　fMRI: 機能的MRI　PET: ポジトロンエミッショントモグラフィ　2-DG: 2-デオキシグルコース
(Churchland and Sejnowski, 1988)

ルコースレベルをモニターしたりしている。抜いた朝食のことを考えたり、頭が痒いと思ったりもしているかもしれない。こうしたことすべてを中断して、脳の活動を無にすることは不可能である。これがベースラインの神経活動という問題である。

　この問題は機能的MRIやPETが開発された当初から認識されており、多くの対策が考案されてきた。現在では、課題に関係する神経活動とは、課題遂行時とそれ以外の活動の差であるとするポスナー Michael Posner の理論が広く受け入れられている[14]。

　しかし、データ解釈における問題は他にもある。たとえば、脳のある領域が、ある課題遂行時に活動が高まったとして、それはその課題に特有の活動

20

1章　序

と言えるかどうか。確実に言えるのは、それは課題遂行に必要な活動の1つであるということまでである。しかしこれではデータとしての価値が小さい。課題の遂行には、かなり広く分布したネットワークが関与しているかもしれない。そして測定された局所の活動は、たまたま関与する神経細胞の数が多い部位を反映しているのにすぎず、真に重要なのは他の部位なのかもしれない。神経細胞や神経ネットワークレベルの理解がもっと進むまではこの問いには答えられない。

　以上のような問題は残されているものの、だから機能的MRIやPETのような新しい画像研究は価値に乏しいというわけではない。機能的MRIやPETは非常に有用である。ただし実験のパラダイムを厳密なものとして、攪乱因子を最小にし、結論の過大評価に注意する必要がある。画像データを得ることは比較的容易である。しかし解釈は容易でない。脳の機能や構造について意義のあるデータかどうかの解釈は容易でない。機能局在についての結論を出すにあたっては細心の慎重さが要求される。

3. 還元論の虚実

　心は神経科学で説明できるか。この問いは、心は神経科学に還元できるかと言い換えることができる。還元論とは何だろうか[15]。科学史における還元論の例としては、熱の分子力学的エネルギーによる説明を挙げることができる[16]。熱と力学的（運動）エネルギーは、従来は全く独立した別のものと考えられていた。しかし、科学の進歩により、現象の外見や人の直感的判断はどうあれ、熱と力学的エネルギーには密接な関係があることが明らかにされたのである。ごく単純化すれば、還元論とはマクロのレベルの現象をミクロのレベルで説明することである。それはミクロのレベルの要素の力学や相互作用の自然な帰結として、マクロのレベルの現象を説明するということである。

　マクロの理論をミクロの理論に還元するということの意味について、哲学者は誤解していることが多い。非常によくある誤解は、αについてのマクロの理論が、ミクロの理論であるβ、γ、δによって還元論的に説明できるということは、すなわち$\alpha = \beta + \gamma + \delta$であるとするものである。これは科学ではない。気体の温度は確かに平均分子力学エネルギーである。しかし、

21

だからといって、「気体の温度」=「平均分子力学エネルギー」ではない。料理人は自分のオーブンの温度を知っているが、分子の運動については知らないし、知る必要もない。
　また、マクロ・ミクロ両方の理論が進むと、解明された事実にしたがって用語の意味が変化することがしばしばある。たとえば「原子 atom」という言葉の元々の意味は「それ以上分割できないもの」であった。しかし現在では原子はさらに分割できることが明らかにされ、「最小の元素で、陽子と中性子が核にあり、電子がその周囲を回っている」が原子という言葉の意味になっている[17]。言葉の意味の変化はまず科学界で起き、それがさらに広がっていくのが普通である。
　心と脳の関係については、悩ましい問いがある。それは、両者の関係そのものは証明できても、単なる関係を超えた還元論的説明がいったい可能なのか、そして可能だとすればどういった方法で可能になるのか、という問いである。科学史の実例から考えてみよう。上述の、気体の温度がその気体を構成する分子の平均分子力学エネルギーであるという発見が好例である。この発見によって説明可能になった現象は、熱の伝導、温度と圧の関係などいくつもある。温度という現象に関して言えば、気体からの知見が液体と固体に広がり、最終的には電離気体や、さらには真空にも広がっていった。19世紀の熱のカロリック説は消滅の一途をたどったのである。この経緯について、もう少々詳しく見てみよう。
　熱とは、熱いものから冷たいものに動く何らかの物質であるとする考え方はきわめて自然であると言えよう。温度の変化を研究した自然哲学者は、この仮想的物質を「カロリック」と名づけた。そしてカロリックは液体であると考えた。原子と並んで宇宙を構成する基本的な物質で、空間の原子の間を埋めていると考えた。ダルトン Dalton（1766-1844）が原子説を唱えた図にも、原子を取り巻くカロリックが描かれている。熱い大砲の弾には冷たい弾より多くのカロリックがあり、ストーブの蒸気には雪より多くのカロリックがあると考えられていた。
　カロリックが液体であるなら、熱いものは冷たいものより重いはずである。そこで、熱い大砲の弾と冷たい大砲の弾の重さを比べるという研究が行われた。結果は、いかに弾を熱しようとも、重さは不変であった。そこでこの矛盾を解消するため、カロリックは重さを持たない非常に特殊な液体であるという仮説が生み出された。
　摩擦によって生じる熱も謎であった。カロリックの源となる液体が見当た

らないからである。そこで、原子の間にあったカロリックが摩擦によって放出されるという仮説が生み出された。これを証明するためトンプソン卿 Count Rumford Benjamin Thompson（1753-1814）は、鉄に穴をあけて大砲を作っている工場を訪れた。鉄に穴をあければ当然ながら大量の熱が生ずるので、作成途中の大砲は絶えず水で冷却されていた。トンプソンは考えた。摩擦によってカロリックが放出されるのであれば、最終的にはカロリックはすべてなくなってしまうはずであると。そうなれば、いくら摩擦しようと穴をあけようと熱は生じないはずである。しかし実際は熱がなくなることがあるはずもなく、摩擦や穴あけをすればいくらでも熱が生ずる。カロリックの枯渇という現象は観察されなかったのである。

そうすると解釈は2つに1つである。重さのないカロリックという液体が、鉄には無限に入っているのか。それともカロリック理論そのものが根本的に誤っているのか。無限に入っていることはあり得ないとトンプソンは考えた。もしそうなら、人間の手にも無限のカロリックが入っていなければならない。手をこすればいくらでも熱が生ずるからである。そこでトンプソンは、カロリックなる物質は存在しないという結論に達した。そうなると、熱という現象については別の説明が必要である。ここに至ってようやくトンプソンは、熱とは物質ではなく、ミクロのレベルのある種の運動であるという結論にたどり着いたのである[18]。

それでもカロリックの信奉者は降参しなかった。いかなるものにも、無限のカロリックが含まれている。カロリックには重さがないので、鉄にも手にも、どんなものにも、無限のカロリックが含まれていることはあり得る。こうした反論に直面すると、いくら事実をつきつけても机上の空論とはなかなか論破できないものであると感じざるを得ない。しかし最終的には熱のカロリック説は消滅した。その理由の1つは、科学の進歩につれてカロリック説の矛盾が露呈してきたことである。そしてもう1つの理由は、熱は分子の運動であるという説を支持する事実が積み重ねられ、カロリック説は敗勢になったということである。

科学史における還元論で解明された現象をもう1つ挙げるとすれば、光とは何かという問いが適切であろう。可視光線とは電磁波の放射で、エックス線や紫外線や放射線と本質的には同じであることが解明されたのである（図版1）。ただし、科学史上のどんな難問でも同じように、まだまだ解明されていない問いは残っている。還元論が勝利しても、問いは残るのである。このことから、還元論とは常に不完全であるという印象が持たれることがある。

しかし、謎の中心が解ければ、科学では次のステップに進むことができるのだ。

　還元論的説明は非常に複雑な場合がある。ミクロとマクロの対応というものは、一対多であったり、多対一であったりして、一対一という簡明なものは少ないからである。光が電磁波の放射であるというのは比較的簡明な例である。逆に簡明でない例としては、遺伝子型と表現型の対応がある。DNAに存在する遺伝子は、タンパクをコードする部分だけではない。コード部分から遠く離れた場所に調節領域があるのはむしろ普通である。したがって、タンパクAをコードする部分を「Aの遺伝子」と呼ぶのは、かなり乱暴な単純化である。さらに言えば、同じDNA部分が、生物の発達段階や環境によって全く異なる役割を持つこともある。こうした複雑さがあっても、分子生物学では本質的には還元論的な説明で研究が進められている。その大きな理由は、ミクロであるDNAからマクロの表現型、たとえば昆虫の頭と胴の構成までを因果関係の連鎖で説明することが可能であるためである。そのメカニズムは非常に複雑だが、実験データが積み重ねられていけば明らかになると考えられているのである。

　ここで第二のポイント、共進化が浮上してくる。還元論的な説明は、学問の早期には見えてこないのだ。いろいろなレベルの科学の領域が、長期間に渡って影響しあい、そこから生まれたデータの蓄積があって初めて見えてくるのである。これが共進化である。マクロのレベルの理論とミクロのレベルの理論の共進化は、図1.10のようにイメージできる。共進化につれて、さまざまなレベルの理論が結びつき、新たな知見が織り出され、還元論的な接点が見えてくる。当初は、高いレベルの科学と低いレベルの科学の接点は、あったとしても非常に頼りないものである。単なる偶発的な接点もある。そのなかから真の接点が発見されるのだ。

　あるレベルにおけるメカニズムが、他のレベルの現象を説明したり予測したりすることができた時、還元論的な関係が姿を現してくる。両方のレベルにまたがる理論がなければ、還元論的な説明は生まれ得ない。マクロのレベルの熱という現象について何も知見がなければ、目に見えない深いレベルでの説明が求められたりしないだろう。共進化が科学の基本的な理論を変えてきたことは、科学史に刻まれている通りである。熱力学と統計力学の共進化によってカロリック説は消滅した。ガリレオとニュートンは、中世からあった起動力の概念を削除した。ファラデーは電気についての当時の常識を覆した。電池からも発電機からも電気ウナギからも熱した金属の接触からも毛皮

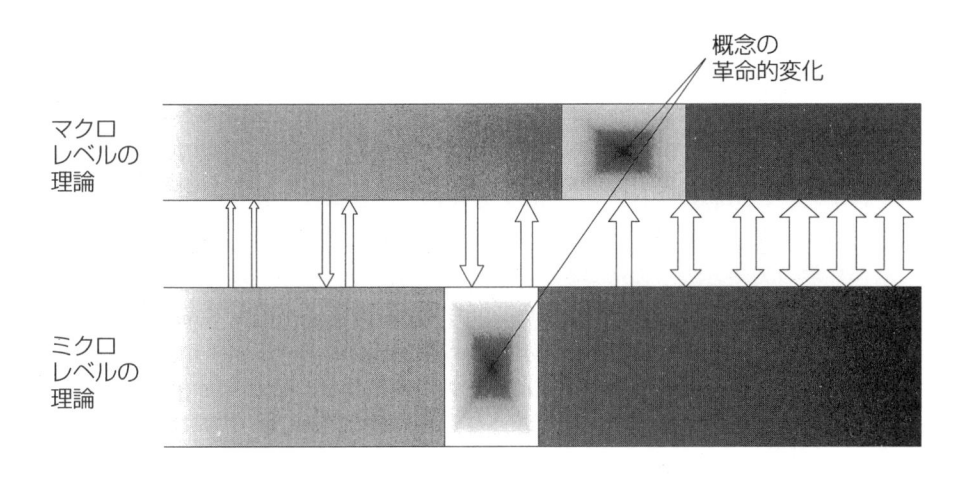

図 1.10 マクロレベルの理論とミクロレベルの理論の共進化
当初はマクロレベルの理論とミクロレベルの理論の関係は乏しいが、実験データが重ねられるにしたがって緊密になる。そして概念の革命的変化が生まれる。

と手の摩擦からも、生まれるものは本質的に同じ電気であることを示した。

　還元論は、しかし、現代の哲学者の大部分から軽視されている。これは驚くべきことである。心の理解のためには脳の理解が必須であるということも哲学者にはあまり認識されていない[19]。その理由は心身二元論にあるのではない。心とは、コンピューターのソフトウェアのようなものであるという信念を多くの哲学者は持っているのだ。脳というハードの上を心というソフトが走る。それは、アドビ・フォトショップがPCのハードの上を走るようなものであるとする。したがって心は、脳というハードばかりでなく、シリコンチップでできたハード上も走り得るということになる。ここから導かれる結論は、脳をいくら見ても心はわからない、したがって神経科学は心の理解には無関係の学問であるということになるのである。

　この考え方は機能主義と呼ばれている。心の機能は常に個人を見なければわかり得ないとするものである[20]。アドビ・フォトショップについて知ろうとするなら、PCを見るのではなく、アドビ・フォトショップを見なければわからない。PCの構造をいくら研究してもわからない[21]。これと同じように、ある人間がバナナが食べたいとか、牛は空を飛ぶと思っているとか、そのほ

かあらゆる心の状態が、どのようにして生じているかを知るには、脳をいくら見てもわからない[22]。神経細胞や神経回路を見てもわからない。これが機能主義である。

　フォーダーが実験心理学の重要性を強調し、神経科学を拒否したことの背景がこの機能主義である。フォーダーは心理学の自律性を唱えた。これは、科学としての心理学は1から10まで神経科学とは全く独立した別のものであるという主張である。だから認知機能は神経生物学では説明できない。神経科学の実験方法で研究できる性質のものではない。替わる方法論は、反応時間測定などを用いる行動科学的方法である。そしてそれに基づいて考案された認知モデルを重視する。一方、神経科学的データの価値は、その認知モデルのプログラムが走るハードとしてのものにとどまり、認知機能そのものには関係がない。神経科学は臨床の知としての意義はあっても、認知科学における地位は認めない。これがフォーダーの唱える心理学の自律性である。

　しかし、これに対しては多くの批判がある[23]。最大の批判、しかもソフトウェアの比喩を主張する人々が無視し続けている批判は、ハードとソフトの区別は神経系には存在しないという事実である[24]。もう一度、図1.1と図1.2を見てみよう。神経系は、分子から脳全体まで、多くのレベルを有する階層構造をとっている。この多くのレベルで、コンピューターにたとえれば、ある種の計算が行われているが、どのレベルを取り上げても、それがハードであるということはできない。たとえば学習と記憶は、本書8章で述べるように、多くのレベルの活動によって成り立っている[25]。脳には、ソフトとハードの区別は存在しないのである。心と脳の関係を、ソフトとハードの関係にたとえるのは、心は炎で脳は織物だと言うようなものである。この比喩は文学的には魅力的かもしれないが、真の現象には程遠く、心の理解には全くつながらないのである。

　還元論に対するもう1つの批判。それは、大雪の日にもブーツを履くなというような性質のものである。すでに脳と心については大量のデータがあり、その検討によって研究の的を絞る段階に来ている。それなのにそのデータに背を向けるというのは全く不合理である。心理学を、神経科学の影響を排した純粋な学問として続けようというのは、ひねくれた禁欲主義にすぎない。大雪なのに革靴を履いて歩けというようなものである。せっかく開発された方法論やテクニックや実験方法を利用しないという手があるだろうか。神経科学のデータを無視して実験心理学を推進することは、前進する手段があるのにあえてその場にとどまり、それどころか後退しているというのに等しい。

脳を無視した機能主義はデカルトの唱えた説に再回帰していく運命にある。フォーダーの説は、デカルトの唱えた非物質的な精神というものを、ソフトウェアという言葉に置き換えたものにすぎない。

　フォーダーのような機能主義の立場からの主張がどうあろうと関係なく、神経科学と認知科学は共に進化している。この共進化は、理念に基づくものではなく、データと実績に基づくものである。心についての問いをどう立てるか。心という現象そのものをどう理解するか。神経科学の影響はどんどん大きくなっている。その例は本書の随所に記されている。どの例も、神経科学を無視した通俗心理学の危うさを実感させてくれる。通俗心理学で信じられている説は、大昔、地球は宇宙の中心であるという信念から生まれた説と大同小異ではないかということを考えさせてくれる。もっとも、認知科学と神経科学の織り成す関係、そして共進化によって一方が他方をどう変えていくかは、容易には予測できない。

　それでも、心が神経生物学的現象に還元される運命にあることは確実であると予測できる。ただしそれが完了するのはまだまだ先のことである。脳が、障壁として立ちはだかっている。これを超えるためには、複数の科学領域のゆるやかな統合が現段階では最善の方法であろう。詳細なメカニズムの解明まではまだ手が届かない。メカニズムについての一般的な説明原理をまず求めるべきであろう。成功するかどうかはわからない。しかし科学はしばしば不可能を可能にしてきたのである[26]。

　一方、還元論に対する危惧として、無視できないものは他にもいくつかある。本章の結びとして、そのうち3点について論じておこう[27]。

3.1 もし心が脳の活動に還元されたら、心は科学のなかに解消されてしまうのか

　この危惧は、誤解に基づいている。科学における還元論の着地点についての情報が誤ってとらえられているのである。したがってこの危惧への答えは端的に言えば「ノー」である。痛みの神経生物学がいくら発展しても、痛みはなくならない。つまりマクロの現象をミクロのレベルに還元して説明できたからといって、その現象が現実でないとか、非科学的だとか、価値がないとかいうことにはならないのだ。光が電磁波の放射であることが解明されても、光学の古典的理論の意義が失われたわけではない。マックスウェルの波動方程式で説明できるからといって、光が現実でないなどとは誰も思わない。

光についての理解が深まり、図版1のように、エックス線や紫外線、放射線などに並んだ位置に可視光線もあることが理解されるということである。そして、かつては説明できなかった現象、たとえば偏光や屈折が説明できるようになったのである。

ただし、それまで信じられていたことが真実でないことが明らかにされることも時にはある。先に述べた熱がカロリックという液体であるという説は、科学の奔流のなかに消えていった。神経科学の進歩に従って、たとえば意識についての現在の考え方がどう変化するかは、現時点では予測できない[28]。

3.2 心は神経細胞で直接説明できるのか

神経系は多くのレベルから成る階層構造をとっている。セロトニンのような分子から、樹状突起、神経細胞、神経ネットワーク、そして神経系全体に至る。この構造と機能の関係の詳細はまだ不明である。しかし、たとえば動きの知覚のようなマクロのレベルの機能が、もっとも小さなミクロのレベルの現象で直接説明できるとは思えない。構造と機能はミクロからマクロまで段階的に統合されていくと考えるのが妥当であろう。高次のネットワークの機能は、一段下のサブネットワークの相互作用によって生まれる。そしてサブネットワークの機能は神経細胞の相互作用によって生まれる。そして神経細胞の機能は、タンパクのチャンネルや神経伝達物質などの相互作用によって生まれる。こうした段階的統合を考えるのが妥当であろう。高次のレベルを低次のレベルで直接説明しようとしているわけではないのだ。それは決して神経科学の目指すものではない。そして研究は、すべてのレベルで同時に進められるべきであると私は考えている[29]。

3.3 もし人間の心が一塊の肉片から生まれるのなら、人間の尊厳はどうなるのか

まず、脳は単なる一塊の肉片ではない。脳によって人間は、大聖堂を建築することができる。飛行機やトランジスターを発明することができる。スケートをするのも、文字を読むのも、ショパンを弾くのも、すべて脳の働きである。これほど驚愕に値するものはない。哲学者のデネットが脳を「奇蹟の臓器」と言ったのは正鵠を射た表現である[30]。人間の尊厳は、脳があるからこそ生まれるのである。脳があることで尊厳が失われるのではない。

それに、心があるから人間の尊厳があるのだとしたら、その心が脳から生まれることが明らかになったからといって、なぜ人間の尊厳が失われると考えなければならないのか。逆に人間についての興味が深まるのではないか。われわれは、火山の噴火や、牛の誕生や、傷の治癒を目の当たりにして、ある種の感動を覚える。メカニズムを知るまでもなく、感動はそこにある。しかし、メカニズムの科学的理解が進むことで、噴火や誕生や治癒についての感動は高まるのではないか。同じように、睡眠や夢、あるいは嗅覚の驚異的な識別能力のメカニズムを知ることで、人間の尊厳は高まるのではないか。同時に、認知症や洗浄強迫や幻視痛のメカニズムを知ることで、迷信や偏見が消え、冷静に共感できるようになるのではないか。
　さらに言えば、人間の尊厳は、誰もが知っているように、多くの因子から生まれるものである。子ども時代の経験やものの見方も影響している。人間の感情が脳から生まれることが明らかになったからといって、人間の尊厳は何ひとつ変化するわけではない。トゲに触れば痛い。痛みが神経細胞の活動であることを知っていても知らなくても痛みは全く同じである。教師が学生の作文の出来を賞賛する。学生の功績であり、尊厳は高まる。「でもね、この作文は君じゃなくて君の脳が作ったんだよね」などと教師が言うことは決してあり得ない。

4. 3つの仮説

　本書の底には3つの仮説がある。

【仮説1】
　心（精神活動）とは、脳の活動である。ただしこの仮説は科学的に検証されるべきである。

【仮説2】
　神経科学は、適切な研究テーマを決定するために、認知科学を必要とする。テーマは深く広い。たとえば睡眠、温度の識別、技能の学習などのどれひとつをとってみても、常識や内省による理解だけでは、研究の前提となる知識として不十分である。実験心理学のデータなしでは、有意義な研究を開始することはできない。

【仮説3】
　脳を理解すること、脳を神経系の多くのレベルで理解することは、心の理解のために必要である。

　仮説1は、本書のメインテーマである。本書を通して仮説1を分析し、検証し、支持していくことになろう。本書の各章にある自己、意識、自由意志などの論述は、どれも仮説1をめぐるものである。最終的にはこの仮説が正当であることがわかるであろう。心と脳についての科学の進歩がそれを証明するであろう。もちろん可能性だけから言えば、思考や感情などが、デカルトが主張したように非物質的な魂のようなものから生まれるという結論もあり得る。しかし、それはあくまで可能性にすぎず、現代の科学から見ると、デカルトの説が正しいとは思えない。

　仮説3は、先に述べたように一部では熱く議論されている。反論の中心は、心をソフトにたとえる心理学者や哲学者からのものである[31]。仮説2については、神経科学者は基本的には支持しているものの、日常の研究活動においては時に無視されている。一例を挙げると、分子レベルの研究を行っている神経科学者は、サルを用いた実験心理学的研究を軽視することがあり得る。

　しかしそれより重大な問題は、脳を無視したアプローチをしている哲学者や心理学者は、仮説3を支持する神経科学者は仮説2を支持していないと信じている傾向があることである[32]。つまり、神経細胞を研究する者は認知科学の価値を認めていないと思われている。もちろんこれは全くの誤解である。心理学と神経科学は共に進化してきたし、今後もそれは続くであろう。心理学と神経科学は、互いに相容れない学問ではなく、一方が一方なしでは成り立たない学問なのである。実験においては、神経系のなかの1つのレベルだけに着目することが有益なことも多いが、それは大きな研究計画とは別の話である。

　脳の主な役割は、生体を環境に適応させることである。食べ物を見つけ、危険から逃れることである。仲間や安全な場所を探すことである。生存し子孫を残すことである。精妙な人間の脳はこの役割の遂行において非常に優れているが、それに加えて、理論を産み出すことができる。それは、物事が起こる理由と、次に何が起こるかを予測する理論である。

　栄枯盛衰は理論の宿命である。疫病は神が人間に下した罰だという理論がかつてあった。しかしこの理論は、疫病とはネズミが媒介する細菌によるという理論の前に消えた。神を原因とする理論に従えば、疫病の対策は祈りで

あった。細菌を原因とする理論に従えば、疫病の対策は、手洗いや、ネズミの駆除や、煮沸消毒であった。後者の有効性の前に、前者は消えたのである。同じように、雷はゼウスが投じた光であるという理論は、空気の急激な温度上昇という理論の前に消えたのである。

　自分自身についての理論はどうだろうか。自己とは何か。人がなぜあることをするのか、それは文化や地域にも大きく影響される。人の行動の予測を行う時に考慮するのは、その人の態度や意志の力や、信念や、欲求や、超自我や、自我などである。たとえば、バスケットボール選手が観衆の注目を集めようとするのは、自我の肥大によるものであると説明するかもしれない。喫煙者が煙草をやめられないのは意志の力が弱いと考えるかもしれない。俳優を見て、機嫌が悪いと思ったり、人気というものに強迫観念を持っていると考えたり、自己愛性人格障害と診断したりするかもしれない。フロイトFreud（1856-1939）の説では、強迫行為は超自我の機能障害であった。しかし、後述するように神経生物学では確固たる根拠のある別の説明がなされている。アリストテレスの物理学には、「起動力」や「本来の場所」という概念があり（本書p.122）、当時は強く支持されていたが、現在では死語になっている。意志の力や、気分や、人格や、自我などのなかには、同じ運命をたどる概念はないのだろうか。

　科学の進歩を眺めてみる。特に脳についてのデータに目を向けてみる。そうすれば、従来の考え方は修正せざるを得ない。将来どのように修正されていくかを予測することは不可能である。しかし、すでに修正は始まっているのである。実験データを無視することはできないのだ。

　この50年間で解明されたことは膨大にある。てんかんは神の手によるものではなく、神経生物学で説明できる疾患であることがわかった。ヒステリー性の麻痺は子宮に原因があるのではなく、脳に原因があることがわかった。強迫的な手洗いについては、憑き物や超自我による説明よりも、セロトニン系の機能による説明がはるかに説得力を持つようになった。依存症の背景には脳の報酬系に関わるドーパミン系の遺伝子に変異があるというデータによって、意志の力というものの概念は変わってきた。どれも驚くにはあたらない。科学史を振り返ってみれば、理論のなかには修正されるものがあるのはごく普通で、不可避のことでさえある。天文学でも、物理学でも、生物学でも、そして心についての理論も例外ではない。哲学に古来からあった問いの構造そのものも修正を余儀なくされるだろう。その変化は劇的かもしれない。しかし哲学を科学から切り離すことはもはや不可能であろう。

ブレインワイズ

　神経科学と認知科学のデータを合わせて古来からある哲学の問題に挑めば、新しい次元が開ける。それが本書の底を流れるテーマである。進歩が不可能に見えた領域にも、真の進歩が見られるだろう。直感が覆され、ドグマが変えられるのが見られるだろう。心が神経科学の用語で説明されることの正当さがわかるだろう。そして科学以前にあった誤った概念に含まれていた謎は解き明かされる。神経科学が哲学的な問題に影響を与え始めたのはごく最近のことにすぎない。これからの数十年で、神経生物学の新たなテクニックが開発され、脳機能の理論が洗練されていくのに従って、心と脳をめぐるパラダイムは変革を重ねていくだろう。神経科学はまだ若い学問である。物理学や分子生物学とは違って、神経科学はまだ学問の中心原理を持たない。真の革命は、その原理が明らかにされてからであろう。そうなった時に物事がどう見えるかは、誰がどのように想像しようと自由である。

I部　形而上学

2章　形而上学とは

1. アリストテレスの真意

　「形而上学 Metaphysics」という言葉の語源は、一種独特である。形而上学という学問が対象とするテーマが広大無辺であることの理由は、この語源から読み取ることができる。

　形而上学という言葉が最初に使われたのは紀元前100年で、アリストテレス Aristotle の仕事を編纂した、ロードス島のアンドロニコス Andronicus によるといわれている。アリストテレスは万学の祖と呼ばれるように、業績は膨大で、その範囲は論理学、物理学、気象学、神学、倫理学、動物の生殖にまで及び、代表的な著作として『自然学 Physica』がある。ところが、『自然学』完成後の一連の仕事に、アリストテレスは題をつけなかった。そこで編纂にあたったアンドロニコスは、「続・自然学」を意味する『形而上学 Metaphysica』という語を造り、書名とした。これが、「形而上学 Metaphysics」誕生の経緯である[1]。

　それから2千年以上が過ぎた。現在、形而上学はひとつの学問領域としての市民権を得ているのだろうか。これを知る端緒は、アリストテレスの『自然学』と『形而上学』の内容にある。

　『自然学』においては、アリストテレスは、今でいう自然科学のテーマを扱っている。なぜ落ちるものと落ちないものがあるのか。岩は落ちるのに煙は落ちないのはなぜか。転がっているボールはなぜ最後は止まるのか。惑星はなぜあのように動いているのか。なぜ火は熱いのか。そして『形而上学』では、より大きなテーマが論じられている。たとえば、世界は究極的には何

I　形而上学

から構成されているか。これに対するアリストテレスの答えは、世界は土、空気、火、水という4種類の単純物質で構成されているというものであった。一方、デモクリトゥス Democritus は世界を構成するのは原子であるとした。ピタゴラス Pythagoras の説は一風変わっていて、数がすべての究極の構成物であるとした。

『形而上学』でアリストテレスが扱っているテーマとしては、さらに、原因の種類（形相因、質量因、始動因、目的因）や存在論などもあり、実に種々雑多である。

種々雑多ではあるが、どのテーマもあらゆる科学に関連しているという共通点があるとアリストテレスは考えていた。そして「第一哲学 first philosophy」という表現を使って、その共通性を示している。もっとも、『形而上学』で扱われているテーマが自然現象のすべてを網羅しているという幻想をアリストテレスが持っていたわけではもちろんない。

さらにいえば、アリストテレスは、『形而上学』で取り上げている内容が、科学的方法の射程の外にあるとは考えていなかった。本質的には科学に含まれるテーマであるというのが彼の真意だったのである。後世の哲学者たちの考え方は、しかし、アリストテレスとは異なるものになった。形而上学とは、科学とは一線を画した独自のテーマを対象とする、真実の本質を扱う学問である。しかも方法論も独自である。これが哲学者の常識となったのである。

この考え方はアリストテレスに反するものだが、ここでは便宜上、「純粋な」形而上学という言葉で、科学的方法では決して探究できない学問としての形而上学を指すことにしよう。「純粋な」形而上学の使命は、あらゆる科学のための絶対的な基礎を築くということである。したがって、純粋な理性と反省、そこに加わる洞察と黙想、こうしたものが、「純粋な」形而上学の正当な方法論ということになる。

この考え方によると、形而上学の出した答えによって、科学そのものの運命も変化することになる。科学は最終的に正しいとされるかもしれないし、誤りとされるかもしれないのである。さらにいえば、「第一哲学」という表現も、アリストテレスの意に反して、形而上学が科学を超えた方法や原理を有するというような、特殊な意味を持つ言葉として使われるようになってしまったのである。

このような経緯を持つ形而上学の、現代における位置づけはどのようなものだろうか。端的に言えば、現代では形而上学の扱う領域は縮小してしまった。これは科学の成熟と裏腹のものであった。「純粋な」形而上学が扱うは

ずの真実は、現代の物理学と化学の手に落ちた。ニュートンが17世紀に運動の法則を発見し、惑星の運行を説明してからは、空間と時間の本質の研究の主役は物理学者になった[2]。そして20世紀には宇宙物理学が著しく進歩した。星の起源。惑星や銀河の起源。宇宙の年齢。宇宙の歴史。謎は次々と解き明かされていった。地質学によって地球の起源と歴史の知識は大きく進歩した。生物学によって種の起源と歴史は大きく進歩した。アリストテレスの形而上学的問いに対して、科学は次々に素晴らしい解答を出したのである。

哲学者もこの状況を無視することはできなかった。そこに生まれたのがプラグマティズムと呼ばれる思想である。プラグマティズムは、形而上学があらゆる科学の根底を支えるという考えを否定する。その代表的なアメリカの哲学者パース Charles Sanders Peirce（1839-1914）は、科学の方法論よりも適切なものも根本的なものもないと認めざるを得ないと主張する。科学の方法論とは、観察、実験、仮説の設定、分析である。この方法論は、そのまま人間の営み一般を表しているとも言える。人は、理性と科学を使って、昔からの前提を検証する。そして必要なら修正する。こうして世界の理解に一歩も二歩も近づくのである。グライマー Clark Glymour が述べたように、人は、人が知っていると思っている時点から出発する以外にない。そして、後戻りしたり、わき道にそれたりしながら前進するのである[3]。

20世紀後半に、形而上学の純粋で先験的な概念を批判した中心人物は、クワイン W.V.O.Quine（1908-2000）であった。パースの精神に基づき、クワインは、「第一哲学」などというものはないという立場に立った。クワインによれば、科学こそがもっとも堅固で基本的なものであった。世界の理解に一歩も二歩も近づくのは、科学によってであった。科学的方法以外に、真実の本質を理解する手段はないのだった[4]。クワインは常識の役割を否定したわけではない。科学と常識は同一の目的を達成するための2つの要素なのである。同一の目的とは、世界の理解である。実験、理論、思考による、世界の理解である。科学とは、クワインによれば、文化を進化させるための、常識を厳密で系統的に整理したものにほかならないのである。

プラグマティズムによれば、形而上学に関して哲学が今後とるべき選択肢は2つしかない。形而上学には利なしとして完全に捨て去るか、「純粋な」形而上学を捨て新たな性格のテーマを設定し直すかである。そのテーマとは、まだ科学や実験の射程に入っていないテーマを指す。この選択肢を採れば、形而上学とは発達初期の段階の科学であると言い換えることができる。形而

I 形而上学

上学のテーマは、だから決して科学とは別の方法論が必要な特別なものではない。つい最近までは、自己とか、意識とか、自由意志とかいったものについての科学は、非常に未熟な段階にあった。神経科学や認知科学には、こういったものに挑む有力な実験方法がなかったからである。そのため今でも自己や意識や自由意志は形而上学的なものとする考え方もあるが、科学の進歩に伴い、そういう考え方はいずれ自然消滅していくであろう。

このように、形而上学的なテーマを、科学の射程に入る前段階のものであると認識し直すことによって、テーマの性格は大きく変わる。伝統的な哲学の考え方による答えは疑わしいものになる。たとえば、心身二元論が正しいかどうかというテーマは、科学的な実証データによって答えられなければならない。それ以外の方法では答えられない。形而上学の方法論、すなわち純粋な理性や内省では歯が立たない。人の意志決定の源が脳の中にあるかどうかというテーマについても同様である。科学を超えた何かの出てくる余地はないのである。

脳の解明は進んでいる。脳の進化や脳が脳自体を知るメカニズムについての解明も進んでいる。それに歩調を合わせて、プラグマティズムの形勢は良くなっている。形而上学の未来や限界についてのプラグマティズムの考え方の正しさが見えてきている。きわめて単純に説明できるのだ。人間は、脳で考える。けれども脳は、物質を超えるものではない。したがって人間の認知能力も、物質を超えるものにはなり得ない。脳は、生物学的な進化の産物である。人間の認知能力にも、長い進化の歴史が刻まれているのだ。もし人間が、人間だけが、特別な、科学を超えた「形而上学的な」能力を持っているとしたら、それは進化生物学で説明できるものでなければならないはずである。それは可能だろうか。結論を先に述べると、「形而上学的な」能力は、進化生物学と矛盾するように思える。以下にその理由を述べよう。

生物にとって神経系の果たす役割は明らかである。動いて食物を採ること。敵を避けること。そして生殖し子孫を残せるまで生きられるようにすることである。だとすれば、認知機能の重要な役割は、予測をし、次にとるべき行動を決めることである。予測能力が優れていれば、その生物は生き残るチャンスが高まる。そして生殖のチャンスが高まる。

ある生物が生殖できるまで生きられると、子孫はその遺伝子を受け継ぎ、能力も受け継ぐ。この能力は当然遺伝子に規定されたものである。だが子孫の遺伝子が微妙に変化することがある。突然変異である。そうすると親とは

2章　形而上学とは

いくらか違った形質になる。突然変異は生存に不利になるのが普通である。しかしごく稀に、突然変異によって環境に適した変化が脳や身体にもたらされ、わずかではあるが生存に有利になることがある。この有利な突然変異を持った生物が生き残り、さらに子孫を残せば、新たな能力が残る。これが、ダーウィン進化論の根本にある、変化を伴う由来 descent with modification である。

　この理論にしたがえば、変異による機能の変化は、それが一個体全体の生存に有利になるのでない限り、子孫には伝えられないことになる。逆に言えば、機能そのものが単独でいかに優れたものに変異しても、それだけでは子孫に伝わらない。たとえば、細密な視覚認知システムは、単に非常に優れた細密な知覚であるために発生したものではない。視覚的な能力の改善が、生存のための能力を全体として高めるのでない限り、その改善は子孫に継承されていかずに消滅するのである。ある変異が、一個体にとって何らかのマイナスになるのであれば、つまりたとえば、視覚認知のスピードを犠牲にして解像力が高まるというようなトレードオフがあったとすれば、その変異は全体としてはマイナスになるので、結局は消滅することになるのだ。

　では、科学を超えた「形而上学的な真実」を純粋な理性や内省によって解明するという能力を持つという変異が生じたと仮定して、それが人間にとって生存に有利になるだろうか。その能力単独としてではなく、生物の一個体全体として見た場合である。有利になると考える理由はどこからも出てこない。したがって、「科学を超越した、絶対的に誤らない、宇宙の真理」を解明する特別な能力が人間に存在するという説は棄てる以外にない。人間の能力には「絶対」や「超越」はなく、限りがあるのだ。人間にできることは、その時代における最高の科学に耳を傾けるということだけである。このとき同時に、科学には誤りの可能性があることを知っていなければならない。科学で得られた知見は批判を受けるべきものであり、改善されるものであり、拡大されるものであり、そのためには実験、理論、思考を尽くすものだということを常に意識していなければならない[5]（6章、本書 p.221‑230 も参照）。

　それでもこう言う人がいるかもしれない。科学を超越した形而上学的な確信には、それなりの意味がある。そして、そういう確信は確かに存在すると。もっと正確に言えば、確信できるという感覚は、科学を超越した形而上学的真理を発見したことの証と考えることができると。たとえば、ゆるぎない確信や絶対的な確実さが、心が物には還元できない何かであるというデカルトの説を生んだことは、本書の1章で記した通りである。

I　形而上学

　けれども、確信できるという感覚は、真理の保証にはならない。もちろん、そういう確信があれば、内容を検証する動機にはなる。たとえ人から反対されても、研究を続ける動機にはなる。しかし、仮説が正しいと確信できる感覚は、悲しいかな仮説が虚偽である場合に生まれても全くおかしくないのである。歴史もそれを痛いほど裏づけている。人は大地が不動だと信じていた。宇宙はユークリッド空間であると信じていた。原子は目に見えないと信じていた。狂気は悪魔が憑いたと信じていた。未来は目に見えると信じていた。死者と会話できると信じていた。が、これらはすべて誤りであることが後にはわかっている。虚偽と確信が共存しても驚くことはない。確信とは、つまるところ、脳の認知・感情の一状態にすぎないのだ。数ある状態のうちのひとつにすぎないのだ。

　形而上学を崇拝する人にとっては、プラグマティズムの形而上学は、やや期待外れに見えるだろう。科学を超越した形而上学的な真理を追求する方が、はるかにロマンがあるかもしれない。しかし、いくらロマンがあっても誤っている概念は棄てなければ、進歩は得られない。

　それでも残る形而上学的な問いは、心についての問いである。意識とは何か。自己とは何か。自由意志とは何か。物質でない心こそが、すべての根源にあるのだろうか。心を理解することはできるのだろうか。心を用いて心を理解することができるのだろうか。意識、自己、自由意志については、本書の3章から5章でそれぞれ論じる。プラグマティズムの観点からすれば、意識、自己、自由意志についての問いは、心と脳についての問いとして考えることになる。そして科学は、心と脳についての本質を解明しつつある。内省のみでは決して解明し得なかった領域に達しているのである。意識、自己、自由意志に関する問いに、純粋な形而上学が答える余地がまだ残されているかどうか、それとも地球の起源や生命の本質についての問いと同じように、科学が答えることになるかは、本書の読了後にお考えいただきたい。

　意識、自己、自由意志についての議論の前提として、1章で触れた心身問題（本書p.4）を再考する必要がある。ただし、そもそも心身問題が問題として成り立つためには、心は物質的なものではなく、体は物質的なものであるという前提がある。仮にこの前提を認めると、論点は心と体がどのように相互作用するかということになる。たとえば、意志決定は、どのようにして神経細胞に影響することかできるのか。大脳皮質を電極で直接刺激すると、どのようにして脚への触覚を感じることにつながるのか。そして先の前提を

棄却し、心が脳の活動にすぎないことを認めれば、心身問題はそもそも存在しないことになる。しかし結論に飛躍する前に考えてみよう。心が脳の活動にすぎないことを証明できるのだろうか。

2. 形而上学と心

　心と脳の関係を追究するためには、厳密な実験によって、仮説の検証を重ねていかなければならない。物質を超越した心が存在し、脳との相互作用があるのなら、その証拠が示されなければならない。しかし、証拠は一向に見えてこない。現代の物理学には、質量保存の法則がある。物質ではない心という何かが、物質レベルの変化、たとえば神経細胞の作用の変化をひき起こすと仮定すると、これは質量保存の法則に反している。だがこれまでのところ、神経系において質量保存の法則に反する現象が起きているというデータはない。だからといって絶対にあり得ないとは言えないが、少なくとも起きているというはっきりした証拠はないのだ。科学からの批判をかわす手段としては、心の持つ本質そのものが、科学的な手法を拒むものであると仮定することもできる。しかし、もちろんこれは欺瞞である。そういう本質を心が持っているという根拠がない限り、この仮定には意味がない。物質を超越した心が存在する証拠がないことから目をそらすための言い逃れにすぎない。

　一方で、物質を超越した心が存在するという仮定を否定する方のデータはどんどん蓄積されつつある。それは、次々と詳細に証明されている心と脳の密接な関係である。たとえばアルツハイマー病では、知的機能が全体的に損なわれる。これは神経細胞の変性と密接に関係している。特定の知的機能が損なわれる疾患もある。恐怖の感情が失われたり、動いている物体を見ることができないなどの症状がその例である。こうした症状は、人間でも動物でも、脳の特定部位の損傷によって生じる。また、覚醒から睡眠への移行は、脳の特定部位の神経細胞の活動パターンの変化と関係している。外界が左右逆に見える逆さメガネをかけた時の眼球運動の適応は、小脳と脳幹の関連した特定部位の高度に予測可能な変化で説明できる。このように、精神現象と脳の特定部位についての関係についてのデータは、枚挙に暇がない。

　20世紀における科学上の発見のうち、形而上学的にもっとも大きなインパクトを与えたのは、左右の大脳半球の連結が断たれて脳が2つに分かれる

I　形而上学

と、人間の精神も2つに分かれるという離断効果と呼ばれるデータであろう。1960年代に薬では発作が止まらない難治性てんかんの治療として、図2.1に示した左右の大脳半球の連結を切断する手術が何例も行われた。この手術の目的は、異常脳波が一方の半球から両側に広がることを防ぐことで、その意味では有効な手術だった。スペリー Roger Sperry とボーゲン Joseph Bogen

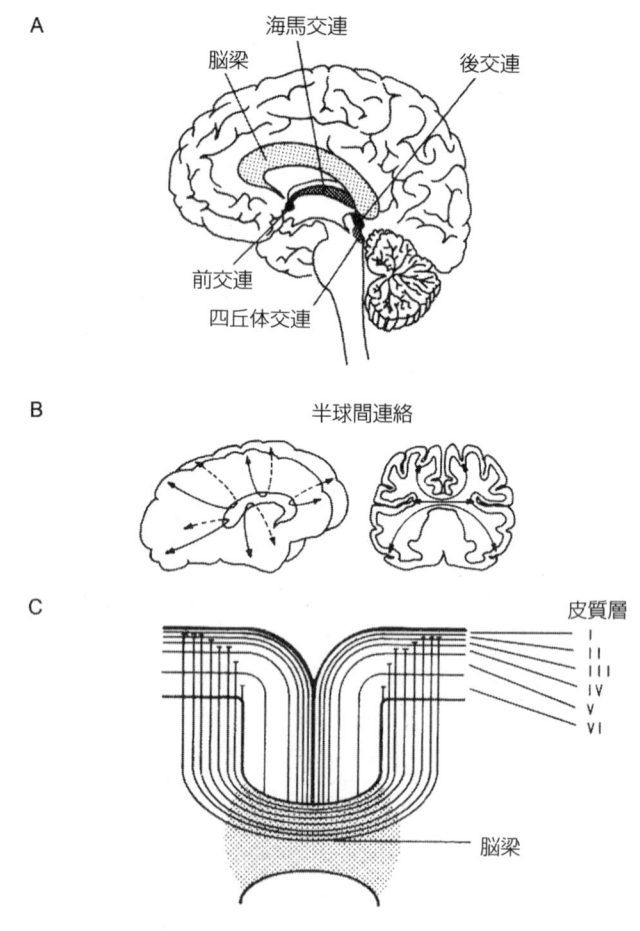

図2.1 (A) ヒト脳の左右半球の主な連結部位
　　　(B) 両半球の対応部位を結ぶ神経線維
　　　(C) (B)の神経線維の終末部位。大部分が対側半球の対応部位である。
　　　(Gazzaniga and LeDoux, The Integrated Mind. New York: Plenum, 1978)

2 章 形而上学とは

は、この手術後の「分離脳」の人を詳細に研究した結果、分離された左右の脳は、それぞれ別々の知覚を持ち、それぞれ別々の運動の意志決定をしていることを証明したのである[6]。

　図2.2が、それを証明した実験である。写真の瞬間呈示により、右の脳には雪の日の風景が、左の脳には鶏の足がインプットされるようにする。そして、机に置かれたカードの中から、見えた写真ともっとも関係の深いものを選ばせる[7]。選ぶのは指でカードをさすのだが、分離脳の人は、左手（左手は右脳でコントロールされている）で指させるとスコップを選び、右手（右手は左脳でコントロールされている）で指させると鶏の頭を選んだのである。つまり、右の脳は、「自分」が知覚した雪の日に関係の深いスコップを選び、

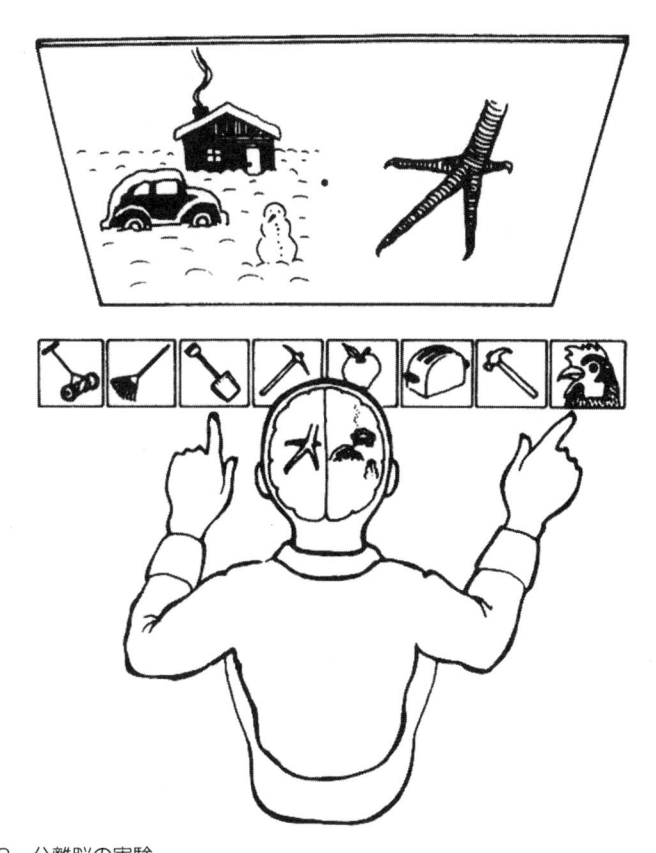

図2.2　分離脳の実験
説明は本文参照（Gazzaniga and LeDoux, The Integrated Mind. New York: Plenum, 1978）。

43

I　形而上学

　左の脳は、「自分」が知覚した鶏の足に関係の深い鶏の頭を選んだのである。右の脳と左の脳が、入力・出力ともに、それぞれ独立した人間であるかのような結果である。

　離断効果は、日常の行動の中にも見られる。分離脳の人が椅子に腰掛け、右手で新聞を取って読み始める。と、左手がその新聞を取って床に放り投げる。今度は右手がそれを拾い上げ、読もうとするが、すぐに左手がその新聞を取ってまた床に落としてしまう。これも、左右の脳はそれぞれ独立した一個の人格であるような現象である[8]。

　分離脳から得られたデータのインパクトはきわめて大きい。ここから間違いなく言えることは、ひとりの人間としての精神生活には、左右の脳の解剖学的な連結が必要だということである。精神生活とは、心とは、脳の活動であるという仮説を十分支持する結果と言えるだろう。左右の脳の連結が断たれて分離すると、精神機能を支える脳の活動も分離されるのである。逆に、心が物質的なものでなく、精神活動に何の物質的な要素もないと仮定したら、脳の分離によって精神が分離するという現象の説明は不可能である[9]。

　心が脳から生まれることを、心身二元論は否定する。しかし、代案があるのだろうか。心身二元論の主張は、否定文がほとんどである。心は物質的なものではない。電気的なものではない。磁気的なものではない。脳から生まれるのではない。ないばかりである。否定論に意義がないとは言わない。議論の出発点としては大いに意義がある。だがそれだけでは話は進まない。代案が必要である。心身二元論が主張するところの、心と体の相互作用とはいったい何か。どこで起こるのか。どういう状況で起こるのか。そういう問いに対する答えが必要である。それがなければ、議論にならない。

　脳の科学に基づいて、顔の認知や、強迫性障害や、認知症など、さまざまなものが説明されている。これを否定するのなら、何か代案が出されなければならない。アルツハイマー病では記憶や認知機能が徐々に障害されていく。それは神経科学では、大脳皮質の神経細胞の進行性の脱落によって説明されている。しかし、非物質的な心という観点からの説明がなされたことはない。

　心と脳の相互作用は、「サイコン」が介して行われるという学説が出されたことがある。これを主張した神経科学者のエクルス John Eccles は、サイコンはシナプスに作用すると推定した[10]。しかし、サイコンとは何だろうか。シナプスのどこに作用するのだろうか。その作用は化学的なものか。電気的なものか。そもそもサイコンは物質なのか。答えはない。神経科学的な答えも、それ以外の答えも見えてこない。サイコン研究プログラムとは、何も始

めないというのに等しいのだ。

　これに対して、心は脳から生まれるという仮説には、実証の裏づけがある。その一部は本書の各章に紹介した、意識、自己、自由意志、表象、学習などに関するデータである。研究はどんどん拡大している。神経科学全体に波及している。認知科学や分子生物学にまで拡がっている。

　無意識の心理現象も、この文脈では重要な研究領域である。デカルトの心身二元論でいう心では、無意識は想定されていなかった。ということは、もし無意識の心というものがあるのなら、このデカルトの説は瓦解することになる。デカルトの二元論では、自分の心は自分には直接わかるということを最も重視している。しかし、現代の実験心理学のデータによれば、たとえば視覚的パターンの認知は無意識のレベルでも成立し、しかもそれは行動に影響するが、その認知が自分の心に生じていることを自分は直接知ることはできない。つまり人間は、自分の心に生じていることを意識できるとは限らないのである。

　無意識の認知活動が、記憶や、確信や、判断や、推論や、知覚や、言葉の使用に重要な役割を演じていることの証拠は膨大にある。ここでは、健常者における無意識の認知活動の例をいくつか挙げてみよう[11]。

　最初に、誰もが知っている例である。言葉を話す時、その言葉ひとつひとつは意識されないのが普通である。具体的な単語や、言い回しや、文法構造は、実際に口に出すまでは自分にもわからない。話す時だけでなく、書く時も同じである。本の著者が、自分が書いた文章を読んで驚くことも稀ではない。ひとつひとつの言葉の選択や、内容も、普通は無意識である。無意識のまま脳が行っているのである。

　日常生活に関係する比較的有名な例をもうひとつ挙げよう。人の魅力や、人に対する態度を、顔を見て決めようとする時は、瞳の大きさを判断に使っている。瞳が小さければ、その人には近づき難く、魅力も乏しいのである。しかし驚くべきことに、ほとんど誰もそれを意識していないし、瞳を見ているということさえ全く意識していない。こういう例はたくさんある。何かを評価する時、その評価基準を人は意識していないことが多いのである。

　さらに、実験心理学のデータも例として挙げることができる。図2.3のように、視野の周辺に2本の線分を呈示して、どちらが長いかを判定させるという課題である。同時に視野の中央に単語が瞬間呈示される。90％までの被検者は、線分以外には何も見えなかったという。単語の瞬間呈示の時間的長

45

I　形而上学

さが、十分知覚しうるものであるのにもかかわらず、線分に注目していると、単語が見えたという意識がないのだ。そして、意識的には見えていないのにもかかわらず、その単語は被験者に影響を与えている。それを確かめるには、この課題の後に、単語完成課題を行う。単語の一部だけを呈示して、完成させるのである。たとえばFL□□□という文字列を呈示して、空所を埋めて単語を作るよう被験者に求める。この時、FLAKEという単語を作る人は、普通は4%以下であるが、先の課題でFLAKEという単語が課題で瞬間呈示されていると、40%の人がこの単語を作る。したがって、意識的には見えていなくても、単語が脳にインプットされたのである。この現象は、非注意性盲視 inattentional blindsight と呼ばれている[12]。

閾値下の刺激についての実験心理学のデータも挙げることができる。2つのパターンのうちどちらが好きかと問われると、人は前に見たことのあるパターンを選ぶのが普通である。心理学者のジイウンス Robert Zajounc は、1,000分の1秒以下の刺激でも、この現象が起きることを実験で示した。被験者の前のスクリーンに、1,000分の1秒以下の持続の視覚パターンを呈示

タスク：タテとヨコの線はどちらが長いですか？

A　線分のみの呈示　　B　線分と単語の呈示

C　単語完成課題

「線分しか見えなかった」

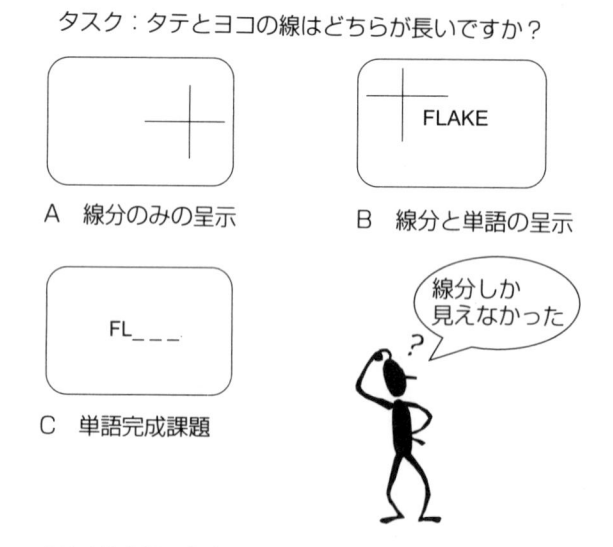

図2.3　非注意性盲視の実験
A（線分のみ）とB（線分と単語）を繰り返し呈示し、その度に水平と垂直のどちらの線分が長いかを判定させる。被験者は線分を見たという意識しかないが、Cの単語完成課題をさせると、意識下に単語がインプットされていることが明らかになる（Palmer, 1999）。

しても、被験者は何も見えなかったと答える。しかし、直後に2つの視覚パターンを呈示して好みを問うと、直前に呈示された方のパターンを選ぶ傾向が見られた。すなわち、脳には1,000分の1秒以下の刺激がインプットされたのである。いわゆるサブリミナル効果である。この実験は、誰が行っても同じ結果が出ており、好みという完全に自由に見える判断についても、無意識の呈示が影響することを証明したという意味で重要である[13]。

　最後にもっとも精緻な例として、眼球運動の例を挙げよう。眼球運動は大きく2つに分けられる。動く物の追視と、サッケードと呼ばれる毎秒3回の運動である。サッケードは意識的な決定や選択なしに行われている。そもそも自分の眼球が動いているということさえ意識されない。それでも、サッケード眼球運動は、はっきりした目的に向かってなされている。視覚的に曖昧な対象が何であるかを見分けるという目的に適した運動をしているのである。注意を向けるものや、課題の複雑さにかなった動きをしているのである。たとえば、図2.4 Aのような絵が呈示されると、人は条件によってBからFのような眼球運動をすることが知られている。特に重要な部分には早い時期に目を向け、その後も繰り返し目を向けるのである。実生活にも例を見ることができる。歩いている時、視線は数歩先に向けられている。曲がりくねった道で車を運転している時、視線は図2.5のように先のカーブの適切な位置に適切な回数向けられる。その結果、一定の湾曲に従って運転できるのである[14]。

　以上は、膨大に存在するデータのごく一部を紹介したにすぎない。心の精妙さ、そして、知覚し、認識し、問題を解決するという心の能力を直視すれば、自分で意識できる心は、心のごく一部にすぎないことは明らかである。

---

3. 因果関係は幻影か

　本章の結びとして簡単に因果関係のことを論じよう。これは、本書『Ｉ 形而上学』の章全体の理解のために必要なテーマである。

　伝統的な形而上学では、因果関係というものを特に重視している。しかし形而上学でいう因果関係と、神経科学で追究している因果関係の間には、大きな隔壁がある。ただし、次の2つについてはともに議論されている。神経科学が常に自問し、形而上学からは常に批判されるという形の議論である。

I 形而上学

図2.4 課題による眼球運動の相違
Aの絵を呈示し、眼球運動を記録する。Bは自由な観察、CからFは絵の中の人物について以下の点を質問した際の眼球運動。C；経済状態、D；年齢、E；少し前には何をしていたか、F；服装。図中の線分はサッケード眼球運動、点は注視点を示す（Yarbus, 1967）。

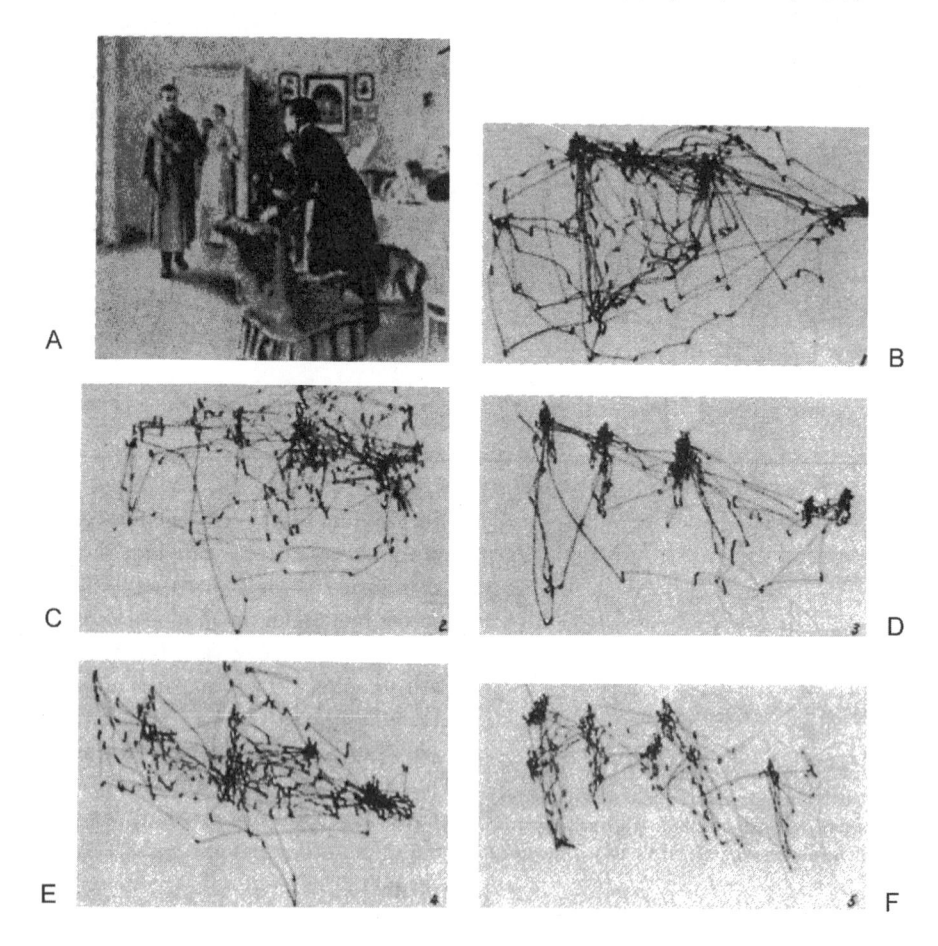

2章　形而上学とは

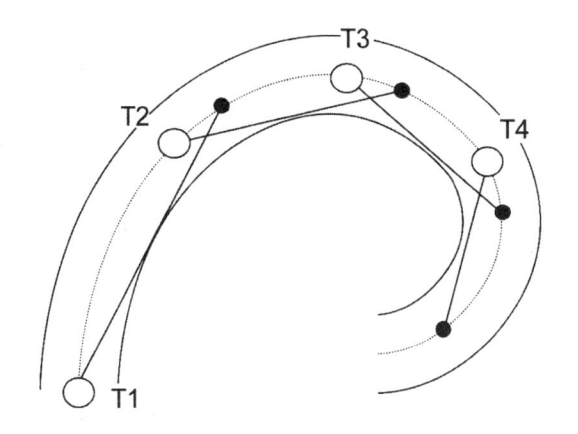

図 2.5　カーブを走るドライバーの視線
T1 − T4 のそれぞれの時点のドライバー（白丸）とその注視点（黒丸）を示す。視線（白丸と黒丸を結ぶ線分）は、カーブ内側の接線に一致している（Wann and Land, 2000）。

(1) 単なる「関係」と「因果関係」を、神経科学はいかにして区別するのか。すなわち、真の因果関係があると確定するための条件は何か。たとえば、意識と意志決定に因果関係があると確定するための条件は何か。
(2) 人間を含めたあらゆる生物は、自分の生きる環境の事物や出来事の因果関係を知っている。この知識獲得の背景にある神経生物学的メカニズムはどのようなものか。

　(1) は、方法論についての問いであると言える。信頼性の高い分析や統計の方法論を要求している。データが本当に仮説を検証しているかどうかを評価し、現象についての説得力ある説明に利用できる方法論は何かということである。これを真剣に考えれば、統計の重要性にたどり着く。コントロール、攪乱因子、標準偏差、測定誤差、変数の独立性・非独立性、サンプル選択のバイアスなどに無関心ではいられなくなる。また、意義のある結果を出すための実験デザインの洗練に努めずにはいられなくなる。これに関しては、哲学者や統計学者などの専門家の仕事から、たくさんの重要な結果が生まれている[15]。それは、神経科学を含めたあらゆる科学に利用できるものである。
　(2) は実に複雑な問題で、(1) とはまったく別の性質を持っている。この問いは、「"原因" と、"たまたま共存する無関係な因子" を区別するという課題を、神経系はいかにして解いているか」と言い換えることができる。これは因果関係の理解をテーマとする 1 つの認知神経科学である。これは基本的には学習と知識についての問いであるので、ここでは保留とし、本書 8 章でより広い観点から論じることにしよう。
　上記の (1)(2) は、神経科学に突きつけられた鋭く直截的な問いである。しかし、形而上学に対しても、同じような問いを向けることができる。する

49

I　形而上学

とこれらの問いは、あたかも因果関係の根本的な真実にかかわっている問いであるような光を発してくる。科学より深遠なレベルの問いであるように思えてくる。(1)(2)のように明示されれば、これが神経科学への問いであることは明快なのだが、因果関係についての議論は、どうしても形而上学的なものに傾きがちである。そこで無用な混乱を避けるため、ここで私は因果関係の形而上学にともなう基本的な問題に触れる。そして、因果関係の神経科学的研究の際に、形而上学に陥る危険性を避ける方法を示そうと思う。

　因果関係についての説明は、物事がいかにして起こったか、あるいはいかにして今ある状態になったかが明らかにできるものでなければならない。なぜ人は胃潰瘍になるのか。なぜ湖の酸性が強まると魚は棲まなくなるのか。なぜ自動車のタイヤの溝がなくなるのか。なぜ雁は南へと移動するのか。なぜ羽根は抜け替わるのか。なぜ生まれてから最初に見た動くものが刷り込まれるのか。形而上学が2千年以上にわたって因果関係を扱ってきたことの主たる理由は、真の原因と似て非なる原因を識別するのは容易でないからである。言い換えれば、因果関係と単なる関係を識別するのは容易でないからである。

　原因には通常、以下の3種類がある。

(1) 直接の原因（たとえば、落雷のため山火事が起きる）
(2) 素因としての原因（たとえば、高血圧という素因は、脳出血の原因になる）
(3) 背景としての原因（たとえば、海に近い南の地であることが、サンディエゴの温暖な気候の原因である）

　この3種類がいずれも原因と呼ばれるのは、結果を左右する性質を持っているからである。日常の現実では、その時その時の関心に応じて、あるいはそれまでの知識に応じて、あるいは対処方法の有無によって、この3つのうちのどれかが重視され、「原因」として選ばれるのである。

　そして、どんな現象にも、原因のほかに、たまたま共存する無関係な因子がある。この両者を区別するのが容易でないことは、科学の歴史をみれば明らかである。そこには膨大な例があるが、ここでは1つだけ、胃潰瘍を挙げてみよう。何十年もの間、胃潰瘍の原因はストレス、加えてコーヒーやビールのような刺激物であると固く信じられていた。これは決して不合理ではない。胃潰瘍の患者の多くは、ストレス下にあり、しかもコーヒーやビールに

よって症状は悪化するからだ。ところが1980年代に画期的な発見があった。ワレン Robin Warren とマーシャル Barry Marshall というオーストラリアの医師が、胃潰瘍患者の胃の組織の中に、新しい細菌を発見したのである。この細菌は後にヘリコバクター・ピロリと名づけられた。胃は酸性が強いため細菌は生息しにくいと従来は考えられていたので、これは予想外の発見だった。しかし、ピロリ菌が胃潰瘍の原因であると考える医師はほとんどいなかった。つまり、因果関係はなく、たまたまそこに存在する無関係の因子だとされていたのである。

そこでマーシャルは、ピロリ菌が胃潰瘍の原因であることを証明するため2つの実験を行った。まず、胃潰瘍の患者に抗生物質を投与すると、潰瘍が消失することを示した[16]。これが第一の実験である。第二の実験では自分自身がモルモットになった。自分の体からはピロリ菌が検出されないことを確認してから、ピロリ菌を飲んだのである。まもなく、彼は胃潰瘍になった。そして、それを抗生物質で治癒させてみせたのである。この2つの結果から、ピロリ菌が胃潰瘍の原因であると推定することができる。不安やストレスが原因であったら、抗生物質は効かないはずである。また、抗生物質を飲む機会が多い外耳炎や中耳炎の人は、めったに胃潰瘍にはならないという臨床的事実もある。たまたまピロリ菌が消化管に入っても、その抗生物質が殺してしまうからだ。しかしここで注意すべきことは、中耳炎が胃潰瘍の発生を防止した原因ではないことである。そこには抗生物質という別の因子が介在している。これは単純化した例だが、真の原因と、たまたま共存する因子の区別は必ずしも容易でないことを教えてくれる。

以上のような例をみると、因果関係とはそもそも何かという疑問が出てくる。原因と、たまたま共存する因子を区別するものは何なのか。まず考えられるのは、原因は結果に必然的につながっていなければならないのに対し、たまたま共存する因子は偶然的につながっているにすぎないということである。すなわち、原因とは結果をひき起こす、または生み出すものであると考える。あるいは、「原因力」というある特殊な力を有していると考える。

このような説明が通用したのは、18世紀のヒューム David Hume の時代以前までであった。ヒュームは、「必然的につながる」とか「原因力」という説明は、説明になっていないことを指摘した。「必然」とはどういうことなのか。2つのものの関係が「必然」の時に、両者に因果関係があるのが「必然」ということか。これは循環論法で、話は先に進まない。さらにヒュームは続ける。「必然」ということは、客観的に観察しうる性質ではない。観察

I　形而上学

しうるのは、順序だけである。たとえばピロリ菌が体内に入り、その後に胃潰瘍が発生したという順序である。「必然的につながる」や「原因力」とは何であるかが説明できなければ、どんな議論も形而上学的な言葉遊びにすぎない。そこでヒュームの結論はこうなる。人間に観察しうるのは順序だけである。そこに因果関係があるということは、人間の主観的判断にすぎない。

　ヒュームの主張は重大で衝撃的なものと言える。因果関係と、たまたま共存する無関係な因子とが区別できなければ、科学は根幹から瓦解することになるからである。因果関係が客観的に決定できないものならば、因果関係による説明が真の説明であるということはできないであろう。だとすれば、予測とか予防などの行為はそもそも不可能ということになるのではないか。そこでヒュームの断固たる主張に対して、膨大な反論が浴びせられることになった。

　大きく分けて、ヒュームの主張に対する反論は2種類あるが、最終的には満足すべきものではない。いずれも、因果関係というものが、人間の主観ではなく、世界に客観的に存在することを証明しようとするものである。その第一は、世界には自然法則に従う「必然」が存在するとするものである。たとえば、もし胃の中のピロリ菌が本当に胃潰瘍の原因なら、ピロリ菌と胃潰瘍を結ぶ次のような自然の規則がなければならない。

「ピロリ菌が胃の中にいれば、将来胃潰瘍が発生する」

　また、この法則めいたものは、実際には起きていない以下の事実も暗に含んでいる。

「ピロリ菌が胃の中にいなければ、胃潰瘍は発生しなかった」

　さらに、ストレスは胃潰瘍に関係ないとすれば、次の規則は誤りということになる。

「ストレスがなかったら、胃潰瘍は発生しなかった」

　従来、因果関係に適用されてきた「必然」という言葉が、ここでは客観的な規則に還元されている。真の因果関係とは、自然の法則として説明できるものであるということになる。たとえば「菌が胃潰瘍をひき起こす」「釘がタイヤをパンクさせる」「鉄と酸素が化合すると酸化鉄になる」「銅を熱すると伸展する」などである。つまり、自然の法則にかなっているかどうかが、原因とたまたま共存する因子の区別になるという主張である。

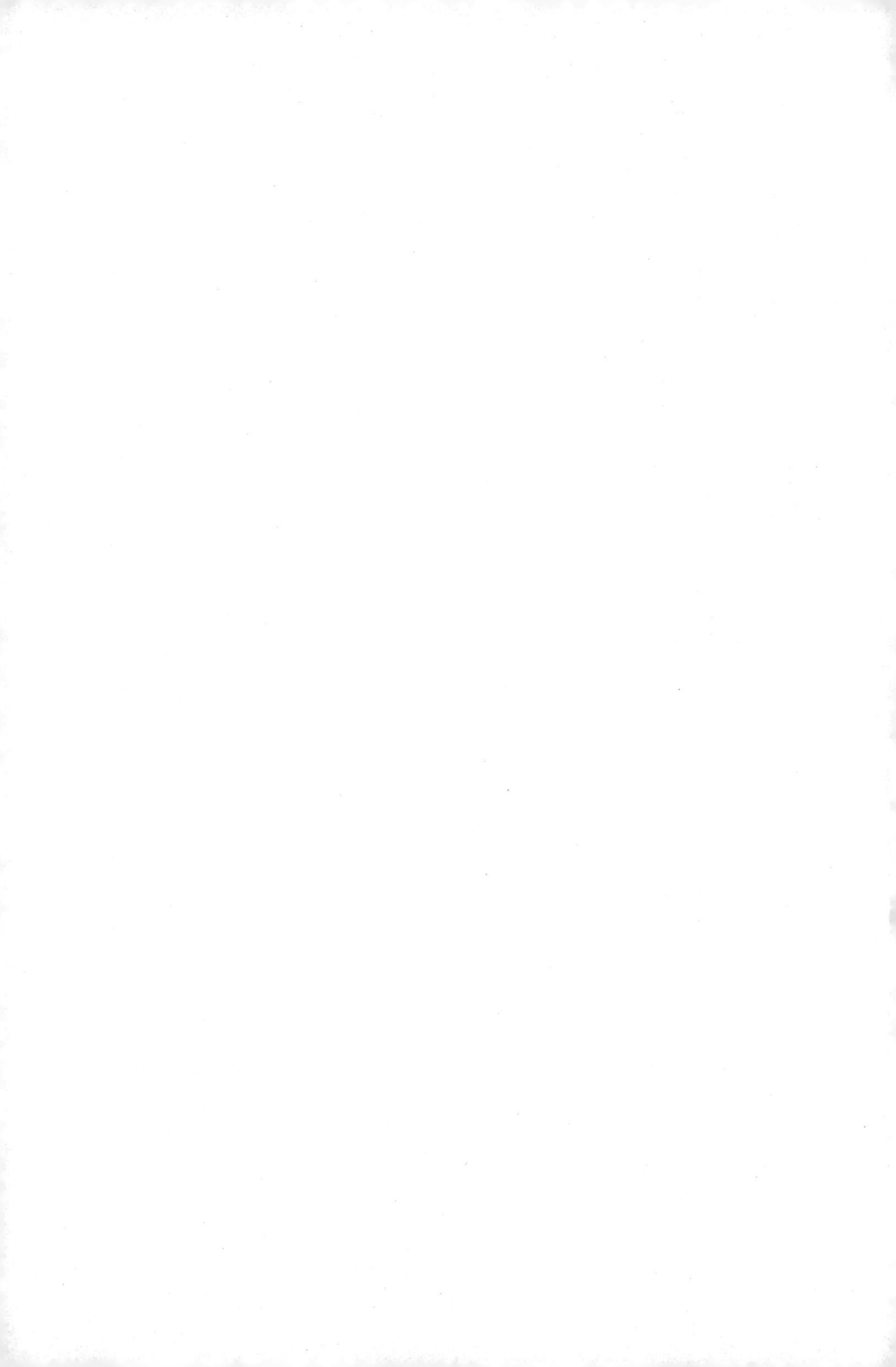

クによって、攪乱因子が明らかになる。その他にも多くの進歩がなされてきた。
　ここまでの進歩を見れば、実際的には、ヒュームの投げかけた問題を、少なくとも今のところは棚上げにしてもいいように思える。真の因果関係の法則が存在し、それを発見すれば、自然界に起こる出来事の予測がかなり可能であるという作業仮説を受け入れてもいいように思える。この仮説を受け入れれば、研究のエネルギーを投入する領域は絞られてくる。たとえば、原因となる因子を同定する方法論である。たとえば、特定の条件下でのある出来事の発生の客観的な確率を判定する方法論である。人間が、つまり脳が、いかにして実際に因果関係の推定を行っているかというのも重要なテーマである。これらの研究結果から、形而上学的な問題が解けてくるかもしれない。少なくとも、形而上学的な問いになぜ今も人を惹きつけてやまない魅力があるのか、そしてそうした問いを今やいかに解釈し直すべきかを知る端緒になるであろう。

I　形而上学

ある」というものである。しかしこれはいかにも苦しい。たとえば、恐竜はなぜ絶滅したのか、星はなぜ爆発するのか、地球の温度はなぜ上昇しているのか。いずれも因果関係についての問いであるが、明らかに世界に存在する事実についての問いであって、心の中に存在するものについての問いではないからだ。しかも、いま挙げた例は、人間が地球上に生まれる前から世界にあったことである。因果関係についての議論は、人間にかかわるものではなく、世界にかかわるものである。したがって、「必然とは、世界に存在するものではなく、心に存在するものである」という説明は成り立たない。

　カント Kant（1724-1804）の説は、「心に存在する」と「世界に存在する」の中間に位置している。カントは、必然とは世界に存在するものであることは確かであるが、同時に心にも存在する、つまり主観としての必然があるということを証明しようとした。もちろんこれを証明するには第一段階として、「必然とは世界に存在するものである」という前提をまず説明しなければならない。しかし、これ自体が不可能に思えるほどの難題であることはここまで述べてきた通りである。カントは明晰な頭脳を用いてこの問題に長年挑戦したが、おそらく最初から失敗を運命づけられていたのである。

　ただし、ここに進化生物学的な説明があり、これはカントの説明と共通点がある。経験を通して、ある特定のパターンから因果関係を推測する能力を、脳は進化の過程で獲得したという説明である。生存のためには、生物は食物や外敵について適切な予測をする必要がある。適切な予測のためには因果関係の理解がなければならない。したがってこの説明には説得力があり、実験的な証明も試みられている。しかし逆に実験的な証明が可能であることを理由として、この説明は真に形而上学的な問題とは根本的に無関係であるとする考え方も哲学にはある。形而上学的な問題とは、あくまでも世界に存在する本質であると主張するのである。

　以上まとめると、ヒュームの説、すなわち客観的に観察しうるのは物事の順序だけであって、物事の因果関係とは人間の主観にすぎないという説に対する反論は、いずれも不十分なものであった。この形而上学的な議論から進歩が生まれなかったとは言わない。しかし、因果関係とは何かについての形而上学的な議論は答えは未だに全く見えてこない。その一方で、先に述べたように、非形而上学的な議論の方にはすでにかなりの進歩がある。証明されたことはいくつもある。ある1つの結果には、複数の原因があり得る。ある1つの原因から、複数の互いに無関係な結果が起こり得る。因果関係のある因子について知るには統計的分析が不可欠である。サンプリングのテクニッ

2章　形而上学とは

　しかしこの主張の根本的な問題点は、因果関係を規定する自然の法則が存在することの理由として、物が有する原因力を前提としていることである。「釘にはタイヤをパンクさせる力がある」ことを前提として、「釘がタイヤをパンクさせる」のは自然の法則だと言っているようなものである。これは本末転倒である。証明するべき因果関係が最初から存在することを前提として、逆に法則の存在が導かれているので、やはりこれも循環論法である。

　さらに言えば、自然の法則と自然の法則でないものはどうやって区別するのかという問題もある。「銅は熱すると伸展する」が自然法則で、「宇宙に存在する金の立方体は、1辺が1,000マイル以下である」が自然法則でないのはなぜか。いずれも、おそらく真実であり、一般論であり、検証可能であり、実際に起きていない事実を含んでいるのに、なぜ一方は自然法則で他方は自然法則でないのか。

　そこで、ヒュームに対する第二の反論は、次のような形をとる。

　「銅は熱すれば伸展するのはまぎれもない事実であり、したがって熱は銅の伸展の原因である。しかし、金にかかわるいかなる事実も、金の1辺が1,000マイル以下であることを必然のこととして導かない」

　しかし、これも循環論法で、何の進歩にもつながらない。ここでいう「必然」とはいったいどういう意味なのか。自然法則でなくても、必然的に真である文章はいくらでも作ることができる。たとえば、

　「宇宙に存在する純粋なウラニウム238の立方体は、1辺が10フィート以下である」

　これは必然的に真である。なぜなら、1辺が10フィートより大きい立方体のウラニウム238は臨界質量で、爆発してしまうからである。ではこの文章は自然法則を語っているのだろうか。もちろんそうではない。

　自然法則というものの存在自体を疑う人はほとんどいない。しかし、満足のいく説明、循環論法でない説明を打ち出すことはきわめて難しい。確立された自然法則を持ってくることによって、原因と単なる共存因子の違いであるとするのは、一見すると説得力がある。すでに誰もが知っている例をもとにしているためである。しかし、因果関係の形而上学で問われるのは、そういう誰もが知っている例に共通する性質は何かということなのである。

　そこで、やや苦し紛れのこういう説明もある。それは、「必然とは、世界に存在するものではなく、心に存在するものである、つまり主観のひとつで

3 章　自分とは何か

1. 自分とは何かとは何か

1.1 なぜ「自分」が問題になるのか

　私がMRI検査の機械から出てみると、ハンナ・ダマジオ博士がディスプレイで私の脳を観ていた。私も脇からのぞきこんだ。
「これが"わたし"ですか？」(図3.1)
「まあ、そういうことになります。ある意味では。そんなところですね」
　私の目の前のディスプレイに映し出されているものこそが、私を、他の誰でもない「わたし」にしているのである。幼年時代から現在まで、私の物語を紡いできたのはこの脳なのである。それは私の体の物語であり、世界の物語である。過去の物語であり、現在の物語である。そして私は、その物語を内側から知っている。いや、むしろ「私自身はその物語の一部である」と言うべきなのかもしれない。もちろん私自身とはフィクションであるなどと言うつもりはない。私自身は、私の世界に存在する私以外のものと同じように、現実である。では、これはどう考えたらいいのだろうか。私が私自身について考える、そんなことを可能にする脳とは、いったい何だということになるのだろうか。
　デカルト Decartes は、自分自身とは、自分の体とは全く別のものだと言った。それどころか、いかなる物質的なものでもないと言った。「私は考える。それゆえ、私は存在する」とデカルトが言う時の「私」、つまり根源的な自己とは、物質的なものではないとデカルトは考えたのである。18世紀のス

I 形而上学

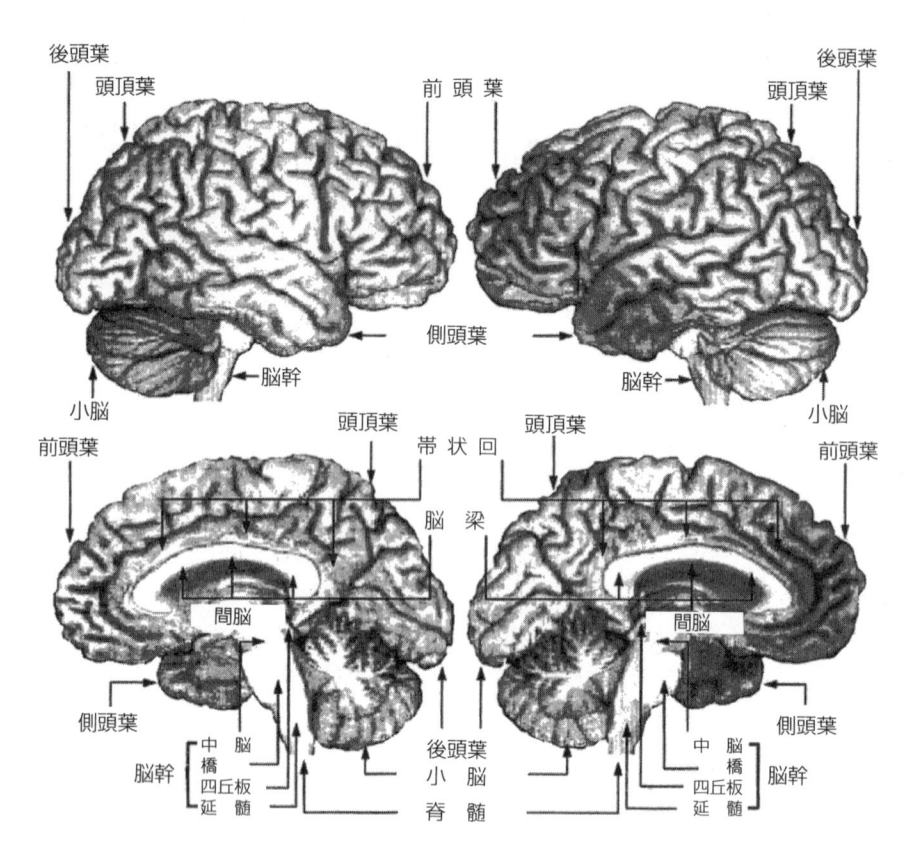

図 3.1 脳の外側および正中断面
MRI および BRAINVOX による作図（H. Damasio の好意による）

コットランドの哲学者ヒューム Hume は、このデカルトの考えは自明のこととし、一歩進んで、体とは全く別の自己という「もの」があることを証明しようとした。ヒュームの結論は、自己という知覚できる「もの」など存在しないというものだった。自己として知覚できるのは、常に変わっていく流れのようなものだけである。見えるもの、音、におい、情動、記憶、思考。いずれも流れ、うつろっていくだけである。

こうしたすべての体験のなかをいくら探し求めても、「これが自己だ」と言えるようなものを見出すことはできない。それは「これが頭痛だ」という体験とは全く違うのである。単一の、連続した、形あるもので、「これが自

3章　自分とは何か

己だ」と言えるものもない。「これが首だ」と自分の体を指すようなわけにもいかないのだ。「自分」は、自分の「体」以上のものであるように思えるから、「体」がそのまま「自分」にはならないのである。かくしてヒュームはこう結論する。自己という「もの」は存在しない。少なくとも単純に考える意味では存在しない。

　もちろんヒュームは、「私は存在する」という命題ほど明白なものはないというデカルトの主張を否定していたわけでは決してない。考えてみると、人生という経験のなかで、「自分」という一筋の糸がずっと通っているのは当然と人は思っている。もしレンガが足に落ちてくれば、その時の痛いという感覚は自分の感覚だということを知っている。自分が交通違反をしたことで自己嫌悪に陥れば、自己嫌悪に陥ったのは自分であることを知っている。深い眠りから目覚めた時、自分がどこにいるのか、今がいつなのかがわからないことはあっても、自分が誰であるかがわからなくなることはない。一瞬の躊躇もなく、「この体は私の体だ」ということがわかる。「この手とこの足は私の体の一部だ」ということがわかる。不慮の出来事に備えをしなければ、困るのは未来の自分だということははっきりわかっている。そして未来の自分のために、いま備えるのである。それでもヒュームは、そういうことをいくら集めても「自分とは何か」という問いの答えにはつながらないと考えたのである。

　ヒュームの難題はこうである。「自分」とは、「何か」だと思う。しかし、その「何か」は、実際に見ることができるわけではない。少なくとも、痛みとか、疲れとか、私の手とか、私の心臓などを見るのと同じ意味で見ることはできない。すると、その「何か」とは、いったいどのようなものなのか。もしその「何か」が、精神から生まれたものだとしたら、つまり自分の経験についての思考のひとつだとしたら、どのような性質を持ち、どこから来ているのか。ヒュームは答えを出せなかった。

　21世紀の今われわれは、ヒュームのこの難題に神経科学という武器によって挑むことができる。思考とは、脳がするものであることは確かである。したがって、「自己」を何らかのものであると思考することも、やはり脳がすることなのである。

　したがって、「自己」がどこから来るかというヒュームの問いに対する答えを21世紀のわれわれは持っている。その答えは「脳」である。つまり「自己」の存在は、以下のような神経生物学的な事実が土台となっていることは疑いない。

59

I　形而上学

(1) 私の体には脳が備わっている。
(2) 体と脳は密接なコミュニケーションをしている。
(3) 脳内の各部位の活動は、ミリセコンドから数時間という時間単位で協調している。

　さらに進化生物学の観点からは、自己の起源は以下のように答えることができる。すなわち、神経系が、知覚や記憶などを統合して生存競争に勝つために、脳は自己という概念を必要としている。この統合がなければ、矛盾した行動、たとえば食べることと逃げることなどが、同時に試みられることにもなる。空腹な動物が自分の体を食べることも起こり得る。また、高いレベルの認知機能を持っている動物は、自己表象の能力によって、未来について考えたり、役に立つ計画を立てたり、知識を整理したりすることができるのである（本書 p.67「1.3 行動主体としての自己」参照）。

　しかし、この答えは抽象的にすぎて、自己に関わる脳の働きを具体的に説明していない。たとえば、自分の動機を内省できるのは脳のどのような働きによるのか。自分が泳いでいるところを想像するのはどうか。自転車に乗っていることを思い出すのはどうか。深い眠りに落ちて自己意識がなくなるのは、空を飛ぶ夢を見るのは、そして眠りから覚めて自分が自分であることを知るのは、脳のどのような働きによるのか。詳細はまだまだわかっていない。それでも、これまでにわかっていることから、ある程度の答えを描き出すことは可能である。さらに、実験を始めることも十分可能である。その実験によって、脳がいかにして「自己」なるものを生じさせているかについての理解が深まるであろう。

　そのためにまず考えるべきことは、日常での自己という概念がどのようなものかということであろう。それには自己についての言葉の使い方がヒントになる。

　まず、「自己」「自分」という言葉で、体を指すことは多い。自傷、自爆などがその例である。英語では、"I cut myself, I weighed myself" のような表現もある。

　一方、体とは次元の異なるものを指すこともある。自問自答する、というような表現がそうである。このように「自己」「自分」という言葉は、体を指すことも指さないこともあるが、それによって誤解を生むことはほとんどない。

　自己についての言葉の表現は隠喩に満ちている。たとえば、客体であるか

のような隠喩である。一例を挙げれば、「その一方で、安堵している自分がいる」というような表現である。英語では、"push ourselves to finish, Pull ourselves together, fell apart, tied ourselves in a knot" などの表現もある。また、人格であるかのような隠喩が用いられることもある。「自己を偽る」「自問自答する」などである。英語なら、"I annoyed myself, I deceived myself, I talk to myself" などである[1]。

　自分が複数の人格から構成されているかのような言い方をすることもよくある。たとえば良い自分と悪い自分とか、内気な自分と外向的な自分とか、公人と私人とかである。良い自分と悪い自分は、自分というひとつのものの部分であると考えられることが多い。時には、多くの人格のなかから選び出した2つであると考えられることもある。自己コントロールを失って悲しむこともあれば、超自我に責められて悲しむこともある。

　性格傾向を述べる場合、人は「本当の」自分のことを言うものである。隠されているとか、ひと皮むけば自分はこうだとか、裏の自分とか言うこともある。「本当でない」自分について語ることは通常はない。それでも、本当の自分を隠していることは認めているのである。また自己は、成熟したり、賢くなっていったりするものでもある。そうかと思えば、鍛錬したり改善したりすることもできる。

　このように列挙してみると、自己についてよく用いられる隠喩は実に多岐に渡っている。宇宙人がこの隠喩から共通項を抽出しようとしてもそれは不可能であろう。したがって自己という概念には、定まった輪郭はない。自己とは、種々雑多な能力が乱れた編隊を組んでいるようなイメージに近い[2]。その時その時に応じて、その編隊の中のどれかの能力を自己と呼ぶのである。その能力とは、たとえば顕在記憶であり、たとえば血糖や二酸化炭素のレベルの変化の感知であり、たとえばさまざまな情動の自覚である。しかし最も基本的な能力は、おそらく、その時その時の行動の目的や知覚や記憶などと、運動コントロールを協調させることであろう。

1.2　自己表象の能力

　このように考えてくると、自己とは何かというヒュームの問題は、自己表象のさまざまな能力の集まりという観点から問い直した方がよさそうである。これによって、自己とは「もの」である、と考える誘惑に陥ることを避けることができる。また、自己という表象が単一の何かであると考える誘惑も避

I 形而上学

けることができる。自己表象は、脳の組織の中に広く分布しており、必要な時にのみ協調するという形をとる。階層性はゆるやかである。全体像はまだ正確にはわかっていない。しかし、表象の能力の集まりという言葉を適用することによって、問いを絞りこんで検証可能なものにすることができる。すなわち、その集まりの中のひとつひとつについて、そこには神経系のどの部分が関わっているかという問いを立てることができる。

表象とは何か

自己とは表象の能力の集まりだとすると、表象とはそもそも何かということが最大のポイントになる。脳が何かを表象するという時、それは神経解剖学的に、また神経生理学的に、何を意味しているのか。この点については7章で詳しく論じるが、ここでは簡単に輪郭を述べよう。

まず、表象に対応する何らかの脳の状態があるはずである。それはたとえば、神経細胞の集団の活動のパターンで、これが何らかの情報（＝表象）に対応するのである。たとえば、ある神経細胞の活動パターンは、左手に何かが触ったという情報を受け持つ。あるいは、頭が右に動いたという情報や、食物が必要だという情報まで、あらゆるケースが考えられる。脳には表象モデルがあると考えることもできる。すなわち、何かについてのさまざまなレベルの表象が有機的に結びついたものを、表象モデルと考える。こうして脳は、体や、狩猟の縄張りや、自分の一族についての、またそれらの社会的関係のパターンについての表象のモデルを持つ。

そして脳は、脳自体のモデルも持つことができる。たとえば何らかの神経活動が、リンゴに手をのばすという運動の指令を表象していれば、その指令が発せられたという表象を別の神経活動が行っている。たとえば何らかの神経活動が左の耳への何かの軽い接触を表象していれば、さらに高次の神経活動は複数の低次の表象の統合を表象している（左の耳への軽い接触、プラス羽音。これは蚊がいることを表す、など）。

脳は、手足の知覚を表象するだけではない。手足が見えること、そして感じることで、その手足が自分の手足であることをも表象する（蚊が、自分の左耳にいる）。さらに、神経活動は心の状態をも表象する（蚊が自分の左耳にいることが、自分にはわかっている）。脳は、自分の好みについての表象も持っている（自分は大根のほうがキャベツより好きだ）。技術についても（自分はネクタイを結べる。スカッシュはできない）、記憶についても（自分は従兄弟の名前を知らない）表象を持っている。

3章　自分とは何か

　自己表象は、全か無かという形はとるのではないことは確かである。段階がある。陰影がある。層のような構造をしている。人は状況に応じてさまざまな自己表象の能力を使い分けている。たとえば、家族と話す時と、仕事の関係者に話す時では、全く違う態度をとるのが普通である。自己表象は、一定不変でもない。自己表象の能力の中には強まったり弱まったりするものがある。そこには、内分泌の状態や（たとえば、セロトニンが下がれば抑うつ的になる）、意識の状態や（覚醒しているのか、深く眠っているのか、夢を見ているのか）、状況からの要求（戦いか、休息か）などが関係している。
　自己表象の多元性は、先に述べたように自分という言葉を用いた、ごくありふれた隠喩のなかにも垣間見ることができる。しかし現在では隠喩だけでなく、神経心理学と認知科学のデータからも、自己表象の多元性は証明されている。まずこのデータに目を向けてみよう。自己表象の能力は、一部分だけが失われたり、乖離したり、障害されたりするのである。

自伝と自己

　これまでの人生で見たことや感じたことやしたことの記憶を、自伝的記憶という。自伝的記憶こそが、いまの自分とは何者であるかという認識、すなわち自己表象を支えているように思える。自伝的記憶が失われれば、自己も失われるように思える。しかし、実際はそうではないことが、ダマジオの症例R.B.の観察によって示されている[3]。
　R.B.は、ヘルペス脳炎によって両側側頭葉に重篤な損傷を受けた。その損傷は、皮質から深部、扁桃体や海馬に及んでいた。R.B.は、自分がアイオワに住んでいたなど、ごくわずかな記憶を別にすると、過去の記憶をすべて失っていた。このような健忘は、逆向性健忘と呼ばれている。文字通りすべてが、自分が結婚しているか、子どもがいるか、軍隊にいたことがあるか、大学を出ているか、家を持っているか、これらすべてが彼の記憶から失われていたのである。
　R.B.には前向性健忘もあった。前向性健忘とは、新たな事物を学習することができないということである。どんなことも40秒後にはすべて忘れてしまった。40秒以内の記憶も不確かだった。R.B.にとって、自分というものが脳炎を境に変化したことは疑いない。少なくとも、自分や自分の人生について何も思い出せないという点において変化したのだ。しかしそれにもかかわらず、R.B.は自己表象の重要なポイントが保たれていた。自分は、他の人とは違う、ほかならぬこの自分であることがR.B.にははっきりわかってい

63

I　形而上学

たのである。自己表象能力が保たれていることがわかるのは、R.B. がごく自然に「私」という一人称を使うことができることからも明らかだった。たとえば彼はこう言った。「いま私はコーヒーを飲みたい」。あるいは天気について問われれば、「まだ雪が降っていると私は思います」。したがって R.B. では、自己表象能力のある部分は失われ、ある部分は保たれているのである。このような臨床例の存在を目のあたりにすれば、自己表象は多元的であって、全または無という形はとらないことが明らかであると言える。

　R.B. は、他人の意図や感情を理解できた。ただし紋切り型的ではあった。また、他人の感情を良い方に解釈する傾向があった。これは、前頭前野の損傷によって、抑うつのようなネガティブな感情の生成が障害されているためであると思われた。誕生パーティーで幸福な家族の写真を見れば、それがどういう写真か正しく述べることができる。しかし、男に殴りかかられた女がよけようとしてしゃがみこんでいる写真を見れば、男が愛する女を立たせようとしている写真だと述べる。感情の解釈はこのように誤っているが、とにかく R.B. は他人に感情があることの理解はできるのである。R.B. は自分の悪い感情も理解しない。いつも、自分は機嫌がいいと言う。悲しいとか、孤独だとか、失望しているとか、怒っているとかいうことがない。いつも機嫌がいいのである。悪い感情を持つ能力が障害されているのだ。この能天気さから、R.B. の自己表象能力が減退しているということもできる。

　自己というものを考えるうえで、R.B. の症状の意味は重大である。自伝的記憶がなければ、自己表象もないと従来は考えられていたが、R.B. の存在によって、それは誤りであることがはっきりと示されたのである。しかし明らかに、R.B. の自伝的記憶の喪失は甚大である。R.B. は過去を顧みない。自分の選択を後悔することがない。自己欺瞞に悩むこともない。自分の子どもを思い出さないし、自分の子ども時代も思い出さない。しかも、自分の障害を意識していない。これらの能力、すなわち、思い出すとか、内省するとか、自分の変化を理解するとかいうことは、自己というものの重要な側面である。そして R.B. はこれらをすべて失っている。自分自身についての、正常な人間の持っている感覚を持っていない。しかし、それでも、自己表象の根本は保たれている。人生の記憶が失われてもなお、自己表象は失われないのである。

離人

　統合失調症の患者では、R.B. とは全く逆の症状が見られることがある。それは離人という症状である。離人では、自己と他者の境界が曖昧になる。し

かし自伝的記憶は正常である。ある患者は、この時期を振り返って次のように述べている。「どこまでが自分のことで、どこからが自分の外のことかがわかりませんでした。自分が誰だかもわかりませんでした」。離人症状のある時期には、触覚刺激に対して、それが自分以外の人の感覚であるとか、自分の外のどこかに存在するものであると確信していることもある。

また、統合失調症の診断上重要な症状に幻聴がある。幻聴は、自己表象能力崩壊の特に顕著な例とも言える。統合失調症患者の幻聴は、自らの内言語であるとか、あるいは、時には実際に小声の独り言で、それが自分のものであると認識されないとも言われている[4]。統合失調症患者のなかには、自分が誰であるかがわからなくなるというケースもある。たとえば、自分がキリストであると言って、あたかもキリストであるような態度や服装をしていることがある。

離人は薬物によってひき起こされることもある[5]。たとえばケタミンという麻酔薬である。ケタミンの麻酔から覚醒した患者は、自分が死んでいるとか、体から離脱していると確信することがある。同じような離人現象は、フェンサイクリジン（PCP）やLSD使用の際にも見られることがある。このことから、いわゆる「幽体離脱」や「臨死体験」は、ケタミンやLSDの作用と本質的には同じ神経生理学的メカニズムであるとも考えられる。

頭頂葉損傷

右頭頂葉損傷による左半身の運動と感覚麻痺の際にも、自己表象能力に関わる独特の異常が見られることがある。左の手や足が自分の手足であることを否認し、他人の手足だと言い張る。半身パラフレニーと呼ばれている症状である。知能など、その他の点は正常である。にもかかわらず「この手は私の手じゃないです。誰のかわかりません。毛深いから弟のかしら」というような奇妙なことを言う。時には、他人の手足は邪魔だと言って、ベッドから自分の手足を放り出そうとすることもある。

また、右頭頂葉損傷患者は、左の手を自分のものであるとは認めても、それが麻痺していることを認めないことがある。これは病態失認と呼ばれる症状である。自分の運動機能には何ら問題がなく、麻痺した左の手足を動かせると主張する[6]。自分が入院しているのは別の些細な症状のためだと言う。左手を動かすよう指示されると、躊躇なく従おうとする。しかし、実際は動かせない。動かせないが、いま動かしましたよ、と言い張る。医師の鼻を左手で指差すよう指示されると、これにも躊躇なく従おうとする。が、やはり

I　形而上学

できない。そして、いま自分が指差したのが見えたでしょうなどと言う。
　これはパラフレニーという名がついているものの、伝統的な意味での精神病とは異なり、右頭頂葉損傷の症状である。この病態失認を一時的に消失させることが可能なことがある。ビジャック Eduardo Bisiach が開発した方法で、冷たい水を右耳に注ぐことによって、内耳の前庭を刺激する。すると、病態失認がなぜか消失するのである。この冷水の効果が持続している間は、自分が脳血管障害のために入院していて、左半身は麻痺しており、左手を動かすことはできないことを患者は理解している。しかし冷水の効果が消えると、病態失認もまた出現する。そして患者は自分が麻痺を理解していたことを思い出すことさえできない。この一連の現象のメカニズムは不明である。
　病態失認は、左頭頂葉損傷ではまず生じない症状である。脊髄損傷で全身が麻痺しても生じることは決してない。右頭頂葉損傷に独特の症状である。ではなぜ自己表象に右頭頂葉が必要なのだろうか。神経科学はこの問いにまだ正確に答えられない。しかし、これまでのデータから、身体の表象は空間の表象に密接に関係していることがわかり始めている。運動と感覚が失われたために、さらに、空間の統合能力が失われたために、頭頂葉が損傷された脳は、腕が自分のものであるという判断の拠り所を失ってしまったのである。この仮説はさまざまな側面からのデータで支持されており、たとえば分離脳の研究からも（本書 p.43 参照）、特に右頭頂葉が空間能力に重要であることが示されている。身体や自己の表象が正常であることと、空間表象の関係の本質はまだわかっていない。ただし、セクション 1.3 で見るように、手などを空間内の物に合わせて適切に動かす能力と深い関係があることは確実であると思われる（頭頂葉症状については 7 章も参照）。

認知症

　認知症は、いったん獲得した知能の喪失である。認知症では脳の広範な領域が障害される。原因は、感染、外傷、中毒など多岐に渡っており、初発部位、経過などがそれぞれ異なっている。
　自己表象に特に関係があるのは進行性の認知症で、アルツハイマー病、ピック病、クロイツフェルト・ヤコブ病、クールー、HIV 認知症、アルコール性認知症などがある。こうした疾患で失われる能力の中に、自己表象も含まれる。記憶障害は非常によく見られ、特に最近の自伝的記憶が失われ、昔の記憶は保たれる。身体的にも元気がなくなり、歩行障害が見られたり、言語能力が低下したりする。人格変化もよく見られる。どのように変化してい

3章 自分とは何か

くかは予測できないことが多い。身につけた技能も落ちる（大工の能力、調理能力など）。社会的能力も落ち、最終的には日常生活が自立できなくなる（ボタンをかけたり、靴紐を結ぶこともできなくなる）。最終的な病像に至ると、自分が誰であるかもわからなくなり、今がいつで、自分が今いるのがどこであるかもわからなくなる。アルツハイマー病の患者を長期にわたって観察すると、さまざまな自己表象能力の低下にしたがって、「自己」がどんどん消えていくのが感じられるものである。

拒食症

重い拒食症では、身体表象の非常に奇妙な異常がよく見られる。やせ細った女性が、自分はぽっちゃりしていて、もう少しやせないととても人前に出られないなどと言うのである。客観的にはやせていることをどんなに説明しても納得しない。鏡で自分の体を見せても同じであることから、身体表象の障害が示唆される。拒食症をはじめとするボディイメージの障害をきたす疾患の原因は不明で、現在さかんに研究されている[7]。遺伝も関与しているようである。しかし、拒食症の発症には遺伝以外の因子も関与している。ひとつの可能性としては、拒食症の患者は、自己の内的環境をモニターする能力が障害されている可能性をあげることができる（下記および本書 p.68-71 参照）。その結果、不安が高まり、自己統合が失われる。不安を軽減させる脳の通常の機能が無効になる。これが拒食症の原因なのか結果なのか、あるいは単なる併発なのかはまだ不明である。

以上、症例 R.B. から拒食症まで、自己表象が多次元であるということを示す例を挙げてきた。これらは膨大な例のほんの一部にすぎない。その他の例としては、脳損傷のために顔を認識する能力が失われ、鏡や写真を見ても自分の顔がわからなくなる相貌失認、あるいは指の名前がわからなくなる手指失認、さらには指1本動かせず、なにひとつ言葉を発することもできない、無動無言症というものもある。以上のような自己表象が部分的に障害される臨床例から、自己表象とは能力の集まり、つまり多次元であることがわかる。次は、その神経メカニズムについて述べよう。

1.3 行動主体としての自己

「自己」の表象を脳がいかにして構築するかを解く鍵は、動物が植物とは

I　形而上学

違って動くものであるということに尽きる。動物は食物をとる。逃げる。戦う。生殖する。そのためには身体を適切に動かす必要がある。行動する必要がある。もし動物の行動が適切でなければ、生存できる期間は不十分になり、生殖することもできず、子孫は途絶えることになる。したがって、神経系に課された使命は、その時その時の必要性に応じて、貯蔵された知識と、たえず入力されるシグナルを分析し、行動を適切に調整することである[8]。この使命は、神経系の進化を強く規定している。

　泳ぐ。走る。食物を飲み込む。巣を作る。獲物を追う。敵から身を隠す。どの行動も、スムースに行うには時間的空間的に協調のとれた筋肉の活動が必要である。時にはこの協調は長期にわたって行わなければならない。獲物を追ったり身を隠したりするのがその例である。時には反射の形をとらなければならない。頭に向かって何かが飛んできた時に身を沈めるのがその例である。個々の筋肉は運動神経の指令に従って動くから、運動神経の活動は全体として適切にバランスをとっていなければならない。しかし生存のためには、行動はその時その時の必要性に応じていなければならない（逃げる時に食べてはいけない）。そのときの知覚神経のシグナルに適切に対応していなければならない（イチゴはまだ緑色なので食べられない）。過去の経験からみて適切でなければならない（ヤマアラシに近づいてはならない）（図 3.2）。

　このように、動物が適切な行動をとるためには、神経系が全体として協調している必要がある。常に一定の反応をする神経細胞も必要なら、逆に反応が変化する神経細胞も必要である。結果が良かった時に強まり、悪かった時には弱まる、神経細胞同士の結合（報酬系）も必要である（本書 p.300 以降参照）。これらの神経細胞の反応パターンの総和によって神経系の協調が生まれるのである。このように考えていくと、自己表象の問題とは、脳がどのように働いているかという問題に帰着すると言えるかもしれない。それでも、自己表象能力を論じるには、神経系における協調の概要だけを知るというささやかな目的から始めなければならない。過去の膨大な研究の詳細については巻末の参考文献に記されている。

　この問題の根本的な側面を解くために、まず、脳がその動物の瞬間瞬間の行動の優先順位をいかにして決定するのか、それから知覚運動協調の基本的な問題を脳がいかにして解いていくのかを考えてみよう。

アメとムチと内部環境

　19 世紀にフランスの生理学者クロード・ベルナール Claude Bernard は、

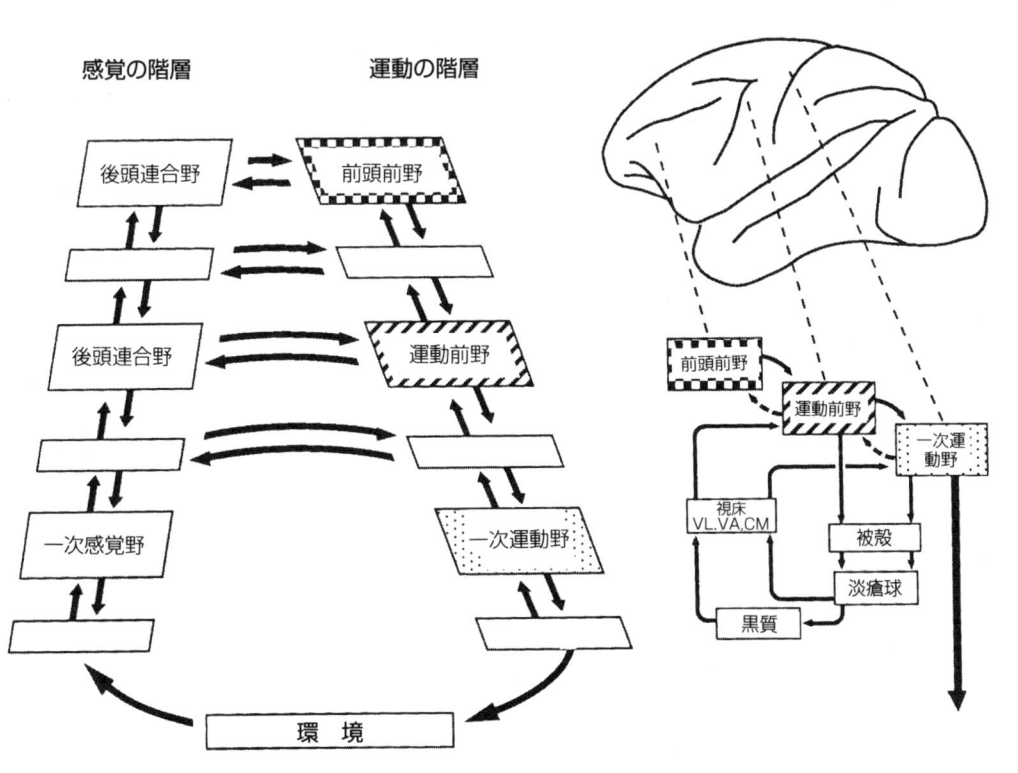

図3.2 知覚と運動の関係：皮質レベルの基本的な神経経路（Fuster, 1995）
左：感覚皮質と運動皮質のいずれにも、順行・逆行の両方の経路が存在する。また、一次感覚皮質・一次運動皮質より高位においても、感覚と運動の結合が存在する。
右：皮質と皮質下の基本的な運動経路。単純な低位から高位への経路ではないことがわかる。したがって、非常に複雑な階層構造である。

　動物の内部環境は、外部環境が大きく変動しても比較的一定であることに注目した。たとえば、人間の体温は、外気温が何度であっても約37℃に保たれている。体温がわずか5℃変化すれば人間は死んでしまう。動物は生きるために内部環境を一定に保たなければならないのである。ベルナールはこれをホメオスターシスと名づけた。動物はいわば外部環境の変動に対するバッファーの機能を持っているのである。脳は血中の酸素や二酸化炭素や血糖値を監視している。血圧や心拍数や体温も監視している。それによって内的環

69

境の変化をすばやく捉えることが、生命維持のために必須である。正常なセットポイントを外れると、神経系が動き出し、動物は食物や水や温かさや隠れ場所などを求めて行動する。それによって外れた値を正常に戻すのである。

ホメオスターシスのためには、心臓、肺、内臓、肝臓、副腎髄質の協調が必要である。脊椎動物では、脳幹に内臓や体性知覚系からの求心性の神経が集中し、しかもそこには生命維持機能の調節のための神経核がある。さらに、脳幹にある神経系は、睡眠・覚醒や夢、そして注意や覚醒機能に関連している（図3.3）。このように機能が集中していることが、脳幹の持つ指揮官的役割、さらには自己表象における重要な役割を強く示唆していると、ダマジオ（1999）は強調している。

内部環境を一定に保つためには、神経系が内的セットポイントを「知って」いなければならない。ここで言う「知っている」ということは、内的セットポイントに対応する神経系の活動パターンがあるということにほかならない（これについては7章でさらに述べる）。さらに神経系は、セットポイントに戻す方法も「知って」いなければならない。すなわち、神経系は、たとえば低血糖のシグナルをキャッチすると（低血糖であることを「知って」）、身体に命じて、食物を探させる。この時は逃げるという行動は不適切である。一方、痛みのシグナルをキャッチすると、避けるという行動をとる。近づくのは不適切である。低温というシグナルをキャッチすると、暖かい場所を探させる。眠るのは不適切である。現実には、複数のシグナルが同時にキャッチされ、統合されて、行動の選択肢のなかから最も適切なものが決定される。生物は全体としてまとまった行動をとらなければならないからである。それぞれが勝手な利益に向かって別々に行動する独立した系であるかのような行動は決してとらない。

神経系は動物に行動の選択を指示する。指示に使う道具はいわばアメとムチ、すなわち行動によって生まれる快の情動がアメ、不快の情動がムチである。酸素が少なくなれば、空気を渇望する気持ちが生まれる。強い空腹と渇きを感じると、何をおいても水と食べ物を渇望する。暗い所に迷い込んで嫌な臭いがしたら、まず本能的に危険を察知し、恐怖回路が反応しより高等な認知系が動き出すより前に逃げるという衝動的な行動に出る。このように、不快な情動は動物をホメオスターシスを維持するための行動に駆り立てる。逆に快の情動が得られるのは、食事、性行為、敵から逃げて安全になったときなどである。したがって、快の情動も不快の情動も、自己保存のための神経系からの強力な指令であると言える[9]。

3章 自分とは何か

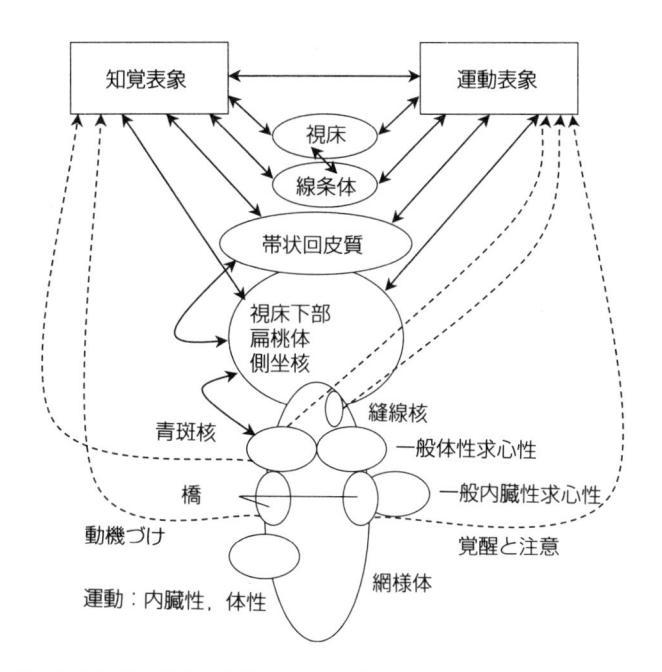

図3.3 脳幹、視床下部、帯状回皮質を中軸とする神経系
視床下部は、性欲、食欲などの基本的な欲動に、扁桃体は恐怖の判定と反応に、側坐核は快感に、それぞれ重要な役割を持つ。破線矢印は、び漫性かつ広範な投射を示し、実線矢印はより特異的な投射を示している。図示した以外にも多くの経路が存在する。

情動によって行動が指示されるのは、危急の時だけとは限らない。日常の活動にも情動の色は強くついている。物事が望ましい、汚い、よく知っている、新しい、安全、危険‥‥。情動が関係しないものを見つけるのはむしろ困難である[10]。情動とは脳から動物に与えられる指令であり、自己表象にも強く関与していると言えるだろう。

生きるためのエミュレーター

その時その時の必要な行動が何であるかをいかに正確に察知しても、体がその必要を満たすように動かなければ、結局他の生物の餌になってしまう。脳が、体に必要な動きを命じているのである。生存のためには感覚と運動の協調が必須である。これを神経系はいかにして実現しているのだろうか。詳

I　形而上学

細はまだ不明な点が多いので、単純な例から理解を進めていくのが至当であろう。

　たとえばアオムシを考えてみる。アオムシには筋肉は2種類しかない。回転する筋肉と縦に動く筋肉である。そして感覚神経はわずかである。したがってどう動くかという課題の解は単純である。良い匂いの方に動いて食べ物を取る。嫌な刺激からは離れて安全を目指す。それだけである。しかし、これが哺乳類や鳥類になると、はるかに複雑になる。神経系によって動かされる要素の数が膨大であり、適切な方向に適切な時間だけ体を動かすためには、非常に複雑な協調作業が行われている。

　そのためには、神経系はまず、身体の内的表象をしなければならない。身体の可動部分の現在位置、可動部分相互の関係、感覚入力との関係、動きの最終目標などの表象である。シミュレーションと言ってもいい。たとえて言えば、エアバスの自動離着陸のような複雑なものをいかに制御するかということに近い。これはコントロール理論と呼ばれているので、用語の整合性からいえば内的表象より内的モデルの方が適切もしれない。いずれにせよ関連するさまざまなパラメーターの処理によって、目標を達成するためのシミュレーションを行うのである。

　ここで、シミュレーションの例としてひとつの知覚運動問題を考えてみよう。空腹な時に、木にプラムがなっているのを見つけたとする。そのプラムを手で取りたいと思う。この状況で神経系に課せられた課題は、単純化すればこうなる。まず視覚系は、プラムがどこにあるかを、網膜を通してとらえる。しかし運動系は、プラムがどこにあるかを、関節の角度との関係からとらえなければならない。プラムを実際につかむのは腕で、腕を適切な距離だけ伸ばして指を適切に使わなければならないからである。したがって、運動系としては、関節の角度をどのように組み合わせれば目標を達成できるかを知る必要がある。ただし、運動系がそのようなことをしていることはいちいち意識されることはない。脳は、意識しなくてもこの種の問題を解く手段を持っているからである。

　この問題は、視覚系がプラムの位置を網膜上の位置として表象し、運動系がプラムの位置を関節の角度との関係で表象すると考えることができる（図3.4、図3.5）。このように問題を図式化すると、脳の課題は、網膜上のプラムの位置を関節の角度との関係に翻訳し、その結果運動系が命令を発することができるようにするということになる[11]。

72

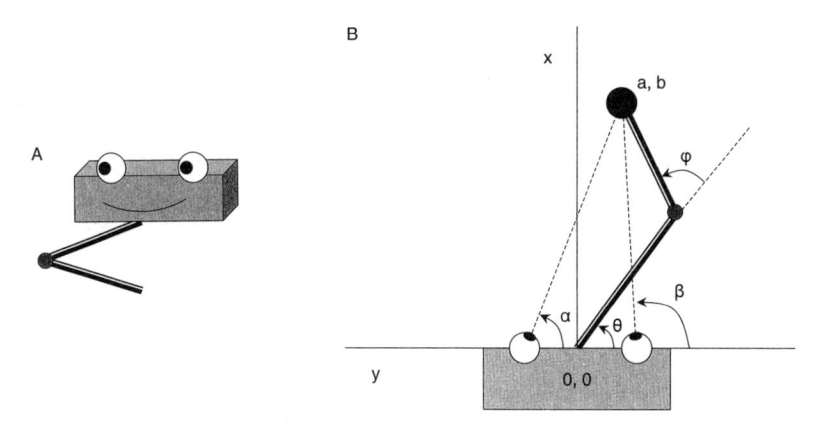

図 3.4　知覚運動協調を最大限に単純化した図
A：2つの「眼」と、1本の「腕」（関節1つを有する）を考える。
B：座標 (a, b) の目標に眼を向けることで、角度 α、β が得られる。目標をつかむための関節の角度は θ、ψ である。

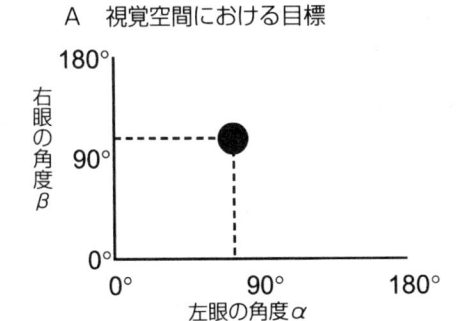

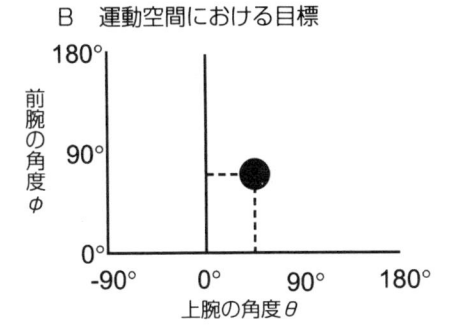

図 3.5　図 3.4 で示した目標の、視覚空間、運動空間におけるプロット
視覚空間における目標の座標と、運動空間における目標の座標は同一ではない。したがって、腕を適切に目標に向けるためには、座標系の変換が必要である。

I　形而上学

　このように、その時その時の目標達成のためにシミュレーションが神経系で行われているという考え方は、ウォルポート Daniel Wolpert が提唱したものである。この神経シミュレーションは身体の内的モデルと言い換えることもできる[12]。グラシュ Rick Grush はこのモデルをエミュレーターと呼んだ[13]。神経系にエミュレーターが存在すれば、生物にとって工学的に3つの利点がある。第一は言うまでもなく、知覚から運動への変換がスムースになされることである。生体では、知覚系と運動系は、外界を別々にマップしている。たとえば、視覚系の神経細胞は網膜を通してマップしている。一方、運動系は身体の運動装置（関節の角度や筋肉）に応じてマップしている。先のプラムの例で見た通りで、エミュレーターによって、知覚から運動への移行が加速される。第二は、オフラインでの機能が可能ということである。エミュレーターによって、もはや見えていない標的への対処や、問題の解法を頭に浮かべることも可能になる。第三はフィードバックのスピードである。エミュレーターからのフィードバックは、知覚系からのフィードバックより何ミリセコンドも速いので、時間が重要な場合には大きな利点になる。

　ごく単純化してしまうと、神経系の役割は、身体的な欲求を満たすための知覚-運動の変化をスムースに行うということになる。このような協調的変換問題は、キネマティックな問題と言われる。変数として考慮されるのが、腕と手のとるべき経路だけで、腕のモーメントや、関節の摩擦や、腕に別の負荷、たとえば手首にカバンを提げているかどうかなどは無視されているからである。力の要素を考慮に入れると、この問題の一部はダイナミックスと呼ばれることになるが、ここではキネマティックな問いのみに焦点を絞ることにする。

　キネマティック問題の一般的な解は、工学的には確立している。その解とは、逆モデル inverse model を構築することである。逆モデルとは、目標から手段を逆算するもので、つまり、「目標を得るには、どのような指令を出したらいいか」という問いを立てる。そして運動指令が発せられ、計画通りに運べば、プラムをつかむことができる。しかし実際にはプラムをつかむというのは無数ともいえる運動のひとつにすぎない。そのなかから適切な運動指令を出すための逆モデルを、脳はいかにして構築しているのだろうか。

　もちろんあらゆる状況に対応するあらゆる運動指令を神経系に内蔵しておくという解も考えられるが、残念ながら、この解法では必要な神経系が膨大になり過ぎて、異様に大きな頭が必要になってしまう。初期状態としての腕の位置は多数あり、それぞれの初期状態から目標に到達する経路も多数あり、

しかも目標に到達するには腕だけでなく身体全体を動かす必要があり、ゆえに脚の適切な運動も、姿勢の調整も必要だからである。

　しかも、プラムをつかむだけでは生きていけない。時にはボールを蹴りたいと思う。魚を獲りたいと思う。木に登ってプラムに手が届く位置まで行きたいと思う。さらに、見える物をつかみたいと思う以外に、たとえば走りながらつかみたくなったりもする。その時の足元は荒れた道で、つまずかないような注意も必要かもしれない。走りながら重い物を投げたいこともある。たとえば槍を投げて、鹿を狙いたいと思う。それだけでなく、体は成長に伴って大きさと形が変わる。事故で変わることもあれば、ナイフやスキーなどの道具を持つことによって変わることもある。こうなると神経系で扱う変換は膨大どころではない。したがって、柔軟な行動、適切な神経系の配線のためには、コンパクトで、柔軟で、正確な逆モデルが必要になる。脳はいかにしてこれを構築しているのだろうか。

　逆モデルだけをいかに強力なものにしても、限界があるのは明らかである。そこで、考えられるひとつの洗練された解は、図3.6のように、誤りを予測

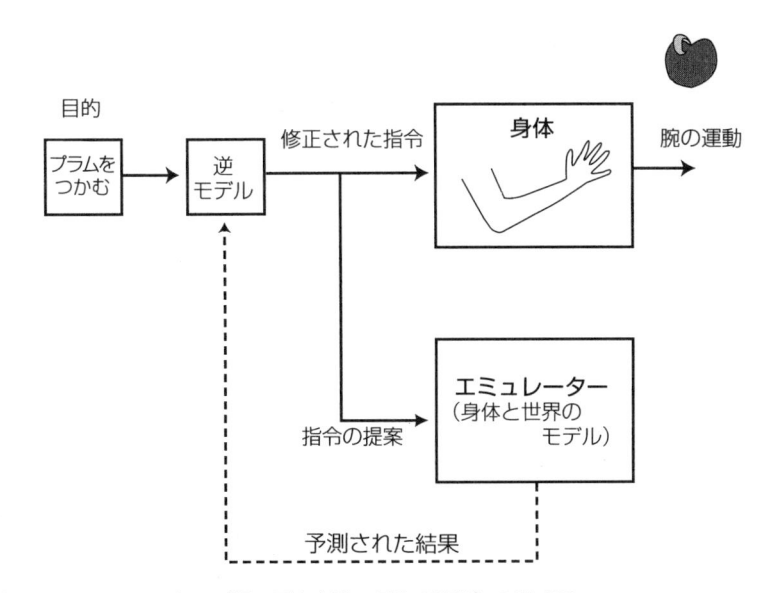

図3.6　エミュレーター（順モデルと逆モデルの連結）の模式図
たとえば「プラムをつかむための適切な運動指令は何か」という問いに対し、逆モデルが順モデルに指令の原案を示す。すると順モデルがエミュレーターを用いてエラーの計算を行う。逆モデルはそのエラーシグナルを受けて指令を修正する。

I　形而上学

することが可能な「順モデル forward model」を導入し、逆モデルと協調して課題に対処することである[14]。たとえば、プラムをつかむという課題に対しては、まず逆モデルが仮の答えを出す。それは、手でプラムに触れるためにはどのような運動指令を出せばいいかということである。この仮の答えを受けて、順モデルはエミュレーターによって誤りを計算し、さらに今度は逆モデルがそれを受けてもう一段上の指令を出す。逆モデルからの指令としては、手をプラムに接近させるというだけで十分である。順モデルの協力によって、最後の数センチの段階で誤りが微調整されるからである。また、順モデルに学習能力もあれば、かなり広範な感覚運動技能を非常に効率的に獲得することができる。

　順モデルと逆モデルの両方を備えた脳の回路こそが、グラシュの言った意味でのエミュレーターであるといえる。背景知識、目標の優先順位、その時の知覚情報にアクセスできれば、エミュレーターの予測力は高まる。ある指令に従った場合には手でプラムをつかみそこなうことを予測するだけでなく、木から落ちるとか、手がトゲに触ってしまうとか、プラムをつかんだらそれを投げるとか、いろいろなことの予測が可能になる。このように繊細な予測は、下等動物、たとえばヒルの神経系には備わっていないと思われるが、哺乳類や鳥の脳には備わっていることは明らかである。

　エミュレーターの第二の利点としてのオフラインの機能とは、目標が見えなくなった後でも、脳が適切な運動指令を出すことができるということである。たとえば明かりが急に消えたような場合や、目標が見えないまま行動を開始しなければならない場合である。これは自然界ではごく普通にあることで、動物が鳥の卵を探して洞窟に入った時や、ネズミを探して穴の中を探す時、そしてネズミがもぐってしまった後に前足で土を掘り返す時などがそれにあたる。一般化すれば、いまは目に見えない目標についての行動のすべてである。

　さらにオフラインの機能に含まれるものとしては、これからとろうとする行動の判断もある。たとえば、急流をカヌーで乗り切るか、それとも上陸してカヌーを運ぶかというような決定である。オフラインでのイメージは、考えている行動の結果について前もって見ることにほかならず、それによって望ましくない結果を予期し避けることが可能になる[15]。したがって、たとえば、荒れ狂う流れでカヌーが転覆するというリスクや、カヌーを持って急勾配や深い草むらを長時間進むことのリスクを予期することができる。それらを比較して脳が最終決定を下す。それに従ってより詳細な行動計画が可能に

3章　自分とは何か

なる。具体的には、カヌーを引き上げるとか、肩にかつぐなどを指す。この計画の段階では、逆モデルによって生み出される運動シグナルは、「もし……したら」という形の運動指令にすぎず、実際の運動ではない[16]。オフラインの計画によって、動物はいまは存在しないが将来見込まれる興味ある目標に向かう準備ができる。かくして、鳥は巣を作ることができ、オオカミの群れは、カリブの群れがアスレク河を渡って移動する時期にそれを襲うことができるのである。

　人間が、常に知覚と運動のイメージを利用して、脳の中で解を求めていることは明らかである。きわめて抽象的な課題でも、逆に具体的な課題でも、実際に着手するのは脳内で解を求めた後である。凍った急斜面のスキーでの滑降を考える時、前もってエミュレーターはコントロール喪失の可能性について運動の予測を行う。シェルターを作る時、前もって場所や材料について思いをめぐらし、風や雨に対する耐久性を考える。この形の問題解決は本質的には脳内での身体イメージの操作であると、グラシュも強調している[17]。面接で問いにどう答えるかを心に描くことも、若干の違いはあっても、おそらく共通の要素は多い。

　エミュレーターの第三の利点は、速度である。生存競争が必要な世界では、速度はきわめて重要である。ある行動の結果をフィードバックするには、身体そのものからよりも、エミュレーターからの方が速い。運動の指令が筋肉に到達するには時間がかかる。筋肉がそれに応じて動くのも、筋肉や腱や関節からのフィードバックシグナルも、脳に達するまでには時間がかかる。視覚的なフィードバックが用いられれば、視覚系での処理に時間がかかる。網膜での画像処理には約25ミリセコンドを要し、これは迅速とは言えない。特に大きな動物で、手足と脳にメートル単位での距離がある場合（たとえば鯨や象。人間もそうである）、知覚経路よりも速いフィードバックがあることが望まれる。それがあれば脳には200から300ミリセコンドの余裕ができる。これは生死を分け得る時間差である。エミュレーターがあれば、この時間を短縮することができるのである。

　以上はエミュレーターについての工学的な説明である[18]。そして、脳に実際にエミュレーターが存在するという証拠も次々に出てきている。単一神経細胞のレベルと神経ネットワークのレベルでの研究によれば、後頭葉とVIP野が視覚情報を運動に変換しているということが強く示唆されている[19]。後頭葉とVIP野は、視覚・聴覚・前庭・体性感覚などの知覚系からの情報を

77

I　形而上学

受け取り、適切に変換するのである。この変換は、その時点での身体の状態と行動目標に応じて、眼球を中心とした情報に変換されたり、頭位中心、身体中心、世界中心などに変換されたりする（図3.7と3.8を参照）。プージェ Pouget とセイノフスキー Sejnowski は人工神経ネットワーク（ニューラルネット）のデータと生理学的なデータを総合した結果、この部位の実際の神経ネットワークが表象しているのは「知覚された対象が自分の身体を中心とする空間から見てどこにあるか」、また同時に、対象が他者中心の空間から見てどこにあるかということであるとしている[20,21]（本書 p.278-280 参照）。

さらに、頭頂葉後部から投射を受けている前頭葉の外側穹隆部には、目標そのものが見えなくなっても、その位置情報を維持する神経細胞がある。エミュレーター仮説が予測した通りである[22]。さらに、頭頂葉に損傷を受けると、手を目標に向かって適切に伸ばすことができなくなるなど、視覚と運動の協調の障害が現れる。目標の形に合わせた手の形を作ることもできなくなる。この他にエミュレーターの機能に直接関連している部位としては、小脳と基底核がある。

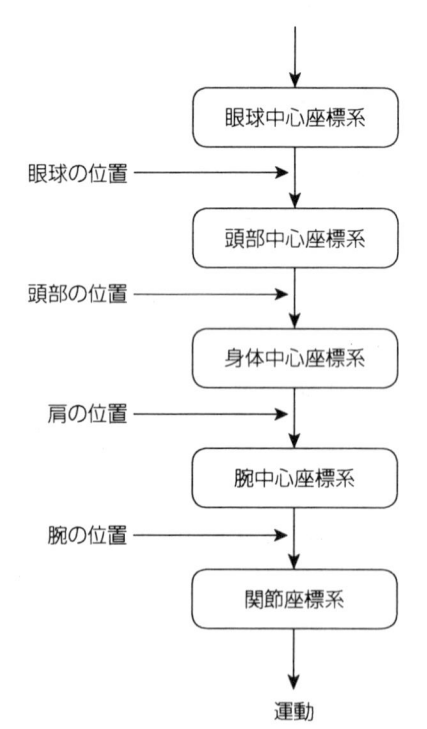

図3.7　視覚でとらえた目標をつかむための腕の運動を決定するまでの座標系の変換
網膜にとらえられた目標は網膜中心座標系にプロットされ、次々に変換されて運動の決定に至る（Pouget and Sejnowski, 1997）。

3章　自分とは何か

　また、眼球のサッケード運動に関する実験心理学的なデータも、脳にエミュレーターがあることを支持している。サッケード運動とは、眼球が無意識に常に（毎秒3回）環境内をスキャンする運動である。この運動によって、視覚情報が最大になっている。眼球運動にはこの他に物体の追視がある。これは、物体が動いている時も、主体が動いている時も行われる。こうした追視は、円滑追跡眼球運動 smooth pursuit と呼ばれている。サッケードと円滑追跡眼球運動の結果、網膜に映る光パターンの動きは膨大なものになるが、それにもかかわらず視野にある静止した物体は静止して見える。ということは、網膜が感知した動きは、眼球の動きであって、外界の動きではないと脳

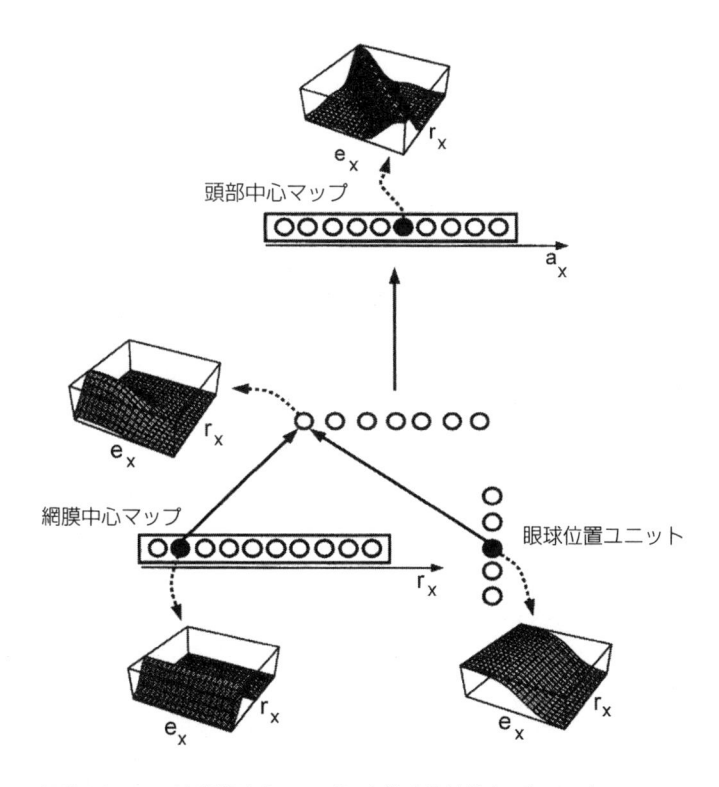

図 3.8　網膜中心マップを頭部中心マップに変換する神経ネットワーク
出力層の r_x と e_x が同一平面にないことから、このネットワークの機能は非線形であることは明白である。このマッピングは、中間層のユニットではシグモイドの e_x を有する r_x のガウス曲線に変換される。このユニットの反応形式は、頭頂葉皮質の神経細胞に類似のパターンをとる（Pouget and Sejnowski, 1997）。

I   形而上学

は解釈しているのである。さらに、動いている物体を見た時には、物体の動きと眼球の動きを脳は容易に区別することができる。たとえば庭を走っている犬の動きを目で追っている時、犬の動きと自分の眼球の動きを混同することはあり得ないのである。このためにはきわめて複雑な計算が脳内で行われているはずだが、意識のレベルでは何の努力も要しない。脳はいかにしてこの非常に重要な区別を行っているのだろうか。脳は、疑いなく、エミュレーターを用いているのである。

　眼球運動の指令が出ているか否か、そして出ているならどの方向かを、脳が知っていることは間違いない。そのためには、順モデルに送られた眼球運動の指令のコピー（遠心コピー）を分析していると解釈するのが妥当である。すなわち、遠心コピーと知覚情報が一致していれば、それは自己の側の動きによるものであると脳は判断する。

　この仮説を支持するきわめてシンプルだが見事なデータがある。まず逆に、脳が遠心コピーを利用せず、眼球を動かす筋肉からのフィードバックだけを用いて眼球の動きを判断していると仮定してみよう。その場合には、受動的な眼球運動に関しては、フィードバックがかからず、静止している物体も動いているように見えるはずである。そこでヘルムホルツ Helmholtz（1867-1925）が行った有名な実験は、片目を閉じた状態で、もう一方の目を端から圧迫することによって眼球を受動的に動かすというものであった。結果は、静止している物体は、眼球を受動的に動かせば、動いて見えるのである。この単純な実験によって、遠心コピー仮説が支持される。すなわち、受動的な眼球運動では、脳からは眼球を動かせという指令が発せられていないので、脳は遠心コピーを受け取れない。すると網膜を基準にした物体の動きが、眼球の動きによるとは感知されず、したがって外界の動きとして知覚されるのである。

　もっと決定的な実験もある。ただしヘルムホルツの実験のように手軽にできるものではない。それは、スティーブンス John Stevens が 1976 年に発表した、薬物を用いて眼球を動かす筋肉を麻痺させる実験である。この実験は、ヘルムホルツの受動的眼球運動実験とは逆で、眼球を動かそうという意志はあるが、眼球は動かないという状態を作り出すものである。スティーブンス自身を含めて3人が被験者になった。椅子に腰掛け、物体（たとえばコーヒーカップ）を見る。そして任意の時に、右の方向を見る。というより、右の方向を見ようとする。しかし眼球運動が麻痺しているので、眼球は指令を受けても動かない。その結果、眼はコーヒーカップに向いたままになる。しか

し、主観的には非常に驚くべき現象が起きる。視野全体が、右方向に飛ぶように動くのである。

　この知覚効果は、遠心コピー仮説で説明できる。つまりエミュレーター仮説を支持する結果である。脳は以下のように考えているのである。「いま眼球に右に動くよう指令を発した。しかし、コーヒーカップは動かずそこに見える。こんなことが起こるのは、コーヒーカップを含めた視野の風景全体が、眼球が動いた瞬間に動いたとしか考えられない」。つまり、脳は眼球運動の指令に基づいて、風景の変化を予測したのである。正常な状態なら実際の眼球運動に伴う変化である。ところが、（眼球運動が麻痺しているため）予測が裏切られた。そこで脳は、もっとも考えられる解釈をする。それは、風景全体が右に動いたという解釈である。スティーブンスの実験は、したがって、遠心コピーを支持するだけのものではない。脳の眼球運動エミュレーターが、知覚体験そのものに対して強力な効果を持っていることを見事に示している。知覚系は、単に外界を忠実に映しているものではないのである。

　オフラインの問題解決にも脳がエミュレーターを用いているという証拠として、身体のイメージについての見事なデータがある。動物行動学者のハインリッヒ Bernd Heinrich は、約1メートルの長さの糸の端に肉を結びつけ、もう一方の端を止まり木に結びつけ、空腹のカラスがいかにして肉を獲得するかを観察した[23]。正解は1つしかないように設定されていた。まず止まり木に止まり、くちばしで糸をたどり、その糸を脚でおさえる。これを7回繰り返して、肉を止まり木の高さまでたぐり寄せなければならない。言い換えれば、この問題はワンステップでは解決できず、7ステップ繰り返して初めて報酬が得られる。したがって、単純な反応・報酬学習では解は発見できない。自然界でカラスがこの問題に遭遇することはないので、カラスにとっては全く新奇な問題ということになる。

　この実験では、カラスは例外なく肉の所に飛んで行き引きちぎろうとした。これでは取れない。しかもカラスは首を傷める。ハインリッヒは10羽以上のカラスが無駄な努力を繰り返すのを観察した。したがって、この解はカラスのような利口な鳥にも自明ではないのである。

　しかしここに、ワタリガラスというきわめて賢い鳥がいる。ワタリガラスは、普通のカラスとは全く違う反応をした。6羽のワタリガラスのうち、1羽は非常に内気で、どうしても糸に近づこうとしなかったが（多くの知能の高い動物と同じように、ワタリガラスは理解困難な恐怖を示すことがある）、残りの5羽のワタリガラスは、5分以内に問題を解決した。手順は5羽とも

I　形而上学

ほぼ同じで、最初はまず短時間セッティングを観察する。次に、糸の止まり木が付いている部分をくちばしでつついてみる。その様子は糸を切ろうとしているように見える。食物が付いていない糸に同じことをしたワタリガラスはなかった。次に、糸の端をつかみ、乱暴にひねって切ろうとする。そして次にはある長さの糸を引き上げ、それを脚で押さえ、これを7回繰り返して肉をたぐり寄せる。これにかかる時間は10秒から20秒である。もし糸を引き上げた後でワタリガラスを止まり木から追い払うと、肉を落としてその近くに飛んでいった。そして安全だとわかるとすぐに、また戻って作業を繰り返した。ワタリガラスには見えないようにしてハインリッヒが糸のセッティングを変えて、肉を得るためには糸を引き上げるのではなく下げるようにすると、ワタリガラスは難なくやり方を変えて肉を得た。糸と肉が単に止まり木に乗っているだけでつながっていなければ、直接肉をつかんで飛んで行った。肉の所に飛んでいって引きちぎろうと試み、首を傷めたワタリガラスは1羽もいなかった。

　この結果からわかることは、ワタリガラスの脳には、自分の行動の結果を予測し、好ましくない結果を招く行動を避ける能力が備わっているということである。しかもワタリガラスは、状況に応じて手順を変え、1回で正しい手順をとることから、因果関係の絡んだ問題解決において、シミュレーション、つまり身体イメージのオフライン操作を行っていることがわかる。ハインリッヒはこう述べている。「もっとも有力な解釈は、ワタリガラスは、実際に行動に移る前に、少なくとも何らかの結果を予測できるということである」[24]。したがって、ワタリガラスの見事な問題解決行動は、エミュレーター仮説によって説明することができる。特に、身体の神経エミュレーターが存在するということのひとつの証拠ということができる。

　技能を獲得する際にも、オフラインでエミュレーターを用いることで大きな効果が得られていると考えられる。たとえば、ゴルフのスイングのイメージトレーニングによって、何もしないのに比べるとスイングは上達する。実際の練習に匹敵する上達速度さえ得られるのだ。

　他人にくすぐられるのと、自分でくすぐるのでは感じが全く違うという誰もが知っている事実も、脳にエミュレーターが存在すると仮定することで説明できる。くすぐるのが自分の手ではなく自分でレバーを押して羽でくすぐるようにしても、やはりくすぐったさは感じられない。刺激の物理的性質は同じなのに、自分でくすぐるとなぜくすぐったくないのか。ここでも眼球麻

痺の実験と同じように、運動の意図のシグナルについての脳内の表象が鍵になる。すなわち、くすぐるという運動指令のコピーをエミュレーターが受け取り、末梢がくすぐられているという感覚がそのコピーと矛盾しなければ、くすぐったのは自分であると脳は判断していると考えられる。この仮説が正しければ、意図と感覚に時間差があれば、脳は欺かれるはずである。

そこで、ブレイクモア Sarah Blakemore は、自分でレバーを押してから実際に羽が自分に触れるまでの間に時間差がある装置を作成した[25]。そして被験者がレバーを押すと羽が動くだけでなく、時には検者がレバーを押しても羽が動くようにした。したがって、被験者には、羽が動いたのは自分がレバーを押したことによるのか、それとも検者がレバーを押したことによるのかがわからない。この設定では、被験者自身がレバーを押しても、一定の時間差が入ると、被験者には自分以外の者が触れたと感じられ、くすぐったいという感覚が生じたのである。

なぜこの実験条件だと他人が触れたと感じるのだろうか。もっとも有力なのはエミュレーター仮説である。脳のエミュレーターは、大雑把に言うと正常では次のようなメッセージを出している。「左足をくすぐるという意図のコピー（遠心コピー）を得た。したがって、左足に触れたのは自分である」。ところが時間差があると、脳は次のように考える。「これは自分ということはないな。自分の指令はもっと前に実行されたはずだから」。これは脳の身体モデルが時間というパラメーターを持っていることを示す、きわめて重要な知見である。そしてこの実験も、スティーブンスの眼球運動麻痺の実験と同様、主観的経験そのものが意図の認知表象によって変えられることを鮮やかに示していると言える。

もっと直接的な実験で、運動の意図が脳内の自己／身体モデルに組み込まれることを示すものがある。左手を挙げたと想像してみよう。このために関係する脳内の部位はいくつもある。補足運動野（SMA）、運動前野（PMC）、一次運動野、小脳の一部、体性感覚野である（図3.9参照）。では、実際には左手を挙げず、左手を挙げるという運動のイメージだけをした場合はどうか。それでも、同じようにSMAとPMCが活動することが、機能的MRIにより明らかにされているのである。

この実験では、運動以外の効果が皮質の活動に出ないようにするため、被検者はあらかじめ運動イメージの際に視覚イメージを喚起しない訓練をした。さらに、筋肉がわずかでも実際に動かないようにするため、手の運動イメージの際にも筋肉がリラックスした状態を保つ訓練をした[26]。こうした厳密な

Ⅰ　形而上学

実験条件であっても、運動イメージによって、その運動を実際に行った時と同じ皮質部位の活動が認められるのである。

　以上のようなデータから言えることは、脳には身体の配置、運動の意志決定、意図した運動の結果などを統合するモデルがあるということである。また、これらは時間と密接に関係している。言い換えれば、これまで述べてきた意味での神経エミュレーターが脳内に存在し、しかもそれは自己表象とい

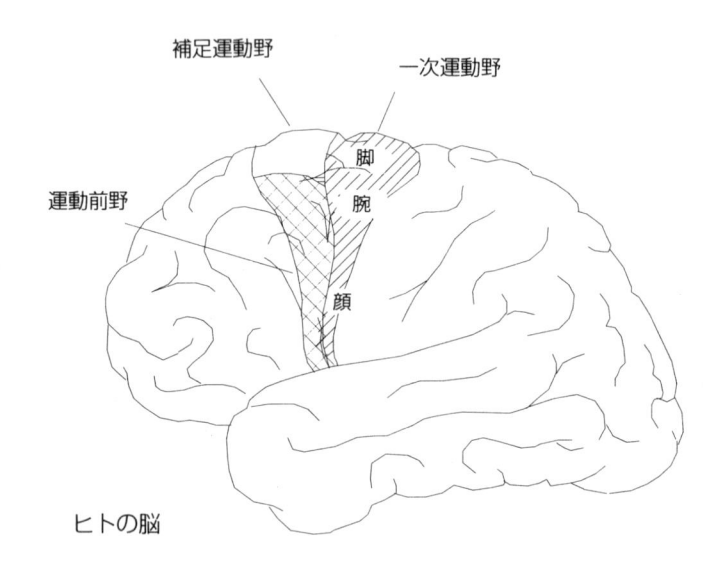

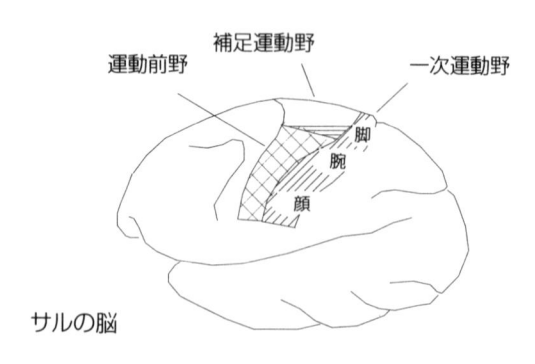

図3.9　ヒトとサルの一次運動野、補足運動野

3章　自分とは何か

うものの鍵であるという仮説を支持している。だからといって、エミュレーターが自己そのものであるといっているのではない。エミュレーターが脳の中の小人であるはずがない。エミュレーターは、自己表象能力の集まり（本書 p.61）の中のひとつの要素であるということである。

　たとえば人間のように大きな脳を持つ動物の脳には、ラットよりも雄大なスケールでの協調システムが存在しているだろう。非常に洗練された協調システムが、繊細な結果を生み出すことになるのだ。それはたとえば、衝動コントロール、遠い未来まで続く計画、詳細にわたる自伝、情動を喚起する想像的探求などである。このレベルにおいては、表象の表象が表象されるというような多重の表象が生じている。日常会話で出てくるような自己表象能力とは、そのような複雑なものになっている。こうした高次のネットワークによって、遠い未来まで続く計画が可能になる。好みや技能や傾向や気質も同様である。しかしもっとも深い所で自己表象能力が根づいているのは、神経組織である。それはいわば「生きていく」ための協調と統合という仕事を担当しているのである。

　以上、このセクションで強調したのは、運動の意図の役割である。それによって、エミュレーターが身体に関する豊富なシグナルを受け取っているという仮説が強化された。そのシグナルとは、姿勢の配置、他の物との相対的な位置、感覚や知覚についてのものである。これらのシグナルがきわめて重要なことは明らかで、たとえば逃げる必要がある時、その瞬間の身体の配置がどうなっているかを運動系は知る必要がある。座っているのか、立っているのか、かがんでいるのか、それによって運動の指令は違ってくるからである。木に登るとか、石を投げることを学習しようとするなら、関節や腱や筋肉から脳へのフィードバックが必要である。身体の傷を避けようとするなら、傷の外的原因はいつどこにあるのか、またそれは熱いのか冷たいのかを知る必要がある。こうしたことすべてのためには、身体のレベルに何が起きているかという情報を知覚系が脳に与える必要がある。以下、これについてもっと詳しく検討していこう。

2. 身体や自己の内的モデル

2.1 身体を表象する神経系

　身体を表象する神経系は、体性感覚系と自律神経系に大別される。体性感覚系は、筋肉や関節や腱や皮膚に受容体を持っている。自律神経系が支配するのは、心臓血管、気管支と肺、食道、胃、小腸、腎臓、副腎、肝臓、膵臓などの臓器、さらには泌尿器系、皮膚の汗腺である。生殖系は体性感覚系と自律神経系の両方に支配されているが、分業の形がとられている。たとえば、勃起や射精は自律神経系が、触覚、圧覚などは体性感覚系が担当している。

　体性感覚系と自律神経系は、四肢から脳まで、それぞれ別の経路を持っており、自己コントロールとの関係も異なっている。たとえば、舌と胃はいずれも運動受容体を持っているが、舌の運動は自覚できても、胃の蠕動運動は自覚できない。内臓系には運動のサブシステムがあり、発汗、涙の分泌、心拍数の変化などをコントロールしている。骨格筋の運動コントロールは、体性感覚系とは全く別であるが、もちろん両者は脊髄から脳に至るあらゆるレベルで相互関係を持っている。

　次の2つのセクションでは、体性感覚系と自律神経系が、自己という感覚にどの程度関与しているかを少々詳しく見ていくことにしよう。

体性感覚系

　脳に障害がない状態では、自分の腕が自分のものであるのは一点の疑いもないことのように思える。しかし右頭頂葉損傷患者の病態失認の症状を観察すると、それも脳が構築した判断であることがわかる（本書 p.65-66 参照）。脳はいかにして手足などの位置を知るのだろうか。脳はいかにして自分の体に触れたものが外的な物か自分の体の一部かを知るのだろうか。その答えは、神経系にはシグナルを感知し運ぶための高度に専門化された構造があることによると一応は言うことができる。高度に組織化された配線が、身体から脳へ、そして脳から身体へと張り巡らされている。身体から脳への配線によって、身体に何が起きているかを脳が知る。逆に脳から身体への配線によって、脳は身体をコントロールする。この連結パターンによって、身体の表象モデルが現れる。このモデルが運動指令のスケジュールを、身体の配置や接触や

必要性とあわせて、チェックし続けるのである。

　体性感覚系は身体の配置を脳が知るための、もっとも基本的な装置である。身体が害を受けているのか、外的なものと接触しているのか、接触しているものはどんなものかなどが、この系によって脳に伝えられるのである。体性感覚系は、4つのモダリティに分かれており、それぞれ感知するシグナルの種類が異なっている。この4つは、触覚圧覚、温度覚、位置覚、痛覚で、それぞれにさらにさまざまなサブシステムがある。

　この4つはそれぞれが、刺激の強さ、持続、身体表面上の位置を感知することができる。複雑な刺激である質感（たとえば、粗か細か）、空間的状態（たとえば、湾曲しているか真っ直ぐか）、触覚的認知（たとえば、クリップのような手触り）などは、神経反応の組み合わせの統合によって成立する。それによって、たとえばある神経反応の組み合わせによって、何かけばけばしたものが左の踵から登ってくることを感知し、別の神経反応の組み合わせによって、何か冷たくて固いものが左の踵から登ってくることを感知し、両者が統合されて複雑な知覚が成立するのである。

　この4つには、身体の受容体から脊髄につながるそれぞれ固有の経路がある。その固有性を保ったまま、脊髄の神経は、脳幹、視床、大脳皮質に投射している（図3.10）。視床内には、4つそれぞれに対応する領域があり、シナプスがある。視床から大脳皮質への投射では、4つからの軸索がまとまっている。

　身体のパラメーターについてのシグナルを運ぶ経路は、脊髄、脳幹、視床下部、視床、大脳皮質（島、S2、S1、帯状回）に対応している。この対応は整然とした規則性を持っていて、末梢で近接していたものは、神経系での対応も近接している。たとえば、腕に対応する領域は手に対応する領域に近接している。中指は人差し指と薬指の間にマップされている。この意味では、文字通り身体のマップが脳幹にあると言うことができる。そしてさらに高次へと順にマッピングが続けられている（図3.11）。

　皮膚の受容体は機能が特化しており、それぞれ異なる感覚を生んでいる。たとえば産毛のある皮膚（たとえば手背）にある受容体は、毛囊を包むように配置されていて、毛の動きに反応する。これは、非常に軽い触覚刺激のシグナルを感知する。動物によっては、ヒゲが非常に敏感で、穴の直径の測定などに非常に重要な役割を持っている。ヒゲを動かすことでさらに精密な測定を行うネズミのような動物もいる。

　産毛のない皮膚（たとえば手掌）には、触覚にかかわる2種類の受容体が

I 形而上学

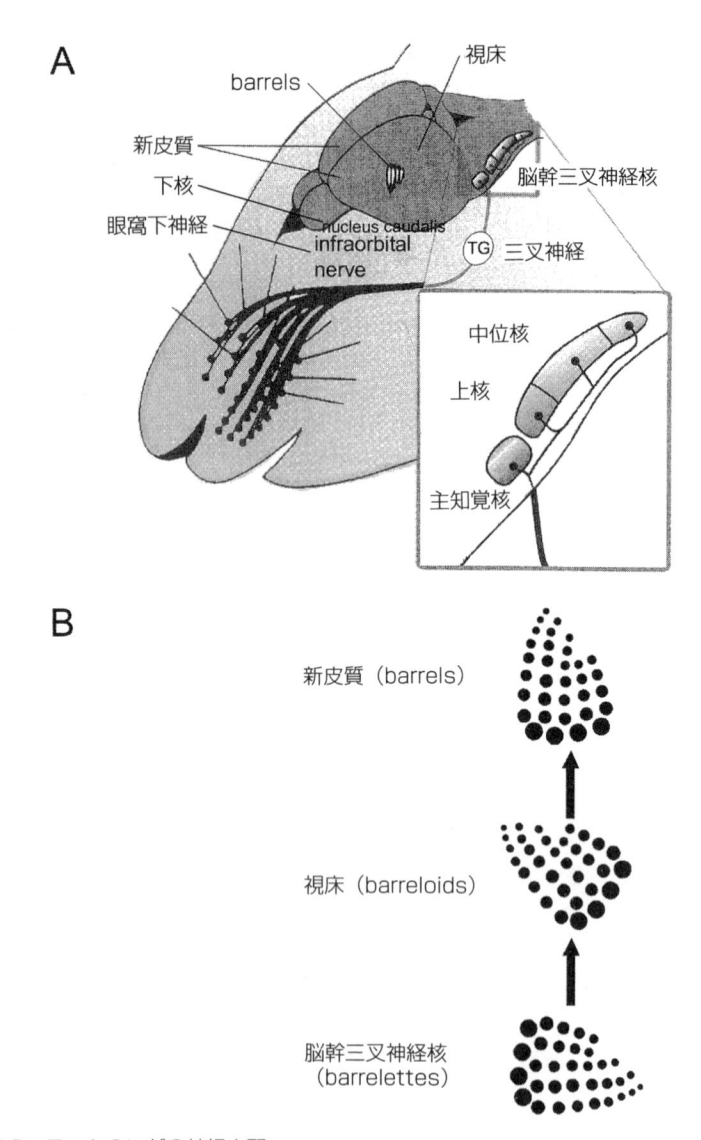

図 3.10 ラットのヒゲの神経支配
A：ヒゲから脳幹、視床、新皮質への求心経路。
B：求心経路の各段階において、ヒゲの位置の配列は保存されている。ヒゲの1本1本に対応する神経細胞群は、脳幹では barrelettes、視床では barreloids、新皮質では barrels と呼ばれている。
(Gerhardt and Kirschner, 1997)

3章 自分とは何か

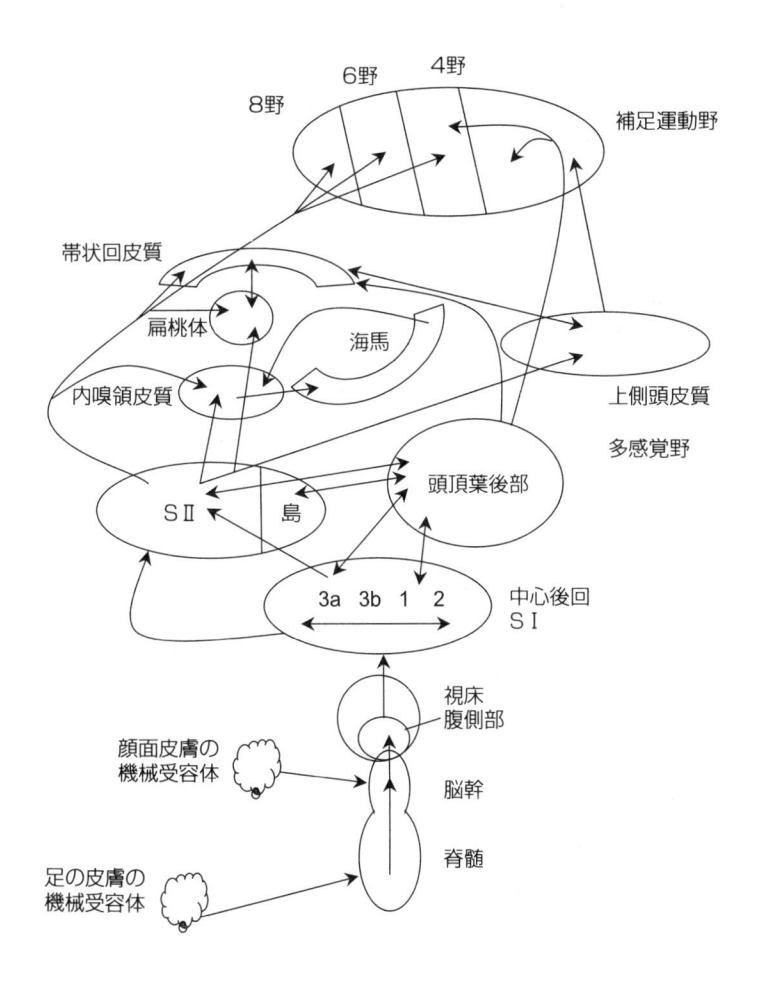

図 3.11 体性感覚シグナルと運動系の対応
入力シグナルは、視床の腹側部から体性感覚野SIに整然とマップされ、さらに体性感覚野SIIと頭頂葉後部にマップされる。そして以下の4領域に投射される：(1) 内嗅領皮質、海馬（辺縁系）。記憶機能に関わる。(2) 扁桃体、帯状回皮質、視床下部（辺縁系）。評価・認知に関わる。(3) 側頭葉上部の多感覚野。(4) 運動系（一次運動野、補足運動野）。運動野に感覚フィードバックが持続的に送られる。

I 形而上学

ある。マイスナー小体 Meissner's corpuscles とメルケル盤 Merkel disks である（図3.12）。マイスナー小体は速い受容体である。刺激に迅速に反応し、すぐに反応は止まる。刺激が続いていても止まる。これに対し、メルケル盤は遅い受容体である。刺激の持続時間を通して反応が続く。ただし発火の頻度は減少していく。

　皮膚の下にはさらに別の2種類の受容体がある。機械的な変形に反応し、触覚と圧覚に関係するものである。この2つはパチニ小体 Pascinian corpuscles（速い受容体）とラフィニ終末 Ruffini endings（遅い受容体）である。この2つの分布は場所により異なっている。たとえば指先の感覚が腕より鋭いのは、マイスナー小体とメルケル盤が指先に密なためである。皮膚感覚の成立は受容体の特性によってかなり説明できる（図3.13）。

　温度に反応する受容体は2種類ある。温刺激と冷刺激に対するものである。1種類ですべての温度に対応すれば十分であると考えられるかもしれないが、進化はそのような解決法をとらなかったのである。

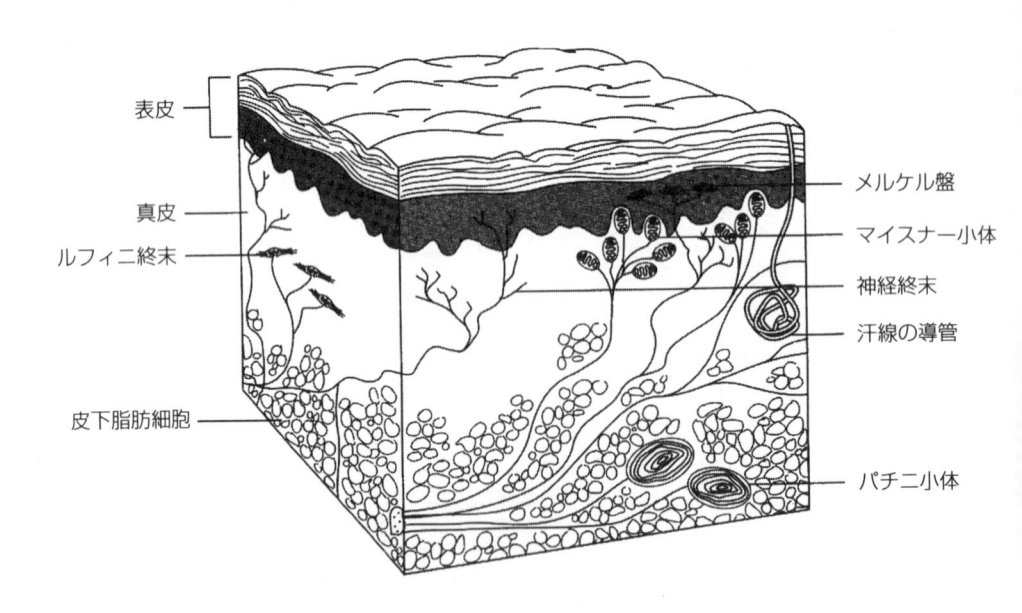

図3.12　ヒト皮膚無毛部の機械的受容体
受容体は表皮から皮下組織まで分布している（Goldstein, 1999）。

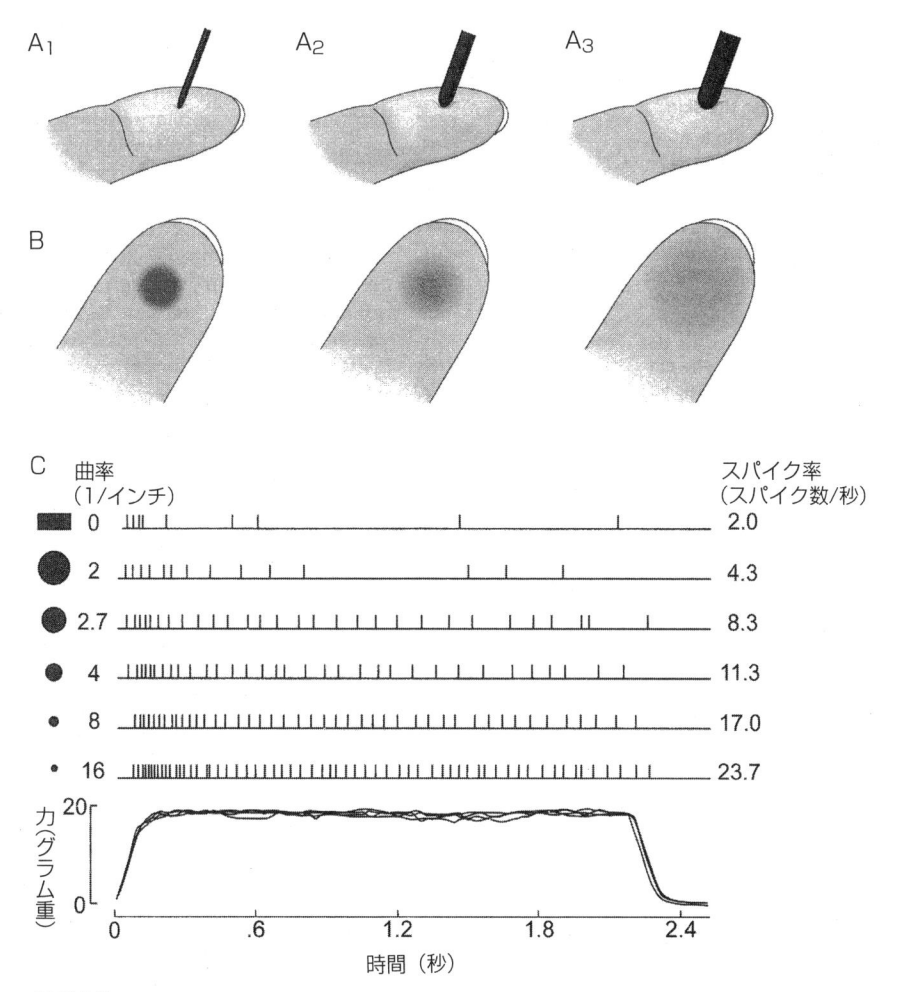

図 3.13
A：ヒトの手では、触覚は4つの機械的受容体によって感知される。どの受容体のスパイクも、触覚の自覚を生じさせる。メルケル盤とルフィニ終末のスパイクは、皮膚に一定の圧がかかっていることを知覚させる。マイスナー小体とパチニ小体のスパイクは、振動を知覚させる。
B：刺激の位置などの空間的特性は、刺激を感知した受容体の空間分布としてコードされる。受容体がスパイクを発するのは、それぞれの受容野に刺激を受けた時である。機械的受容体の受容野（図では指先の陰影で示されている）は、大きさも刺激に対する反応も異なっている。メルケル盤とマイスナー小体の受容野は最も小さいので、刺激の部位の正確な同定にかかわっている。
C：刺激の強度と受容野のスパイク率、および刺激の持続時間と受容野のスパイクの持続。マイスナー小体とパチニ小体の反応は速く、メルケル盤とルフィニ終末の反応は遅い。
(Kandel, Schwartz, and Jessell, Principles of Neuroal Science, 2000)

I　形而上学

　冷刺激の受容体は、小さな温度変化に非常に敏感で、正常ベースライン（34℃）から少しでも変化があるとそれに反応する。標準的な感知域は34℃から14℃である。それ以下になると、この受容体の反応は弱くなる。温刺激（ベースライン以上）の受容体の感知域は、32℃から45℃の間で、それ以上になると反応は弱まる。では、45℃以上の刺激を熱いと感じられるのはなぜだろうか。1つは痛覚受容体の反応による。もう1つは、刺激から距離が離れた部位の温刺激受容体の反応による。刺激から伝導してきた温度に反応するのである。直感的には、45℃以下の温刺激と、それ以上の熱い刺激が別々の捉えられ方をされているようには感じられないが、メカニズムは別なのである。また、温度は変化していないのに温度刺激であると感じることもある。トウガラシに含まれる化学物質であるカプサイシンは、温刺激受容体を選択的に反応させるため、実際には熱くないのに熱いという感覚をひき起こす。逆に、メンソールは選択的に冷刺激受容体を反応させるので、冷たいという感覚を産生するのである。

　逆説的冷感という現象もある。これを誘発するには、45℃以上の非常に熱い刺激を、冷刺激の受容体しか存在しない皮膚部位に加える。すると、実際には熱い刺激が、冷たいと感じられる。冷刺激受容体は、非常に熱い刺激にも反応するためである。しかし冷刺激受容体は、冷たいという情報しか届けないので、非常に熱い刺激も冷たいと感じられるのである。

　手の平を花崗岩の崖の表面に当てると、感覚そのものは、一様な質に感じられる。しかし実際は皮膚にある多くの種類の受容体が反応している。冷刺激の受容体が1つの特性に反応し、パチニ小体が岩に手が触れた瞬間に反応し、ラフィニ終末が接触の持続に反応する。そっと手を置けば、メルケル盤とマイスナー小体が反応する。強く押せば、痛覚刺激受容体も反応する。このように末梢では反応のコーラスが生まれて脳に運ばれ、その結果、粗いとか、冷たいとか、固いとかの、岩の表面の性質が感じ取られるのである。

　筋肉と関節の受容体は、手足の刻々と変わる位置（固有覚）を脳に伝える。末梢神経障害でこの経路が破壊されると、患者の固有覚は著しく障害され、歩行のような単純な運動も困難になる。自分の手足の位置がわからないからである。そのため、歩く時には目で手足の位置を確認しなければならない。暗い部屋で立つと、姿勢を保つことができず、支えられないと倒れてしまうこともある。健常者にとっては固有覚のシグナルが来るのは当然すぎることなので、固有覚という貴重な感覚があることさえ日常生活では気づかない。

3章　自分とは何か

哲学者のなかには、固有覚の存在を否定し、手足の位置は心が直接に知るものであると主張している者もいる。しかし、固有覚の障害を目の当りにすれば、これが身体感覚にいかに重要か、さらには手足や全身を動かすうえでいかに重要かということを認めざるを得ない。

　頭部の動きの表象はある意味で特殊なものである。そこでは内耳にある三半規管が特有の役割を演じている。三半規管は、3つの管が互いにほぼ直角に組み合わさった構造をとっている。これが頭部の動きを感知し、バランスと姿勢を保つ。管には液体が満たされており、細い毛が浸っている。頭部が動くと、管も動いて液体との相対関係が変化し、慣性力によって結果的にはほぼ同じ位置を保つ。したがって、毛は液体の中で動くことになり、その方向偏差が受容体を脱分極させる（図3.14）。3つの管からのシグナルの統合によって、頭部が動いているか、動いているとすれば方向はどちらかということがわかるのである。首の筋肉の受容体も頭部の表象に関係しているが、こちらは体幹との相対的関係を知らせるものである。

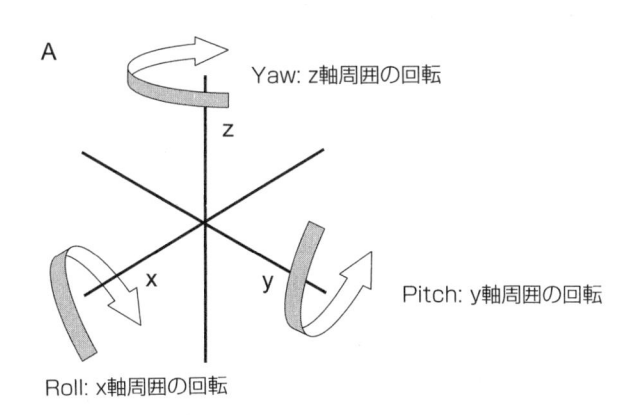

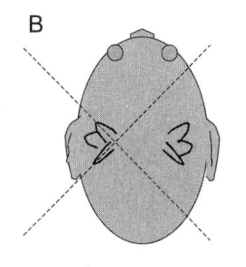

図3.14　内耳前庭の模式図
内耳には3個の半規管が互いに90度の角度をなす空間の3平面に配置されている。半規管は液体で満たされており、その液体の動きを有毛細胞が感知する。

I　形而上学

　適応効果はあらゆる場合にみられるものである。よく知られているように、片手を氷水に、もう片方の手を湯に、数分浸した後、両手をぬるま湯に浸すと、左右の手には違った温度が感じられる。氷水に浸していた手には非常に温かく、湯に浸していた手には非常に冷たく感じられる。適応効果は長期的にもみられる。通常、車のブレーキは右足で踏むので、右足はブレーキの感覚には慣れている。しかしブレーキを左足で踏むと、全く違った感覚が得られる。また、スケート靴は当初は非常に重く感じられ、何時間か滑った後にスケート靴を脱ぐと、足は異様に軽く感じられる。同様に、重いリュックサックも背負っているうちに慣れてしまうので、一日が終わり外した時には無重力の月の上を歩いているような感覚が得られる。このような種々の適応効果からわかることは、体験とは常に神経系の構造を介するもので、神経系特有の反応パターンと組織と切り離すことはできないということである。それは種に特有のもので、進化の過程で変化してきたものである。

　人間の新生児はどのくらいの身体表象を持っているのだろうか。生後ほぼ一定の時間のうちに、手から顔への一定の動きが出現することが観察されている。その中央値は以下の通りである[27]。

　　　生後　　167 分　　　口への動き
　　　　　　　192 分　　　顔
　　　　　　　380 分　　　頭
　　　　　　　469 分　　　耳
　　　　　　　598 分　　　鼻
　　　　　　1,491 分　　　目

　生後1週間のうちには、新生児は固有覚のシグナルを用いて姿勢を調節することができる。そして口や踵や指などの身体部位を触る。物に手を伸ばす時には手と目の協調が認められ、これは一定のペースで上達する。口は手が到達することを予測しているかのように開き、手は口に至る多くの経路を、どの出発点からでも適切にとることができ、視覚による補助を必要としない。

　もっとも胎児期にも運動は行われている。10週以後は羊水中でかなりの運動量がある。蹴ったり手を振ったりするだけでなく、手を口に持っていったり、体の向きを変えるような全身の運動もしている。こうした運動は、知覚からのフィードバックとあわせて、運動系と体性感覚系が適切に結ばれるために必要なのである。子宮内で胎児が行っている多くの運動が、生後のより洗練された技能の基礎になるのだ。

3章 自分とは何か

　小児の身体表象については、発達心理学者メルゾフ Andrew Meltzoff の画期的な研究がある[28]。メルゾフは、生後まもない乳児でも、大人が舌を出すのを見て自分も舌を出すことに着目した。そして生後 42 時間の乳児が、大人が舌を出すのを見つめ、それからおずおずと自分の舌を出すのを観察している。大口をあけたり、顔をしかめたりするのも真似をする（図 3.15）。ここで興味深いのは、乳児は運動全体を見るまでは真似をしないことである。舌を出した状態だけを見ても真似はしないのである。
　この行動から推定されることは、脳は、生後すぐの時点で、他人の顔の運動を自己の体性感覚表象にマップすることができるということである。いわば、小児の脳は、何を見ているか「知っている」（大人の舌が突き出されている）、それが自分の体のどこに対応するか「知っている」（自分の舌）、そして口と舌の筋肉を動かすことによって、「自分が大人と同じ運動をしている」ことを「知っている」。ここでも、「知っている」「自分」という言葉の用法は慎重でなければならない。3歳児が「知っている」というのとは意味が違うのである。生後すぐの時期の小児の自己表象は、3歳児のそれに比べるとより断片的で、結びつきが疎である。しかしそれでも、単純な顔の運動

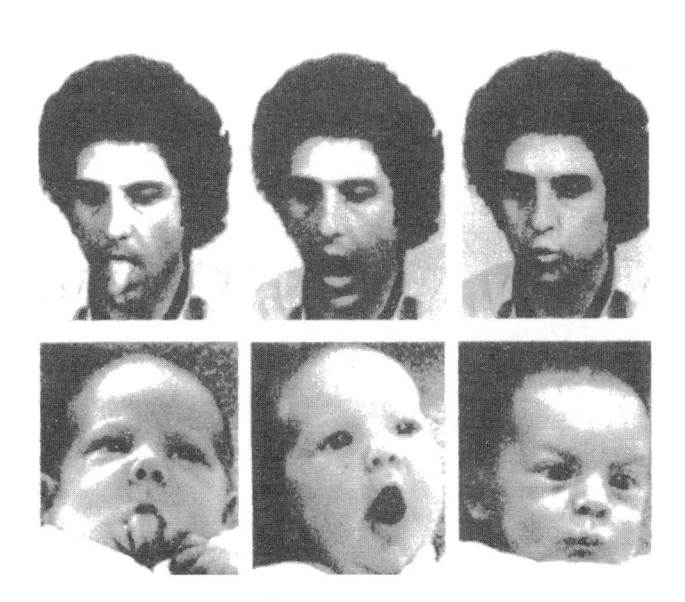

図 3.15　生後 2〜3 週の乳児による表情の模倣
(Melzoff and Moore, 1977. The MIT Encyclopedia of the Cognitive Sciences より転載)

I　形而上学

を模倣する能力は、基本的な統合とその基礎にある神経配線の萌芽であるとみなすことができる。

この能力に強く関係しているのが、1990年にリゾラティ Rizzolatti がサルの前頭前野に発見した「鏡神経細胞 mirror neuron」である。鏡神経細胞は、サルがたとえばレーズンを拾うというようなある特定の運動をした時と、同じ運動を他のサルがしたのを見た時の両方の場合に活動する[29]。鏡神経細胞と自己表象のはっきりした関係は不明だが、この独特な反応パターンから推定されるのは、模倣や、自己と非自己の区別や、より一般的な社会的認知に関係しているということである（鏡神経細胞と模倣の関係は、本書 p.102-104 参照）。

内臓系（自律神経系）

身体表象にかかわるもうひとつの神経系が自律神経系である。自律神経系が制御しているのは、大雑把にいえば「内臓」である。内臓の機能を制御する神経細胞による自己表象は、複雑さの違いこそあれ、あらゆる動物に共通したものであると思われる。肺は呼吸し、心臓は拍動し、胃は消化し、膀胱の筋肉は収縮する。唾液やインスリンや消化酵素を分泌する。どれも運動機能で、その意味では歩行が運動機能であることと同様である。しかし、いま挙げたような運動の操作は見えないところで行われている。自律神経系は平滑筋（血管や小腸の筋肉）に作用し、心筋に作用し、腺（副腎、唾液腺、乳腺など）に作用する。

自律神経系には求心系の経路もあって、内臓からのシグナルを脳や脊髄に伝達している。このフィードバックのシグナルは、ある漠然とした感覚を伝えるという役割を持っているようである。たとえば具合が良いとか悪いとか、元気だとか疲れているとか、リラックスしているとか緊張しているなどである。

自律神経系は、交感神経系と副交感神経系に二分される。交感神経系は危急の時に働き、副交感神経系は休息や回復の時に働く系である。この2つの系は協調しあっている（図 3.16 参照）。たとえば、獲物に襲いかかる時には、交感神経系が働く。瞳孔は拡大し、心拍数は増加する。気管支や冠動脈は拡張し、汗が分泌され、副腎からはアドレナリンが分泌され、消化管の平滑筋の活動は抑制される。そして獲物を捕えれば、食事である。今度は副交感神経系が働く。瞳孔は収縮し、唾液が分泌され、消化管の運動は再開し、消化酵素は分泌され、心拍数は減少する。

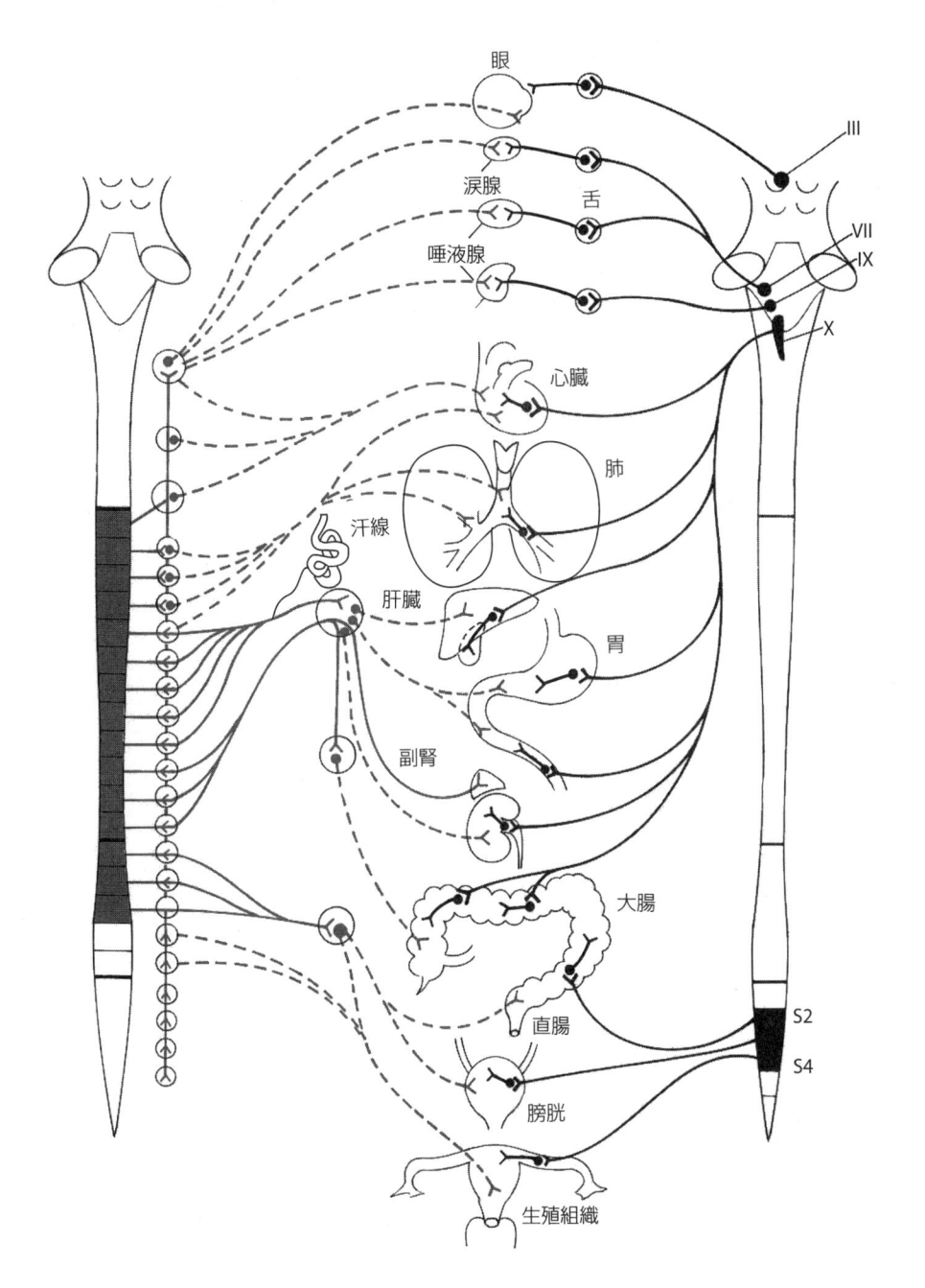

図 3.16 交感神経系（左）と副交感神経系（右）
副交感神経系は、瞳孔を縮小させ、唾液・涙の分泌を促進し、心拍数を低下させ、気管支平滑筋を収縮させ、胃・小腸の運動を促進する。交感神経系の作用は以上の逆になる。

Ⅰ　形而上学

　そして交感神経系と副交感神経系の協調における中心的な役割を担っているのが、脳幹、延髄、視床下部の神経ネットワークである。脳幹からのシグナルは視床を介して扁桃体にも伝わり、体性感覚野や帯状皮質の一部や前頭葉眼窩皮質に伝わる。体内のシグナルと体性感覚系のシグナルの統合は、脳幹から前頭葉皮質に至る、多くのレベルで生じている（図3.17）。脳幹は進化的に古く、前頭葉は新しい部位である。

　大脳皮質の表象は、視床のシグナルと協調し、内臓感覚の意識に必要であると思われる[30]。十二指腸の動きや血圧などを表象する求心系のシグナルは、意識にはのぼらない。意識レベルに達しない自律神経系の活動が、どの程度まで行動に影響するかはわかっていない。また、腸や膀胱に圧がかかると自覚的にもはっきり感じられるのに、疲労や満腹は背景感覚に近いということのメカニズムも不明である。このような自律神経系シグナルの意識のされ方の違いは今後の研究課題となっている。

　自律神経系は、スムースに作動している限りは、日常生活の維持がその役割の大部分である。一見すると自律神経系は自己表象とはほとんど関係がないように見える。蠕動運動や、心拍や、血糖値などが、自己表象に関係があ

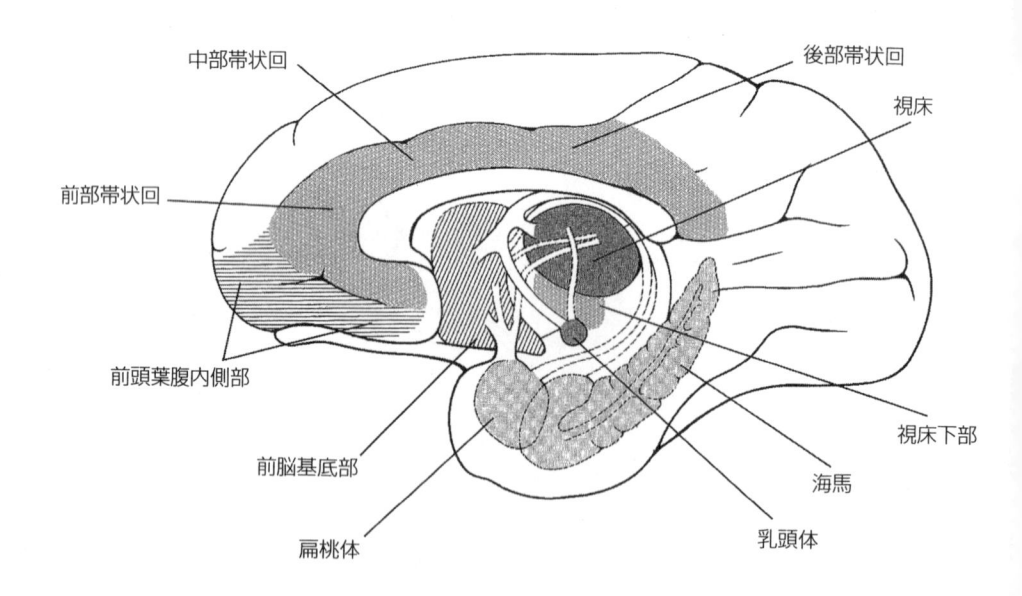

図3.17　辺縁系

3章　自分とは何か

るとは普通は思えない。自伝的記憶（本書 p.63）こそが、自分を自分としているもので、内臓の知覚は関係ないように思える。

　しかし、自律神経系は、生存のための機能を協調させるばかりか、取るべき行動の選択に影響したり、進行中の経験に情動的色彩を与えることなどの主役なので、個としての動物をまとまった系とすることの核となっているのである。自律神経系は決して自己表象そのものではないが、その重要な構成要素である。自律神経系と体性感覚系は、脳幹、帯状回皮質、視床下部、扁桃体との連結によって、欲求、現在のパラメーターのセッティング、覚醒の状態などを決定している。それは、個としての動物を造り上げていると言うこともできる。自己表象の能力と通常言われるのは、たとえば自分の過去の出来事を意識的に思い出したり、自分の動機や好みを意識的に考えたりすることで、これらが自己というものの中心にあること明らかであるように思える。しかし、それは進化による発展であり、自律神経系と体性感覚系を土台にした自己モデル原型の洗練されたものなのである。

　セクション 1.3 と 2.1 の要点は以下の通りである：自己表象とは、自分が行為の主体であるという感覚と、身体の内的調節に密接に結びついた能力で、どちらも生存のために必要なものである。より洗練された自己表象能力も、その根本は同じである。内的環境の認知と調節は、同一の能力のスペクトル上にあると考えられる。内的調節は、低次の認知で、可塑性の低いものである。一方、高次の認知とは、可塑性がずっと高い洗練された調節を指す。たとえば、足し算や引き算ができることが生存につながる行動と関係があるというのは自明とは言えないかもしれないが、一瞬考えればこの直感は誤りとわかる。洗練された認知能力が神経系にあって、優れてしかも迅速でなければ、生存競争に勝つことできないのである。

　自己表象能力は、意識に関係するものもしないものもある。高次の認知と合体しているものもしないものもある。さまざまな時間スケール、さまざまな計算論的目標、さまざまな運動系列の組み合わせで、身体は何重にも脳に表象されているように思える。まだまだ答えられていない問いは数多くある。情報の統合がいかにして行われているか。目標と運動オプションはいかに評価されているのか。過去の経験はいかに順モデルに生かされているのか。身についた技能の役割は何か。今わかっているのは自己表象の輪郭にすぎない。しかも、出発点としてのスケッチのようなものにすぎない。

2.2 自分以外のもののなかの自分

　知覚と運動の表象。それは複雑な脳が行う表象としては、まだまだ始まりにすぎない。外界の表象という重要な仕事が控えている。脳は、生後すぐに波のように押し寄せてくる経験によって、外界の表象を系統的に築き上げていく。人間にとっての外界とは、枕や玩具やおばあちゃんやお菓子である。トンビにとっての外界とは、虫や鷹や身を隠す木立である。このような外界の表象以前の脳の判断は、「痛い！ここは痛い」「あ、いい匂いがする」というような原始的で単純なものである。そして一段上のレベルとして入ってくるのが、因果関係の判断である。たとえば「あの虫は、刺す」「このお菓子は、美味しい」「鳥を、捕まえられる」というような判断である[31]。この世で学ぶことの多くは、自分の世界の中のいろいろな因果関係の相関図を築くことであると言っても過言ではない。

　乳幼児は、因果関係というものをどの程度わかっているのだろうか[32]。発達心理学にはたくさんの研究がある。たとえば、新生児の片足をリボンで布につなぐと、足を動かせば布を動かせることに、新生児はすぐに気づく。すなわち、自分の足の動きと外界に因果関係があることを理解している。しかし、理解といっても表面的なもので、たとえば足からリボンをとっても、新生児は足を動かして布を動かそうとする。布を動かすためには足とリボンでつながっている必要があることまでは理解していないのである[33]。

　新生児はたくさんの経験をし、成熟していく。そして因果関係の理解はどんどん深まっていく。届かない所に玩具を置く。布の上である。布を引っ張れば、玩具に手が届くようになる。生後1年の乳児は、自分で布を引っ張ればいいことを理解する。玩具が布の上ではなく布の横にあれば、布を引っ張ってみたりはしない。生後1年未満だと、玩具が布の上になくても布を引っ張り、それでも玩具に手が届かないので機嫌が悪くなる。生後18ヵ月になれば、玩具の熊手で物を引き寄せることもできるようになる。生後1年ではできない。

　哺乳瓶と玩具の世界。それはそれで重要だが、世の中にはもっとたくさんの物がある。特に、カラスや狼やサルや人間のように集団で生活する生物では、複雑な社会的関係までも脳が理解する必要がある。外界にあるのは物だけではない。他の「自分」もある。つまり、自分自身以外の、生きた体である。知覚する力を持ち、運動能力を持ち、表象する能力と行動計画を持つ、個体

がある。

　そういう社会的関係が存在する世界で生きるためにどうしても必要なことは、他人が何を考え、どう感じ、何を欲しがっているかを知ることである。そのためには、何らかの方法で、他人の認知状態をある程度まで自分の中に再構成しなければならない。たとえば、物が他人の位置からはどう見えているかとか、狩りにおいて他人がどういう計画をしているかとか、ある脅威に対して他人がどう感じているか、などである。このような認知の表象をすることの利点は、他者の行動を予測し、干渉することが可能になり、他者の集合である社会をうまく生きていくことができることである。

　このレベルの表象の能力は原始的な表象より複雑である。このレベルでは、脳は、脳の表象活動自体を表象している。この表象は、実用上は、それほど洗練されたものである必要はない。「彼女は私が好きだ」「彼は私を怖れている」「彼女は私を殴ろうとしている」という程度の認知で、カラスの群れや学校の校庭のような社会である限りはこれで十分である。

　目の前の相手が、毛づくろいを求めている。あるいは蛇を怖れている。あるいは自分を見ている。脳はこうしたことを表象できるが、それは相手の表情や体の動きを見てのことにすぎない。すなわち、相手の怖れるという「感情」や、毛づくろいしてほしいという「欲求」は、それ自体は観察することはできない。恐怖を感じると人の顔色が変わったり、目を丸くしたりしているのは見ることはできる。が、恐怖とは顔色でも目でもなく、相手の脳の状態なのである。しかるに人は、表情を相手の脳の状態の反映であるとみなし、それは自分が恐怖している時の脳の状態と同じであると考えるのだ。この意味で、他者や外的世界の表象を自分の中に再構成することは、科学的な仮説を立てることに似ている。たとえて言えば物が落ちるという現象を見て、それは万有引力の法則の反映であるという仮説を立てるようなものである。

　科学的な仮説と他者の表象の比喩は、アメリカの哲学者セラーズ Wilfrid Sellars によるものである[34]。他者の心の状態を認知する時、人は予測や介入や説明にモデルを用いるものだが、それは仮説を立てて考えるという科学の定法と類似していることをセラーズは強調した。セラーズの洞察は通俗心理学はもとより、通俗物理学や、通俗生物学や、通俗医学など一般にあてはまるものであった。それはともかく、セラーズの洞察を人間の内的状態、精神状態にあてはめることで、心についての従来の硬直した哲学の考え方がほぐされるのである。

　他者の意図とエミュレーターの機能の関係についても、同様の考察ができ

I 形而上学

る。これまで見てきたように、エミュレーターでは、まず逆モデルで運動の指令（意図）を作り出す。そのコピーが順モデルに送られ、結果の予測と評価が行われる。たとえば、他人がプラムに手を伸ばしているところを見ているとしよう。その人がプラムを取ろうとしていることは、自分の脳内で同じ行動をシミュレーションすることによってわかる。観察している動きの結果を順モデルが予測する。そして逆モデルは「もし自分がその行動をとったら……」と推定する。つまり、実際には自分が行動しなくても、他人の行動を脳は解釈できるのである[35]。これは本質的には、他者の意図のシミュレーションによる表象であり（つまり「もし私がその行動をとったら」ということ）、シミュレーションは、オフラインの計画と同様に、エミュレーターの一機能である。このシミュレーション仮説は、ゴールドマン Alvin Goldman が最初に提唱したもので、セラーズの仮説を書き換えることになったものである。セラーズの仮説との決定的な違いは、言語による推論は必ずしも必要ないという点である。

　セラーズの仮説は、前述のリゾラティによる運動前野の鏡神経細胞の発見にも関係する（本書 p.96 参照）。リゾラティらは、手で物をつかむ時に活動する神経細胞や、口で物をくわえる時に活動する神経細胞や、手で物を破る時に活動する神経細胞を発見した（図 3.18）。先に述べたように、鏡神経細胞が活動するのは、その動物が他の動物の特定の動きを見た時と、その動物自身がその特定の動きをした時である。このことからわかるのは、他の動物の特定の動きを見ることで、運動前野がその動きにマッチする運動開始の指令を出すということである。この指令のシグナルは意図として感知される。ただしこの意図はいわば抑制された意図で、実際の運動は開始されず、シグナルは見た内容の解釈に使用されるのである[36]。

　小児では運動決定の抑制は未発達なので、模倣行動がよく見られる。舌を突き出す、手を振る、笑う、手を叩くなどの、大人の行動を小児は模倣するものである。14ヵ月の小児でさえも、自分の運動が模倣されていることを感知し、それが自分の行動と同じかどうかを認知できる。メルゾフ Meltzoff とゴニック Gopnik は、模倣遊びをもとにした研究によって、小児が他者の意図や欲求や予測をいかにして学習するかを明らかにしている[37]。

　人間の前頭葉上部（F1, F2, F7）と下部に加え、たとえば上側頭回（STS）なども、社会的認知における役割を持っている。STSの神経細胞の中には、他者の視線の認知に関係しているものがある。アイコンタクトをしたり、逆に目をそらしたり、他者を見たりすることに関係するのである。STSには、

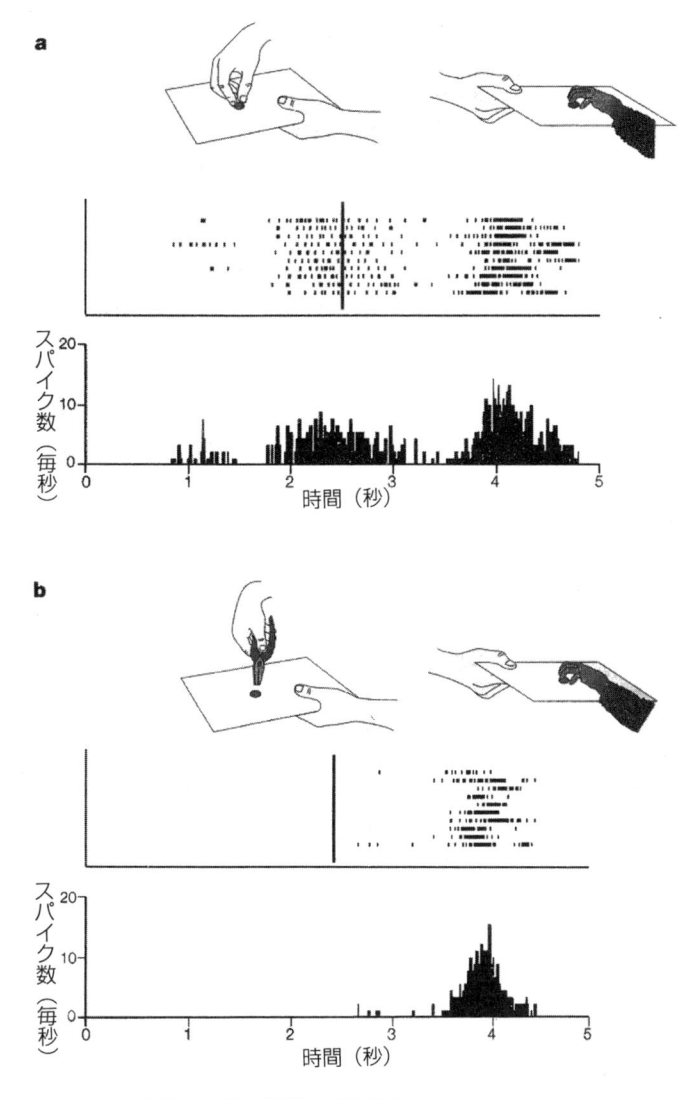

図3.18 F5野の鏡神経細胞の視覚・運動反応
a. 長方形のトレイの上の食べ物をサルに呈示する。検者がその食べ物を手でつかんで見せた後、トレイと食べ物をサルの方に動かすと、サルもその食べ物を手でつかむ。サルのF5では、検者の行為を見ている時も、サルがその行為をした時も、強い活動が生じる。
b. 検者が手ではなくペンチで食べ物をつかむのを見ている時は、サルのF5野の活動は生じない。
(Rizzolatti, Fogassi, and Gallese, 2001)

I　形而上学

他人の口の動きを見た時に活動する神経細胞や、特定の手の動きに反応する神経細胞もある（図3.19）[38]。

　人の心理の理解には、説明や予測の要素があるが、これらはきわめて自然になされるため、意識されないことがほとんどである。日常的な、しかし有意義な例で考えてみよう。私はビルが朝8時半にコーヒーカートに向かって歩くのはなぜかということを説明することができる。ビルは朝にコーヒーに対する欲求を持っていて、それはコーヒーカートに行けばかなえられるとビルはよく知っているという説明である。ビルが朝にコーヒーカートに行くのをこれまでに何回も見たことがあれば、今朝も同じ行動をとるだろうと予測することができる。まだ今朝はビルを見ていなくてもである。もし、ビルに100ドル払って、今朝はコーヒーカートに行かないように頼めば、ビルは今朝はコーヒーを飲まないだろうとかなりの確信を持って予測することもできる。予測の例はいくらでも挙げることができる。もし私の学生を侮辱すれば、学生は怒り、失望するだろう。もし24時間なにも口にしなければ、強い空腹を感じるだろう。疲労困憊した人は、不機嫌なことが多く、判断力も乏しいだろう。このような予測の例は枚挙に暇がない。

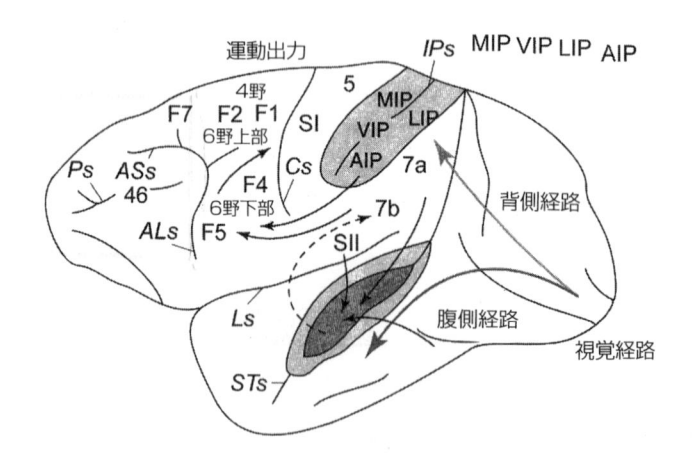

図3.19　サルの脳の模倣に関わるとされている部位
ALs, 下弓状溝；ASs, 上弓状溝；STs, 上側頭溝；Cs, 中心溝；Ls, 外側溝；Ips, 内側頭頂間溝；MIP, 内側頭頂間野；VIP, 腹側頭頂間野；LIP, 外側頭頂間野；AIP, 前頭頂間脳；SI, 一次体性感覚野；SⅡ, 二次体性感覚野。Fは運動に関わる領野。図の網掛け部分は内側を開いたことを示す。実線矢印は投射系。点線矢印は未確定の投射系（Schaal, 1999）。

科学的な理論と同様、通俗心理学の理論も熟考され、検証され、修正され、議論される。たとえばカール・ユング Carl Jung（1875-1961）は、「集団的無意識」という概念を提唱し、夢やおとぎ話のような日常的なテーマをこれによって説明した[39]。現在では、これは根拠薄弱な考え方であることが明らかになっている。フロイトは、強迫的な手洗いは性的抑圧によって説明できると考えた。これは最初はユングの説よりはもっともらしく思えたが、結局は神経生物学的な説明に比べるとはるかに薄弱であることが明らかになった。強迫的な手洗いは、強迫性障害の典型的な症状で、それは神経生物学的な基盤があり、さらにそこには遺伝的な素因があるのである。

依存症についての神経生物学の発達によって、喫煙者は意志が弱いという通俗心理学の定説は崩壊に向かっている。現在では、ニコチンが脳の報酬系を変化させ、ニチコンに対する渇望をひき起こすことが明らかにされつつあるのだ。科学的理論については、クワインが鋭く指摘したように、一般常識の延長線上にあることも忘れてはならない。科学的理論は、十分な分析を経た一般常識であるとも言える。もちろん科学には定常性と首尾一貫性が要求されている。日に日に洗練されていく実験的な検証を受けている。だがこの検証そのものも、一般常識にその根を持っているのである。

心のモデルと科学のモデルの類似についてのセラーズの比喩によって、他者の心の理解についての研究は新たな段階に推し進められた。セラーズの比喩によって、社会という環境での概念の構造と論理が理解しやすくなった。通俗心理学のモデルに修正の余地があることも理解しやすくなった。それは「通俗物理学」や「通俗生物学」に修正の余地があるのと同様である。もっと重大なことは、明白に見える表象モデルでさえ、修正されるかもしれないということである。その修正は、時には革命的で驚くべきものになることもありうる。

セラーズの考え方は、現在では「理論」理論（theory theory）と呼ばれるものに発展しており、実験心理学に幅広く適用されている。たとえば小児が心というものをどうとらえているかの研究に利用されている。成人が自分や他者の心をどこまで理解しているかの研究にも利用されている[40]。さらには、動物が他者の心の存在を理解しているか否かについての研究にも発展している[41]。心理学と神経科学の進歩が両輪になって、心についての通俗的な考え方にひそむ誤解の解消が進んでいるのである。日常的によく見られる現象、すなわち依存症や、気分の波や、摂食障害や、夢などについての神経基盤を理解する神経生物学の扉も開かれつつある。

I　形而上学

　セラーズの最大の貢献は、哲学者を変えたことかもしれない。哲学ではプラトンの時代から、心というものは哲学以外の学問の対象ではないと信じられていた。科学的な実験の射程外であると信じられていた。セラーズの考え方は、哲学者に受け入れられ得るというより、受け入れなければならないものであると言える。現代の哲学者は、心理学、神経科学、生物学に目を向け、脳が脳自体の活動と能力をいかに表象しているかを理解しようとしなければならないのである[42]。

　先に、14ヵ月の小児でも、自分の動きが他人に模倣されているかどうかがわかることについて述べた。では小児はどこまで他人の心を理解しているのだろうか。9ヵ月から12ヵ月の間の小児の行動には、自分と、自分に似た他人という概念の発達の萌芽が見られる。母親が部屋のすみの何かに目を向けた時、母親の顔を見て、次に視線を追う。この段階では、小児は自分が欲しい物を指すだけでなく、他の人に見てほしい物も指すことができるようになっている。16ヵ月までには、まだ言葉を獲得していないにもかかわらず、他の人が何をしようとしているかがわかる。さらに、一連の行動のなかでの本質と偶然が区別できる。たとえば、母親が子どもに新しい玩具の遊び方を教えようとしている。そのとき、母親がうっかりしてその玩具を落とし、それを拾ってから遊び方の続きを教えたとする。子どもがそれを模倣する時、うっかりして落としたという行為は模倣しない。このように、小児心理学の実験によれば、この時期の小児は、どの行為が意図しないものや偶然かということがわかっているのである。また、母親が何を知っているか、何を見ているか、何を期待しているかもわかっていることが明らかにされている。

　以上のことから、16ヵ月までには、いわば他人の心についての何らかの理解をすでに持っていると結論することができるだろう。この能力は、視点的表象と呼ばれている。物事が、他人の視点からどのように見え、どのように感じられるかを、子どもはある程度まで理解できるのである。視点的表象は、他の生物の行動を予測し操作することにつながっていく。ただし、16ヵ月の時点における他人の心の理解はまだまだ未成熟である。2歳の子どもは、自分が目をつぶっていても自分が他人には見えていることに驚く。しかし3歳までには、他人の視点に立って自分が姿を隠すことができる。

　ベイツ Elizabeth Bates は、自己と他人の区別は、生後20ヵ月頃の言語表現の中に表れることを示した[43]。ただしベイツは、だからといって20ヵ月に成人レベルに達するのではないと述べている。子どもは言語的な誤りをするものである。たとえば "You carry me" と言うべきところを "Carry you"

と言ったりする。また、人称名詞は数が多く用法は複雑なので、子どもが理解するのには時間がかかる。この段階の直前には、物をコミュニケーションに用いる時期がある（9ヵ月ごろ）。父親にトラックを見せるというようなコミュニケーションである。次の段階は、物を与えられるようになる時期である（10ヵ月から12ヵ月）。12ヵ月頃には、指差すことができるようになる。子どもは腕と人差し指を、欲しい物に向けるのである。子どもは、何を指しているか大人が気づくまで、指差していることを何回も強調することから、この行動がコミュニケーションであることは確かである。

　3歳になると他人が何をしようとしているかの説明や予測ができる。欲求について、事実に反する条件文を使うことができるので、「ビリーはいまクッキーを欲しがっています。いまビリーにクレヨンをあげたら、ビリーは喜ぶかしら」というような問いには容易に正解できる。他人の欲求や知覚を理解することができるのである。

　4歳までには、他人の行為や意図についての理解がさらに一段進む。この段階では、いわば他者に心があることを理解できるようになり、これを「心の理論 theory of mind」を持つという。古典的な有名な実験がある。子どもの前でキャンディの箱に鉛筆を入れ、蓋を閉じる。そして、「ビリーはこの箱に何が入っていると思うかしら」と問う。3歳の子どもは「鉛筆」と答えるが、4歳の子どもは「キャンディ」と正解できる。このように、表面的な誤った情報（ここでは、キャンディの箱）によって、他人が誤った考えを持ってしまう（ここでは、キャンディが入っている）ことを誤信念という。誤信念が理解できるようになるということは、子どもの脳の発達が一段大きく進んだことを示すものである。誤信念の理解のためには、他人の考えというものについて、自分の視点から離れた一般化が必要であるということがポイントである。これは、条件を総合して将来を予測するという意味で、科学的な仮説を立てる作業に似ている。

　自己の行動の計画や予測や感覚について考える時に、どの程度まで視点的表象を用いることができるかによって、自己表象の能力が決まると言える。ここまで紹介してきた子どもの発達についてのデータは、その他のデータ、たとえば自己言及や模倣などと同じように、子どもの視点的表象の発達は、自己の理解というものの成長と平行し、そこにプラスされていくものであることを示唆している[44]。

　視点的表象についての能力は、言語の獲得とは直接的には関係ない。もっとも、言語の獲得がこの能力を大きく変化させ伸ばすものであることは否定

できない。しかし子どもの発達研究から、そもそも言語が獲得されるためには、視点的表象システムが獲得されることがまず前提であることが示されている。

　動物は心の理論を持っているだろうか。たとえばチンパンジーは、自分以外のチンパンジーの視点に立って、何が見え、何が見えないかを理解しているだろうか。その答えはイエスのようである。コール Josep Call は精密な実験によって、チンパンジーが人間や他のチンパンジーの頭の向きに従って、自分の後ろや自分から見えない所にある物を見つけることを示している。また、強いチンパンジーから見える所と見えない所にひとつずつ食物が置かれると、弱いチンパンジーは後者の食物を取ることが示されている（図 3.20）。

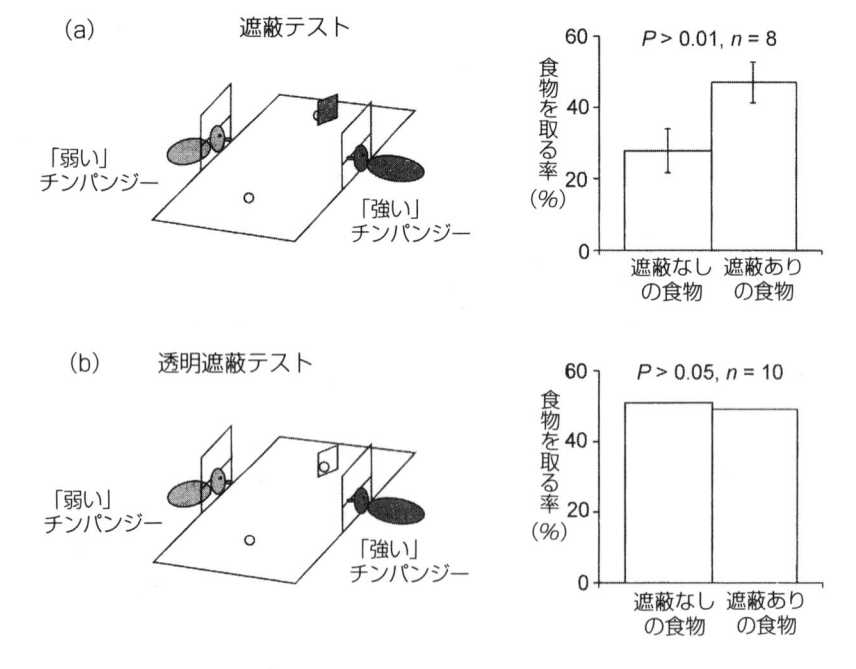

図 3.20　チンパンジーが「他者の視点」を意識することを示す実験
(a) 遮蔽テスト。左図上方の食物は、「強い」チンパンジーからは遮蔽されて見えない。この条件では、「弱い」チンパンジーは、「遮蔽あり」の食物を取る率が高い（右グラフ）。
(b) 透明遮蔽テスト。左図上方の食物は、「強い」チンパンジーからも見える。この条件では、「弱い」チンパンジーはどちらの食物も同じ率で取る（右グラフ）。
(Call, 2001)

3章　自分とは何か

そして、残った食物も、強いチンパンジーから見えない状態になれば、弱いチンパンジーはそれを取ることが示されている。

行動生物学者ドヴァール Frans de Waal は、チンパンジーも欲しい物を指差すジェスチャーをするが、それは人間のように腕を伸ばし人差し指を向ける形をとらないことを示している。人間に似たジェスチャーとしては、ドヴァールは次のような例を挙げている：

> ニッキーという名のチンパンジーは、見事なコミュニケーション能力を見せてくれたことがあった。私は毎日ニッキーに野イチゴを投げてやっていたのだが、ある日、私は野イチゴを投げるのを忘れて別の仕事に没頭していた。ニッキーは忘れていなかった。野イチゴは私の後ろの壁にかかっていた。ニッキーは私の真ん前に座って、私の目を見つめた。私がそれに気づくと、急に自分の頭と目を私からそらし、私の左肩ごしのどこかを見つめた。そして今度はまた私を見つめた。これを繰り返した。私の方がニッキーより鈍かったが、2回目には私は振り返り、ニッキーが見つめていた野イチゴに気づいた。ニッキーは、声も出さず、手も動かさずに、自分の欲しい物を私に伝えたのである[45]。

これ以外にも、厳密にセッティングされた実験で、チンパンジーやサルが身体言語を使って望む物や危険な物の位置を伝えることが示されている。こうしたことから、動物は単に特定の手がかりに反応しているのではなく、他者が見て、欲し、意図し、感じていることを表象し、その表象を利用していることが明らかにされている。チンパンジーの心の理論は、人間やヒヒや犬とは様相が異なっているのは疑いない。動物は、それぞれの生活様式が異なるからである。しかし、何らかの心の理論を用いて、他者の内的状態の表象を利用することによって他者の行動を操作していることは間違いない[46]。

もし人間の脳から心の理論が欠けていたらどのようなことが起こるのだろうか。ひとつの有力な仮説によれば、自閉症がその答えになる。自閉症は発達障害の一種で、社会性やコミュニケーション、想像力の障害が主たる特徴である。視線を合わせることの障害や、物を指し示すジェスチャーの理解、視線追尾などの障害が基本障害である。また、もしあることが起きた時に他者がどう感じるかということを理解することができない。フリス Uta Frith によれば、「自閉症患者の多くは、日常行動の説明や予測の際に、心の状態を考えに入れることができない。他人の態度を見て心を読むことができないので、欺瞞、注意の共有や、情動の状態などを理解できないのである」[47]。この仮説に従えば、自閉症は一種の「他人の心が見えない病」なのである。

I 形而上学

　自閉症の脳の異常については、まだ定説がない。最近報告されているのは、辺縁系（扁桃体、視床下部、海馬）と小脳の異常である[48]。主な所見は、辺縁系の錐体と、小脳のプルキンエ細胞の数と大きさの減少である。ここで、小脳に異常が認められたことは注目に値する。小脳の役割は感覚運動の協調で、認知機能には関係ないと従来は考えられていたからである。しかし、心のシミュレーションとはエミュレーターから生まれるもので、エミュレーターが小脳に大きく関係していることを考えれば、自閉症における小脳の関与は納得できる[49]。

　心のモデルは、自分や他人に適用しようとするとき、少なくとも人間においてはどんどん複雑になりうるものである。たとえば、自分の動機や言い訳や欲求について内省することができる。これは、自己表象の表象である。似た例として、自分の過去の特定の経験の記憶を挙げることができる。たとえば、雷鳴を聞いた時の恐怖を思い出すことができる（表象の表象）。去年の夏にカヌーで旅行に行ったときに空腹だったことを昨日思い出したことを、今日思い出すことができる（表象の表象の表象）。少なくとも人間は、この種の何重もの表象を創り出すことができる。人間以外の動物にこれができるかどうかは明らかでない。ただし、この回帰には限界がある。四重、五重の表象に意味があるとは思えないからである。「私の足が痛いという経験をしたと私が考えたことを思い出したと私は信じている」、こんなことを言っても何にもならないだろう。

　内省の能力は重要であるが、内省イコール自己感覚というわけではない。自己とは、前述のように、体の調節と表象にほかならない。しかしながら、自己分析や自己内省や自己意識の能力には、どうしても何かそれ以上の深い意味があるように思えてくる。心についての超生物学的・超物質的な何かを示唆するものであるように思えてくる。そこで最後のセクションでは、二元論に立ち帰ることにする。

2.3 デカルトへの反論

　デカルトは、心が、心だけが、森羅万象の中で直接知ることができる唯一のものであると考えた。言い換えれば、デカルトは心のいわゆる認識論的特殊性（直接性）によって、心（知られるもの）の形而上学的な特殊性を主張した。デカルトの主張を端的に言うと、心が心そのものを直接に確実に知ることができるのなら、それは物質世界の事物とは異なっていなければならな

いということである。物質的なものは、いかなるものも間接的にしか知ることができないし、そこには常にある程度の不確実さが伴うのである。

デカルトの言う直接性とはどういう意味だろうか。単純に言えば、人は自分の感情や聞いていることや見ていることを判断するのに、いかなる推論も意識的に行う必要はないということである。たとえば、寒いとか光が見えるとか煙の臭いがするとかいう時、現象と感知の間にはいかなる介入も必要としない。痛みを感じる時、人は単に感じるのである。理由は必要ない。単に感じるとしかいいようがない。

このように、自分の心の状態は直接知ることができるということが、心が形而上学的に特別であることの証拠であるとされる[50]。この考え方は、神経科学の意識の分野への参入に抵抗しようとする人々にとってはいまだに有力とみなされている。この特別な識別性、たとえば色や痛みのような単純なことについての識別性は、どうやっても否定し難いと主張するのである。心を意識することに匹敵するほど堅固な科学など存在しないと主張するのである。

しかし、心が形而上学的に特殊なもので、自分の心の判断は何の介在もなしに行われるという論理は、外見に反して非常に脆弱なものである。

第一に、何らかの神経活動を介さない知的活動は決してあり得ない。そして神経活動は、何かが α であるとか β であるとか意識されるより前にある。それは認知が心についてのものであっても体についてのものであっても同じである。ある刺激が熱いとか、数秒の持続しかないとか、ぼんやりと見えてくるとかなどにも関係ない。何をも介さない知覚などというものは存在しないのである。

第二に、人は無意識の神経活動の結果を意識することはできても、その過程は意識することができない[51]。すなわち、無意識の神経活動は膨大で、そこには人はアクセスできないのである。たとえば、いかなるフィードバックのテクニックを用いたとしても、網膜のアマクリン細胞の活動を知ることはできないだろう。下垂体からホルモンが分泌されるのも、血圧の値も同じことである。視覚的に見える三次元の像が構成される過程にもアクセスすることはできない。物は単に三次元に見えるのである。あるメロディを知っている調べだとわかるのも、単にわかるのである。

「無意識の脳活動」が議論の俎上にのれば、デカルトの主張は力を失う。ここにさらに追い討ちをかけるのは、介在なしの判断は、心に限定されたものではないという事実である。自分の体についても、はっきりした介在なしに知られることは多い[52]。たとえば、自分が立っているか座っているかは、

I　形而上学

介在なしに、単に人は知る。腕が胸におかれているというのも同じである。首が回っているとか、前や後ろに傾いているというのも、舌が動いているとか、足が冷たいかとか、くしゃみ、嘔吐、窒息、飲水なども同じである。

　ただし、異常な、あるいは病的な状態では、自分の体のことを知るのに、推論という行為の介在が必要になる。腕を切断した人は、それでも自分の腕がそこにあると感じる。腕が本当はそこにはないことを思い出すという行為が必要になる。片頭痛の発作では、自分の体が小さい人形のように感じることがある。そうでないことを知るためには、電気をつけて目で見るという行為が必要になる。ケタミンの麻酔では、患者は自分が体を脱して宙に漂っていると感じることがある。無重力状態では、自分がたえず落ち続けているように感じる。これらはいずれも特殊な状況である。何らかの行為の介在なしには、自分の体についての状態が知り得なくなる状況というものがあるのである。

　それでも納得せずに、心身二元論者は別の角度から反論するかもしれない。なるほど自分の体についても直接知ることができる。だが、それは誤りということがありうる。心については誤りということはない。絶対にない。それは、心が形而上学的に特別のものであることの証拠である。

　一見すると有力な反論だが、皮肉なことにこの「絶対に誤りがない」という主張が、心身二元論への逆襲の武器になる。

　第一に、絶対に誤りがないという主張を詳しく見てみよう。絶対に誤りがないという主張の裏づけとしてよく挙げられる例は、ごくごく単純な感覚である。たとえば熱いという感覚である。これは単純であるがゆえに、誤りの可能性は低い。たとえばある物体を爆撃機であると認識するとか、毒キノコであると認識することに比べて、誤りの可能性は低い。だが、こうした単純なことを高い確度を持って認識することこそが、正常な神経系の働きによるものなのである。正確に認識するのは、形而上学的な理由によるものではなく、生存のためである。

　第二に、自分自身の心を誤って認識することがないと言い得る真の理由は、仮に誤っていても他人にはそれを指摘することが絶対にできないためである。いわば、自分は、自分の心を認識できるという特権を持っている。これは形而上学的な特権ではなくて、その感覚を生み出す脳を持っている人の特権である。それは認識論的な特権である。私の感覚は私の脳内で生じているのだ。だから私は、あなたよりも、誰よりも、早く、確実に、その感覚を知ってい

るというのにすぎないのだ。
　第三の指摘。これは最も重要かもしれない。それは、病的な状態では、自分が自分の体の状態の判断を誤ることがあるのと同じように、自分が自分の心の状態の判断を誤ることもあるという事実である。簡単に例を挙げてみよう。ジョージ・エリオットのような小説家が見事に描いているように、特に厳格な社会では、女性は自分が性欲を感じていることを読み誤り、拒絶、羞恥、怒り、恐怖、不安などとして意識することがある。特に抑制が強い人は、ある特定の男性を前にした時の自分の狼狽した行動が自分の性欲の証であることを、学習によって初めて知ることもある。これを一般化すると、否認という形でわれわれが抑圧しているとされる、自分の心についてのすべての感覚は、誤っていることがあり得るのである。
　しかしそれでも心身二元論者はこう反論するかもしれない。なるほどいま挙げたようなケースは、心のなかにあることである。しかし、何かが熱いと感じるのとは本質的に異なることである。熱さや痛みのように、単にそう感じることに関しては、人は誤ることはない。
　そうだろうか。いまの反論はこのように言っているのと同じである。「いま挙げたようなケースは誤りの可能性があることだから、本質的に異なっている。私が言うのは、誤りの可能性がないケースだ」。これは明らかに循環論法である。自分の主張が正しいという根拠は、自分の主張が正しいことだと言っているのと同じである。したがって、この反論は論理的には検討に値しない。しかし、ここは一歩下がって、否認という機制が関わる心の状態はひとまず除外してみよう。それでもまだ、自分の心の状態を誤る例を挙げることができる。
　たとえば感覚である。感覚は、特殊な状況下では、誤って知覚されることがある。目をつぶった状態で、これはとても熱い物だと言われて氷に触ると、まず感じるのは焼けるような感覚である。直後に、実際は冷たい感覚であるとわかって驚く。痛みを予期している時に皮膚に単なる圧を加えられると、まず感じるのは痛みである。直後に、実際は痛みではなく、圧だとわかって驚く。感覚は絶対に誤らないと主張する人はもちろん、こういう場合、氷に触ったとき本当に感じられたのは熱さであり、圧を加えられたとき本当に感じられたのは痛みであると主張するだろう。しかし、この主張の論拠にも、自分の感覚については絶対に誤ることはないという定義があるので、ここでも論理は循環する。自分の感覚が絶対に誤らないか否かという問題はともかく、形而上学的な真実として絶対に誤りはないという主張はもはや受け入れ

I　形而上学

難いものである。

　刺激そのものが微弱だったり、自分自身が不安を感じていたりした場合にも、自分の感覚に確信が持てないことがある。たとえば、音が聞こえたかどうかについて、自分の感覚が誤っていることがある。朝起きた直後、本に集中している時、強い不安を感じている時などがその例である。他にも、自分の感覚に自信が持てないケースがある。小さい子どもは、尿意があるかどうか聞かれても正しく答えられないことがある。非常に疲れたとき子どもは、そして大人であっても、自分が疲れていることを感じられないことがある。

　ここには別の角度からの反論も可能である。それは、自分の感覚は絶対に誤らないというのは、正常な時に限られ、刺激は閾値を十分上回るもので、感覚は単純で、人は完全に覚醒していて注意力も十分で、薬物の影響下にはない場合に限るとするのである。いいだろう。しかし、ここでも論理は循環する。これは結局のところ、知覚する本人が誤っていない場合に限るということになるからである。さらには、逆手に取った反論をすることも可能である。体についての事実（たとえば、自分が立っている）についても、正常な状態で、刺激は閾値を十分上回るもので、人は完全に覚醒して注意も十分で、薬物の影響下になければ、人は絶対に誤らないだろう。そうなると、心について誤らないことだけが特殊な形而上学的なことということにはならない。

　デカルトへの反論をさらに続けてみよう。人は味覚を通常、誤って感知している。味覚の大部分は嗅覚によるものなのである。主観的にはそうでないようにいかに感じようとも、これは神経科学と心理学が証明している事実である。バーベキューポークのリブの「味」は、実際はその大部分が、リブの「匂い」なのである。味覚には五次元しかない。甘味、辛味、苦味、酸味、旨味（グルタミン酸ナトリウム）の5つである。一方匂いの方は、何百にも分かれている。シャルドネワインの「味」は、大部分が香りによりそう感じられるものなのである。嗅覚と味覚が、意識の上で厳密に区別できなくても、生存にはほとんど関係ないのだろう。それに対して、たとえば視覚と味覚が区別できないとそれは問題である。したがって脳は、嗅覚と味覚を別々に、努力や介在なしに感知できる装置を備えていないのである。

　脳損傷の症状のなかにも、自分の精神の状態を誤る例がある。一次視覚野に急性の損傷を受けた直後には、目が見えないということを認識できない。見えないという客観的な事実が示されても認めようとしない。家具に何回も衝突しても認識できない。これをアントン症状という。稀だがよく知られた病態である。アントン症状の患者では、目が見えない期間は一過性のことも

ある。しかし、視力がある程度回復しても、自覚的には何も変わっていないと主張するのである。

　アントン症状の患者は、脳内の視覚イメージを実際の視覚と混同しているのだろうか。解剖学的データと神経心理学的データから、大部分の神経学者はそうではないと考えている。ひとつには、視覚に必要な大脳皮質の領野は、視覚的イメージに必要な領野でもある。アントン症状ではこの領野が損傷されている。アントン症状の患者の脳は、自分が見えているか否かを知るメカニズムそのものが破壊されているに違いないと、ポール・チャーチランド Paul Churchland は述べている[53]。そこで患者はこう言うことになる。「もちろん見えています」。そして、何が見えているかと問われると、自然にそれらしい作話をする。医師が眼鏡をかけているかと問われると、アントン症状の患者は自信を持って答える。しかし誤答である。アントンの患者の作話反応は、視覚の領域に限られることは注目すべきである。それ以外の質問に対する答えは、正確である。これはコルサコフ症候群の患者があるゆる領域について作話するのと対照的である。

　アントン症状の謎についての検討が非常に有意義なのは、視覚体験というものがきわめて自明に思えるからである。見えているか見えていないかは、常識的には自明のことで、これを誤るということは想像し難い。ところが、アントン症状というものが存在することから、脳が視覚的体験をしているかしていないかを単純に誤ることがあるということを認めざるを得ない。アントン症状の患者は自覚的には見えていると思っているのだから、それはやはり見えているのだと主張するとすれば、それもやはり循環論法である。アントン症状の存在からはっきり言えることは、脳の特定部位が損傷されると、人は見えているか見えていないかを誤る。これは神経生物学的な事実である。

　心身二元論は、力を失いつつある。認知神経科学の軍門に下りつつある。心身二元論では、人間の主観的体験の多くの説明を始めることさえできていない。たとえば、なぜ人は匂いを味と間違えるか。なぜ四肢を切断すると幻肢痛が生じるのか。なぜ分離脳の患者は離断症候群を呈するのか。なぜ局在性脳損傷は病巣部位に見事に対応した認知・感情症状を呈するのか。認知神経科学の研究データは豊富にある。しかし心身二元論は説明を試みてさえいないのである。

I　形而上学

3.　自己表象への道程

　脳の活動によってはじめて、自己という意識が生まれている。ということは、自己とは幻想にすぎないということだろうか。そんなことはない。脳の活動が幻想ではないように、自己も幻想ではない。脳の調和のとれた活動によって、歩いたり、地球の温暖化について考えたり、森の中で帰り道を見つけたりすることができる。自己も、そうした脳の活動による機能のひとつなのである。

　しかし、こう言う人がいるかもしれない。それは、自分が自己についてこれまで考えていたものとは違うと。自分の脳が自分に嘘をつくなどということがなぜあり得るのかと。こう考えてみよう。根本的には、脳の使命は自分を世界に適応させることである。そのためにはかなり正確な予測力が必要である。それをタイミングよく行う必要もある。表象の装置は、実際的な予測力のためには、必ずしも最善のものである必要はない。ほどほどに良ければそれなりに生きていくことができる。この惑星で生存していくための大部分の行為のためには、脳が実際にどう働いているかの詳細を本人が知っている必要はない。脳は現実に合わせてほどほどに良くやっている。そのために用いているのは、「欲しい」「怖い」「見える」「怒っている」などで、これらを表象の装置として、自分の活動の理解に利用している。日常生活の大部分のためには、人間の脳は「神経細胞」「DNA」「電流」などの概念を持つ必要ないのである。

　しかしながら人間には、神経生物学的な何らかの理由により、世代間伝達という驚くべき能力がある[54]。すなわち、子ども達は、文化が提供するものを学習し、それを改善していく。そして次の世代の子ども達は、前の世代より進んだ地点からスタートできる。チンパンジーとは違う。チンパンジーは、祖先と本質的には同じ地点から常にスタートしなければならない。人間の子ども達は、親のスタート地点より一歩進んだ地点からスタートできる。石器時代と比較すればはるかに進んだ地点からスタートできる。文化がすでに獲得したものの上に、文化を築くことができる。したがって、表面に見えるものの背後にあるものを理解するため、人間は科学と技術を開発し、それを子孫に伝えることができる。これによって人間は、技術と科学を用いて、さら

に抽象的で科学的に深いカテゴリーに達することができる。それが「原子」であり、「原子価」であり、「DNA」であり、「神経伝達物質」である。

　見る。計画する。歩く。不思議に思う。その他。これらはすべて脳によってなされている。そしていまや、これまで自明で気にもとめなかったもの、日常では全く自然にうまくいっているものについても、脳のメカニズムが解明されている。たとえば、脳はどのようにして、二次元の光を三次元の深さを持った単一のものとして知覚するのだろうか。脳はどのようにして情報をとらえ、自己表象の能力を獲得しているのだろうか。ここでも科学は、普段気にもとめない現象についての驚くべき新しい見方を与えてくれる。脳では、星でそうだったのと同じように、あるいは心臓でそうだったのと同じように、表面に見えることの背後に真実がある。そして真実についてどう考えるかを明らかにし、それによって古いやり方を改善することは、いつの時代にあっても人を駆り立てるテーマである。

　「自己」は、現代の神経科学と心理学によって、神話と内省を超えた、自然界のひとつのものとしてアプローチできるようになった。科学の射程に入ったのである。新しい実験方法や実験機器によって、真の理解に近づけるようになった。脳がいかにして自分自身の身体を知るのか、世界の統合されたモデルをいかにして構築するのか、脳の損傷がいかに自己表象に影響するのか。これらは回答可能な問いになった。なぜアルコールやヘロインの嗜癖になりやすい脳となりにくい脳があるのかも明らかになってきた。なぜ狂気の世界に滑り落ちる脳と滑り落ちない脳があるのかも明らかになってきた。乳幼児期から自己が顕れてくる過程も理解されつつある。認知症における残酷な寸刻みの自己の喪失についても理解されつつある。

　完全な答えを手にできるのはまだまだ先である。しかし、神経科学は高次脳機能と局在性脳損傷の関係について多数の知見を得ている。その範囲は、複雑な意志決定や、言語や、自発的活動に及んでいる。もちろん永遠に神経生物学の射程に入らない問いも存在するかもしれない。しかし、現段階では、どの問いがまだ解かれていない問いで、どの問いが解決不能な問いかの区別はできない。いずれにせよ、まだ不完全ではあるが強力な答えが、実験データの先にはっきりと見えている。それが次のステップの足場になる。そしてそれがさらに次のステップの足場になる。これが科学の進歩である。科学はこのようにして一歩一歩進んでいくのである。

4 章　　　　　　　　　　　　　　意識

1. 問題のありか

1.1　序

　朝、目を覚ます。意識が生まれる。物が見え、音が聞こえてくる。そして自分の体の存在も意識される。動かせば手足も意識される。さらには昨夜見た映画を思い出すかもしれない。夢の名残を感じるかもしれない。朝食の匂いがするかもしれない。
　たくさんの声が入り混じって耳に入ってくる。そのなかから娘の声だけは聞き分けられるかもしれない。見れば窓の外を鳥が飛んでいる。が、いま鳥を見るために眼球を動かそうとした、その意図は意識されない。目を覚ます直前の夢は、ところどころなら覚えているかもしれない。が、もっと前に見た夢は、記憶として意識されない。
　意識されないことは他にもたくさんある。鳥を見ている時、隣の部屋で静かに鳴っている音楽。自分の血圧の変化。舌の動き。膝の痛み。ただし、意識されなくても、脳には入力され、行動は影響を受けている[1]。
　自分の内面に転じてみよう。計画する。決定する。記憶する。こうした意識がなければ、「自分」もない。それは否定しようがない。自分が意識できる「自分」とは、それしかないのだから。しかし本当は、意識にのぼるものは、自分という人間の内面のほんの一部にすぎないのである。意識にのぼるものは刻々と変わる。その時、いったい何が起きているのか。蚊が足にとまっているのにふと気づいた時、何が起きているのか。テントの準備に熱中し

I　形而上学

ていて、手足が蚊に刺されても気づかない時、何が起きているのか。

　小腸の蠕動運動にいくら注意を向けようとしても、それは意識できないのに、心臓に注意を向けると鼓動が意識できるのはなぜか。他人が何を言っているのか、それを自分が理解しているかどうかは意識できるのに、その理解するという思考過程そのものは意識できないのはなぜか。自転車に乗れるようになったら、バランスは意識しなくても平気なのはなぜか。深く眠っている時には感覚は意識されない。しかしそれでも神経系には、体の感覚も、聴覚も、その他のどんな感覚のシグナルも浸透している。

　意識されていることと意識されていないことの違いとは何だろうか。

　この問いに対しては、全く正反対の2種類のアプローチがある。第一は仮説検証的なものである。つまり実験によって真実を明らかにしようとする。たとえば、昏睡状態や麻酔下の脳を調べ、覚醒時の脳と比較する。脳の特定部位の損傷の際の意識の変化を調べる。用いる武器は科学の方法論である。

　第二は、フラナガン Flanagan が「神秘主義的」と呼んでいる方法である。つまり、科学では解決できないという立場をとる。科学で解決できないという立場とは、決して解決できないという立場であると言い換えることもできる[2]。この神秘主義的な立場では、いかなる論点についても、進歩の不十分な面を強調し、進歩の実績からは目をそらす。神秘的な面を強調し、神秘的なベールをはがすことからは目をそらす。実験では証明できないことを強調し、画期的な実験方法からは目をそらす。仮説検証的な考え方では、意識とは脳の働きから生まれるものであるとするが、神秘主義的な考え方では、意識とは超自然的なものであるとする。または少なくとも物質的なものではないとする。

　私には、仮説検証的な立場が正しいと思える。少なくとも、「神経科学的に説明できないかどうか考えてみよう」という態度が好ましいと思う。考えようとしないよりはずっと優っていると思う。これはドグマではないし、信念でもない。虚心に振り返ってみよう。科学は数々の成功を収めてきたし、解決不可能に見えた問題も次々に解決してきた。とはいっても、仮説検証的な方法が神秘主義的な方法に勝ると最初から決めつけるわけにはいかない。公平な検討が必要である。それが本章の主眼である。

1.2　定義と科学[3]

　「意識がある」とは、たとえば昏睡ではないことを指す。深い眠りにない

4章　意識

ことを指す。麻酔下にないことを指す。いまの自分の感覚や考えの自覚を指す。このように「意識」という言葉は日常用語としてかなりの幅を持っている。意識を科学的に探究しようとする時、まず問題になるのは、そもそも意識とは何かということである。そこで、意識についての議論に入る前にいったん立ち止まって、意識の定義について考えたいところだが、まず研究対象の定義から始めるという手順は、うまくいかないのが常である。定義するためには前提として正確な分類が必要だが、その段階で行き詰まってしまうのである。歴史を振り返ってみよう。

　科学というものが出現する前の時代には、人はものを外見の類似性に基づいて分類していた。自分にとっての必要性や興味に基づく分類もあった。植物は食べられるか毒があるかによって分類されていた。動物はおとなしいか獰猛かによって分類されていた。目につく特徴も分類の根拠になっていた。たとえば、磨けば輝く稀な石は宝石に分類されていた。ダイヤモンドやルビーや琥珀やオパールは、化学的組成がいくら違っていても、同じ宝石として分類されるのである。

　そして科学の進歩に伴って、分類は変わる。外見の背後にある真実が理解されるようになると分類の新たな原則が生まれてくる。植物が食べられるかどうかというような基準は必ずしも捨て去られるわけではないが、分類のためにはもっと根本的なものが重視されるようになってくる。現代の分類学は、表面的には全く見えない物事の本質を正確に反映している。

　言葉の指し示す範囲は、新しい発見が重なるにつれて変化することがある。そしてこの変化が逆に、ものの見方・認識の仕方を変えるようになる。たとえば「燃える」という言葉を考えてみよう。かつて「燃える」とは、光や熱を出すものすべてを指す言葉だった。つまり目に見えたり感じたりすることだけに基づく言葉だった。炭素を含む木材のような物質が「燃える」のはもちろんだが、太陽や（太陽は燃えているのではなく、核融合であることが現在はわかっている）、稲光（稲光は電気による白熱である）や、蛍（生物的燐光である）までもが、「燃える」とかつては表現されていた。しかも、これらの現象にはすべてその基礎に共通点があると考えられていた。

　ところが科学の進歩により、木が燃えるのは酸化であって、これは太陽や稲光や蛍には何の関係もないことが明らかにされた。しかしこの事実は単に見ただけではわからないことである。燃えるということが酸化であるという理解に伴って、鉄の錆びや生体内の代謝との深いつながりも明らかになってきた。錆びや代謝が燃えることと関係があるとは、かつては考えられていな

I 形而上学

かった。燃える木や太陽や稲光に共通する本質は「熱」であると信じられていたので、熱を持たない鉄の錆びが「燃える」ことと関係があるとは想像だにされなかった。この関係の洞察のためには、酸化という目に見えない真実の理解が必要であった。代謝と体温の関係も理解されていなかった。動物の体温が、木が燃えるのと共通するプロセスによって生まれるという指摘は、昔の人には荒唐無稽に思われたのである。

科学はなぜ日常の素直な常識を覆し、非日常的な説明や分類を正しいとすることが多いのだろうか。これに対する答えのひとつは、その方がより正確に真実の構造を表しているから、ということになる。より正確ということの意味は、実用にもなるということである。たとえば、火力を大規模に利用するためには、酸化についての化学的知識が必要である。一方、太陽がなぜ熱いかということは、酸化では説明できない。太陽の核融合は原子以下のレベルの現象だからである。科学的な分類法のもうひとつの利点は、当初は別々になされていた理解を結びつけられることで、これは原始的な分類では不可能である。しかも、科学の進歩は即、技術の進歩につながるので、日常生活もそれによって変化する。その変化は劇的なことさえある。

ここでひとつ、何千年もの間、科学の根本にあった分類で、誰の目にも明らかな例について考えてみよう。それは、図4.1のように、宇宙を地球系と地球外系の2つに分ける分類法である。すなわち、かつては地球系と地球外系では、全く別な法則が通用していると信じられていた。地球外系は不滅で、完全で、神聖な法則に支配されていると考えられていた。たとえば惑星が恒久的に一定の円軌道を描くのは、地球外系の法則に従っている。一方、地球系の代表である地球上では、完全な円軌道のようなものは稀で、物事の変化は予測不能である。腐敗したり、すり減ったりする。中世の物理学はかく語っている。「外的な力が加わらなければ、物は動かない」「いかなる物も、その物の本来の位置に向かって動く」。これらが地球系の法則とみなされていたのである。

これを粉々に破壊したのがニュートンである。ニュートンは、地球系・地球外系を問わず、宇宙全体に通用する法則を唱えた。惑星の運行も、放たれた矢の動きも、月の運動も、林檎が落ちるのも、すべて共通するひとつの法則に支配されていることを証明した。これによって、ニュートンは地球系・地球外系という二分法を完全に粉砕したのである。

中世にはさらに、「本来の場所」という概念もあった。この概念は、表面上は真に見えるが、何の根拠もなく、完全に直感のみに基づいたものである。

4章 意識

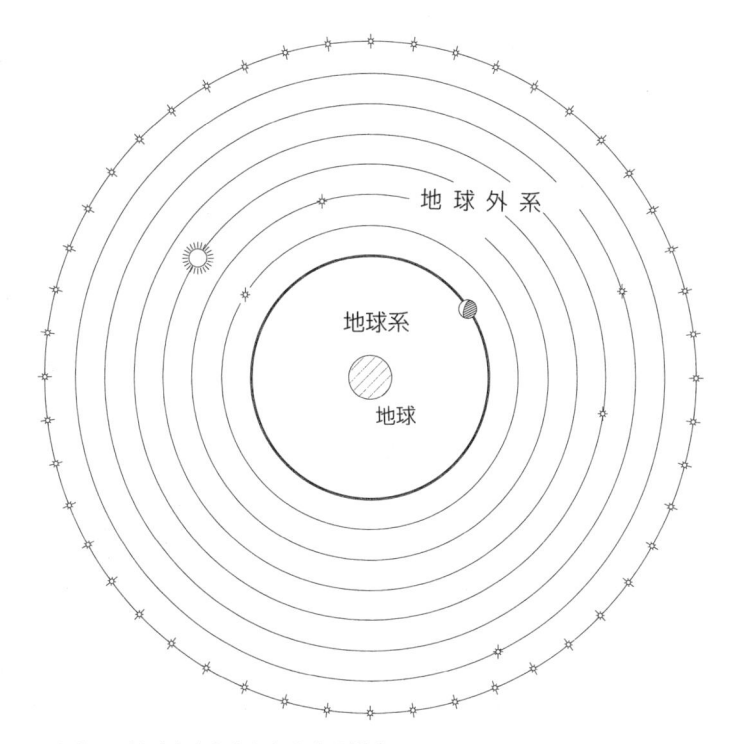

図 4.1 中世の、地球を中心とした宇宙の概念
地球の回りを、何重もの透明な球が取り巻いている。地球系と地球外系は、全く別の法則に支配されている。最外側の球は不動で、ここに星々が固定されている。惑星や月や太陽は内側の回る球に固定されている。内側の球が回る力をどう説明するかが、中世の物理学の大問題であった。ニュートンの革命的な物理学により、この図の概念は消え去った（P.M. Churchland の好意による）。

この説によれば、雨が降るのは、雨が「重さ gravity」を持っているからであり、「重さ」を持っているものの「本来の場所」は、宇宙の中心であるところの地球である。雨とは逆に、煙が上がるのは、煙が「軽さ levity」を持っているからであり、「軽さ」を持っているものの「本来の場所」は、宇宙の中心（地球）の対極なのである。この中世の概念を全く新しい概念に替えたのもニュートンである。それが万有引力である。「本来の場所」説は、一見すると説得力のある概念だったが、約2千年前にくしゃくしゃにまるめられ、この説の本来の場所のごみ箱におさまったのである。

I　形而上学

　以上のような歴史からわかることは、理論と定義は手を取り合って進むということである。つまり、その物事についての科学が確固たるものに成熟して初めて、そのものの定義が可能になるのである[4]。

　さて、それでは「意識」の定義についてはどうだろうか。もし今はまだ明確に定義できないのであれば、どうするべきだろうか。どんな科学の初期にも共通する方法がある。それは、研究しようとしている現象にあたるとされる例をいくつか挙げて比較検討し、そこから浮き彫りにされてくるものをつかむのである。そこで、常識的に意識の例だとみなせるものは何か考えてみよう。

　まず挙げられるのは、あらゆる種類の知覚である。鳥が飛ぶのを見る。火傷の痛みを感じる。パトカーのサイレンを聞く。こうした知覚は、意識のプロトタイプとしていいだろう。体性感覚と呼ばれる知覚もある。触覚、振動覚、圧覚、位置覚、身体の向きの感覚、身体の加速感などで、これらも意識のプロトタイプに含まれる。さらに嗅覚と味覚を加えれば、それが知覚のすべてである。

　次に挙げられるのは、知覚器官に直接対応していないが、広い意味では知覚に含まれるものである。たとえば、朝食に何を食べたかを思い出す。自分が自転車に乗れることを知っている。6本足の犬を想像する。かかとの痛みに注意を向ける。マンゴを食べるかどうか迷う。予想していたことが起こらなかったので驚く。他にもいくつも挙げることができる。感情の状態も同様である。恐怖、怒り、悲しみ、慢心。さらには、本能的欲求である。空腹、渇き、性欲、母性愛や父性愛などである。潜在的な能力と現時点での能力を区別する必要もある。たとえば、朝食に何を食べたかを思い出すことができるということと(ただし、いまはそれを思い出そうとしていない)、朝食にソーセージを食べたことをいま思い出していることの区別である。

　意識することのプロトタイプに含まれるものの、やや外れた位置にある例もある。たとえば眠っている時の意識である。おそらく人は、夢を見ている時に、少なくとも何らかの意識があると言えるだろう。しかし、深く眠っている時、意識が全くないのか、それともごく低いレベルの意識があるのかどうかはよくわからない。アメリカ海軍の特殊部隊SEALSは、訓練によって、非常時には目を覚ますより前に反応することができるという実例から、人には睡眠中もやはり何らかの意識があると考えたいところである。意識のプロトタイプに含まれるかどうかはっきりしないものもたくさんある。何かを知

らないとか奇妙だとか判断する、論理がしっくりくると判断する、道徳的でないと判断する、いい音楽だと判断する、美的でないと判断する。これらは意識に含まれるのだろうか。

しかし、いまはこのような境界線上の例についてそれほど考える必要はない。意識のプロトタイプの例がいくつかわかれば、有意義な実験への道が大きく開ける。これがもっとも大切な点である。もちろん研究が進めば境界線上の例の重要性が増してくるかもしれない。それによって逆にプロトタイプの方の理解が深まる可能性も考えられる。

ということは、確立しているように見えるカテゴリーでも、将来新しい発見によって書き換えられる可能性があるということになる。したがってプロトタイプをおおまかに決めておくことは、意識の科学的研究を離陸させるための準備くらいに考えておくほうがいいと言えるだろう。意識の神経科学はまだ発展途上なので、いま現実的に期待できることは、有意義な実験を開始することである。いわば扉を開けようとしている段階である。もちろん長期的には、意識というものを理解したい。少なくとも代謝や生殖についての現在の理解のレベルまでは、意識を理解したい。しかし短期的には、現実的な目標を立てるべきである。ひとつの実験パラダイムで意識の謎を解明しようというような期待は非現実的である。

1.3　実験のストラテジー

脳をターゲットにしたストラテジーは、便宜上、直接的アプローチと間接的アプローチに二分することができる。両者は相補うものであって、相容れないものではない。以下に示すように、強調点が異なるだけであると考えるべきであろう。

直接的アプローチ

現時点で推定できるのは、意識は物質的なものとして捉えられるということまでである。それを科学的に解明するため、まず現象としての意識に対応する物質的なものを同定し、最終的には意識を神経生物学の用語で説明することを目指すのが直接的アプローチである。物質的な「もの」といっても、特定の部位に存在する何かであるとは限らない。それ以外の可能性としては、神経活動のパターンのようなものも考えられる。脳の皮質のある特定の細胞層に存在する1種類か2種類の細胞が、特定のパターンで活動したものが意

識に対応するという可能性である。あるいは、視床や特定の大脳皮質の特別な細胞の集合が同期して活動するという可能性もある。これらに共通するのは、「分布」ということである。内分泌系がこれに似ている。あるひとつの臓器ではなくて、系なのである。意識に対応する物質的なもの、それがどういう性質のものであるかは不明なので、便宜上ここではそれを意識のメカニズムと呼ぶことにする。

　このメカニズムは、分子レベルかもしれないし、1つの細胞レベルかもしれないし、回路や、経路や、またはさらに高次の未知のレベルかもしれない。あるいはもしかすると、無数のレベル間の相互作用かもしれない。意識が分布したメカニズムをとっているという可能性、さらに、そのメカニズムのレベルは全く不明であるという現実、ということは、意識についての仮説は現在のところ全く自由に立てることができるということである。全く不明であるということは、全く手の届かない世界の出来事のようだということではない。科学がすべき仕事がまだまだあるということにすぎない。

　意識に対応する神経活動が、1種類とか2種類とか発見されたとしよう。それだけでは意識が解明されたということにはならない。意識に限らず、生物のある機能のメカニズムが発見されたということの意義は、次のステップが射程に入ったということである。すなわち、今度はその機能の成り立ちの解明が課題になる。メカニズムが発見されると、このステップの達成が容易になるのである。いや容易というのは言い過ぎで、困難が少なくなると言うべきであろう。メカニズムの有力な仮説が得られれば、たとえばDNAの構造が発見された直後のような、大きな発展が期待できる。DNAの構造の発見そのものは、遺伝情報の構造が明らかになったということ以上のものではない。しかし、この二重らせんの構造が明らかにされることによって、たとえば塩基対の並びがタンパク質合成をコードすることが発見され、ひいては遺伝のメカニズムの基礎が解明されたのである。同じように、意識に対応する神経基盤が明らかにされれば、意識の科学的な研究における効果はほとんど無限大と思われる。したがって、直接的アプローチへの期待は大きい。

　もちろん楽観論ばかりではない。意識のメカニズムを実験によって解明することは当然ながら非常に難しく、現時点の神経科学では不可能に近いかもしれない。意識に対応する物質的なものは、たとえ眼前にあっても表面的な観察だけではそれとわからないと思われるからである。それに、意識についても、脳の根本的な機能についても、現在の科学は重大な誤解をしているかもしれない。それによって、データの解釈を誤るかもしれない。あるいは、

予想だにしない落とし穴があるかもしれない。ひとことで言えば、先進的なあらゆる科学プロジェクトにつきまとうのと同じ問題が、ここでも避けられないのである。

とはいうものの、近年では、直接的アプローチの洗練度が高まり、実験への期待もどんどん大きくなっている。そこには新しいテクニックが大きく貢献している。注意や作動記憶のような、意識に関連する機能をより詳しく研究するテクニックが開発されてきたのである。

フランシス・クリック Francis Crick（1916-2004）は、おそらく誰よりも、直接的アプローチに必要な科学的センスを持っていた。クリックは、低次のレベルのデータとシステムレベルのデータの両方を用いることの意義を教えてくれた。それによって有望な仮説に照準を絞ることができるのだ。科学する意欲を高めるような研究領域を求めて常に嗅覚を働かせることの意義も教えてくれた。それによって検証可能な仮説にたどりつくことができるのだ。クリックが一貫して強調してきたのは、意識に関連する神経活動の一端を解明することの意義である。それが解明されれば、有力な端緒になるはずである。そこでクリックは、以下の前提から出発した。

【クリックの前提】
　以下の2つの状態には、脳のレベルで何らかの違いが必ずあるはずである。
　（1）呈示された刺激を、被験者が意識している。
　（2）呈示された刺激を、被験者が意識していない[5]。
　適切な実験を行えば、この違いを発見することができるはずである。

これは、極限まで削ぎ落とされた美しい前提であると言えよう。前提を立てたら次のステップは、心理学と神経科学が境界を超えて手をとりあうような実験パラダイムを組むことである。言い換えれば、まずクリックの前提の検証に適した心理学的な現象を選び出し、それに対応する神経系の現象を突き止める。そして刺激を意識している時と意識していない時の神経レベルでの相違を明らかにする。それができれば、意識のメカニズムの解明につながるはずである。

この実験にぴったりの現象が、両眼視抗争と呼ばれる現象である[6]。

両眼視抗争とは何か？
中央に仕切りのある細長い箱を通して、左右の目でそれぞれコンピューターのディスプレイの左右半分を見ているとしよう。左右に同じ絵が映って

I 形而上学

いれば、たとえば顔なら顔が映っていれば、見えるのはひとつの顔である。しかしもし、左右に別々の絵が映っている時、たとえば左半分には顔が、右半分には太陽の模様が映っている時には、図4.2に示したように、非常に驚くべきことが起こる。数秒後に、絵が交互に見えてくるのだ。まず太陽が見える。次に顔が見える。次は太陽。それから顔である。常にどちらか一方の絵だけが知覚されるが、それが交互に反転する。この反転は1秒から5秒ごとに起こるのが普通である。この場合、もちろん絵は顔と太陽でなくても構わない。一方が縦縞、もう一方が横縞でもよい。刺激が大きすぎたり小さすぎたりしない限り、この現象は明快に認められる[7]。これが両眼視抗争である。

この現象はクリックの前提に見事にあてはまる。被験者には常に2つの刺激（顔と太陽）が呈示されている。しかし、主観的には、ある時点をとれば、2つの刺激のうちどちらか一方しか知覚として意識されていない。クリックの前提の(1)と(2)が交互に生ずるのである。図4.2の顔の刺激は常に呈示されている。しかし、ある時は顔が知覚として意識されるものの、別のある時には太陽だけが知覚として意識されるのである。したがって、顔が知覚されている時と、太陽が知覚されている時の、脳内に生じている神経活動の違い、それが意識に密接に関係するはずである。

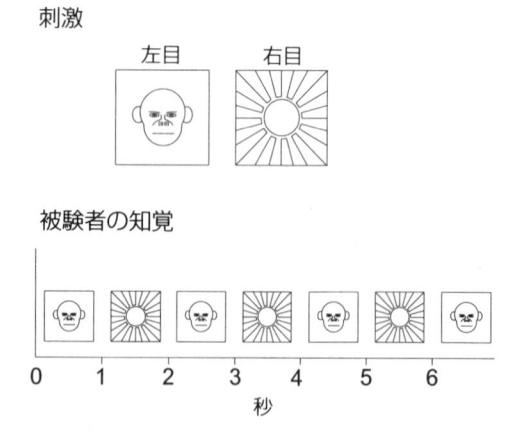

図4.2 両眼視抗争
左右の目に別々の視覚刺激を提示すると、被験者は当初は混乱するが、まもなく2つの刺激が1秒前後の間隔で交互に知覚されるようになる（P.M. Churchland の好意による）。

4 章　意識

　両眼視抗争がなぜ起こるのかという問いはさしあたって置いておくとしよう。推定は種々可能だが決め手はないからである。ひとつだけはっきりと言えることは、網膜レベルや視床レベルではなく、大脳皮質のレベルの現象だということである[8]。

　両眼視抗争を神経生物学的な実験に応用する場合、刺激として最適なのは顔の絵である。人間の視覚系では、図 4.3 に示したように、まず網膜からの入力が後頭葉の一次視覚野に達する。そして一次視覚野からの情報が脳の他の部位に伝わり処理されるが、図 4.4 に示した STS（上側頭回）の皮質には、顔に特異的に反応する神経細胞があることが、図 4.5 に示したような視覚刺激を用いた実験から明らかにされている。したがって顔刺激を用いた両眼視抗争の際の STS の神経細胞の活動を記録しモニターすれば、有意義なデータが期待できる。

　STS は、サルの単一神経細胞記録テクニックによって定められた領野である。図 4.6 のように微小電極を大脳皮質に刺入し、単一神経細胞の軸策の

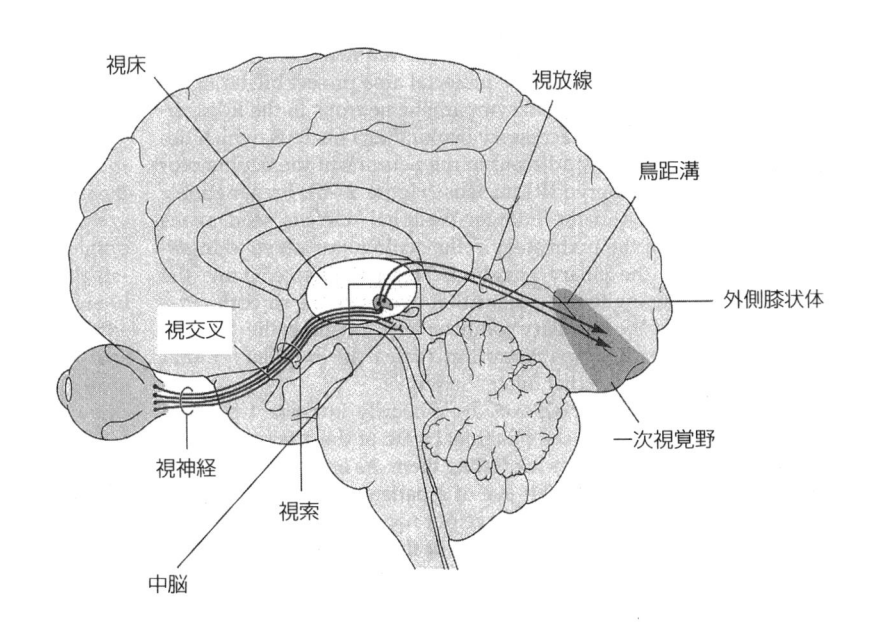

図 4.3　ヒトの視覚系
網膜からの入力は、外側膝状体を経由して一次視覚野（V1）に至る（Kandel, Schwartz, and Jessell, 2000）。

Ⅰ　形而上学

活動電位を記録するのである[9]。脳損傷患者や機能的 MRI（fMRI）の研究によって、人間の脳にも顔に特異的に反応する部位があることがわかっている。このようなマクロのレベルのデータはそれ自体非常に重要ではあるが、ミクロのレベルのデータとあわせて解釈することが必要である。といっても、単一神経細胞の活動が意識的な知覚に関連するかどうかという実験は、サルを用いなければできないのが普通である。しかし、クライマン Kreiman 、フリード Fried 、コッホ Koch は、2002 年に難治性てんかんの手術患者 14

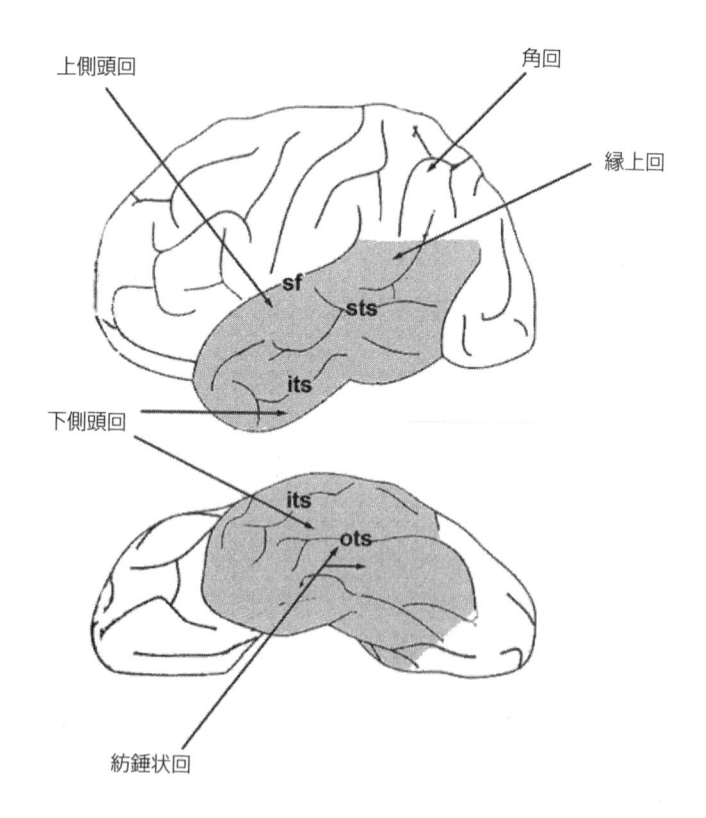

図 4.4　ヒト側頭葉（網掛けの部分）
上の図は横側面、下の図は下（腹側）面。側頭葉外側表面は、上側頭回、中側頭回、下側頭回の 3 つに分かれる。
its；下側頭溝　ots；後頭側頭溝　sf；シルヴィウス裂　sts；上側頭溝
（Rodman, 1998）

4章　意識

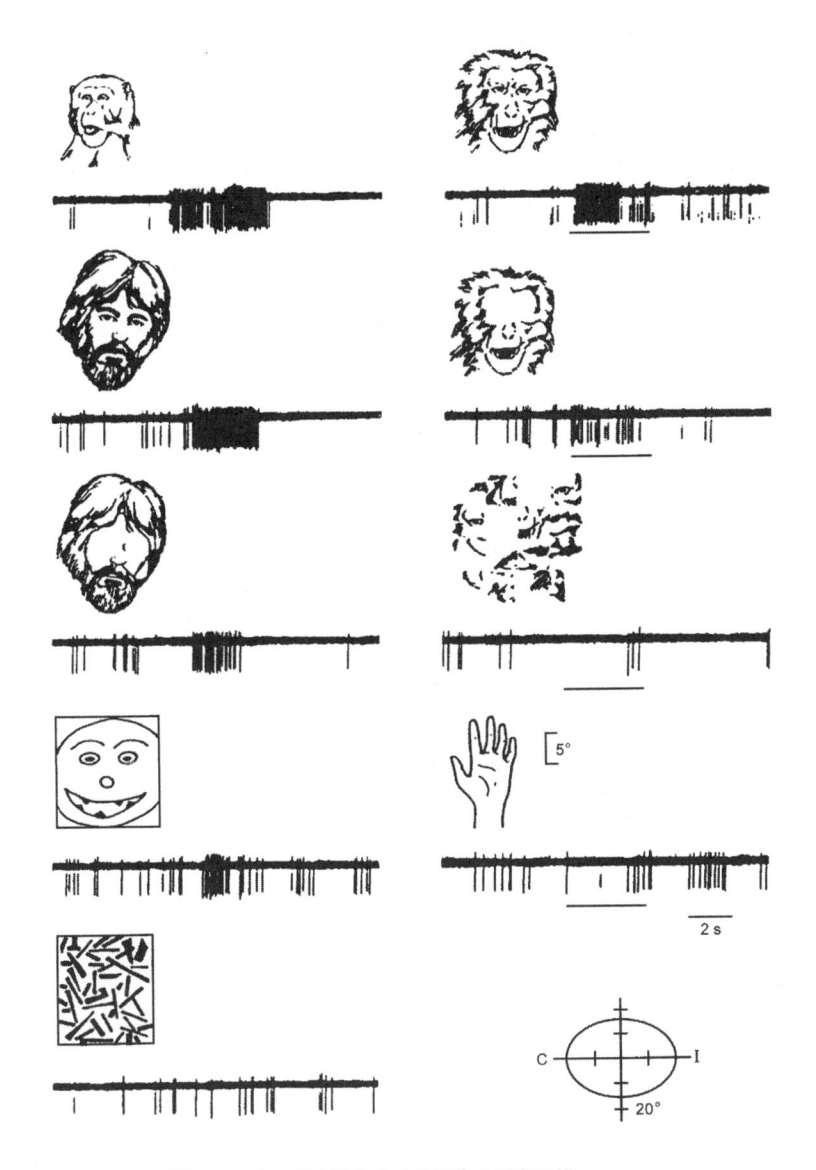

図4.5　サル上側頭回の、広い受容野を有する細胞の活動記録
最も強く反応するのは顔刺激（ヒト、サル）である。顔刺激から目を除去、あるいは顔の各部の配列を乱すと、反応は弱まる。マンガの顔への反応は中等度である。手や無意味模様にはほとんど反応しない（Bruce et al., 1981）。

131

I　形而上学

微小電極による細胞内記録

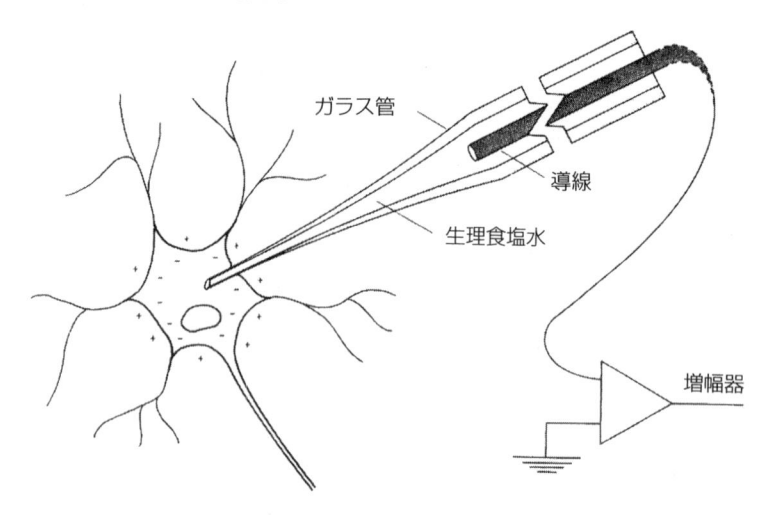

図 4.6　微小電極による細胞活動電位の記録
電極は直径 0.1 ミクロン以下のガラス管で、生理食塩水で満たされている。

人を対象にして画期的な実験を行った。この手術では、術前にけいれんの焦点の部位を確認して適切な切除範囲を決定するため、8 つの深部電極を中側頭葉に埋め込むのが定法である。この電極からの記録を両眼視抗争のときに取ったところ、視覚に関係する神経細胞のうち約 3 分の 2 が知覚そのものに反応し、知覚されない刺激に反応する神経細胞は皆無だということをクライマンらは示したのである。

　アカゲザルの視覚系は人間に似ているので、両眼視抗争の実験対象としては最適である。が、それでもサルの実験データの解釈には問題が残る。人間は言葉で「顔が見えています」と反応できるが、サルには言葉がないからである。

　この解決方法のひとつに、視覚刺激に応じてボタンを押すようにサルを訓練するという手法がある。顔なら左のボタン、太陽なら右のボタンというパターンである。正解すれば報酬を与える。いまのところ、言葉を持たないサルの主観的な体験を知るにはこの方法しかない。サルが正しくボタンを押せるようになった時点で、両眼視抗争の実験を行うのである（一方の目には顔、一方の目には太陽の視覚刺激を呈示する）。その結果、サルのボタンの押し

132

方から、サルの主観的知覚は人間と同様に、顔と太陽が、ほぼ1秒に1回交替すると結論されている。

しかしそれでも重大な疑問が残る。サルは確かに視覚を意識しているかもしれない。しかし、はたしてその意識に応じてボタンを押しているかどうかはわからない。人間の視覚実験で、被験者が単に推測だけで答えても好成績をとることがあることがわかっている。意識的な知覚なしでも偶然以上の成績がとれるのである。

さらに、訓練時のサルの成績は、急に向上するのではなく徐々に向上することも問題視されている。もしサルが、「そうか、わかった！顔が見えたらこのボタンを押せばいいんだ。太陽ならこっちのボタンだ」とある時に理解したとすれば、成績はある時点で急にほぼ完璧になるはずである。しかし実際には、サルの成績は日を重ねるにつれて向上していく。この学習曲線はラットのオペラント条件づけと類似している。つまり、主観的な視覚体験とは無関係に、STSの視覚野と運動皮質の間の連結が強まっていくという可能性が否定できないのである。

ではこの課題でサルが意識的な知覚認知を利用していることを示すにはどうしたらいいだろうか。ひとつは、反応条件を変えて成績を見るという方法がある。たとえば、ボタン押しの代わりにレバーなど別の反応で答えさせる。もしサルが本当に意識的な視覚認知を利用していれば、同じような成績が得られるはずである。あるいは、非常にやさしい試行で、正解しても報酬を出さなければ、サルは驚くはずである。以上は、人間の被験者を考えれば当然の反応であり、サルが本当に意識的な視覚認知を利用していれば同じことが観察されるはずである。今のところこの問題は棚上げせざるを得ないが、動物を使った意識の実験では、これは普遍的な問題であることを認めなければならない[10]。

どんな実験も完璧ではないから、常に懐疑的に見る人が存在する。そういう人は、動物の意識に関しては特に懐疑的である。たとえば、サルの実験の欠陥として、サルでは行動を観察することしかできないが、人間では言葉を使って話すことができることを指摘する。だから、サルは、いかなる条件下でも、意識を持つと考える理由はない、という結論になる[11]。この論理が大前提としていることは、言葉こそが意識を直接証明するものであって、ボタンを押すのでは意識があることの証明にならないということである。

しかし、言葉もひとつの行動にすぎないのだ。学習によって身につけたものにすぎないという意味で、言葉も行動である。サルに意識がないと決めつ

I 形而上学

ける立場の人は、仮にサルが言語行動を示したとしても、サルの言葉は人間の言葉と同じように意識されているものかどうかわからないと反論するだろう。チンパンジーのなかにはある程度の言語行動を示すものがある[12]。それに対しても「条件づけにすぎない」と反論する。こうなるとこれは絶対的懐疑論者である。

絶対的懐疑論では、サルどころか、そもそも人間に意識があるかどうかを知る方法もないということになる。それどころか、自分以外のものが存在することを知る方法もないし、自分自身についても、いまこの瞬間の直前に意識があったかどうかを知る方法もないということになる。さらには、現世が夢でないとか、世界は5分前に創られたのではないことの証明は不可能であるとする。化石も、記憶も、歴史書も、ローマの遺跡も、5分前に同時に創られたという主張に対し、反証を挙げることは不可能だというのである。それは確かにそうである。それでも、現実についての仮説として、これは常軌を逸していると言わざるを得ず、相手にする必要はないだろう[13]。

ただし、ある特定の実験に対する懐疑は別の問題で、それには答えなければならない。現在のところ、人間だけが意識を持つと考えることの明確な理由がない。したがって、サルと人間の脳の類似性から、サルは人間とそれほどは違わない視覚的意識を持っていると仮定するのは正しいと私は考える。決して信仰のように宣言するつもりはない。サルの視覚意識は人間と等しいなどと断言するつもりはない。これは作業仮説であって、実験を開始するための第一歩にすぎないのである。

両眼視抗争の実験

両眼視抗争と神経細胞の最初の実験は、1989年にロゴセーティス Nikos Logothetis とシャル Jeffrey Schall によって、上向きに動く格子と下向きに動く格子を刺激として行われた。どちら向きに動いている格子が見えているかに応じて別々のボタンを押すように訓練されたサルの、両眼視抗争条件における視覚皮質の MT（中側頭葉）の単一神経細胞の活動を記録するという実験であった。そして1997年には、視覚刺激として顔と太陽を用い、STS の活動を記録している。以下、「サルが顔を見ている」という記述は、「サルは顔を見たときに押すよう訓練されたほうのボタンを押す」ことを意味することにする。

結果は単純化すると以下のようになる。顔に反応することがすでに示されている神経細胞が5つ（N1、N2、N3、N4、N5）あったとしよう。両眼

4章　意識

　視抗争の実験では、より単純にするため、左の目には常に顔が呈示され、右の目には常に太陽が呈示されるとしよう。サルが太陽を見ていると意識している時、この5つの神経細胞の活動を調べてみると、顔の刺激が意識されていなくても、一部の細胞、たとえばN1とN2は活動するが、一部の細胞、たとえばN3とN4は活動しない。ここでの重要なポイントは以下の通りである。サルが顔を見ていると意識しているときに限って、N3とN4は反応するのである（そしてN1とN2は、意識されている・いないに関係なく、常に反応するのである）（図4.7）。そしてSTS全体では、顔細胞の約90%はN1やN2のように、顔刺激が意識されているときに限って反応し、残りの約10%は意識とは無関係に、顔刺激の存在に反応することが明らかになった。

　したがって、この90%の神経細胞は、視知覚（視覚的意識）に関連していると言える。しかし、「関連している」という意味は単純ではない。ある一定の長いタイムスケールでみれば、「関連している」というものの中には、視覚的意識に一致していないものも含まれている。視覚的意識の結果として、その神経細胞が活動しているのかもしれない。あるいは逆に、視覚的意識の前段階として活動しているのかもしれない。すなわち、顔知覚の意識を担っている神経活動そのものは別にあるのかもしれないのである。したがって、この実験によって大きな進歩が得られたことは確かであるが、過大解釈は慎まなければならない[14]。

　両眼視抗争の実験は少々複雑ではあるが、重要である。なぜなら、意識は科学的研究の対象にならないという凝り固まった考えを持つ哲学者に鮮烈なデータを突きつけているからである。正しい実験を行えば、単一神経細胞レベルであっても、視覚的意識に対応する神経活動の探究ができるのである。懐疑論者が何と言おうと、前進は可能なのだ。さらに、機能的MRIを用いた人間の脳研究の結果も、サルの単一神経細胞の実験結果に一致している[15]。実験を進めていけば、さらに実り多い地平が開けるはずである。

　同じような発想から行われた実験はいくつかあるが、いずれもロゴセーティスの結果を支持している。ひとつの例は「滝の錯覚」を利用したものである。流れ落ちる滝を数分間凝視してから、目を滝からそらすと、止まっている物が上向きに動いているように見えるという、昔から知られる有名な錯覚である。この時の被験者の脳の神経活動は、動いているものを見ているという意識（しかし実際には刺激は動いていない）そのものに対応してい

I 形而上学

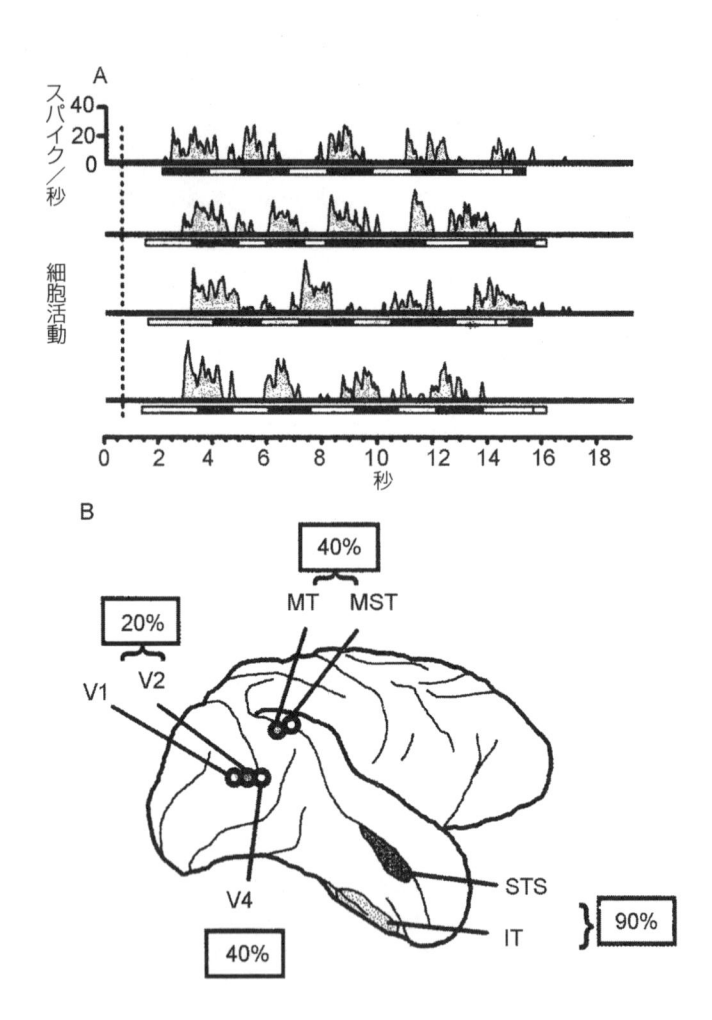

図4.7 両眼視抗争実験におけるサルの「顔細胞」の反応
顔が見えた時には右の、太陽が見えた時には左のレバーを押すようにサルを訓練する。
A；4本のx軸（0レベル）の下にサルが押しているレバーを示す（右のレバー、すなわち顔を知覚している時を黒で示す）。「顔細胞」の活動は、顔刺激知覚の直前から始まり、知覚終了の直前に終わっている。活動の持続時間は約1秒である。
B；脳の各領野における、特定の視覚刺激の知覚に反応する細胞の率。網膜から離れ高位になるほどこの率は高まる。
IT；下側頭葉　MT；中側頭葉　MST；中上側頭回　STS；上側頭回
(Leopold and Logothetis, 1999)

とになる。トーテル Roger Tootell は機能的 MRI を用いてこの実験を行い、予想にたがわず、元来動きに反応する領域である MT（中側頭葉）が、滝の錯覚の際に活動していることを見出した。もちろんこの実験でも、MT が意識を担っているのか、それとも意識の結果や前段階なのかは不明である[16]。

実際には刺激が存在しないのにもかかわらず、刺激の存在が意識されるものとして、幻覚という現象もある。網膜損傷や緑内障で正常な視覚が失われた患者の中には、非常に生き生きとした幻覚を見る者がいる。幻覚以外はまったく正常である。見える幻覚の内容は患者によって違う。アニメのような顔であったり、色鮮やかに輝く未来の自動車のようなものであったりする。

ロンドンのフィッチ Fytche の研究では、機能的 MRI 撮像中に、患者は幻覚が見え始めたら合図をするよう指示された[17]。これによって、幻覚体験中の脳の活動を見ることができる。結果は、幻覚が見えた時には視覚領域の腹側が活動していたが、一次視覚野（V1）はほとんど活動していなかった。もっと詳細に分析すると、色のついた幻覚を見ているときには、白黒の幻覚を見ているときに比べて、色に関係する脳の領域の活動が大きかった。また、顔の幻覚は、顔の認知に関連する領域である側頭葉下部（図4.8）の活動と関連していた。

このフィッチのデータは何を意味するのだろうか。このデータ単独ではもちろん謎を解くことはできない。しかし少なくとも両眼視抗争や滝の錯覚の実験データと一致しており、結果はいずれも一点に収束する。すなわち、視覚皮質のある一群の神経細胞が、視知覚の意識に関連しているということである。

さらに、呈示された視覚刺激が意識されている時と意識されていない時の

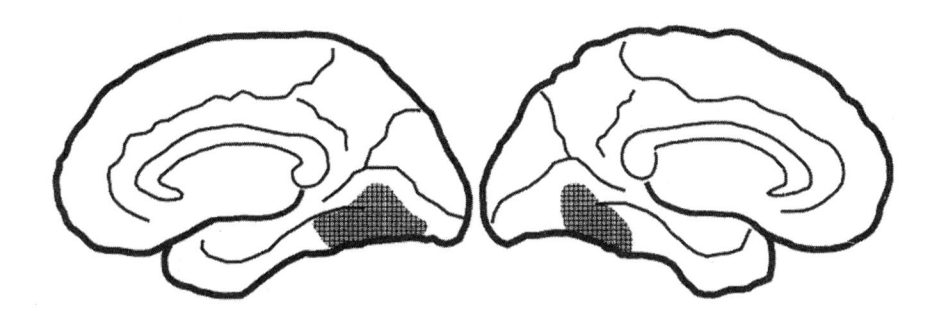

図 4.8 相貌失認の病巣（Hanna Damasio の好意による）

I 形而上学

脳活動を比較した機能的 MRI の研究がある。これは知覚されない刺激が、課題の成績に影響するという、かつてマルセル Anthony Marcel が行った有名な実験を利用したものである。図 4.9 のように、被検者に 10 ミリセコンドだけひとつの単語（bowl）を呈示し、直後にマスク刺激をかける。マスク刺激とは、図 4.9 右のように、その単語と同じ位置に重なり邪魔になる刺激である。このようにすると、被検者は単語を見たという意識がない。その直後に文字列が呈示され、それが単語か無意味な文字列かの判断をなるべく速く行うというのが被験者の課題である。その結果は、マスク刺激の直前に呈示されたのと同じ単語（図 4.9 では bowl）が呈示されたときには、反応時間が短いことが示された。すなわち、最初に呈示された単語が、意識下で入力されているのである。さらに、マスク刺激直前を大文字に、直後を小文字にしても（たとえば、BOWL と bowl）結果は同じだったことから、この意識下で入力された単語は、意味のレベルで処理されていることも示された。これがマルセルの実験結果である。

デハーン Dehaene は機能的 MRI でこのマルセルのパラダイムを用いた[18]。結果は、マスク刺激の条件においても紡錘状回（図 4.8）と中心前回に活動が認められた。この 2 つの部位は、文字や文章を読む時に活動することが知られている。デハーンの実験では、マスク刺激がない条件では、紡錘状回の活動はマスク刺激条件に比べて 12 倍強く活動し、さらに前頭前野の背外側にも活動が認められた。マスク刺激あり・なしの 2 つの条件による活動の差は、刺激が意識されていることに関連していると言える。特に注目されるのは前頭前野の背外側ということになろう。

これは実に巧妙な実験で、貴重なデータであると言える。しかし、解釈にあたってはいくつか注意が必要である。第一に、活動が増強している部位には何百万もの神経細胞が存在するので、ごく大まかな見当がついたとしか言

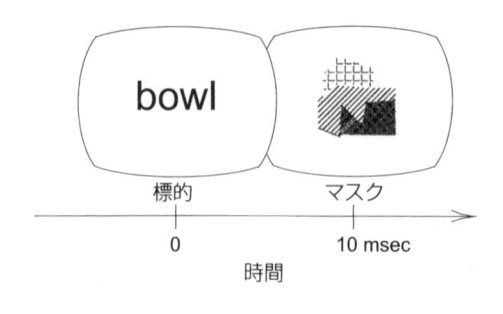

図 4.9 マスク刺激の実験
単語呈示の約 10 ミリセコンド後にマスク刺激（無意味模様）を呈示すると、被験者は主観的にはマスク刺激のみを知覚する。

えず、意識に関係する特定の神経細胞やその種類という意味では詳細な情報とは言い難い。第二に、次のような解釈も可能である。すなわち、紡錘状回の神経活動は、単語ともマスク刺激とも関連するが、後者は前者よりはるかに弱い（12分の1）。この解釈によれば、図4.9の実験は意識には関係がないということになる。

実験を行ったデハーンらも述べていることだが、マスク刺激の効果は視覚系におけるきわめて低次の段階に生じ、そこから高次のレベルに移行していくと考えられる。機能的MRIで示されたマスク刺激なし条件における強い活動が、関連する神経細胞の数の多さを反映しているのであれば、その関連は完全に無意識の段階のものという可能性も十分ある。したがって、マスク刺激なし条件で示された強い活動が、そのまま意識という活動に対応するとまでは言い切れないのである[19]。

逆投射と意識

神経系では、下位から上位、たとえばV1からV2にシグナルが伝わるというのが一般的だが、逆に上位から下位にもシグナルが伝わる。これを逆投射あるいはループ（再回帰経路とも呼ばれる）という。エーデルマン Gerald Edelman[20]は、この逆投射こそが意識を生成する神経回路であると長年主張してきた[21]。大脳皮質には、逆投射の神経細胞の数が、順方向に投射する神経細胞と同数か、それ以上あることがわかっている。たとえばV1から視床の外側膝状核への経路では、逆方向は順方向の10倍以上もある。また、大脳皮質以外をみても、逆投射は脳幹や脊髄にも、視床下部にもある。逆投射は神経系のいたるところにあるのだ。

逆投射が意識において特に重要であるとエーデルマンが考えたのはなぜだろうか。理由のひとつは、知覚というものは常に「分類」という要素を持っていることである。すなわち、「見る」ということは「あるものとして見る」ということにほかならない[22]。たとえば、図4.10の左下の写真を見てみよう。瞬時にしてこれは「悲しんでいる顔」であるとわかる。決して、(1)まず「顔」であると見て、(2)次の段階として「悲しんでいる」と見るわけではない。すなわち、「これは顔だな。この人の眉毛は両端が下がっているし、目にも力がない。口も‥‥ということは、そうか、悲しんでいるのだな」という順序で判断するわけではない。悲しんでいる顔は瞬時にしてそれとわかるのであって、顔の個々の部分をいちいち正確に判定してからわかるわけではないのだ。これは視覚だけではなく、あらゆる知覚に言えることである。たとえ

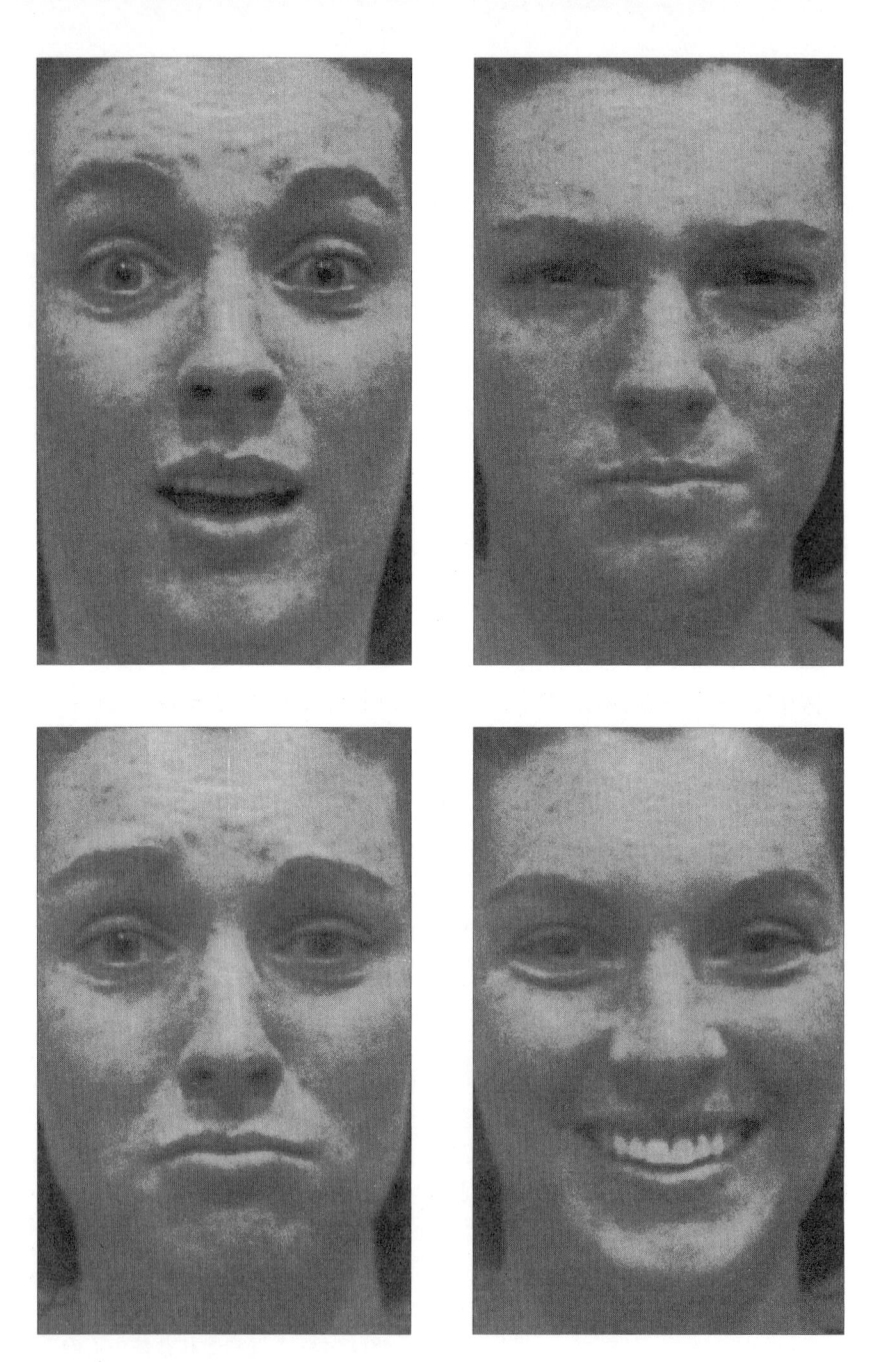

図4.10「恐怖」「怒り」「悲しみ」「幸せ」の表情
(Dailey, Cottrell, and Reilly の好意による。Copyright.2001 California Facial Expressions Database [CAFE])

ば臭いは大体が快か不快のどちらかである。腐った肉の臭いという体験そのものが、人間には不快で、コンドルには快なのである。腐った肉の臭いの感覚そのものを、臭いの不快感から切り離して2段階に知覚することは不可能である。

　快か不快か。情動を喚起するかどうか。記憶の中に関係したものがあるか。こういったことを、知覚系によって認知された知覚的な特徴と統合するためには、扁桃体や視床下部（いずれも情動や欲動に重要な構造）から、知覚系そのものへの逆投射が必須である。さらには、いわゆる高次の大脳皮質（たとえば前頭前野）から低次の皮質（たとえばV1）への逆投射も必須である。顔の知覚と、悲しいという表情の知覚が同時に行われるということは、情動にかかわる情報はどこかのレベルで視覚系に逆投射されているとしか考えようがない。順方向だけの投射しかない神経ネットワークでは、このような統合は不可能である。

　人工神経ネットワークの研究から、意識に関係する多くの機能、たとえば短期記憶、注意、知覚、意味などを、最も強力かつ効率的に扱うためには、逆投射が必要であることが明らかにされている。実際の脳内では、逆投射の機能はまだ正確には示されていない。技術的に非常に難しい問題があって、逆方向の投射の生理学はまだまだ進んでいないのだ。しかし人工神経ネットワークが逆方向の投射によって非常に強力なものとなるという事実、特に意識に関係した機能について非常に強力になるという事実は、実際の脳においても逆投射が重要であるという推定を強く支持するものである[23]。

　人間を被験者とした研究から、これを裏づけるデータも出てきている。たとえば、パスカル-レオーネ Pascual-Leone とウォルシュ Walsh の経頭蓋磁気刺激（Transcortical Magnetic Stimulation; TMS）による実験がある[24]。この実験の背景として、(1) 大脳皮質の視覚野V1を刺激すると被検者は光の明滅を視覚体験し、(2) 視覚野MTを刺激すると光の明滅の動きを視覚体験するという過去の実験データがある。そして解剖学的にはMTからV1への逆方向の投射経路が存在することが明らかにされている。そこで彼らは、MTとV1を同時に磁気刺激した。ただし、MTの刺激は十分な強度、すなわち明滅する光が動くという視覚体験が得られる強度で刺激し、一方、V1の刺激は弱い強度、すなわち明滅する光の視覚体験は得られないものの、MTからの逆投射は妨害する程度の強度で刺激した。もしMTからV1への逆方向の投射が、明滅する光の動きの視覚体験に必要なら、このような条件の強度で同時刺激を行えば、光の動きは視覚体験されないはずである。そして結

I　形而上学

果はまさにその通りだった。被検者は明滅する光を視覚体験したが、動きは視覚体験しなかったのである。

　これは、意識とは逆投射によるものであることが見事に示された実験のように見える。しかし、楽観論の熱情は、懐疑的な問いによって冷まさなければならないのが常である。この実験で最大の問題は、TMSによる磁気刺激の影響が、皮質・皮質下のどの範囲まで及ぶのかがまだ正確にはわかっていないということである。さらに、脳の解剖学からくる問題もある。V1は、アカゲザルでは脳の背側の表面に位置しているが、人間では後頭葉の内側面に位置している（図4.11）。したがって、TMSで人間のV1を刺激すると、同時に背側の領域も刺激してしまうことになる。そこからの経路もV1やV2に影響すると考えられる。これによって実験データは混乱しているという危惧があるのだ。

　いずれにせよ、たとえ逆投射が意識のための必要条件だとしても、十分条件でないことは明らかである。逆投射は、脊髄のような、系統発生的に古い脳の部位にもある。また、麻酔下や、深睡眠や、昏睡でも逆投射の一部は活動しているので、逆投射が意識と一対一で対応しているとは考えられない。すると、視覚刺激の意識に関係している逆投射は、大脳皮質のある一部ということになる。逆投射と意識の関係については、まだまだ解明すべきことが残されている。

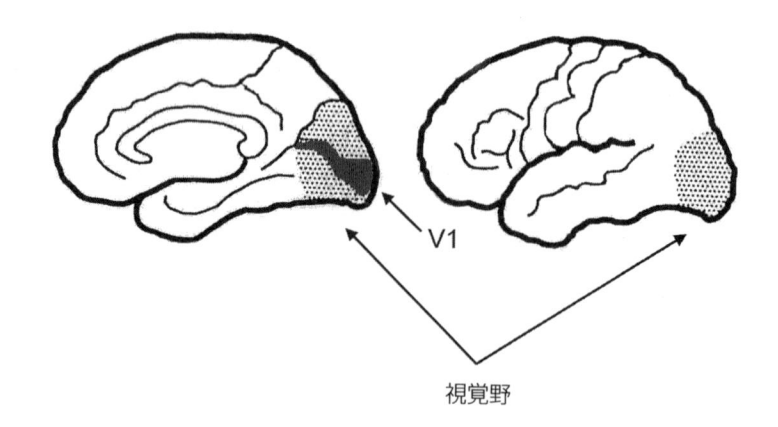

図4.11　ヒトV1の位置
左は脳の内側面、右は外側面（Hanna Damasioの好意による）。

4章　意識

仮説を絞りこむ

　意識に対応する神経活動を解明するためには、実験をデザインしていくことはもちろん大切であるが、それに加えて、これまでのデータを総合的に検討し、仮説を絞りこんでいくことも大切である。それによって、意識の概念が変わっていくからである。
　フランシス・クリックとクリストフ・コッホによれば、これまでの実験データを総合すると、意識に対応する神経活動に関する逆投射以外の知見として以下のようなものが挙げられる[25]。

* 意識に関連する神経細胞は、局所の集団ではなく、空間的に広く分布している。そして、特定の意識（たとえば、リンカーンの顔を見ているという知覚）が持続する時間だけ一時的に「協力関係」を作っている。個々の神経細胞はこの協力関係のある一端を担っているが、その同じ神経細胞は、別の時には人間の手の知覚、また別の時には犬の顔の知覚に対応する別の協力関係の一端を担っている。

* 上記の神経細胞集団の活動がある一定の閾値に達することで、知覚しているという意識が生まれると思われる。

* 相互に連結した神経細胞の活動の同期によって上記の協力関係が生じるのが普通である。そしてこの活動の同期が、個々の神経細胞の活動を高める。

* 知覚しているという意識に関係する神経細胞の活動が閾値を超えた時、その持続時間は短いが、一定の長さを持っている（たとえば、100ミリセコンド以上だが、1分には達しないというように）。

* 注意という認知機能によって、どの神経細胞の活動が高まって閾値に達するかが決まるのであろう。

* ある視覚現象の意識について考えてみる。たとえばリンカーンの顔を見ているという意識においては、背景の一部として活動する神経細胞の集団と、意識経験そのものとして活動する神経細胞の集団がある。後者をクリックとコッホは「節」と呼んだ。前者は「背景活動」で、ここに含まれるのは、たとえば顔は頭部の前面にあるはずだという予期である。さらには種々の暗黙の知である。たとえば、もしリンカーンがオーストラリアに生まれていたら、アメリカの大統領にはならなかったというようなことである。この他、さまざまな連想や推論も含まれる。たとえば南北戦争の連想である。推論の例としては、「リンカーンは1864年にアメリカの大統領であった」

143

I　形而上学

ということから、「リンカーンは現在のアメリカの大統領ではない」という結論を出すことなどが挙げられる。

* 意識されるものによって別々の「節」があるので、常にどの瞬間においても、その「節」同士の競合があると考えられる。たとえば、テレビに集中していれば、外の芝刈りの音は聞こえない。この時、聴覚系の「節」の神経細胞は、テレビの番組に対応する視覚系の「節」との競合に敗れたのである。

　上記の項目を総合すれば、意識に対応する神経活動を知る第一歩になるはずである。そして実験を行い、その結果に基づいて項目を取捨選択しつつ、意識の本質に近づいていく。理論という土台があることで、実験の方向が定まるのである。たとえ上記の項目のどれひとつ意識の説明にならないことがわかったとしても、そこまでの研究過程から、意識のメカニズムについて多くのことが得られるはずである。意識に対応する神経活動の解明はそれ自体確かに重要だが、最終的な目標は、意識のメカニズムなのである。

意識に対応する神経活動についての方法論

　意識に対応する神経活動があることは、これまで行われた実験データから明らかである。それでも私は、このデータの解釈には慎重であるべきだと考えている。その理由は、すでに述べたように、意識と神経活動に対応関係が証明された場合、そこには次の5つの解釈が可能だからである。

(1) その神経活動は意識の背景にすぎない。
(2) その神経活動は意識を生じさせる原因の一部である。
(3) その神経活動は意識が生じた結果の一部である。
(4) その神経活動は意識と並行しているが、直接の関係はない。
(5) その神経活動と意識が一致する。

　意識の科学的解明のためには、上記の(5)を支持するデータが必要である。単にある神経活動と意識が関連しているということが証明されただけでは、(1)から(4)の可能性を否定できない。もちろん、ある事象Xがある現象Yと関連することが示されれば、それはそれで意味がある。XとYの関係を追究する価値があるといえるからである。逆に、ある事象Zがある現象Yと関連がないことが示されれば、それはそれで別の意味がある。ZとYの関係を追究する価値はないといえるからである。

　何であれ、2つの現象に関連があるということを決定するには、条件をい

4章　意識

ろいろ変えて検証しなければならない。意識に関して言えば、覚醒している被検者が何かを見ていると自覚している時に、ある特定の大脳皮質が活動していることを機能的MRIで示しただけでは不十分である。覚醒していない被検者のデータも必要なのである。たとえば、その特定の大脳皮質は、昏睡や植物状態や全身麻酔下の被検者の目の前に何かを呈示した時にも活動しているのかしていないのか。これは無意味な問いのように思えるかもしれないが、そうではない。たとえ覚醒していなくても、大脳皮質のさまざまの部位が外的刺激に対して反応することは神経科学では常識に属する事実なのである。たとえば植物状態の患者には意識があるという証拠は見出せないし、家族が目の前にいても何の反応もないように見えるが、家族の顔を目の前に呈示されると、脳のいわゆる「顔領野」が、健常者と同じように活動することが示されている[26]。ダマジオは鋭く指摘している。このようなデータは、視覚野の神経細胞が視覚的意識を生み出しているのではないという証拠である。視覚野の神経細胞の活動は、視覚刺激に単に対応しているにすぎない。それが見えていると自覚されるためには、被検者に「意識がある」ことが必要なのである。

　これは一例にすぎないが、いずれにせよ、比較的単純な事例を対象にした実験で関連ありというデータが出されても、複雑な事例での実験を加えない限りは、何の結論も導けないのである。

　しかし、もっと根の深い問題がある。先にも触れたことであるが、意識の神経基盤を捉えることができても、それが意識の神経基盤だということが容易にはわからないという問題である。何かを見ているという意識と、常に関連し、かつ関連する唯一の神経活動が存在するという推定はおそらく正しいであろう。そうした神経活動が発見できれば、それこそが意識だということができる。とはいうものの、ここでの「発見」は非常に間接的な方法に頼らざるをえない。実際には発見できているのにそれと気づかないかもしれないのである。すなわち、単に捉えられただけではその価値がわからず、脳の機能についての総合的な理論というレンズを通して見た時にはじめて、意識と一対一に対応する神経活動であることがわかるということである。

　他の分野の例で説明しよう。19世紀当時、光の本質は謎の中の謎だった。物理学者がこの謎に挑む。光に対応する微細な物質を発見しようと努力する。光と、常に関連し、そして関連する唯一の物質を発見すればいいのである。それこそが光であると言える。これは、意識に対応する神経活動を発見しよ

I　形而上学

うと努力する現代の歩みと同質である。

　現代に生きるわれわれはマックスウェル Maxwell の電磁波の理論により、光の本質は抽象的で目には見えないものであることを知っている。すなわち、マックスウェルは、光を定義する式は、ラジオ波や、エックス線や、その他の電磁現象を定義する式と完全に一致することを解明した。マックスウェルの結論は、光は電磁波のひとつにすぎないということだった。これは正しい。しかし、目に見えることだけを追求していたら、この結論にたどり着くことは全く不可能である。深い、目に見えないものを通してはじめて、光が解明されたのである。

　さてここで考えてみよう。マックスウェル物理学を知らない19世紀の物理学者は、実験データを深く検討すれば、光と放射線の本質は同じものであるという結論にたどり着くことができただろうか。おそらくできなかっただろう。というのは、電磁波という概念がなければ、光の本質も放射線の本質も理解されえないからである。そもそも光が電磁波であるという発想が浮かぶはずがない。エックス線や、ガンマ線に至っては、存在することさえ思い浮かばない（図版1、本書 p.174 以降）。

　別の例を考えてみよう。酸素についてのラボアジェ Lavosier の発見以前の時代に、錆びや、代謝や、燃焼が、どれも同じ物理現象であって、しかし太陽光や稲妻は別のものであることを、どうやって知ることができるだろうか。仮にそれを思いついたとしても、証明の手段がない。

　光のメカニズムの解明のためには、マックスウェルの電磁波の理論が必要であった。燃焼のメカニズムの解明のためには、ラボアジェの酸化の理論が必要であった。意識のメカニズムの解明のためにも、マックスウェルやラボアジェの理論に相当するような脳についての新しい理論が必要かもしれない。しかし、それはまだない。

　私は意識に対応する神経活動を探すことが徒労だと言っているわけではない。逆である。意識の神経生物学的研究がようやく始まった今こそが、慎重の上に慎重を重ねて方法論を選ぶべき時なのである。そして方法論につきまとう陥穽も認識しなければならない。その陥穽とは単にテクニック的なことだけではなく、脳の働きについての理論的枠組みがまだ確立していないことにも深く関係しているのである[27]。

　両眼視抗争をはじめとする実験が重要なのは、それによって意識の探究の扉が開かれたからである。1980年頃にはこの種の実験は理論上のものにすぎなかったのだが、それでも非常に魅力的に見えた。少なくとも、研究者は

触発されて、実験デザインの改善に改善を重ねていった。しかし忘れてならないことは、ここまで挙げてきた実験の底に流れるものは共通しているが、それが絶対に正しいとされているわけではないことである。どの実験も主として大脳皮質に焦点を当て、視覚系に着目している。このように焦点を絞り込むことの利点は、別々に行われた実験の結果を総合して結論に向かうことができることである。

しかし、視覚系が本当に意識の科学的研究に最適かどうかはわからないのである。嗅覚系や体性感覚系の方が、実はより直接的で、より簡明なのかもしれない。あるいは常識を覆して、意識と直接関連するのは皮質の神経細胞ではないのかもしれない。皮質以外、すなわち、脳幹や、視床や、視床下部などの神経細胞の活動かもしれない[28]。皮質下の神経活動の方が、時間的には皮質の神経活動より先に生じることはよく知られている。皮質下の活動にはそれ以上の意味があるのだろうか。これについては次の1.4で論じる。

1.4 間接的なアプローチ

注意、短期記憶、自伝的記憶、自己表象、知覚、表象、思考、意味、覚醒、自己言及。いずれも、意識と何らかの形で結びついているように見える。ということは、これらひとつひとつ、そして相互の関係についての神経生物学的なメカニズムが理解されれば、意識とは何かということが透けて見えてくるであろう。これが間接的アプローチの主眼である。

つまり、脳の機能一般についてのより深い理解が、意識の理解につながるという考え方である。間接的アプローチという呼び方は、意識に直接はアプローチしないという意味からきている。間接的アプローチで意識に迫るには、脳の大部分の機能が理解されることが前提になるので、直接的アプローチに比べると、実を結ぶまでには長い期間を要する。

上に羅列した機能のうちのどれかひとつが「意識」であると言えるのだろうか。たとえば意識と覚醒の関係はどうか。似ているが同義ではない。覚醒していても意識されないものはいくつもある。たとえば、眼球のサッケード運動は意識されない。注意を向けていないものも意識されない。自分の舌の動きは、そこに注意を向けていなければ意識されない。マスクされた刺激や知覚の閾値以下の刺激も意識されない。逆に、覚醒していなくても意識されるものとして、夢がある。意識と覚醒が同義でないことは明らかである。

では意識と注意は同義だろうか[29]。これもおそらく違う。何かを意識する

I　形而上学

　時は、確かにそれに注意が向く。つまり意識と注意の関係は密接ではあるが、このように、注意を向けて、意識される、という2段階があるということからも、注意と意識は同義ではないことが明らかである。実際、無意識の注意というものもある。周辺視野で何かが動いていれば、そこに無意識に注意が向けられる。これを「ボトムアップ」の注意という。

　また、文章を読むという行為の分析からも、注意と意識が同一ではないことが示されている[30]。文章を読むとき、目は文章の上をスムースに動いているようだが、実際にはそうではなく、チャンクと呼ばれるある一定のまとまりごとにジャンプしていく。チャンクのサイズは英語では約17文字である。そして、チャンクの中のもっとも重要な単語が中心窩の位置に自動的に入る。たとえば、図4.12で、shows the nature がチャンクとしてとらえられている時、中心窩に入るのは shows である。つまり、眼球運動は決まりきった一定の動きをしているのではなく、刺激の特性に応じて柔軟に動いているのである。眼球は、文章の上を動いては止まることを繰り返している。そして止まるたびに、眼球がとらえた中心となる部分を読む。中心窩の位置に入った文章が、意識されている部分である。そうしている間に、注意は文章中の次の部分にシフトする[31]。そして周辺視野の中で、次に中心となるべき適切な部位が選択される。そしてまた眼球が次の動きをし、文章の次の部分が意識されるのである。文章を読む時にはこのように無意識のまま注意のシフトが行われている。

　注意に関しては、同じような例はいくつも挙げることができる。たとえば、テニスをしたり、スピーチをしたり、問題を解いたりする際に、周りの騒音に注意が向いてしまうと、うまくいかない。しかし、その対策として、まず騒音に意識的に注意を向け、それを意識的に抑制しようとしても、これは徒労である。したがって、抑制ということも注意という機能のひとつだとすれ

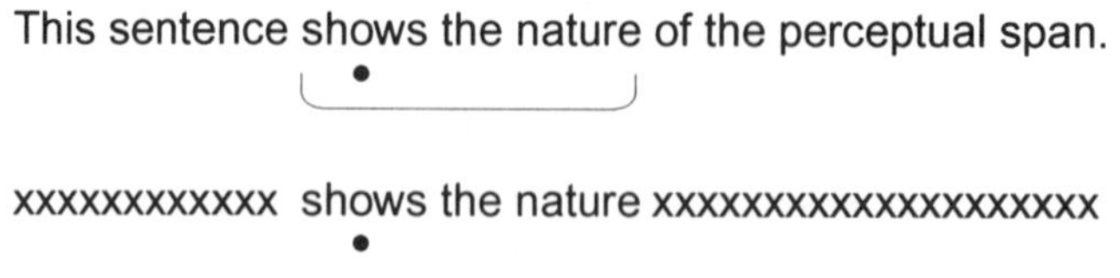

This sentence shows the nature of the perceptual span.

xxxxxxxxxxxxx shows the nature xxxxxxxxxxxxxxxxxxxxx

図4.12
文章を読む際の注意のスパンをチャンクという。チャンクの中の最も重要な単語が中心窩に入る。この例では shows the nature がチャンクで、shows が中心窩に入る。チャンクは次々に移動するが、本人には意識されない（John Henderson の好意による）。

ば、それは無意識になされている考えられる。

　もっと重要なポイントは、現在「注意」と呼ばれている現象について、まだまだわかっていないことがあるということかもしれない。たとえば、注意の中の各要素について、それぞれ別の神経伝達物質が関与しているらしい。覚醒にはノルアドレナリンが、何かに注意を向けることにはアセチルコリンが、刺激の抑制にはドーパミンが、というような形であるが、詳細は不明である。また、注意という機能の計算論的構成についてもまだよくわかっていないのである。

掲示板としての意識

　意識という機能があることによって、生体にはどんな利点があるのだろうか[32]。まず言えるのは、知覚や想像や推論や運動コントロールなどの柔軟性が非常に大きくなるということである。そして少なくとも人間においては、意識という機能によって、自分の経験を他者に報告することができるようになっている。これらは意識の大きな利点である。たとえば触覚や痛みの意識がなかったら、痛いということを他人に伝えることができない。また、運動コントロールがすべて無意識的なものだけであれば、運動のほとんどは反射にすぎなくなるであろう。

　こうした柔軟性のためには、意識という機能が必要である。脳の機能としての意識とは、どのような形をとっているのだろうか。脳内にあるもののうち、意識されるものは、意識されないものに比べて、より広くアクセス可能というのがひとつの説明である。したがって、柔軟性がある認知機能は、情報の脳内分布が広いと言い換えることができる。したがって、情報がいかに広くアクセス可能かということが理解できれば、意識の神経生物学の理解につながる。デネット Dennett はこの考えをもっと強い言葉を用いて提唱している。「全方向にアクセス可能であること、それこそが意識である」とデネットは断言しているのである[33]。

　バース Baars はさらにこの概念を発展させ、「意識の掲示板モデル」を提唱した[34]。その要点は、意識されているものとは、いわば公開されていて誰でもアクセス可能な情報のようなものであるということである。ここでいう「誰でも」とは、個々の認知機能を人にたとえた表現である。つまり、知覚的なカテゴリー化や、運動コントロールや、計画や、決定や、長期記憶の再生のようなさまざまな機能が、そこにアクセスし使用することができるということである。掲示板は、誰もが必要に応じて情報にアクセスし読むことが

I　形而上学

できるだけでなく、読んだ人がまた情報をのせることができる。のせられない情報が無意識にあたる。バースの主張は、意識に対応する神経細胞は、情報という側面から言えば、掲示板のようなものだということである。

　バースはこの掲示板の比喩の限界は十分に承知していた。比喩は比喩でしかなく、最終的には比喩から離れて神経科学の言葉で説明されなければならない。すなわち、実際に脳に存在する回路、実際に脳に存在する神経細胞、実際に脳に存在する活動によって説明されなければならない。バースは、脳幹に存在する網様体賦活系が意識の鍵を握っていると推測している。この系は、何かに注意を向けることと覚醒に重要な役割を果たしていることがわかっている。この網様体賦活系が、どの情報がいかなるときに掲示板にのせられるかを決めるうえできわめて重要だというのがバースの推測である。また、視床は皮質に膨大な投射を持っているので、これが掲示板公開のメカニズムの鍵であろうという。バースのこの推測は漠然としたものだが、議論を多少は検証可能なものに近づけることができる。しかし、「全方向性のアクセス」とは、神経科学的には具体的にはどういう意味かという困難な問題が残っている。

　脳は、シグナルを出し、そして受け取っている。受け取るという面に着目すると、脳の仕事はアクセスである。アクセスは神経系のいたるところに形を変えて存在する。しかし、アクセスとは、神経生物学的にどういう意味なのだろうか。

　まず細胞同士の関係で考えてみよう。神経細胞 b が神経細胞 a の情報にアクセスできるという場合、それは神経細胞 a の活動が神経細胞 b の活動を引き起こすということである。その結果として情報が a から b に伝わるのである。大雑把な言い方だが、神経系の情報の本質がまだ正確には理解されていない現段階においてはこれが相場である[35]。この言い方に従えば、網膜のガングリオン細胞は視床の神経細胞にアクセスできるが脊髄の神経細胞にはアクセスできないと言うことができる。さらに、運動野の神経細胞が運動の命令を出し、赤核や小脳や基底核や脊髄の神経細胞がそれにアクセスするという言い方もできる。

　では全方向性のアクセスとは、神経学的にはどういう意味になるだろうか。もっとも、ここで「全方向性」というのは、文字通り全方向性という意味ではない。脳内の神経細胞の結合は、実際には限られているからである。つまり実際には「全」ではなく、非常に多方向にアクセス可能という意味になる。

4章 意識

そのためには、掲示板に関わる細胞の条件として、長い軸索を持っていなければならないことになる。これは長距離神経細胞と呼ばれ、頭頂葉、帯状回、背外側前頭前野、上部側頭葉に存在する（図4.13）。これらの軸索の長い神経細胞の活動が高まると、そこに結合している神経細胞の一群に情報がアクセス可能になると考えられる。たとえば視覚系の細胞にアクセス可能になれば、見えているという意識が生まれるのである。以上は掲示板モデルを神経細胞の構造にきれいに結びつけた説明だが、まずは常の通り、この仮説を批判的に検討してみよう。

第一に、意識に関連するのは、情報を送るほうの神経細胞なのか、受け取るほうの神経細胞なのか、あるいは両方なのかということがまだ明らかでない。

第二に、長い軸索を持った神経細胞は、特定の部位だけに存在するものではない。長い軸索を持ち、かつ、結合する神経細胞の数が非常に多い神経細胞も、特定の部位だけに存在するものではない。運動野にも前運動野にもあ

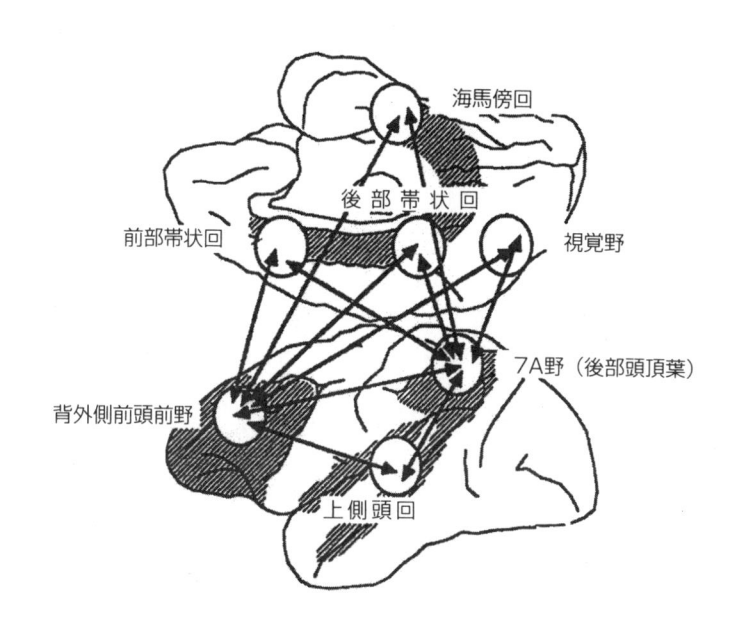

図4.13 「全方向アクセス」にかかわるサルの頭頂葉と前頭前野の関係
上段は内側面（反転）、下段は外側面。斜線部は視床枕核からの投射を受けている。視床枕核は、V1や上丘からの投射を受けている。図示したもののほかに、背外側前頭前野や頭頂葉からの線条体、前障、視床、網様体への投射がある（Goldman-Rakic, 1988）。

る。さらには視床や扁桃体や脳幹にもある。ほとんどあらゆる部位にある（図 4.14）。したがって、長い軸索を持つという構造的な特徴が、意識にそのまま対応する条件であるとは到底思えない。

そこで、違った角度からアプローチしてみる。構造だけでなく機能の条件もあわせて考えれば、道が開けるかもしれない。意識という機能の恩恵を強く受ける認知機能は何か、すなわち意識があることでより柔軟になり、より洗練される認知機能とは何かをまず考えてみる。そこから逆にたどることが端緒になりそうである。たとえば、注意や努力や意図といった認知機能は、昏睡や睡眠、あるいは閾値以下の刺激に対しては大きく損なわれるから、これらに関わる神経細胞が、意識に対応する全方向性アクセス細胞であるという仮説を立てることができる。この仮説を証明しようとして行われた研究は膨大にある。注意、作動記憶、意識的な知覚を要する課題遂行などに関連する脳の活動部位が、脳損傷者、機能的 MRI、脳波、サルの単一神経細胞などで研究され、図 4.13 に示された神経連絡の実在を強く示唆している。

以上から、意識の全方向性アクセス仮説と、それを図 4.13 の構造が支えるという仮説は有望のようである。しかしここで、反証となるデータをあえて探してみよう。つまり、構造と機能の両方をあわせて考えると、全方向性アクセス細胞の有力候補でありながら、実際にはそうはみなせないような例を探すのである。

その例として、再度、眼球運動を考えてみよう。第一に、眼球運動のシグナルは広く分布している。つまり広くアクセス可能である。前頭眼野の神経細胞は、橋・前頭前野・頭頂葉・基底核に投射しているので、長い軸索を持っている。したがって、構造としての条件は満たしていることも、全方向アクセス細胞の候補として有力な事実である。第二に、前頭眼野の神経細胞の活動によって強まるのは、見るという能力、意志決定、技能の学習などである。眼球運動の情報が重要なのは、頭を動かしたり、姿勢を直したり、全身を動かしたり、人によっては鼻や耳を動かしたりする時である。前述のように、昏睡や植物状態の患者の行動の柔軟性は強く損なわれており、同時に視覚的スキャンも損なわれている。目が開いていても開いていなくてもこれは同じことである。したがって、機能的基準も満たされている。以上より、眼球運動にかかわる細胞は、構造的にも機能的にも、バースの掲示板モデルにかかわる神経細胞の条件を満たしていることになる。

ところがここで問題となるのは、人は眼球運動を無意識に行っていることである。人は眼球を意識して動かすということはまずない。眼科で検査を受

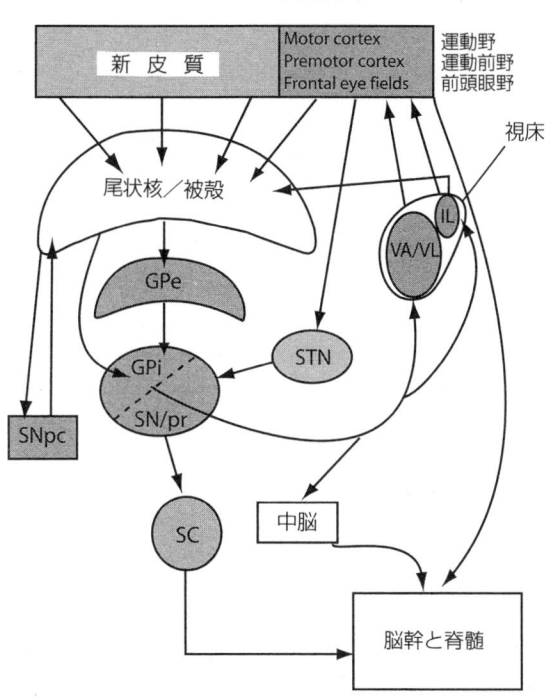

4章 意識

図4.14 運動系を構成する神経経路
Gpe；淡蒼球　Gpi；淡蒼球内節　IL；視床髄板内核　SC；上丘　SNpc；黒質緻密部　SNpr；黒質網様部　STN；視床下核　VA/VL；視床前核／視床腹外側核
(Zigmond et al., 1999)

けるという特殊な状況以外、私は眼球の動きを意識したことはない。したがって、眼球運動とそれを支える前頭眼野の神経細胞は、全方向アクセス細胞の構造・機能の両方の条件を満たしているのにもかかわらず、意識には関わっていないので、これまでの議論の有力な反証ということになる。全方向アクセス細胞の条件をもっと科学的に厳密にして検討すれば、また違った結論になるかもしれないが、その具体的な方法はまだ全くわからない。

　残念ながら、意識の掲示板モデルを洗練していくと、実際の神経系に近づくというよりむしろ遠ざかっていくようである。振り返って、デネットの説、「全方向にアクセス可能ということこそが意識である」を考えると、どうも

153

I 形而上学

ここからして怪しいものがある。デネットは、動物には言語がないから、意識はないという立場をとっているので、彼のいう全方向アクセス可能とは、常に言語との関連で理解しなければならないのである[36]。

さらに、掲示板仮説の原点に関わる2つの厄介な問題がある。第一は、この仮説の説得力の原動力は、文字通り掲示板（ウェブサイトを含む）との類似性だが、これは神経細胞とは直接関係のない世界だということである。比喩のなかでの理解にすぎないのだ。この比喩は本当に脳にあてはまるのだろうか。比喩というものには、実際よりよくわかったと思わせる誘惑がある。掲示板の比喩を追究すればするほど、事実が曖昧になってくることは否めない。つまり、現在のところ、全方向アクセスとは神経生物学のレベルでは何を意味しているかが明らかでないという事実が、どんどん置き去りにされてしまうのである。

第二に、比喩には魅力があるため、比喩に一致するデータを強調し、一致しないデータを無視するという傾向を呼ぶ[37]。たとえば、熱のカロリック理論、天国についてのプトレマイオスの理論など、歴史を振り返れば、枚挙に暇がない。ポパー Karl Popper の有名な言葉がある。「仮説に一致するデータを得るのは容易である。けれども、それが厳しい検証に耐えるかどうかということの方が重要である」。仮説を支持するデータが見つかった時には、反論の渦巻くなかに踏み込んで行かなければならない。そして、その仮説が本当に厳しい検証に耐えるかどうかを見なければならない[38]。

以上、掲示板モデルについて、後半は批判ばかりしてきたが、この仮説は検証に値する強力なものであることを最後に強調しておきたい。それどころか、脳と意識の関係についての仮説の中で、掲示板モデルは最も有力なのである。この仮説の真価は、データという地にしっかりと足がついていることである。ここ何年かのうちに、この仮説が厳しい検証を受け、同時にこの仮説を支持するデータが集められていくであろう。動物の意識について語ることに意味がないといくらデネットが主張しても、今後もずっと動物実験の重要性は揺るがないだろう。認知機能に関するあらゆる研究と同様に、この仮説も神経生物学と十分密接につながるまでには、時間が必要である。

自己、主観、意識

神経細胞のレベルではなく、システムのレベルで意識の問題に挑んでいる代表的な研究者が、ダマジオ Antonio Damasio である。ダマジオの研究の出発点は、意識とは高次の自己表象から生まれるという考え方である[39]。こ

4 章　意識

の背景として、3 章の議論を思い出してみよう（本書 p.67-85）。そこで強調されていたのは、認知機能の進化の基盤は、ひとつは内的な調節であり、もうひとつは知覚と運動の協調だということであった。この 2 つがあってはじめて、神経系は目標の優先順位を決め、行動の決定をし、関連する知覚内容の評価をするのである。3 章では内的モデルという言葉を用いた。それがエミュレーターである。エミュレーターとは、自己表象の能力の概念で、環境に対応した身体の内的表象を示すものであった。

　意識と自己表象をつなぐものは何だろうか。ダマジオは進化論的に説明している。神経系は、どんなに原始的な生物でも、生体の内外を表象する内的モデルを形成しているということができる。この内的モデルは、環境に適合するという必要性により洗練度が高まっていき[40]、そして進化のどこかの段階で、内的モデルそのものを表象する新しい神経回路が生まれた。すなわち、その神経回路によって、生体の現在の知覚や情動の状態を、生体そのものの状態として表象することができるようになった。これが意識である。さらに最も重要な点は、内と外の関係を表象することができるようになったことであった[41]。

　実例を挙げてみる。サボテンを踏んだとしよう。そのとき神経系で生じた現象のうち、一部を内的なものとして脳はとらえる（たとえば、足の痛みを自分の痛みであるととらえる）。そして一部は外界のものとして脳はとらえる（たとえば、サボテンの視覚像は、外界のものであるととらえる）。さらに脳は、両者の関係もとらえる。脳は、外的なものを見て（サボテン）、それが内的な状態（痛み）の原因であるとし、痛みを避けるためにサボテンとの接触を避けるように自分の体をコントロールする。視覚的に認知された特性（緑色、トゲがある）は、サボテンの特性としてとらえる。一方、痛みの特性は自分に属するものとしてとらえる。便宜上、このような内的・外的の関係の表象を、メタ表象と呼ぶことにする。より高次の表象であり、低次の表象間の関係についてのものだからである。この、より豊富な神経構築によって、第二の評価構造と第二の計画・予測構造が可能になるのである。

　メタレベルの表象能力を持っていることは生存に有利である。単純に言えば、行動の選択肢を評価する能力が豊かになるからである[42]。そして、行動の優先順位を決め、最も効率の良い行動をとることができる。こうした理路整然とした統合力に優れた脳を持っている生物は、そうでない生物に比べて、次世代に子孫を残す率が高くなる。メタ表象の能力が豊かな生物は、自らの身体イメージを操作する能力がきわめて高くなる。その結果、問題解決や、

I　形而上学

衝動コントロールや、長期計画の立案や、知識の応用力などが高まる。端的に言えば、メタ表象の能力を持っている方が賢い生物なのである。

　メタ表象的な統合が、なぜ意識の基礎であると言えるのだろうか。その前に、コンピューターに意識はないのに、メタ表象は可能であることをどう説明するのか。私の理解する限りでは、ダマジオは次のように考えている。第一に、意識について考える前提として、何かある感覚を意識するというのは、その感覚にスポットライトをあてるようなものだとつい考えがちだが、それは誤りである。たとえば痛みをとってみよう。痛みを意識した時、その痛みにスポットライトがあてられ、意識にのぼるようになるというような直感的解釈は誤りである。この比喩が理解に忍び込むと、神秘主義に向かうことになる。言うまでもなく、痛みを自覚することと自覚しないこととは、神経生物学的に異なる現象である。しかしこの相違は、言葉の上でも比喩の上でも、スポットライトのようなものが痛みを照らすというようなものではないのだ。この相違は実際にはシステムのレベルでの相違である。広く分布した神経細胞の活動の相違である。

　第二に、メタ表象そのものが意識を生むというわけではない。意識に関連するメタ表象は、自己帰属（この痛みは私の痛みだ）、自己表象（ある観点を持つ）、自己コントロール（食べるのを我慢する）、内外の関係の認知（「私はそれを食べることができる」あるいは「それは痛い」）などの複合したものである。

　第三に、意識という体験は、いわば統合された図式の一部以上のものではない。たとえば痛みの意識は、痛みという体性感覚のシグナルが、「自己表象に属する」とメタ表象されることにすぎない。この仮説に従えば、意識がメタ表象から生まれるというのは、脳についての生物学的な事実を述べているにすぎない。光が電磁波であるという物理学的な事実と同様である。あるいはてんかん発作が多数の興奮性神経細胞の同期した活動であるという神経生物学的な事実と同様である。

　では、感覚の質的な相違はどこからくるのだろうか。たとえば、火傷の痛みと、蚊の羽音と、スカンクの臭いの相違はどこからくるのだろうか。ダマジオの理論に従えば、表象するシグナルの相違から自然に生まれるということになる。すなわち、表象の源が異なっているか（たとえば、網膜と嗅上皮という相違）、生体にとっての重要性が異なっているか（たとえば、安全か危険か）、次にとるべき行動のカテゴリーが異なっているか（たとえば、クモかクマか）、そういった相違から、必然的に感覚の質的相違が生まれると

いうのである。これらの質的な相違とこれらの因子との正確な関係の解明は、神経科学の進歩を待たなければならない。

　ダマジオの説に関して、問題はまだ他にもある。身体内からのシグナルのうち、意識できるものはごく一部にすぎないのはなぜか。たとえば、膀胱の充満は意識できるが、血圧は意識できないのはなぜか。それは進化によって説明できるはずである。意識的にコントロールできる方が生存に有利なものと、意識的にコントロールできない方が生存に有利なものがあるということである。血圧は後者になる。

　血圧の維持は、神経系としては最優先事項である。食欲も必要、性欲も必要、好奇心も必要だが、生きるためにはまず血圧の維持が優先である。したがって、当然のことながら、血圧は自律神経系で自動的にコントロールされている。意識的なコントロールでは信頼性が劣るからである。それに睡眠中にはコントロールできないことになってしまう。現代医学による治療を別にすれば、血圧を自分の意志で適正にコントロールする方法はない。安全な場所を見つけるとか、水を見つけるとかいう行動とは違うのである。血圧の変化が意識にのぼることは生存に有利にならないのだ。同じようなことは、胃や腸の蠕動運動にも言える。

　意識できるものでも、常に意識しているわけではない。意識しようと思えばできるのである。どれをいつ意識できるかは、何によって決まるのだろうか。その答えは、脳がいかにしてさまざまな統合の妙技を可能にするかということについての広範な神経計算理論から出てくる。脳は優先順位をいかにして設定し、またそれを状況に応じて変えているのか。注意はいかにしてトップダウンに向けられ、しかしボトムアップが重要な場合はそちらにスイッチできるのか。こうした局面で、脳がさまざまなシグナルをいかにして統合しているのかに関する理論である。生物がある時点で何を意識にのぼらせるかは、脳がシグナルを統合して決めているのである。すなわち、いま何を見、何を聴き、何をするべきか、今の目的に向かった行動に関係する記憶が何か、今すべき必須の行動は何か、などによって決まるのである。そのためには、注意、短期記憶、長期記憶、知覚、情動、選択、想像などの協調が必要で、これらによって、生物が何を意識し何を意識しないかが決まるのである。

　脳で行われているシグナル統合についての決定的な理論はまだないのだから、意識に関わるシグナルの詳細がまだまだ不明であることは当然である。ということは、ダマジオの仮説はまだ評価できる段階にないということにな

I 形而上学

るのだろうか？ それとも、ダマジオの仮説の方向が正しいことを示すデータがあるだろうか？ データはある。以下にその要点のみをごく簡単に述べてみよう[43]。

　ダマジオは意識に関して特に重要な部位を具体的に挙げている。それは図4.15 に示した、脳幹被蓋の核、帯状回皮質、そのすぐ背面にある頭頂葉皮質、視床下部、視床の髄板内核である。脳幹被蓋や視床下部や、後部帯状回や、髄板内核に小さな損傷があれば、昏睡になるか、植物状態になるという事実がそのひとつの根拠である。一方、前頭葉や運動皮質、知覚皮質には、相当大きな損傷があっても意識が失われることはない。

　PET を用いた非常に難しいが示唆に富む研究がある。フィセ Fiset による、全身麻酔薬のプロポフォールを用いた研究である[44]。プロポフォールは、血中濃度が鎮静のレベルと正確に相関し、血中濃度が上がるにつれて、被験者の意識は軽い鎮静から深い鎮静に移行し、さらには無意識に至る。フィセは、脳幹の核とそこに神経が投射している視床が、プロポフォールに特に影響さ

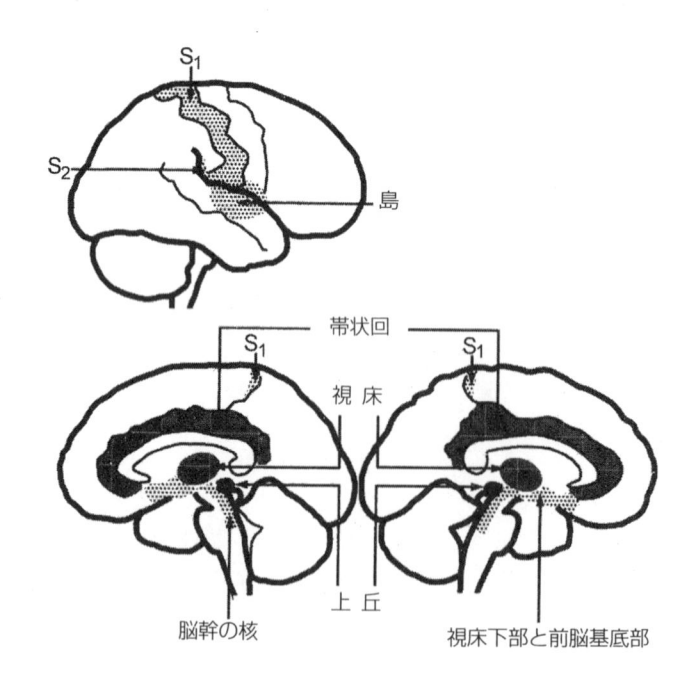

図 4.15　ダマジオの仮説による自己表象の主座（Hanna Damasio の好意による）

158

れることを見出した。まさにダマジオが指摘した部位である。ダマジオが指摘したこの他の部位、すなわち後部帯状回なども、プロポフォールの血中濃度が意識を抑えるレベルまで上昇すると、濃度に比例して変化する。

脳幹も注意機能に関連することが知られている。覚醒のレベルと睡眠、夢、睡眠覚醒リズムも脳幹がコントロールしている。しかも、脳幹には内耳の前庭系や、筋骨格系、内臓などからの入力が集中している（図3.3 本書 p.71 参照）。このような解剖学と生理学のデータから、ダマジオは脳幹の特定の小さな部位（核）に、情報が集中していると予測している。その生物の状態と未来の指向に関する現在の活動についての情報である。この情報を利用して、脳幹の他の核が皮質の活動を調整しているという。その結果として、注意を向けるものが選択され、学習するものが選択され、記憶にのぼるものが選択され、とるべき行動が選択される。こうして生物は変化する環境内を生きていくことができるのである。

神経科学と心理学によって解明しなければならない点はまだまだ多い。もっとも、ダマジオの仮説は方向的には正しいであろう。解明への出発点としては、脳幹が注意のシフトをどのように調節しているか、内的モデルがいかに組織され、更新され、互いに結ばれ、修正されているかをできるだけ正確に知ることがまず必要である。そしてここで検討した他の仮説と同じように、ダマジオの仮説も厳しく検証されなければならない。

神経科学の進歩と間接的アプローチ

過去何十年もの間の、脳機能研究の進歩は実に輝かしいものがあった。しかし、まだ若い学問であることも事実である。神経系に普遍的な中心原理さえまだ確立していない。ということは、実験を精力的に進めても、木は見えても森は見えないという事態に陥るかもしれない。分子生物学や細胞生物学のように、すでに中心原理を確立している学問とは異なるのである。

神経科学には中心原理が全くないというわけではない。それに、計算論的モデルによって、ミクロの現象からいかにしてマクロの効果が出てくるかという問題も解明されつつある。しかし全体としては、たとえば細胞生物学と比較すれば発展途上の学問である。その理由はいくつもある。たとえば、研究対象の桁違いの複雑さである。そして解こうとしている問いは高くそびえる壁のようである。この壁を越えるには、信頼できる、画期的な実験テクニックを開発しなければならない。さらに言えば、扱っている概念もまだまだ曖昧である。たとえば情報という概念はよく用いられるが、それが生物学的

I 形而上学

に、あるいは心理学的に、何であるかさえ本当は理解できていない。それに、神経細胞がどのように情報をコードするかもはっきりとはわかっていない。こうしたことは7章でふれる。

いま問題点ばかり羅列したのは、私の強い楽観的な考えを中和せんとしたのである。意識の科学研究の将来について、私は正直に言えば、非常に楽観的なのである。多くの神経科学者も同様であろう。最新の神経科学による意識研究はますます刺激的である。開拓できる分野はあらゆる場所にあり、ほとんど毎日のように、画期的な発見がなされている。

1.5 結論

セクション1の主目的は、意識というものが、哲学だけでなく科学の対象となることを示すことであった。さまざまなアプローチを紹介した。さまざまな発想から生まれ、さまざまなセンスを持った科学者によって行われたものであった。意識の科学研究の進歩は明らかである。もっとも、生きている人間の脳を、ミクロの神経ネットワークレベルで研究する方法はまだ開発されていないことなどを考えると、まだまだ成熟した科学とは言い難い。次のセクションでは、意識を理解しようとする神経生物学的アプローチへの反論を検討する。

2. 心身二元論から科学への挑戦状

2.1 生命と意識

現時点では、意識とイコールで結びつくと考えられる機能は見つかっていない。注意も、短期記憶も、覚醒も、知覚も、想像も、意識との関係は深くても、意識そのものとは言えない。しかし、これらの機能の研究によって、一歩一歩、意識が解明されつつある。それが間接的アプローチである。この意味で、意識の研究は、生命の研究史に似ていると言えそうである。生命の本質についての研究では、生命に対応するミクロの物質を発見しようとする試み（直接的アプローチ）は、結局は失敗に終わっている。同様に、意識に対応するミクロの物質を発見しようという試みも結局は失敗に終わり、間接

4章　意識

的アプローチにより意識が解明されるということになるかもしれない。以下、生命へのアプローチと意識へのアプローチを比較してみよう。

　生命とは何だろうか。正解は生物学の教科書に出ている。現代の細胞生物学、分子生物学、生理学、進化生物学は、生命のメカニズムの全容を明らかにしている。生命活動のためには、細胞には細胞質が必要で、その中にはミトコンドリアをはじめとする物質があって、エネルギーを産生していなければならない。複製も必要である。そのためにはDNAや、細胞分裂のための微小管が必要である。タンパク合成のためにはリボゾームの酵素、mRNA、tRNA、DNAが必要である。さらには二重脂質構造を持つ細胞膜があって、そこには分子の出入りできるチャンネルが必要である。代謝のためには小胞体が、消化のためにはライソゾームが、さらにゴルジ体が必要である。生化学の教科書には、水や有機化合物やアミノ酸やタンパクについて書かれている。生理学の教科書には、筋肉や臓器の機能が書かれている。これらを総合したものが、生命である。

　しかし学生は、以下のような不平を言うかもしれない。「教科書に出ていることは全部わかりました。でも肝心の生命とは何かについての説明になっていないと思います」。これに対する答えは、教科書に出ていること全部を合わせたもの、それこそが生命であるということになる。それ以上でもそれ以下でもない。生命とは何か理解しているということは、代謝や複製やタンパクの構造などの生理学を学んで身につけているということである。確かに、細胞についてまだわかっていないことはある。しかし、それはたとえば、「膜を貫通するタンパクはどうやって膜に挿入されているのか？」というような問いである。このような問いは、まだ無数と言えるほどあるが、決して「細胞のどこに生命の力があるのか？」というような問いはない。

　それでもさらに、こういう反論があるかもしれない。教科書に出ているもの、たとえばリボゾームにしても微小管にしても何にしても、ひとつひとつは生命を持たない物質にすぎない。本当に知りたいのは、生命そのものの本質なのだ。生きているという現象は、生命を持たない物質をいかに組み合わせても生まれてこないのではないか。

　生命の本質は、体内にある「生気」であって、生命のない分子をいくら組み合わせてもそれだけでは生命は生まれない。「生気説」と呼ばれるこの考え方は、しかし1920年までにはほとんど消滅した。といっても、1955年にもこれに近い考え方を持っている科学者が存在したのである。

　しかし、現代の生物学によれば、「生気」などというものは存在しない。

161

I　形而上学

ただそこには非常に複雑な物質構造があるだけである。生気説が衰退したのは、代謝やタンパク合成や細胞膜の機能や細胞の複製の理解が進んだためである。生命の説明のために生気なる概念を持ち出す必要はなくなった。生気説をめぐる科学史は、「仮定されていたある概念が、実在物としては存在しない」ことがほとんど確実であることが証明された例になっている。何かひとつの実験で証明されたわけではない。全体像の理解が進むことによって、生気の入り込む余地がなくなったのである。

　物理学の世界で生気と同じような運命をたどった例として、2章の「カロリック（熱素）」がある。「カロリック」にしても、「生気」にしても、それが存在しないことが証明されたというわけではない。現象の説明にそうした概念を持ち出す必要がなくなってしまったため、誰にも見向きもされなくなったのである。

　意識の研究も生命の研究史と同様の流れをたどると脳科学者たちは考えている。すなわち、現時点ですでに神経生物学の射程内に、睡眠、夢、注意、知覚、情動、欲動、気分、自伝的記憶、知覚イメージ、運動コントロール、運動イメージ、自己に対応する神経活動表象など多岐に及ぶものが入っている。麻酔や昏睡や閾値下の刺激や幻覚についても解明が進んでいる。これらの研究の延長線上に、意識の本質があるはずである。もちろんそれでも細かい点は解明されないまま残るだろう。しかし科学とはそうしたものである。研究によって得られるのは、絶対確実な知見ではなく、最も可能性の高い知見なのである。

　とはいえ、意識の本質が非物質的な魂のようなものであるという説、つまり心身二元論（本書 p.8）は根強いものがある。それは1つや2つの実験で魂が存在しないことを証明しても論破できるような性質のものではない。二元論が論破されるのは、心理学や神経生物学が、その土台に物理学や化学や進化生物学を置いていることで、二元論よりはるかに強固だと言えるという事実によるものである。この状況が永遠に続くという保証はないが、今のところはこれからも続くという予測は十分すぎるほど有力である[45]。

　二元論が消滅しかかっているとはいえ、意識が脳機能からは説明できないといまだに考えている哲学者や科学者は存在する。心身二元論が誤りであったとしても、神経生物学による意識の探究は成功の望みがなく、時間の無駄であるというのである。そして神経科学的哲学などは、人目を惹きはするが妄想だというのである。そういう論は枚挙に暇がないのだが、以下、そのなかの主なものについて分析してみよう。

2.2　7つの拒絶論[46]

　マックギン Colin McGinn は、脳が意識を生むなどということは「あり得ないし、不気味である。滑稽な考え方とさえ言える」[47]と言っている。意識の問題の困難さに直面したマックギンは、「これは決して解きえない因果の連鎖である。概念や理論を打ち立てる方法がないからである」と結論している。マックギンにとっては、人間が意識を理解するというのは、ネズミが計算尺を理解しようとするようなものだという。このような考え方はマックギンだけのものではない。現代の哲学者のなかには、意識の問題は解答不能であると結論している者が何人もいる。いまのところは解答不能だというのではなく、永遠に解答不能だというのである。そのなかの一人にヴェンドラー Zeno Vendler がいる。ヴェンドラーは神経科学の野心をたしなめている。知覚の本質とは、「原理的に科学の射程の外にある」[48]ことは明らかだというのである。意識の謎を解こうという試みは、ヴェンドラーによれば、科学には解けない問題があるということを忘れているのだという。
　さて、マックギンやヴェンドラー、それからその他大勢の拒絶論者に対して科学はどう答えるか。以下、ひとつずつ検討してみよう[49]。

①科学が意識を解明できるとは到底考えられない？

　哲学者のみならず、科学者からも時おり発せられる拒絶論である。これにはどう答えるか。
　一般論から入ろう。科学のメスが入っていない分野では、何がどこまでわかっていると言えるだろうか。ほとんど何もわかっていない。これが答えである。
　哲学者が教える論理の基本的な技術のひとつに、一見魅力的な議論に潜む誤謬の判定法がある。そのなかに、「無知を前提とする議論」という有名な誤謬がある。無知を有力な前提として、確固たる結論を引き出すことを指す。これは次のように公式化することができる。

【前提】
　　現象 p について、ほとんど何もわかっていない。(すなわち、p についての科学的データがほとんどない)
ゆえに
【結論】
　　・p は将来も決して解明されることはない

I 形而上学

あるいは
・科学がいかに発展しても、pを解明するためのデータは得られない

このように公式化してみると、誤謬であることは明白である。前提と結論には何の結びつきもない。しかし、このナンセンスな公式が派手なレトリックに飾られたり、難しい顔で語られたりするので、油断すると容易にだまされるのである。

　何もわかっていないという事実から出てくる結論は、無味乾燥なものでしかない。「ゆえに、何もわかっていない」、それ以外にはない。しかし、つい人は、何かそれ以上の深い意味や形而上学的な意味があるように考えたくなるのである。何か根源的な意味を考えたくなることさえある。何もわかっていないのは、自分に原因があるのではなく、その現象の畏敬すべき複雑さが原因だと、人は思いたがる性質を持っているのかもしれない。しかし、わかっていないことの理由は、深遠なものとは限らない。何もそれが特別な現象だとは限らない。昨夜、私は森の中から何かを叩くような音がしたのを聞いた。あれは特別な、人知を超えた、霊の世界の音だったと考えるべきだろうか。そんなはずはない。アライグマが肥料の箱をかじっていただけではないか。証拠はない。証拠がないということの意味するところは、証拠がないということ以外にはない。それが何か別のことの証拠だということにはならない。ましてや霊の証拠にはならない。それは無味乾燥な結論かもしれないが、何もわかっていないということから導かれる結論としては、それ以外にはあり得ないのである。

　もう一度生気説を思い出してみよう。生命のない分子の組み合せから生命が生まれるとは想像できない、それが生気説の強い根拠であった。タンパクや脂肪や糖から、どうして生命が生まれることがあろうか。生命の神秘を考えれば、生物学や化学では手が届かないことは明らかである。このように論じられていた。しかし現在ではもちろん、この考え方は全くの浅薄な誤りであることがわかっている。生命が神秘で科学の手が届かないように思えたのは、単に当時の科学が未熟だったからにすぎなかったのだ。

　神経科学はまだまだ発展途上である。したがって、脳についてのある現象について、それがわかるようになるとは想像できないということは、取り立てて大騒ぎするようなことではない。アリストテレスは、受精卵から複雑な生物が生まれることを想像できなかった。紀元前300年の時点で想像できなかったことは当然である。解明までにはそれから何百年もの科学の発達が必

要だったのである。私は、何段階ものステップがある課題をワタリガラスがどうやって1回の試行で解けるのか想像できない（本書p.81-82）。視覚系が経時的な刺激をどうやって統合しているか想像できない。脳が体温調整をどうやって行っているか想像できない。しかしこれらは問題が深遠なのではなく、私の理解力の乏しさが原因にすぎず、特に人の興味を惹くものではない。もちろん人は、さまざまなレトリックを用いて、自分の理解力の乏しさを興味深いものに見せかけることができる。きわめて深遠な問題について語っていると思わせることができる。しかし、落ち着いてよく考えてみれば、ある人が、たとえば体温調節のメカニズムを想像できないからといって、それは深遠でも何でもなく、他人にとってはどうでもいいことである。

「想像できない」ことを根拠とした反論には、別の問題もある。ある現象の説明が想像できるということ自体、非常に広い範囲の意味に及んでいるのである。どんな現象についても、「説明できる」という極から、「説明できない」という極まで、結論は意のむくままにどのようにでも持っていけると言える。しかし、この柔軟性は、論理からすれば破綻している。

たとえば、人間の脳の体性感覚の統合のメカニズムの想像ならできるが、意識のメカニズムの想像はできないとある人が主張したとしよう。両者の違いは正確には何だろうか。体性感覚については詳しく理解しているということだろうか。そんなはずはない。体性感覚について、詳しいことは解明されていないからだ。では正確には何が想像できるというのだろうか。知覚神経が介在神経に作用し、それが運動神経に作用する。その結果として、知覚と運動は統合される。ここまでは神経学の教科書の知識である。このレベルのことまでなら、意識についても解明されている。「介在神経の作用である」がエッセンスである。注意や短期記憶などについての脳のメカニズムについても同様である。意識のメカニズムだけが想像できないというのは非論理的なのである。

② ゾンビ仮説？

哲学でいう「思考実験」による、神経科学への反論のひとつが、ゾンビ仮説である。これはまず、

(1) たとえば、「痛み」と「青という視覚体験」だけを持たない人間を想像してみる。その他の認知機能、たとえば注意や短期記憶や言語などはすべて正常である。

I 形而上学

　「青という視覚体験」は、いわゆるクオリアの一種である。クオリアとは、体験の主観的な質のことである。痛みの感覚、めまいの感覚、色の視覚体験、ある音程の聴覚体験などがこれにあたる。(1) の想像上の人間は、ある意味ではゾンビであるが、一見すると普通の人間と全く変わらない。言葉で伝える内容は普通の人間と全く同じである。飛行機の高度が急に下がった時に、「お腹に変な感じがする」と言う。夏の午後に「今日の空はとても青い」と言う。ただしその体験の主観的な質がわれわれとは違っているのである。

　このゾンビの存在の想定を出発点とし、思考実験は次のように展開する。

(2) 想定することができるということは、論理的には存在しうるということである。

(3) ゆえに (1) のような人間は論理的に存在しうるから、意識は、脳の活動とは無関係である。

　したがって、たとえ人間の脳が完全に解明されても、意識を説明することはできないという結論になる。なぜなら、真の説明は、ゾンビの存在を否定できるものでなければならないからである（類似の主張は、1970 年代にクリプケ Saul Kripke が、1980 年代にレヴァイン Joseph Levine が、1990 年代にチャルマーズ David Chalmers が行っている）。

　しかし、論理的には推定できても、実在しないものはいくらでもある。たとえば重さ2トンのネズミ。たとえばフルートを演奏するクモ。どちらも存在の推定はできる。しかしそんなものを推定すること自体ばかばかしいことではないだろうか。ゾンビの存在の推定についても同じである。推定などどうでもよい。本当に知りたいのは、実世界のことである。

　ゾンビ仮説のような論理的推定だけに基づいた反論をまともに受け取るとすると、これは最強の反論であることをまず覚悟しなければならない。意識に関して言えば、脳に基づいた説明だけでなく、魂や霊や量子物理学、その他あらゆるものに基づいた説明に対しても、この反論は有効になる。こうなると、いかなる現象についてのいかなる説明も却下されてしまう。

　1章「3. 還元論の虚実」の議論で見てきたように、説明に求められるのは、現に起きている現象の大部分に適用できるということである。優れた説明というものは、現実に存在する可能性を説明できるものであって、論理的な可能性までは説明できるとは限らない。歴史的にも、科学的説明がゾンビ仮説のようなばかばかしく強力な反論を相手にしたことはない。

　論理的な可能性のみを追究することが哲学者の自己欺瞞になりうること

4章　意識

を、クワイン Quine は 1960 年に示している。論理的にあり得るか否かということの例のうちのごく一部は、白黒がはっきりしているように見える。しかし残りの多くはファンタジーか、迷信か、自己弁護のための論にすぎない。当然ながら、最もよく取り上げられるのは、哲学者が形而上学的な説明をつけたがっているテーマである。意識というテーマがまさにこれにあたる。一歩下がってみよう。論理的な可能性という、哲学的には都合の良い考え方によって神経科学を批判するのは、全く地に足が着いていない方法だということがわかる。

その一例として、視点を変えて、生命についてのゾンビ仮説を立ててみよう。宇宙のある星にいるゾンビ族の細胞には、細胞膜も、DNA も、その他われわれと同じものがあるとする。消化、呼吸、代謝、成長、生殖などもできる。しかし、このゾンビ族には、生命がない。この仮説は、論理的な可能性としてはありうる。これを認めれば、生命は生物学とは無関係であるという結論になる。

これでは、論理的な可能性は、真の可能性ではないと言わざるを得ない。さらにこういう思考実験もできる。宇宙のある星では、気体の分子の速度が増しても温度は増さない。ゆえに温度は分子のエネルギーとは無関係である。そういう結論になるだろうか。そんなはずはない。この思考実験は、実際の分子と温度の関係については何の参考にもならない。

ゾンビ仮説をはじめとする思考実験は、科学からは遊離したものである。それなのに、そこから科学的な結論を出そうとしている[50]。それがいかに説得力に欠けるかは、ここまで示した通りである。

③問いが難しすぎて解けるはずがない？

これも非常によくある反論である。それも、他の種々雑多な反論に重ねてなされることが多い。意識についての問いは難しすぎるというのである。しかしそもそも、科学が解明していない事物について、それがどのくらい難しいかがわかるのだろうか。科学史を振り返ってみよう。20 世紀以前には、金星の近日点の歳差運動は、さして難しい問題とはみなされていなかった。歳差運動はニュートンの法則に矛盾しているが、そのうちに解明されると楽観視されていた。しかし後から振り返ってみると、この予測は全くの誤りであった。金星の歳差運動の説明には、アインシュタインによる物理学の革命が必要だったのである。

これとは対照的に、星の組成を知るのは難しすぎて解けるはずがない問題

I　形而上学

だと考えられていた。星の地質サンプルが得られるはずがないからである。星に近づけば燃えてしまう。しかし、スペクトル解析の発達によって、星の組成を調べることが可能になった。白熱にまで加熱されると、元素は指紋のようにそれぞれに特有の光を発し、プリズムで解析することができるのである。

生物学の分野の例もある。1953年以前には、遺伝形質の伝達を解明するためには、タンパクの立体構造形成メカニズムの解明が必要であると考えられていた。タンパクの構造はアミノ酸の鎖が立体的に折れ曲がることによって決定される。遺伝形質の多くはタンパクによるものであるから、このタンパク形成のメカニズムが解明されなければ、遺伝そのものの解明はあり得ないと多くの科学者は考えていた。遺伝形質の伝達には、タンパクよりさらに複雑な物質が関与しているという推定がその理由のひとつである。単なる酸にすぎないDNAにそんな役割があるとは想像できなかったのである。

ところが、今では誰もが知っているように、遺伝形質の伝達は、DNAの塩基対によってなされる。予想に反して、タンパクの立体構造形成のメカニズムよりも、遺伝のメカニズムの方が先に解明されたのである。

以上のような科学史から得られる教訓は、無知に基づく議論の不合理性である。無知を出発点にする限り、どの問題が難しくてどの問題がやさしいかを知る術はない。そもそも問題のとらえ方が正しいかどうかもわからない。したがって、「意識についての問いは難しすぎて解けるはずがない」と言う前に、まず問いの難しさの判定が正しいかどうかを考慮すべきである。これから挑もうとするテーマについてまだよくわかっていない時点では、科学で解明できそうかどうかという直感にはほとんど意味がない。まず科学を学び、科学を実行し、その結果を見なければならない。

④ 他人の主観的体験を知ることはできない？[51]

他人の主観的体験を知ることはできない。客観的体験をいかに駆使しても、そこには手が届かない。これと類似した主張は多いが、原型は哲学でいうところのいわゆる「逆スペクトル問題」である。

逆スペクトル問題とは、色の感覚が自分と他人では全く逆であっても、2人ともそれには決して気づくことができないというものである。あなたと私が全く同じ色を見ているとしよう。しかしその時、私は主観的に「赤」（たとえば、熟したトマトの色）を体験しており、あなたは主観的に「緑」（たとえば、私にとっての芝生の色）を体験していたとする。赤と緑だけでなく、

4章　意識

あなたと私の色の主観的体験はすべてが逆になっていたとする。つまり、私がプリズムで虹を見ると、上から順に、赤、橙、黄、緑、青というように見えるが、あなたには上から順に、青、緑、黄、橙、赤と見えるのである。しかし、2人にとって色の名前も逆になっているので、客観的には2人の体験の違いはとらえられない。

この状況は確かに推定することはできる。しかも、この推定は絶対強固で、いかなる方法でも否定することはできない。脳や神経活動や、その他物質レベルの解明がいかに進んでも、否定することはできない。仮に2人が文字通り全く同じ脳を持っていても、2人の主観的体験が異なることはあり得る。

するとこれは受け入れるしかないのだろうか。論理を検討してみよう。第一に、ここでもゾンビ仮説と同様に、「推定できる」ということが出発点になっている。ポイントとなっている前提は、「2人の人間の脳が全く同じでも、その2人のクオリアが異なっていることはあり得る」ということである。もちろんここでの「あり得る」は、あくまでも仮定であって、事実としてあり得るというわけではない。ゾンビ仮説と同様に、単なる論理的な可能性は、現実からはかけ離れているのだ[52]。

ポイントとなる前提が崩れれば、議論全体が崩れる。2人の人間の脳が全く同じでも、その2人のクオリアは異なっているということがあり得るという前提が、実は危ういものである。これまで明らかにされているデータはいずれも、意識される体験の違いは脳の活動の違いからくることを示している。したがって、この前提が議論の余地なく正しいとは言えない。たとえば、虫歯から脳幹への神経が切断されれば、痛みは消失する。切断されなければ痛みは持続する。体性感覚野の手の領域を脳手術中に直接刺激すれば、手に触られたという感覚が生ずる。体験の質や内容に違いがあるのにもかかわらず脳の状態や反応が等しいという例は今のところひとつもない。神経活動と体験に因果関係があると考えるのが自然であって、そうすると先の前提は崩れ去るのである。

それでもなお、体験の質（クオリア）は物質レベルのものではないという反論がなされるかもしれない。そうだとすれば、脳が同じでもクオリアが異なることはあり得ると考えることができる。ただしこの反論も、物質を超えたものを仮定しているという意味で、心身二元論に属するという弱点を持っている。

完全に根拠に欠けているのにもかかわらず、心身二元論は、意識の神経科学的説明への反論としては強力に立ちはだかっている。主観的な色の視覚体

I　形而上学

験が人によって異なるという仮説を否定できなければ、それこそが心身二元論を支持するのだという論理さえ提出されかねない。逆スペクトル問題を軽視するわけにはいかない。しかし、主観的な色の体験が人によって逆であるという可能性が現実として本当にあるのだろうか。視覚系の心理学や神経科学のデータを元にもっと詳しく検討してみよう。

色の主観的体験の検討

　第一に、逆スペクトル問題でいう、「虹の色が主観的には逆に見えている」という設定が生まれる前提が、人間の実際の色体験を単純化しすぎたものであると言える[53]。プリズムで分光されて見える虹の7色は、色のクオリアのごく一部である。たとえば虹には茶色がない。ピンクもない。黄緑がない。空色も青緑もない。黒や白もない。人間の色のクオリアは一次元でも二次元でもなく、三次元であることがわかっている。マンセルの色彩版（図版3, 4）を見ると、人間の色彩空間は非常に複雑な三次元構造であることがわかる。逆スペクトル問題は、色のクオリアの単純な入れ替えによる逆転を出発点にしているが、実際にはこの空間内の色の場所を入れ替えることは容易でない。

　また、人間の色彩空間全体の形が均質でないことも注目に値する。マンセルの図版内の2点間の距離は、人間の主観的な色の相違の感覚によって決められたものである。そのようにして作られたこの空間では、黄色はこの球の中心軸から膨らみ出し、上の極の白に至り、下の方向ではどの色よりも先に暗い灰色と区別がつかなくなる。これが健常な人間の主観的感覚である。さらに実験によれば、人間の目は、緑・黄・橙系の色については青系の色より細かい識別ができることが証明されている。

　ではここで逆スペクトルについての思考実験を考えてみよう。通常この思考実験では一次元の色列が用いられるが、実際には上述のように三次元の色彩空間を考えなければならない。具体的には、逆スペクトル人としては、色空間が回転（たとえば180°回転）しているか、鏡像になっている人間を考えなければならない。そうするとこの人間では、青空を見た時に黄色が体験され、バナナを見た時に青が体験されるというようになる。だが重大な問題がある。この逆スペクトル人は、通常の人間と違って、青系の色の細かい区別ができ、緑・黄・橙系の色はあまり細かい区別ができないことになる（通常の人間がたとえば青系より緑系の色の細かい区別ができることには、進化上の理由があると思われる。鳥は紫外線を識別できるので、青系の色を人間より細かく区別できる）。また、逆スペクトル人は、色の境界の判別が通常

の人間とは異なっている。通常の人間にとっての似た色が、全く違う色に見えることになる。

　思考実験も、このように科学的な厳密さを要求すれば、矛盾が見えてくる。逆スペクトル人には、健常人と客観的には違いが認められないというのは誤りなのである。それは無知からくる推定である。色のクオリアの例で言えば、人間の色空間の非均質性や色の識別能力についての無知からくる推定である。無知を糾せば、逆スペクトルの思考実験は崩壊する。心身二元論の牙城は、こうして崩れていくのである。

クオリアと神経系の接点

　心身二元論はさておき、人間の色空間がなぜ三次元なのかという興味深い問題を考えてみよう。しかもなぜ他ならぬこの三次元である必要があるのか。なぜ非均質なのか。図版3のような色の配列は、そもそもどこから来ているのか。

　神経系から来ていることは明らかである。その根本原理は驚くほど単純で洗練されたものであることが、視覚生理学によって証明されている。網膜には光を受容する2種類の細胞がある。桿体細胞と錐体細胞である。錐体細胞には3種類あって、図4.16と図版2に示したように、それぞれ一定の狭い範囲の波長の光に反応する。つまり網膜のレベルである程度までは光のスペクトル分析が行われているのである。これが色彩視の第一段階である。

　そして第二段階として、網膜の錐体細胞は、図4.17のように、視神経を介して、外側膝状体に連結している。外側膝状体の神経細胞も3種類に分かれるが、反応特性は錐体細胞とは全く異なっている。図4.17の下中央、「緑対赤」と記された細胞は、錐体細胞M（ほぼ緑のスペクトルに相当）からの抑制性のシグナルと、錐体細胞L（ほぼ赤のスペクトルに相当）からの興奮性のシグナルを受け取る。結果としてこの細胞の活動は、網膜に達した緑と赤の波長のバランスを測定していることになる（ただし、図4.16と図版2に示されているように、錐体Mと錐体Lの反応する波長にはかなりのオーバーラップがある。ということは、「緑対赤」細胞は、このオーバーラップ付近では、わずかなシフトにも敏感になっている）。

　同様に、図4.17の左、「青対黄」と記された細胞は、錐体細胞S（ほぼ青のスペクトルに相当）からの抑制性のシグナルと、錐体細胞LとM（ほぼ黄色のスペクトルに相当）からの興奮性シグナルを受け取る。したがってこの細胞の活動は、青と黄色の波長のバランスを測定している（ただし図4.16

と図版2から明らかなように、この細胞では波長のカーブのオーバーラップはほとんどない。したがって人間の視覚系は、この範囲の波長については変化に比較的鈍感なのである)。

最後に、図4.17の下右、「黒対白」である。この細胞は、すべての錐体細胞（L、M、S）からの興奮性シグナルと、網膜に達する刺激すべての平均の抑制性シグナルを受け取る。したがって、明暗を測定しているのである。

外側膝状体のこれら3種類の細胞は、「色彩対立細胞」と呼ばれている。網膜に光が達すると、この3種類の色彩対立細胞が同時に活動し、その相互関係によって色の情報が分析されるのである。これは、脳による色の分析の第一段階である。図版5を見ていただきたい。色の情報は、このシステムによって、三次元空間のある点にスポットされるのである。

ただし、ここで非常に興味深いのは、この3種類の色彩対立細胞のコードの範囲は、図版5の三次元空間全体をカバーしていないということである。カバーしているのは、図版5の立方体の中央寄りの不定形の空間だけである。その理由は、色彩対立細胞の活動が、互いに完全に独立ではないためである。図4.17の波形にオーバーラップがあることからそれがわかる。したがって、図版5の立方体の隅々までは、色彩対立細胞の活動が及んでいないのである。

そして色彩対立細胞が実際にコードしている空間の形状を計算すると（これは、網膜の3種類の錐体細胞が反応する波長などから算出できる）、図版3のマンセルの図と形も色の配分も同じになる。たとえば目立つ点でいうと、黄色の部分が膨らんで白の極に達し、下方は黒の極に達している。さらに緑、黄、橙の識別が、青より細かいという点も同じである。

つまりマンセルの図は、人間の色彩空間の神経システムをそのまま反映していると言える。色彩クオリアの全貌が、図として目に見えていると言ってもいいかもしれない。

以上のように、人間の3種類の錐体細胞の相互関係が、色彩クオリアという異なるレベルの事象ときれいに結びつく。このように、異なるレベルにあると思われていた現象が結びつけば、説明の説得力は著しく強まる。それは、たとえば光と電磁波、たとえば熱と分子エネルギーの結びつきに例をみることができる。

したがって、色彩のクオリアが色彩対立細胞のコードと対応関係にあると仮定すれば、両者の関係は必然のものとして説明できる。ここで重要な点は、仮にクオリアと色彩対立細胞のコードが対応するとしたら、両者の性質も正確に一致するはずだということである。それは、熱と分子エネルギーの関係

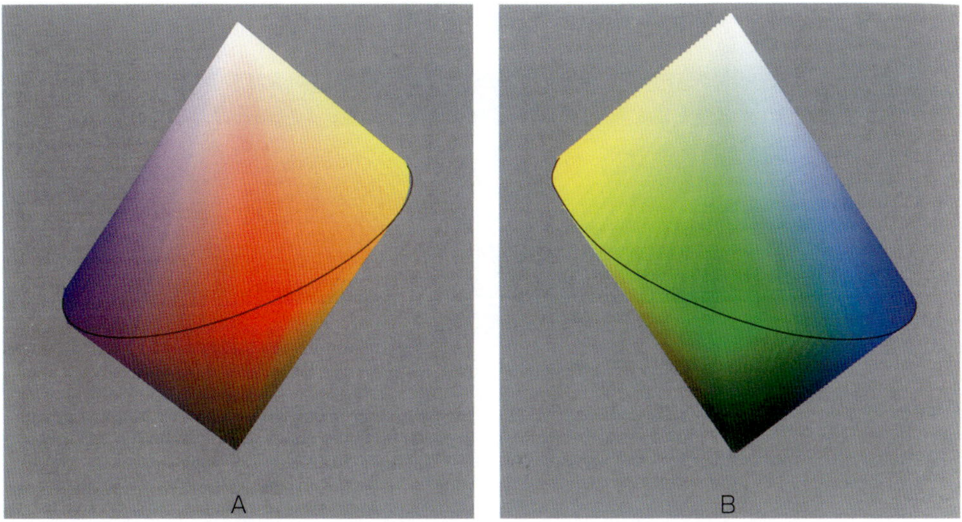

図版３　色空間の色体
任意の色は、色相・彩度・明度の三次元空間内のある座標に位置する。この図が示しているのは色体の外側で、Ａは赤側、Ｂは緑側である（Palmer, 1999）。

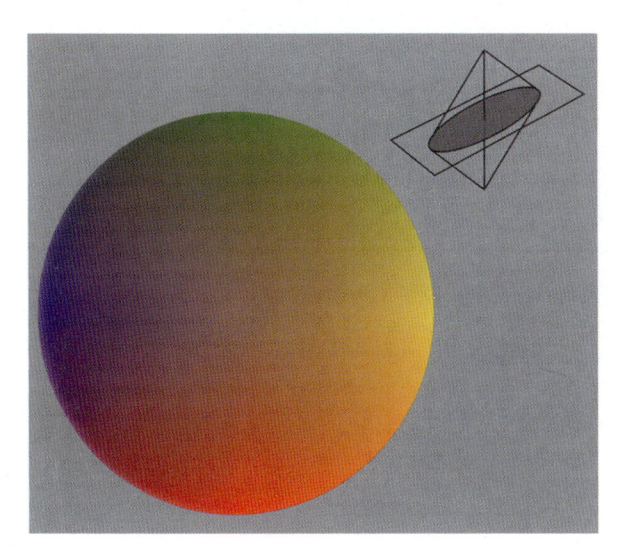

図版４　色円
色体の斜断面である。中心が灰色で、外側にいくほど彩度が高くなっている（Palmer, 1999）。

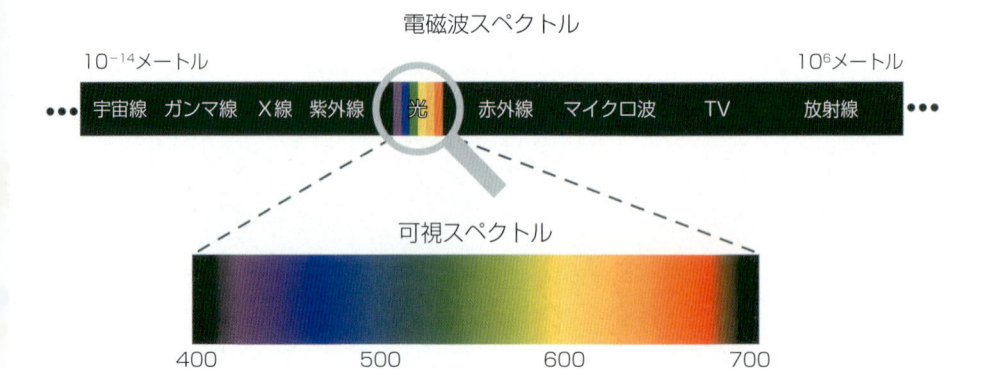

図版1　電磁波のスペクトル
人間が直接感知できるのは（可視光線）400から700ナノメートルの範囲のみである（Palmer, 1999）。

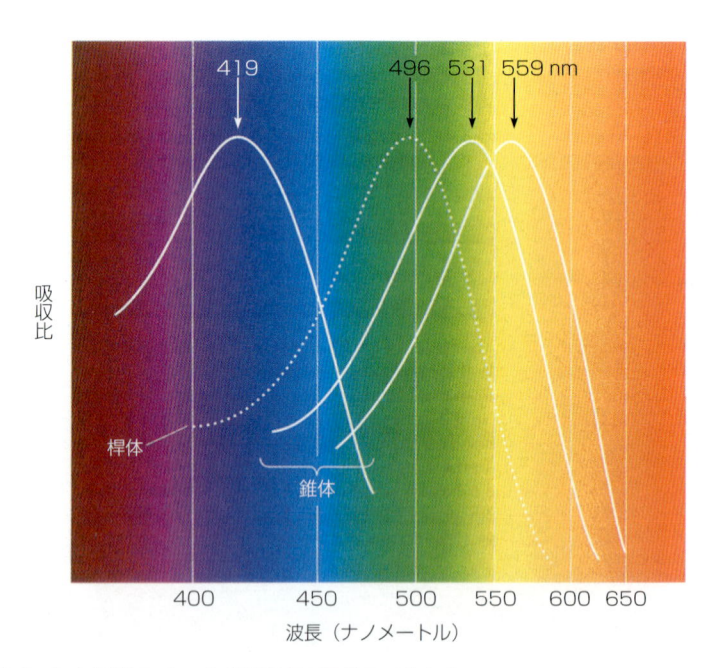

図版2　ヒト網膜の4つの感光色素の吸収スペクトル
錐体は3種類あり、3種類の感光色素によってそれぞれ特有の波長に反応する。図にはロドプシン（桿体の感光色素）の吸収スペクトルも示した。

I　形而上学

や、光と電磁波の関係や、水と H_2O の関係と同様である[54]。

　とはいうものの、色に注意を向けていない時や、あるいは麻酔下のような状態では、色彩対立細胞が活動しているにもかかわらず、色のクオリアを自覚していないということもあり得るであろう。また脳幹など他の部位の活動がクオリアに関係している可能性も高いと思われる。したがってもう少し正確に表現すれば、色彩対立細胞は、色のクオリアに関与する神経活動の一部であると言うべきかもしれない。

　以上のことから考えると、クオリアと色彩対立細胞の活動が一致するといま結論づけるのは性急にすぎると言えるだろう。しかし私が強調したいのは、色彩対立細胞の活動でクオリアが説明できるということの重大な意味である。色彩については、錯覚や、残像や、色覚異常などについても、同じように色彩対立細胞で説明できることも指摘しておきたい[55]。このようにさまざまな現象が説明できることから、この説明の方向性は正しいと推定することができる。この推定法は、科学の定法である。ここでまた心身二元論は後退する。クオリアについての心身二元論的な思考実験は、ますます受け入れ難くなる。色のクオリアが逆転している人間の存在を仮定するなら、色彩対立細胞に投射するシナプスの連絡も完全に逆転していなければならない。そのうえ、3種類の錐体細胞の反応パターンにも大きな変化を想定しなければならない。図版3や5のように、人間の色彩認識の空間は一様ではないため、完全な逆転という仮定は困難なのである。

　それでも文字通りすべてが逆転しているという人間の想定は不可能ではない。しかし脳の色彩コードのメカニズムが明らかにされるにつれて、他がすべて同じで文字通りクオリアだけが逆転している人間が存在するという可能性は、限りなくゼロに近づいていくと確信を持って言うことができる。

⑤人間の認知機能や行動を神経レベルに直接還元するなどできるはずがない？

　高次の認知機能を個々の神経細胞のような低次のレベルで直接的に説明しようとしている、そういう批判を耳にすることがしばしばあるが、これは誤解である。そのように一直線に説明が成り立つという考え方は、いわば愚直な考え方であり神経科学とは程遠いものである。図1.1（本書p.5）のように、神経系はさまざまなレベルから成り立っている。セロトニンのような分子から始まり、樹状突起、神経細胞、神経ネットワーク、脳の領野、領野相互の統合までのレベルがある。その中でどのレベルが重要であるかはまだ不明だ

4章 意識

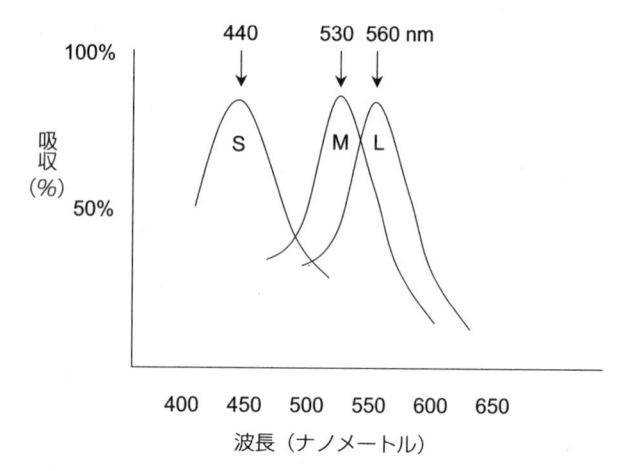

図4.16 3種類の錐体細胞の反応
それぞれが短波長（S）、中波長（M）、長波長（L）に反応するが、範囲はオーバーラップしている。

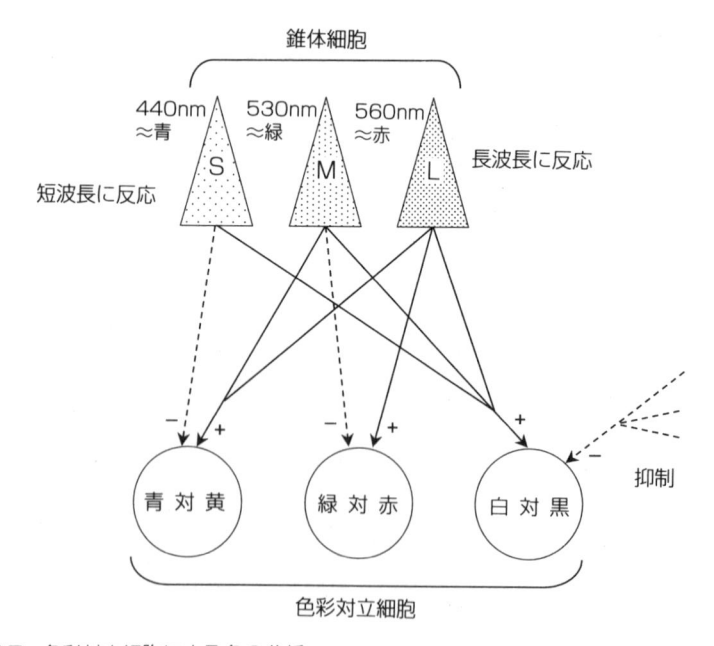

図4.17 色彩対立細胞による色の分析
色彩対立細胞は、3つの錐体細胞からのシグナルを受け取る。興奮性シグナル（＋）は実線、抑制性シグナル（－）は破線で示す。

173

難い。第一に、数学者たちは、ゲーデルの不完全性定理と脳機能の関係についてのペンローズの説を支持していない。それに、意識される体験、たとえばシナモンの香りを感じることとゲーデルの定理の関係は、全くないか、あるとしてもごく曖昧なものにすぎない[57]。

では微小管と意識の関係についてはどうだろうか。ハメロフは、微小管が疎水性の麻酔薬の影響を受けて意識消失につながると考えている。しかし、麻酔による意識消失が微小管の機能変化によるという証拠はない。そもそも、麻酔薬が微小管に何らかの影響をもたらすということについても、確たる証拠はない。疎水性の麻酔薬の作用メカニズムについては、細胞膜への影響が大きいという説の方がはるかに有力である[58]。

量子論と微小管の関係についても、支持する証拠はない。可能性が示唆できるというのにとどまる。微小管の孔のイオンが量子レベルの機能を阻害するだろうか。その可能性は低い。量子レベルの機能は、神経細胞膜のミリボルト単位のシグナルによって阻害されるだろうか。その可能性も低い。微小管における量子レベルの機能を証明する実験は可能だろうか。試験管内では可能でも、動物実験は不可能である。仮に試験管内で量子レベルの機能がないことが証明されたとしたら、それには重要な意義があるだろうか。ないだろう。生体内では、微小管の機能は全く違うかもしれないからである。そしてそれを実験的に証明することは不可能である。最後に、ペンローズの説が正しかったとして、それは意識に関するいろいろな現象、たとえば幻覚や、知覚における注意の効果の説明に役立つだろうか。もしかすると多少は役立つかもしれないとしか言えない。

以上のように、ペンローズとハメロフの説を直接裏づけるデータはほとんどゼロである。しかし、この説で説明できる範囲は無限大である。シナプス内の妖精の粉を仮定すれば、それも説明できる範囲としては無限大であろう。だがいずれも、説明の過程が欠如している。それがない限り、ペンローズとハメロフの説には魅力がない。だからといって、ペンローズとハメロフが完全に誤っているとは言いきれないが、現状では何も言えないということである。追究する価値があるかどうかについても、何とも言い難い。

⑦科学はすべてを解明できない？

前述のヴェンドラーの警告である。科学がすべての問題を解決し、すべてに答えることは期待できないとする[59]。

これには賛同しよう。科学では解明できない問題が、この世には存在する。

I　形而上学

では意識に関する問題はどうだろうか。それが科学で解明できないと推定する理由は全くない。心についての多くの問いが神経科学で解明されつつある現在、その流れが続くことが当然予想できる。どこかで壁にぶつかるかもしれない。しかし少なくとも現在までのところ、壁にぶつかったという証拠はない。ヴェンドラーの警告は、実質的なものではなく、「われわれは何も知ることができない」というファウストの言葉と同類のものでしかない。

2.3 結論

　現在、意識についての科学的説明は無数と言えるほどある。したがってそのすべてを本章に網羅し検討することは不可能である。それに、そのひとつひとつが、同じように検討に値するわけでもない。本章ではいくつかの理論を紹介したが、平等に紹介したわけではなく、私の個人的な考えを反映したものになっている。それは誤っているかもしれない。どの理論が重要か、どの理論が優れているか、私の判断は誤っているかもしれない。

　本章では、「逆スペクトル問題」にかなりのページを割いた。私の経験によれば、この問題を論じ始めると泥沼にはまる。問題そのものには誰もが興味を持っている。重要だということは嗅覚に感じられる。そして挑んでみる。着手した時点では、問題の中核に達し、明快な説明を得られるという手ごたえがある。しかし最後は泥沼にはまり、堂堂巡りに陥るのである。私の目標は、この議論の全貌を、混迷状態になった部分も含めてそのまま示すことであった。そうすれば、この問題の論理性と重要性の限界を読者自身が判断することができるだろう。さらには、意識の神経科学的な解明との関連の有無も理解できると考えた。

　そして逆スペクトル問題以外の哲学的な議論についても述べた。いずれも、意識を神経科学的に解明しようとする営みの成否に関連するとされるものである。どの拒絶論にも賛同者は多いので、どれも慎重に検討する必要があるが、その結果はいずれも説得力に乏しいことが明らかになった。そして、神経科学の進歩により意識が解明されつつあるということが、何より説得力のある事実なのである。

5 章　　　　　　自由意志

1. 意志と罰 [1]

　人間は、自分の行動をコントロールでき、結果に対して責任を持つ。これが人間社会の前提である。人と協力する。人に誠実に接する。人を助ける。人間が社会の一員を構成する限り、ひとりひとりにはこうした義務がある。そして社会の規範に外れれば、何らかの罰を受けることになる。罪に対する罰則と、善に対する報酬がなければ、社会は崩壊に向かう。

　罰則は、人間以外の生物の社会にもある。たとえばサルの社会では、毛づくろいを手伝わないとか、食物を分けあわないというような反社会的行為に対しては、仲間から何らかの罰が下される。おそらく哺乳類の脳には、社会的な序列を維持する回路が進化によって組み込まれているのであろう。図5.1に示したように、霊長類では前頭葉の脳に対する比率はほぼ一定であることが、これに関連しているのかもしれない。個人の生存のためには、社会が安定することはかなり重要なことなので、個体はそのために何らかの代償を払っているのである。犬を飼ってみればわかる。親犬は仔犬に、やってはいけない行為を教える。初対面の犬に、縄張りの範囲を教え、どの人間が味方かを教える。3章で述べた通り、人間の行動の多くは、結果の予測に基づいて選択されている。その結果というのは、物理的な結果だけでなく、社会的な結果も意味しているのである。

　報酬と罰のシステムが、社会の生活を円滑にするのに効果的であるとすれば、自分の行動は自分でコントロールできるものでなければならない。ここに重要な問いが生まれる。自分の行動をコントロールできるとはどういうこ

Ⅰ　形而上学

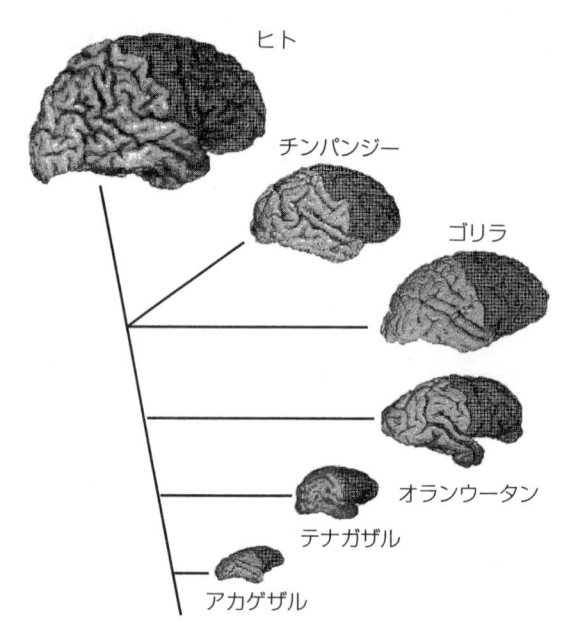

図 5.1　霊長類の前頭葉の進化
ヒトの脳は最も大きいが、前頭葉の脳に対する比率はどの霊長類もほぼ一定である。前頭葉は、計画、衝動コントロール、社会生活、行動の組織化に重要な役割を持っている（Semendeferi et al., 2002）。

となのだろうか。人間は、あるいは他の霊長類は、自分の選択や決定に、本当に責任があるのだろうか。将来、意志決定の神経メカニズムが解明されたら、責任についての考え方は変わるのだろうか。

　自由意志についての問いは、社会についての問いである。そこには、神経科学と実社会の接点がある。いやむしろ衝突があるというべきかもしれない。さらに議論は発展していく。公正とは何か。責任とは何か。社会を維持するためには、人はどうするべきなのか。

2. 行為の原因と自由意志

　自由意志による行為かどうか。行為の結果に責任があるかどうか。古来、それを決めるひとつの鍵とされているのは、その行為の原因である。たとえば、誰かが自分に倒れかかってきた結果、自分の肘がその人にあたって怪我をさせてしまったとしよう。この場合、その人の怪我の原因は、その人が倒れかかってきたことである。私が怪我をさせようと意図したわけではない。だから私に責任はない。もしこの怪我の責任をとる形で自分が罰せられても、再発の抑止力には全くならない。この例を一般化すれば、ある行為が自分の意志によるというからには、他に原因のない自発的なものでなければならないのである。すなわち、自由意志による選択とは、他に原因がなく、他からの束縛もなく、自分で決定した行為ということになる。これが、古来からあるひとつの考え方である。米国でよく知られている自由意志による選択の例は、アイゼンハウアーが人種差別廃止のため下したリトル・ロックに軍隊を送るという決定である。もっと日常的な、私がカプチーノを飲むため喫茶店に行ったという例を挙げることもできる。このように、外的な原因なき選択であることを重視するのをリベラタリアニズム liberatarianism という[2]。自由意志による選択は、ランダムで、純然たる偶然性を有し、完全に予測不能であるというのがその主旨である。それは正しいのだろうか。自由な選択とは、本当に原因なき選択なのだろうか。

　ヒューム David Hume が 1739 年に言ったように、答えはノーである[3]。ヒュームの主張によれば、人間の自由な選択や決心には、実際には心の中に何らかの原因があるのだ。それは、欲求や、信念や、好みや、感覚など、さまざまなものである。アイゼンハウアーの決定は、無から急に生まれたものではない。現況についての彼なりの理解と、学校差別禁止法が軽んじられてはならないという信念から生まれたのだ。考えや、希望や、懸念や、信念がアイゼンハウアーにあったから生まれたのである。私がカプチーノを飲みに行ったのは、それが私の午後の習慣だからであり、飲みたかったからであり、小銭を持っていることを知っていたからであり、その他にもいろいろな原因があったのだ。こうした原因がなかったら、私は喫茶店に行かなかっただろう。逆に、こういう状況を考えてみよう。ある午後に、何の原因もなく、私が突如としてバーに入って、ウォッカを注文し、一気に飲み干す。私にはウ

I　形而上学

ォッカを飲みたいという欲求はなかったし、バーに行く習慣もなかった、いわんや明るいうちにバーに行くような習慣はなかった。私の行為は私の認知機能や気分とは全く一致しないものであった。これが自由意志による選択だろうか。これが責任ある行為の代表になるだろうか。もちろん違う。

このような考察を、ヒュームはより深めていった。その結果、行為を選択するということは、欲求や、意図や、その他さまざまな原因がない限り、自由になされたとみなすことはできないとし、リベラタリアニズムを否定した。ヒュームの有名な言葉がある。「人間の行為が、その人の性格や気質に起因するものでない場合、その行為はその人にあてはまるものではない。行為が善いものでもその人の名誉にはならないし、悪いものでもその人の汚点にはならない」[4]。

人が屋根に上る。雨漏りを直すためである。これを「欲求」と呼ぼう。そして雨漏りを直すためには屋根に上る必要があると考える。これを「信念」と呼ぼう。つまりこの人の欲求と信念が、屋根に上るという選択の原因である。それを本人が意識しているかどうかは別である。もし欲求も信念もなしに屋根に上ったとすれば、つまり理由なしに上ったとすれば、その人が正常であるかが疑われ、ひいては自己コントロールの能力が強く疑われることになる。

逆に言えば、信念や意図や欲求によらずに決定された選択は、自分のコントロール外のものであるとみなされ、したがって責任を負う必要はないとみなされるのである。さらに言えば、欲求や信念そのものも、それが全く原因のないものであれば（そういうことがあり得るかどうかは別とする）、やはり本人に責任があるということにはならない。ある何かの欲求が突然生まれ、それがその人の他の欲求や性格と関係が見られなければ、たとえば突然私がダンサーになりたいと思ったとすれば、それは誰か他人が自分の心をおかしくしたとでもみなすべきであろう。欲求や信念は必ずしも意識できるとは限らない。屋根を修理したいという欲求があることを内省して認めるというように脳はおそらくできていない。それは、成長ホルモンの分泌や血圧が110/85であることを内省して認めることができないのと同じことである。それでも、欲求は原因であることはまず間違いない。

自由意志といっても必ずそこには原因があるというヒュームのリベラタリアニズム否定論に対して、これまで有力な反論がなされたことはない。しかもヒュームの主張の有効性は、心というものがデカルトのいうように脳とは別の非物質的な存在であろうと、逆に、脳の物理的な活動であろうと、それ

によって揺らぐことはない。また、心にある原因が意識できるものであろうと、無意識のものであろうと、それによって揺らぐこともない。

　それに、脳をよく観察すれば、原因を内在させた機械にたとえても決しておかしくないということがわかる。いかなる神経活動も原因なしに生じるという証拠はない。もちろん神経科学の進歩は十分ではなく、まだ発展途上である。原因のない神経活動が絶対に存在しないとは言いきれない。しかしこれまでのデータからは、その可能性は低い。しかも、もし原因のない神経活動なるものが発見されたとしても、それが行動の選択に関連しているかどうかはまた別の大きな問題である。それに近いものがもしあるとすれば、現在の知識から推測すれば、成長ホルモンの分泌や睡眠・覚醒のサイクルに関係するものと考えざるを得ない。

　もっとも、脳内の活動のすべてに原因があるからといって、人の行動がすべて予測可能であるということにはならない。原因があるということと、予測不能であるということは、完全に両立するのだ。原因とは、ある結果をもたらす条件である。予測できるとは、その条件を知りうるということである。ある結果が、非常に複雑なシステムの中で生じた時、そのシステム内に何らかの原因があると考えることができるが、その原因を実際に特定できるかどうかは別の話である。特定できなければ、結果を正確に予測することはできないであろう。それでも、その結果には原因があるということに変わりはない。エッフェル塔から1ドル札を落とせば、地上に達するまで2分まではかからないと予測できる。しかし地上までの正確な軌跡までは予測できない。動きは風の刻一刻の変化に影響されるし、それはたとえどんなに優れた機器を用いても、その測定精度をはるかに超えたものであろう。それでも、この1ドル札の細かい動きには、すべて原因があることは確かである。

　決定や選択にかかわる脳の活動にも、すべて原因があると思われる。しかし、だからといって正確に予測できるわけではない。それは、カリフォルニア大サンディエゴ校からソーク研究所までの道を尋ねられた人がどう答えるか正確に予測できないのと同じである。尋ねられた人が周辺の地理をよく知っていて、意識がはっきりしていて、注意も十分で、方向音痴でなく、親切だということがわかっていれば、大体の答えの予測はできる。人間は夜には何時間か眠るだろうということもかなり確かなこととして予測できる。24時間のうちには何かを食べ、何かを飲むだろうとか、氷山の上に座りたくないだろうとかも同様である。新生児が指をしゃぶることも、仔犬が靴を噛むことも予測できる。ただしどれも精密な予測とはいえない。

I　形而上学

　脳は活動するシステムで、限りなく複雑である。人間の脳には一兆の神経細胞と千兆のシナプスがあるとされる。神経活動はミリセコンドのスケールである。シナプスの活動だけが神経活動の原因であると仮定しても、人間の脳には千兆のパラメーターがあって、1ミリセコンドから100ミリセコンドくらいの幅で変動していることになる（これは少なく見積もった数字である。神経活動内にも、遺伝子の発現をはじめとする他の活動があり、それも関係しているからである）。こうしてみると、関係する変数をすべて計算にいれることは物理的に不可能なので、リアルタイムでの正確な予測などできるはずがない。したがって、ひとつひとつの神経や、ひとつひとつのシナプスのレベルで予測をすることは現実的ではない。1ドル札の落下の軌跡の予測よりもさらに困難なことである。したがって議論のポイントはこうなる。原因があるということは、予測できるという意味ではない。予測できないということは、原因がないということではない。つまり原因があるということと、予測できないということは、完全に両立することなのである[5]。

　それでもなお、物理的世界でのランダムさが、自由な選択を真に自由とすることの鍵であるという考え方が一部の人々の間では根強い。量子力学の発展により、量子の不定性という概念が重視されるようになっている。この量子レベルの不定性が、自由意志についての問題の「解」の基礎であるという説が、リベラタリアニズムの支持者の一部にとっては、いまなお魅力的なのである[6]。この説のポイントだけを述べると、生物の行動の背景には欲求や信念などがあるが、それでも自己はそういった原因とは無関係に独立した決定をすることができるということである。つまりカプチーノにするかラテにするかということを、欲求や感情にかかわらず選択することができる。ここに因果関係の中断が生じ、これに続く選択はしたがって絶対的に自由であるというのである。

　これはあくまでも仮説なので、神経生物学からの問いに答える必要がある。たとえば、ここで自由な選択をする自己というのは、神経系のなかのいったい何のことを指しているのか。脳の自己表象の能力とどのような関係にあるのか。原因のない出来事が脳内に起こることの厳密な条件は何か。原因のない選択が起こるのは、自分が迷ったり悩んだりして、すれすれの二者択一の選択をする時に限るのか。会話の中で、「確実」という言葉を「確か」の代わりに使うことを選択する時はどうなのか。欲求の発生に関連しているのか。違うとすればなぜか。さらに、非決定性事象を増幅するメカニズムは何かというような、量子物理学からの問いにも答える必要がある。

このような問いは、さらに雪だるま式に大きくなっていく。そして仮説の欠陥がどんどん露わになってくる。事実に基づいて立てられた仮説ではないからである。基盤のないイデオロギーを何とか支えようという欲求に基づいて立てられたものにすぎないからである。今ここでその功罪を論じるよりも、先に神経生物学的データを検討しよう。脳内の原因・選択について、これまで神経生物学によって何が明らかにされているのか。そうすれば、原因のない選択の仮説の評価も深まるであろう。この点については、本章「6. 責任の行方」であらためて検討する。

したがって、ここでは暫定的にヒュームの仮説を採用しよう。つまり、あらゆる選択や行為には何らかの原因があるとする。ただし、原因の有無と自由意志の関係は単純でない。原因の種類によって責任の有無は違ってくる。自由意志の範疇に入る原因なら、結果としての行為に人は責任がある。人の選択には、自由なものと強制されたものがある。両者はどこで区別できるのだろうか。脳のレベルでどういう違いがあるのだろうか。これは個人の責任とは何かということに通じるきわめて重要な問いである。責任ある行為の条件がもしあるとすればそれは何か。罰が正当化される条件とは何か。そもそも罰が正当化される条件などというものがあるのか。

自己コントロールや責任という概念と、行為の原因の関係は、古来から熱く議論されてきたテーマである。そこでまず責任と原因についての、昔からある仮説についての検討から始めることにしたい。ただし結論を先に言えばどの仮説も誤りである。そして本章の後半では、脳の理解によってこの問題が解決に向かっていること、しかし相前後して生まれてきた新たな問題について述べる。

3. 自由意志についての旧説

3.1 原因が本人の内部にあれば、それは自由意志による行為である？

本人の内部にある原因によってなされた行為については、本人に責任があるという説である。一見すると明解だが、実際には明解な誤りである。理由はいくつも挙げることができる。

I 形而上学

　たとえばハンチントン病の患者では、目的のない突発的な運動が生じる。原因は本人の内部にある。しかしハンチントン病の患者がその運動に責任があるとは言わない。病気の結果だからである。ハンチントン病は、線条体が変性する病気で、自分の運動をコントロールすることができなくなる。この運動は不随意で、本人の欲求や意図には無関係である。
　また、夢遊病者は、電話のコードを抜いたり、犬を蹴ったりすることもある。この場合も原因は本人の内部にある。しかし夢遊病者がこうした行為に責任があるとは言われることは通常ない。ある意味では、夢遊病者の運動は意図されたものと言えないこともないが、その意図は明確には意識されていないからである。

3.2　本人が行為の意図を意識していれば、それは自由意志による行為である？

　そこで3.1を改定し、意図の概念を導入することが考えられる。行為の意図を本人が意識しているか否かを重視するのである。しかしこれも誤りである。たとえば強迫性障害の患者は、どうしても手を洗わずにはいられないことがある。手を洗いたいという欲求も意図もあり、それを十分すぎるほど意識している。この欲求が、欲求であることがわかっている。手を洗うのが自分であることもわかっている。それでも強迫性障害の患者の強迫行為は、この手を洗うという例にしても、敷石を数えるという行為にしても、自分ではコントロールできないとみなされている。強迫性障害の患者は、何とかして手を洗わなくてすむようになりたい、敷石を数えなくてすむようになりたいと痛いほど願っている。ところがやめられない。有効な治療は、薬物療法である。セロトニン系に作用する薬が奏功すれば、手を洗うかどうかを自由に選択できるようになる。

3.3　自由意志による行為には、本人にその実感がある？

　本人の実感によって、強制された行為と自由意志による行為ははっきり区別できるという説である。たとえば同じ叫び声をあげたとしても、急に飛び出してきたネズミに驚いた場合と、他人の助けを求めようとした場合では実感が違うとする。つまりこの説は、実感の違い、すなわち内省を、責任の有無の基準としている。冷静かつ慎重に内省すれば、自由意志による行為かど

うかがわかるはずだと考えるのである（Crick, 1994; Wegner, 2002 も参照）。

しかし、現実に目を向けると、内省が全くあてにならないケースが数多く存在する。恐怖症の患者や、先にあげた強迫性障害の患者や、トゥーレット症候群の患者などを考えれば、たちまち話は混乱してくる。たとえば恐怖症の例として閉所恐怖がある。狭い場所に入りたくないという欲求は、ライフジャケットなしでいかだに乗りたくないという欲求と基本的に同じ本人の欲求である。その欲求が生ずる理由も同じで、安全でないから、行けば危ない目に遭うかもしれないから、などである。狭い所に行きたくないという欲求は、非常に強いこともあるが、空腹な時に食事をしたいとか、妻と一緒に眠りたいという欲求も同じくらい強いかもしれない。したがって、欲求の強さだけで本人の責任の有無を論じることはできない。

依存症という問題もある。喫煙者は、タバコを吸いたいという欲求が自分のものであると感じている。タバコに手をのばす行為は、テレビのスイッチやかゆい鼻に手をのばす行為と同じように、自由意志による行為であると本人には感じられる。タバコへの欲求は自分の欲求ではないと思いたがるかもしれないが、自分が欲しているという実感まで否定することはできない。その意味では喫煙をやめたいという欲求と変わるところはない。また、思春期の性的興味や欲求が脳のホルモンの変化によることは確かで、それを自分で完全にコントロールすることはできない。それでも、あらゆる興味、性癖、行動の変化は、実感としては、完全に自由意志によるものである。

よく考えてみれば、毎日ふつうに人がしている決断も、自由意志によるものかどうか怪しくなってくる。完全に自分の意志でしていると思っていても、他人からのちょっとした影響が決定的な因子であると気づくことがある。ファッションを例にとろう。ある服を美しいと感じ、ある服はそうでないと感じる。内省としては、服を選ぶのは他の選択と同じように自由意志である。しかし、ファッションそのもののなかにある何かが、美しいと感じさせる原因であるという事実を否定することはできない。服を選ぶ時だけでなく、女性の体を見て太っているとかスリムであるとか感じる美的判断も同様である。

社会心理学にはこのような例は膨大にあるが、単純な一例を挙げればポイントとしては十分であろう。ショッピングモールのテーブルの上に全く同じパンティストッキングを 10 並べておく。買い物客にその中のひとつを選んでもらい、選んだ理由を説明してもらう。色や質感が挙げられる。しかし実際には、位置の効果が大きいのである。テーブルの一番右にあった商品を買うことが多いのだ。買い物客のなかに、位置が自分の選択に関係していると

I 形而上学

考えた人はいなかったし、もちろん位置を理由にした人は 1 人もいなかった。それでも実際には位置によって決まっていたのである。というのも、ここでの 10 のパンティストッキングは、全く同じ物で、違いは置いてある位置だけだったのである。心理学には同様な実験の例として、プライミングや、サブリミナルな知覚や、好悪の感情の操作などもある。人はどの行為が自分のコントロール下にあり、どの行為がそうでないかという問いの答えを、内省によって得ることはできないのである。

3.4 別の行為をとることができたかどうかが、自由意志による行為かどうかの規準である？

行為の選択が本人の自由意志によるものであったなら、その時、その人は別の行為をとることもできたはずである[7]。哲学ではこれが有力な説のひとつになっている。確かにこの考え方は、日常感覚としてはある程度の説得力を持っている。ジョンソン大統領は、ヴェトナムに関して別の行為をすることができたはずだと歴史学者は言う。この戦争は勝てないという正しい判断を 1965 年にすれば、ヴェトナム戦争を終わらせることができたはずである。私はカプチーノを飲まないことを決め、別の行為として水を飲むこともできたはずである。どちらの例もある程度の説得力がある。しかし、一歩踏み込んでみると、この説の問題が露わになる。すなわち、「別の行為をとることができた」というのは、厳密にはどういう意味なのかを考えてみる。あらゆる行為に原因がある以上、「別の行為をとることができた」というのは、「原因＝直前の状況が違っていれば、別の行為をとることができた」ということと同値である。これを規準に責任の有無を分けるのは困難である。たとえば、トゥーレット症候群の患者が「馬鹿、馬鹿、馬鹿」と急に叫んでしまうのは、言語性のチック症状であり、患者本人には責任はないとされる。しかし、国会議員が大臣の答弁に対して「馬鹿、馬鹿、馬鹿」と叫ぶ時、議員本人に責任があるとされる。だが、どちらも直前の状況が違っていれば、とった行為は違っていたはずである。したがって、「別の行為をとることができた」という規準で責任の有無を決めることはできない。

ここには循環論法という問題も潜んでいる。別の行為をとることができたということを検証することは、その行為が自由意志による行為かどうかを検証することと全く同じように見える。したがって、「別の行為をとることができたから自由意志による選択だと言える」と判断するのか、あるいは「自

由意志による選択だったから別の行為をとることができたと言える」と判断するのか、理論は循環し、それ以上前には進まないのだ。

4. 意志決定の神経生物学に向けて

4.1 アリストテレスの系譜

　裁判でも、あるいは日常生活でも、条件によっては責任は免除されるのが普通である。しかし逆に言えば、そういう特定の条件がなければ、人には責任があるとみなされる。言い換えれば、人には責任があることが大前提なのである。責任の免除や軽減のためには、何らかの積極的な理由が必要である。人間の行動のメカニズムが明らかにされることによって責任免除の条件は変わる可能性がある。また、責任能力が減弱している人が他人を傷つけた場合、刑罰はどうあるべきかという問題も変わる可能性がある。

　アリストテレス（384-322 B.C.）は、『ニコマコス倫理学』の中で、人間は責任能力を持っているというのが大前提で、したがって責任が免除される特別な証拠がない限りは言動に責任があると述べている。この考え方が、現代の社会にも法律にも生き続けている。さらにアリストテレスは、行動に責任があるとするためには、その行動は自由意志によるものでなければならないとした。そして逆に自由意志によらない行動とは、強制された行動と、ある種の無知による行動であるとした。しかし、アリストテレスも承知していたことだが、強制された行動なら責任はないとか、無知によるなら責任はないというように、明確に線を引くことはできない。たとえば、無知といっても、知っているはずのことを知らなかったという形の無知は、責任免除の理由にならないことは明らかである。また、強制といっても、状況によっては本人がその強制に抵抗するのが当然とされることもある。捕虜になった兵隊は、敵から情報の提供を強制されても応じないのが当然とされている。このような場合の責任の有無を判定する際、人は昔からのプロトタイプとの類似性を利用している。だからこそ過去の法律が時代を経ても役に立つことがあるのかもしれない[8]。

　だが脳のメカニズムが解明されるにつれ、自由意志による行動とそうでない行動の境界は、どんどん曖昧になってきている。自己コントロールできる

行動とそうでない行動の境界についても同様である。ここでいう境界とは、行動レベルの境界と神経生物学レベルの境界の両方を指している。しかしいくら曖昧になっているといっても、境界がないというわけではない。ただ明瞭な境界ではなくなっているということである。だから自由意志は、「運転免許を持っている」というような明確なカテゴリーとは異なる。「頭の良い犬」とか、「広い川」とか「肥えた土地」というように、曖昧な境界を持ったカテゴリーなのである。どのカテゴリーにもそれなりの意味があるが、厳密にそれを満たす条件を定義することは不可能である。

日常生活での自由意志による選択というものを考えても、その自由の度合いにはかなりの幅がある。テレビのチャンネルを変えることは、子どもの学費を払うことに比べて自由の度合いが高いであろう。しかし子どもの学費を払うことは、結婚相手を選ぶことよりは自由の度合いが高いであろう。そして結婚は、目覚まし時計のアラームを止めることよりも自由の度合いが高いであろう。もちろんこの順序関係は人それぞれであろうが、自由の度合いに差があるという事実は争えない。自己コントロールができる度合いも状況によって違う。たとえば睡眠欲。長時間眠らずにいた後では、いくら必要でも起きていることはきわめて難しい。たとえば性欲。思春期のホルモンの変化は、時に性欲を抑え難いものにする。神経化学的な因子が、欲求や感情に強く影響しているのだ。

他にも影響する因子は数多くあるが、そのすべてがわかっているわけではない。ひとつひとつの因子の相対的な重みも不明である。因子同士の関係も単純ではなさそうである。それでもここから出発することはできる。ひとつの疑いなく強力な因子は、脳の特定部位の活動パターンである。特に重要な部位としては、前部帯状回や海馬や島や前頭葉腹側皮質などが挙げられる。

帯状回は、図5.2に示したように、大脳皮質深部の中央に位置している。血管障害などで帯状回が損傷された患者の症状から、この部位が自由意志に強く関わっていることがわかっている。たとえば両側の前部帯状回が広範に損傷されると、自発的な運動は失われる[9]。患者自身に意識はあり、周囲の状況はわかっているのにもかかわらず、動こうとしないのである。発話もない。ある程度回復した患者に、その時期のことを問うと、動かなかったのは「自分には何も関係ない」と感じたからであり、何も言わなかったのは「話すことがなかったから」だと言う[10]。前部帯状回のより小さな損傷では、重度のうつと不安が生じる[11]（図5.2）。帯状回の中部に損傷があれば、自分の手を

帯状回の機能解剖

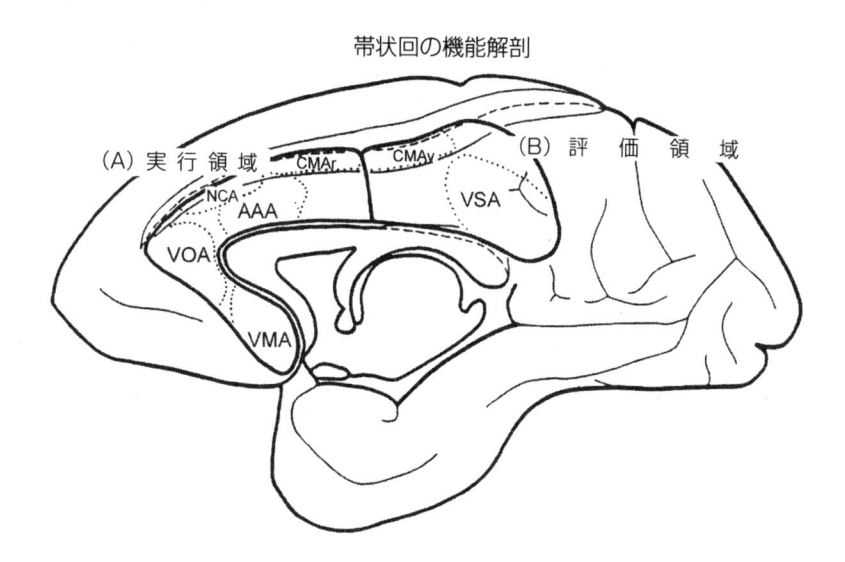

図5.2 アカゲザルの帯状回
(A) 実行領域と (B) 評価領域に二分される。(A) には、内臓運動 (VMA)、発声 (VOA)、有害刺激受容 (疼痛) (NCA)、吻側帯状回運動 (CMAr)、活動への注意 (AAA) の下位領域があり、(B) には、腹側帯状回運動 (CMAv)、視空間 (VSA) の下位領域がある (Vogt, Finch, and Olson, 1992)。

コントロールできなくなる。「他人の手」徴候と呼ばれるこの症状は、手に別の意志があるかのような行動をとる。手が勝手にクッキーをつかんだり、社会的に不適切な動きをしたりして、本人は驚愕する。患者によっては、「やめろ！」と手に向かって怒鳴ることによって、「他人の手」を多少なりともコントロールできることもある。

さらに、機能的 MRI を用いた画像研究のデータもある。たとえば性的興奮の自己コントロールとの関係である。男性被験者にエロティックな絵を見せて性的興奮を起こさせると、辺縁系の活動が高まる。しかし自分の意志で性的興奮を抑制すると、辺縁系の活動は消え、右の前部帯状回と上前頭回の活動が高まるのである[12]。

最近では自閉症と前部帯状回の関連も明らかになってきている。自閉症では感情のシグナルの分析能力に障害があることについては議論の余地がない。感情と深く関わっているのは辺縁系なので、自閉症とは辺縁系 (図3.17 本

I 形而上学

書 p.98）の構造異常による感情評価の障害が根本にあるという説はかなり有力である[13]。事実、自閉症の脳では、前部帯状回の神経細胞が小さく、密であるという解剖所見がある。辺縁系の皮質下である海馬や扁桃体や乳頭体についても同様で、さらに小脳にも異常が認められている[14]。

エストロゲンやテストステロンのようなホルモンや、セロトニン、ドーパミン、ノルエピネフリン、アセチルコリンなどの神経伝達物質も自由意志に大いに関係している。たとえば、テストステロンが低下しているクラインフェルター症候群（染色体XXY）では、長期的な判断力や衝動コントロール能力に乏しいことが知られている。そしてクラインフェルター症候群の患者の判断力は、テストステロンを持続的に補充すると大いに改善するのである。また、強迫性障害やうつ病における意欲低下の症状は、薬物によってセロトニンのレベルを上げることでかなり変えることができる。さらに、激しいチックを主症状とするトゥーレット症候群は、ドーパミンブロッカーの投与によって、それまで常同的に行っていたチックへの欲求をあまり感じなくなる。図5.3に示したように、セロトニン、ドーパミン、エピネフリンは、いずれも前部帯状回に強い神経投射経路を持っている。したがって、これらの神経伝達物質が、前部帯状回の活動を変化させることによって、自由意志に何らかの影響を及ぼしていると考えられる。ラットで、セロトニン系、ドーパミン系、エピネフリン系のそれぞれの神経を別々に破壊すると、注意機能や遂行機能が障害されるという図5.4に示したデータは、この意味で興味深いものである[15]。

図5.3　ラット脳の神経経路
A．ノルアドレナリン系神経経路。A1からA7はノルアドレナリン系神経細胞。A6は側坐核。DNAB；背側ノルアドレナリン系上行束　VNAB；腹側ノルアドレナリン系上行束　CTT；中心被蓋路
B．ドーパミン系神経経路。A8からA10はドーパミン系神経細胞。OT；嗅結節
C．コリン系神経経路。吻側に神経細胞が集中している。NBM；大細胞基底核（霊長類のマイネルト核に相当）　MS；内側中隔　VDBB；ブローカ対角束核の垂直腕核　HDBB；ブローカ対角束核の水平腕核　Icj；カレハ島　SN；黒質　IP；脚間核　dltn；背外側被蓋核　tpp；被蓋脚傍核　DR；背側縫線核　LC；側坐核
D．セロトニン系神経経路。縫線核、B1からB9はセロトニン系神経細胞。MFB；内側前脳束、PFC；前頭前野　VS；腹側線条体　DS；背側線条体

（Robbins and Everitt, 1995）

193

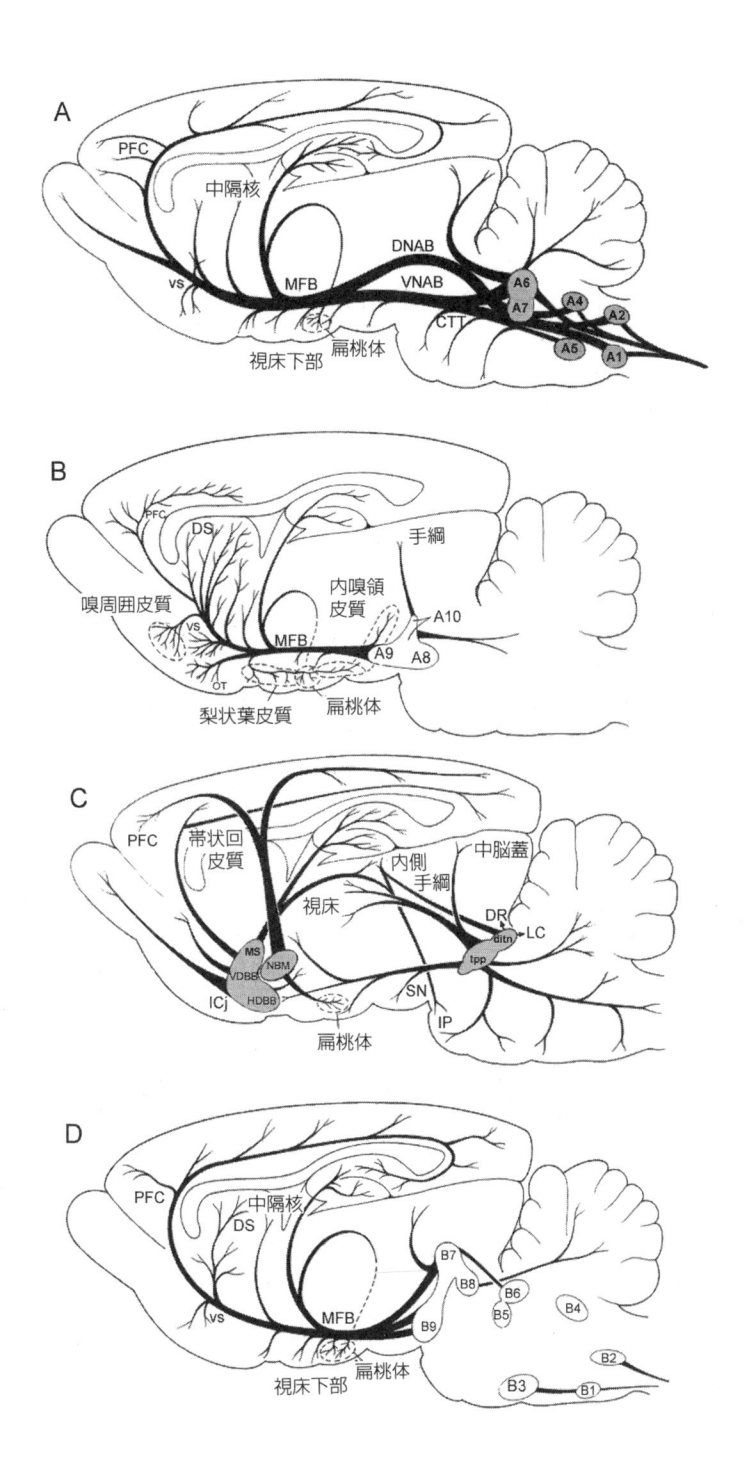

I 形而上学

　自己コントロールというものを考えるうえで、食欲は有力な研究テーマである。古来から暴飲暴食は、死に至る7つの罪のひとつであるとされており、したがって食べ過ぎは強い意志によってコントロールすべきものであると通常は考えられている。しかし、最近レプチンというタンパク質が発見され、これが食行動、特に過食に強く関係しているということが明らかにされている[16]。

　レプチンは肥満細胞から分泌されるホルモンである。視床下部に作用して空腹感や満腹感をコントロールする。正常マウスの実験では、十分な食餌を

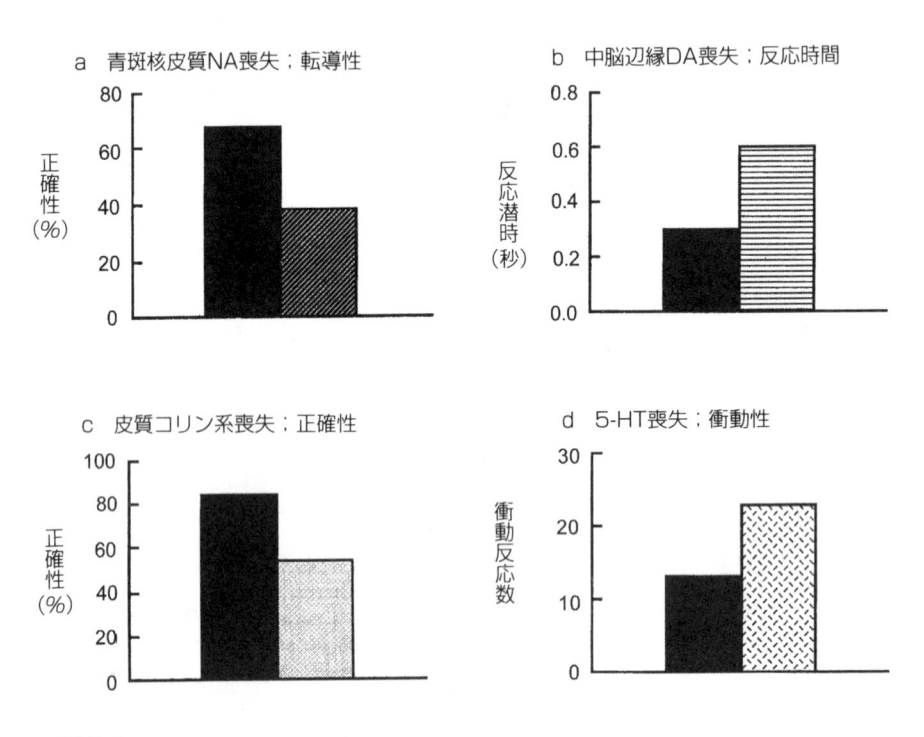

図5.4
ノルアドレナリン系（NA）、ドーパミン系（DA）、コリン系、セロトニン系（5-HT）をそれぞれ選択的に破壊したラットの行動。a‒dのいずれも、左の黒いバーが健常ラット、右のバーが局所破壊ラット。
a；青斑核皮質ノルアドレナリン系の破壊。転導性が亢進している。すなわち、注意集中力が低下している。b；中脳辺縁ドーパミン系の破壊。反応時間が延長している。c；皮質コリン系の破壊。ベースラインとしての正確性が低下している。d；セロトニン系の破壊。衝動的反応が亢進している（Robbins and Everitt, 1995）。

5章　自由意志

与えられ空腹が満たされればレプチンは増加し、マウスは食べるのをやめる。しかしそうならないマウスもいる。レプチンが増加しても食べるのをやめず、その結果肥満するのである。その原因は、レプチン受容体の遺伝子変異であることが明らかにされている。たとえば tu と呼ばれる変異を持つマウスは、レプチンの分泌量は正常の2倍で、やや肥満傾向である。Db と呼ばれる変異を持つマウスは、レプチンの分泌量は正常の10倍で、非常に肥満している。このような変異マウスでレプチンの分泌量が増加しているのは、受容体の異常のためレプチンの効果が現れないので、分泌細胞は効果を出現させようとしてどんどんレプチンの分泌を続けるというメカニズムによる。こうしたマ

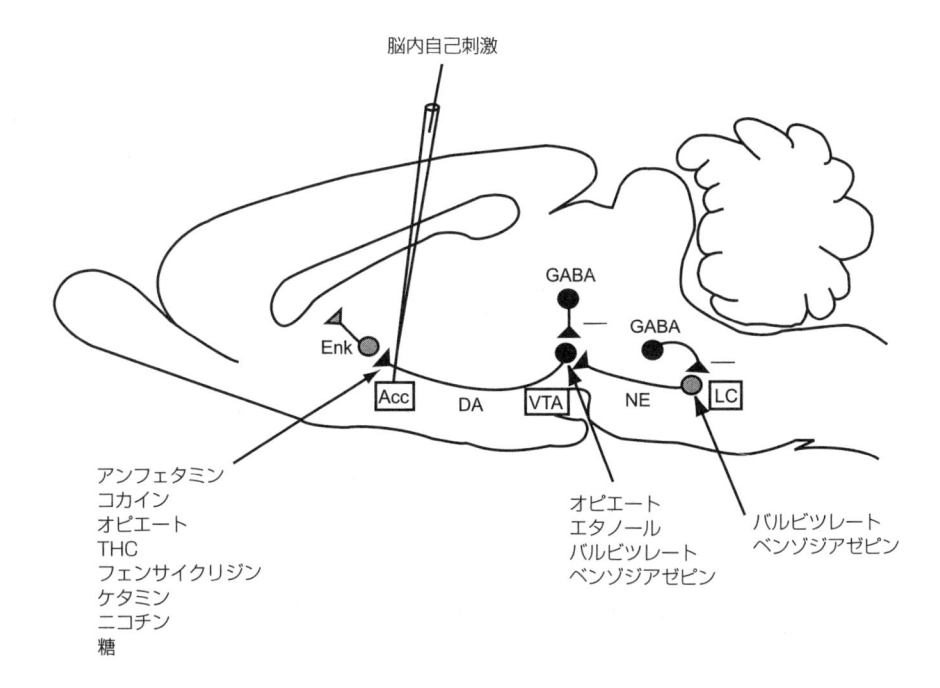

図5.5　ラット脳の報酬系
ラットは前足でバーを押すことにより、自らの脳に埋め込まれた電極を活性化し側坐核を刺激するという実験系から、図に記した種々の薬物が、側坐核（Acc）、脳幹の腹側被蓋（VTA）、青斑核（LC）に作用することを示すことが明らかにされた。DA；ドーパミン系神経細胞　Enk；エンケファリンなどのオピオイド系神経細胞　GABA；GABA系抑制性介在神経細胞　NE；ノルエピネフリン系神経細胞　THC；テトラハイドロカンナビノール（Gardner and Lowinson, 1993）

I　形而上学

ウスでは食欲のコントロールが正常とは大きく異なっている（図5.5の報酬系を参照）。

　もし人がレプチン受容体遺伝子のdb変異を持っていれば、そしてその結果、もし夕食の後でも食事前と同じように空腹を感じていたら、過食してしまうことは避けられないと考えられる。言い換えれば、レプチン受容体遺伝子が正常な人と比べて食行動をコントロールできないだろう。他の欲望、たとえば性欲やアルコールやギャンブルについては完全なコントロールができても、食事に関してのみ事情が全く違ってくるはずである。視床下部のレプチン受容体が正常とは大きく異なるためである。このような人では、過食はどこまでが自分の意志と言えるのだろうか。また、レプチン系に作用する治療によって、食欲をコントロールすることができるとしたら、それは意志をコントロールしたということになるのだろうか。

　意志の神経機構の詳細はもちろんまだまだ不明である。しかし、中心的役割を持つ化学物質の発見は非常に大きな第一歩である。脳の局所損傷による行動変化の研究も進んでいる（図5.6）。ここからさらに意志決定にかかわる物質的基盤が次々と明らかにされていけば、最終的には、自己コントロールの範囲内にある行為と範囲外にある行為を、神経科学によって区別できるようになることが期待できる。ただしその中間にグレーゾーンがあるということになる可能性も否定できない（図5.7）[17]。

　以上のように、自由意志や自己コントロールについては、脳損傷患者の症状の研究や機能的MRIを用いた健常者の研究、さらに実験動物を使った分子生物学的な実験が着々と行われ、神経生物学的メカニズムの探究が進んでいる。もっとも、自己コントロールが保たれている人間の神経生物学的条件は個人個人によって微妙に違っていて、抽象的なものにとどまるのかもしれない[18]。アリストテレスにならえば、心の調和を保つ方法は人それぞれなのである。しかしそれでもかなりの確度を持って言えることは、自由意志の基礎には神経ネットワークや神経伝達物質などによるダイナミックなシステムがあるということである。自由意志だけでなく、計画する、準備する、協力するなどの能力も同様であろう。おそらくこれらのメカニズムも解明される。それは今ではない。来年でもない。しかし将来必ず解明される。その時こそ、神経科学と実験心理学が真に開花した時代と言えるだろう。

　本章の以下のセクションでは、自由意志にかかわる研究データをより詳細に述べてみよう。

4.2 理性が感情に勝てば、自己コントロールに優れた正しい意志決定ができるのか？

古来から理性と感情は対立するものとされている。そして自己コントロールとは、感情を最大限まで殺して理性を最大限まで発揮させることであるとされている。感情という荒れ狂う馬車を、理性という駁者（ぎょしゃ）がコントロールする。プラトンの有名な比喩である。

理性と感情の対立を特に強調した哲学者として知られているのはカント Immanuel Kant である。カントの倫理哲学では理性を重んじており、人間は感情や性癖を抑制することによってのみ徳を得ることができるとする。

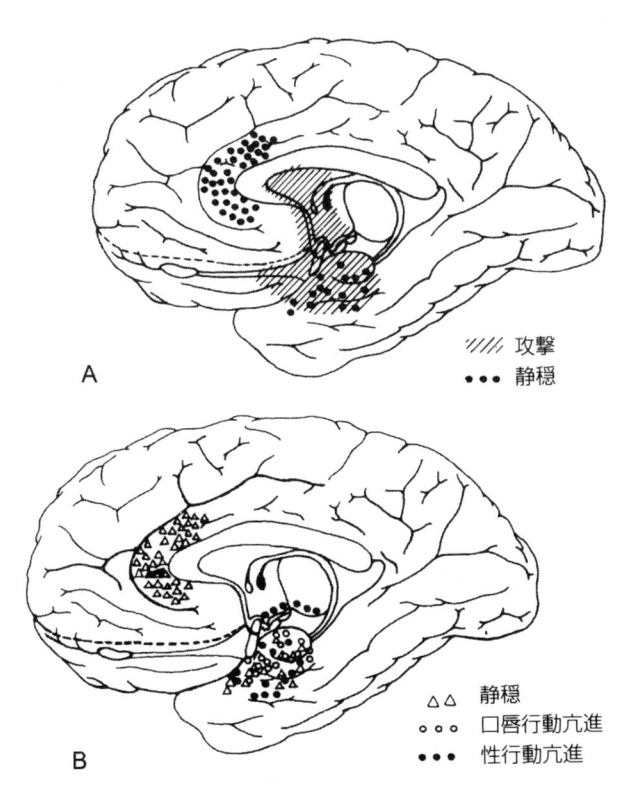

図 5.6 辺縁系の局所損傷による行動変化
損傷部位と、その結果としての行動変化を示す（Poeck, 1969）。

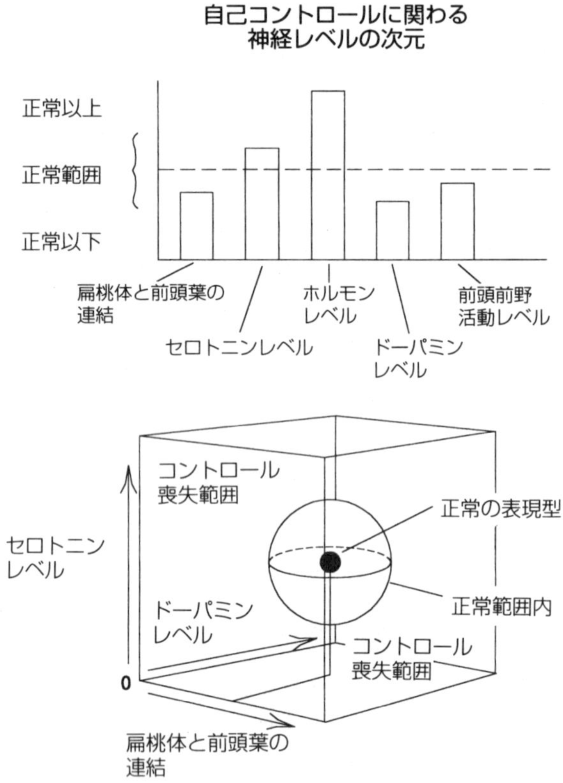
自己コントロールに関わる
神経レベルの次元
正常以上
正常範囲
正常以下
扁桃体と前頭葉の
連結
セロトニンレベル
ホルモン
レベル
ドーパミン
レベル
前頭前野
活動レベル
コントロール
喪失範囲
正常の表現型
セロトニン
レベル
正常範囲内
ドーパミン
レベル
コントロール
喪失範囲
0
扁桃体と前頭葉の
連結

図 5.7　神経レベルのコントロールの次元
上段は、自己コントロールに関わる神経レベルの因子を単純化した図。下段はそのパラメーター空間。コントロールが保たれる、あるいは逆に失われるという状態は、多種多様であることがわかる（P.M. Churchland の好意による）。

「人間を正しい行いに導くのは、理性以外のなにものでもない。つまり経験や他人から教わることはできない。自分自身の理性に教わることである」[19]。すなわちカントによれば、理想的な倫理を身につけた人間とは、感情を持たない理性だけの人間ということになる[20]（ソーサ Ronald de Sousa はこれを「カント的怪物」[21] と呼んでいる）。

カントの考え方のもととなったのは、感情に左右されて理性を失い誤った行動をとるという、今も昔もよくあるケースの観察である。本来は善人なのに、一時の感情のために悪い行いをしてしまう。目先のことにとらわれて長期的には誤ってしまう。シェイクスピアのオセロは、嫉妬に負けて、自分が

5章　自由意志

だまされていることを理性的に判断できず、妻のデスデモーナを殺してしまう。ギリシア神話のメディアは、強い苦悩にさいなまれて自分の子どもを殺し自殺してしまう。強い感情に理性がのみこまれるという人間の過ち、それは古典の悲劇のそこここに描かれている。

　自己の言動の帰結を理性的に考えることが重要であることは誰も疑わない。しかし感情は徳の敵であるというカントの主張は正しいのだろうか。倫理教育とは、感情を抑えることを学習させることにほかならないというのは正しいのだろうか。より徳を得るためには、より倫理的になるためには、情熱や感情や性癖を捨てるべきなのだろうか。

　ヒュームによれば、そうではない。ヒュームはこう主張している。

　　理性だけでは意志による行動は起こりえない。意志による行動が、感情に相反することもありえない（1739;413）。

そして後にはこう説明している。

　　物に対する好悪を決定するのは、その物から不快が見込まれるか、快が見込まれるかということである。そしてこうした好悪の感情は、その物の原因や結果にまで拡大する。これは、理性や経験による好悪の判断と一致する（1888;414）。

　自己の言動の帰結を考えるには、理性が必要である。帰結に伴う事柄の予測の両輪は、理性と想像力であるとも言える。しかし、さらにその事柄についての自己の反応の予測もなされる。反応の予測のためには感情が必要なので、結局は感情が自己の言動を左右するのである。

　現代の文化でも、感情を持たない理性だけの人間が正しいとはみなされていない。テレビの人気番組スタートレックでは、3人の主人公はそれぞれ、冷徹で理性的な人、熱くなりやすい人、すべて中庸な人という性格に設定されている。耳のとがった宇宙人的なミスター・スポックは感情を持たない。危機に接しても、ミスター・スポックの頭は冴えわたり、決して狼狽することはない。絶体絶命の場面でもあくまでも冷静沈着に行動する。しかしミスター・スポックは、人間の行動における感情の役割を理解できず、人間の怒りや恐怖や愛や悲しみに困惑する。そのため、ミスター・スポックの冷徹な理性が下す、独特の論理による決断は、時に実に奇妙なものになる。

　ドクター・マッコイはミスター・スポックとは正反対である。目の前の人を救うため、ドクター・マッコイは危険を冒す。先の損得なんか考えない。

しばしば道を踏み外す。ミスター・スポックからはいつも「非論理的だ」と痛烈に批判されている。

そして、理想的主人公として描かれているのがキャプテン・カークである。彼の判断はほとんどいつも賢明である。必要なら厳しい決断ができる。時に応じて、思いやりにあふれた決断も、勇気ある決断も、怒りの決断もできる。アリストテレスが理想とした、実際的な場面での賢者にかなり近い人物と言えるだろう。

4.3 正しい意志決定と感情の役割——離断症状：症例 E.V.R.

アイオワ医科大学のダマジオを中心とした多くの神経心理学的な研究によって、正しい意志決定のためには感情の役割が非常に重要であることが明らかにされている。感情の影響のない決定というものは、現実から遊離したもので、長期的には本人にとって損になるのである。たとえば、扁桃体が損傷された患者 S.M. は、恐怖という感情を持たない。そのため、S.M. は複雑な状況でも恐怖や不安という感情ぬきに判断を下すが、その結果は決して正しいものではなくなってしまうのである。

もっと見事な実例が、両側前頭葉の腹内側部の脳腫瘍の切除術を受けた症例 E.V.R. である[22]。ダマジオの検査データは 10 年以上に渡って蓄積されている。手術後の E.V.R. の回復は良好で、少なくとも表面上は一見健常者と何ら変わらないように見えた。たとえば、知能検査では術前と同じように優秀な得点だった（IQ は約 140）。聡明で、質問には適切に答え、両側前頭葉の切除による障害は全くないように見えた。自覚症状もなかった。ところが、日常生活では厄介な問題が徐々に明らかになってきた。術前の E.V.R. は、落ち着いた頭の良い有能な会計係だったのだが、術後の仕事ぶりは見るに耐えず、遅刻は常習、簡単な仕事も終わりまでできないなど散々な状態になってしまった。家庭の私生活も目を覆うような状態になった。それでも知能検査の成績は優秀なので、主治医は E.V.R. の問題は脳手術の直接の影響というより精神的な原因であると判断し、精神分析の治療を勧めていた。しかしそれは全くの誤診であることが、ダマジオの検査の結果明らかになったのである。

一定期間 E.V.R. の検査をした結果ダマジオは、E.V.R. の実生活の障害の根底にあるのは、感情と判断の離断であると推測した。E.V.R. は、どうすべきかという質問には口では適切に答えられるが（たとえば「目先の小さな得

を捨てて、将来の大きな得を獲得するべきか」という質問には正解できる)、実際の行動はその答えとは違っているのである[23]（目先の小さな得に飛びついてしまう）。そしてE.V.Rの情動反応には、非常に興味深い異常が認められた。用いた検査は、皮膚電気反応（GSR）である。人間は、何かで感情を動かされると自律神経系の反応が生じる。そのひとつが皮膚の発汗である。GSRは、皮膚の電気抵抗を測定することによって、ごくわずかな発汗をとらえる。たとえば、恐ろしい絵や、不愉快な絵や、エロティックな絵を見せられると、健常者ではGSRが大きく高まる。しかし、E.V.R.ではこの反応が認められないのである[24]。ところが奇妙なことに、言葉で絵の説明をさせると、E.V.R.のGSRは正常かそれ以上になったのである。

情動反応の検査として、GSRは昔からあるごく単純なものだが、現代では複雑な検査が数多く開発されている。その代表がアイオワギャンブリングタスクと呼ばれるものである。この検査では、A、B、C、Dの4つの山のカードを呈示され、被験者がカードを1枚めくるたびに、そのカードに応じてお金がやり取りされる。最終的に自分のお金をできるだけ多くするのがタスクの目的だが、全部で何枚めくるかは被験者には知らされていない（実際には100枚）。また4つの山それぞれの損得も知らされていないので、被験者はどの山からめくるのが得かを試行錯誤によって判断しなければならない。実際には、AとBの山はハイリスク・ハイリターンで、CとDの山はローリスク・ローリターンである。トータルではAとBをめくると損をし、CとDをめくると得をするようにカードが調整されているが、カードの構成が複雑なため、検査中に被験者が損得を正確に計算することは不可能になっている。

このタスクを実施すると、15枚から20枚程度めくるうちに、健常者はローリスク・ローリターンのCとDばかりめくるようになるのが普通である。その結果、トータルでは着実な利益を得ることになる。しかし、前頭葉腹内側部損傷の患者は、たとえIQが正常でも、ハイリスク・ハイリターンのAとBを多くめくる傾向にあり、トータルでは損をしてしまうという結果が得られている。

E.V.R.にこのタスクを施行すると、何回繰り返しても、また再検査が1ヵ月後でも24時間後でも、損な山ばかりめくり続けた。しかし言葉では、AとBの山を引くのは損なので、自分は不合理なめくり方をしていると述べる。つまり奇妙なことに、E.V.R.は理性のレベルではトータルでの損得を確かに理解しているのだが、実際の行動では目先の得にとらわれて、長期的には損をしてしまうのである。カントは理性が人を正しい行動に導くとしたが、

E.V.R. はそれに対する反例であると言える。E.V.R. は、AやBを引き続ければ損をすることを言葉で説明することができるので、彼の問題は理解のレベルにあるのではない。知識や短期記憶も全く正常である。E.V.R. の言葉のレベルでの「純粋な理性」は、行動レベルでの「実際の判断」とは矛盾しているのである。したがって問題のポイントは、E.V.R. の情動反応の欠如にある[25]。

　ギャンブリングタスクを試行中の被検者の皮膚電気反応（GSR）のデータも得られている[26]。健常者も前頭葉損傷患者も、タスクのごく最初の段階ではGSRを示さない。しかし第10試行あたりから、健常者はA、Bの損な山に手をのばした時にGSRがちらちらと出るようになる。この段階で質問されるとどの山が損か得かわからないと答える。まだ試行錯誤しているのである。20試行あたりになると、健常者では損な山に手をのばした時に一定してGSRが出るようになる。図5.8 に示したような状態である。この段階で質問されると健常者は、まだどの山が損か得かよくわからないが、どうもAとBは「いやらしい」というような答えをする。50試行になると、健常者はAとBは損だということをはっきり言葉で説明できるようになるのが普通である。一方、前頭葉損傷患者はどの段階でどの山に手をのばした時もGSRが出ない。行動を導く情動反応というものが皆無なのである。ここで特に注目すべきことは、健常者では自分の情動を意識する前の段階で、実はすでに情動が行動（めくる山の選択）に影響しているということである。そして、なぜ選択したかを言葉で説明できるのはさらに後の段階になってからである。このことから、日常生活での人間の行動選択も、実は無意識のレベルで情動に影響されているという推定が成り立つ[27]。

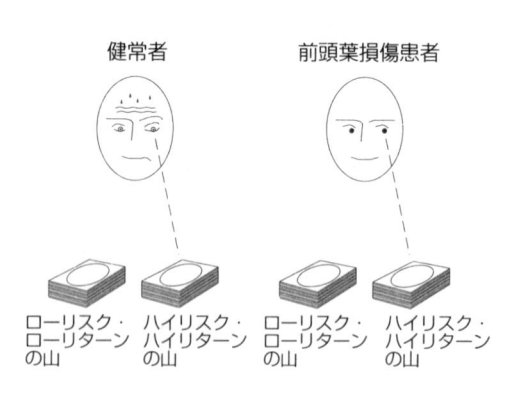

図5.8　アイオワギャンブリングタスク
健常者では、ハイリスク・ハイリターンの山に手をのばすと、発汗などの自律神経反応が出るようになるが、前頭葉損傷患者ではその反応が出ない（P.M. Churchland の好意による）。

5章　自由意志

　情動が無意識のうちに行動に影響するとなると、経済学でいう「理性的な選択」という概念は考え直さなければならなくなるであろう。この概念によれば、理想的に理性的な（賢明な）人間というものは、まずあらゆる選択肢を挙げ、それぞれの損得と確率を計算し、最も利益を得られる行動を選択するとされる。しかしギャンブリングタスクの結果から考えると、この概念は机上の理論にすぎず、少なくとも現実の人間の日常行動には適合しないように思える。ここで重要なのは、リアルタイムで進んでいる人生では、人間が意識している自分の行動選択の幅は、その前の段階で、無意識の情動に影響された判断によってせばめられているということである。すなわち、「純粋でない」判断が最初から入っている。それは自分ではほとんど意識されていない。いずれにせよ、「理性的な選択」という経済学の概念は、真の理性的な選択の全体像に接近さえしていないと思われる。この概念が有効なのは、前もって理性的な選択項目が挙げられていて、そのなかから選択する時に限られているのである。

　多くの場面で脳は、意識的な熟考が始まる前の段階で、物事を非常によく分類しているようである。たとえば、スーパーで美味しいリンゴを選ぶのにほとんど考える必要はない。色でわかるからである。嫌いな物の前は無意識に素通りする。塗料を飲もうなどとは決して考えない。毛皮の水着を作ろうとは考えない。牛の乳をしぼるためのスクールに入ろうなどとは考えない。これらはすべて、可能性として脳が意識することはできるが、実際の選択の可能性としては意識の外にある。

　E.V.R.をはじめとする前頭葉腹内側部損傷患者の研究データのポイントは、理性的な意志決定とは決して情動から分離されたものではないということである。何かの選択を迫られた時（たとえば「仕事を仕上げるか、フットボールのゲームを見るか？」「Aの山から引くか、Cの山から引くか？」）、その選択が馬鹿げているとか賢くないとか問題だとかいうことを自分に教えてくれる情動がE.V.R.にはないのである。前頭葉腹内側部は、前部帯状回や扁桃体や視床下部と両方向性の神経連絡を有し、身体状況や価値のシグナルを受け取っている。前頭葉腹内側部が損傷された患者では、この経路が遮断されているため、複雑な決定を下すべき前頭葉が、複雑な状況や計画や考えについての情動的な価値についての情報にアクセスできない。その結果、馬鹿げた行動や不合理な行動をとってしまうのである[28]。E.V.Rのような患者が何も感情を持たないという意味では決してない。自分が選択する行動の帰結の予測が必要な状況において、予測結果に感情の色彩をつけることができな

203

いのである。予測のためには、過去の経験から類似の状況の記憶を引き出すことが必要だが、情動反応がないためそれができないのである。

　発達早期に前頭前野が損傷されると、より重大な影響がある。生後 16 ヵ月以前に前頭前野が損傷された成人 2 例についての研究がある[29]（図 5.9）。2 例ともに、知能検査では正常だが、社会的行動は大きく損なわれていた。特に障害されていたのは、社会・倫理的推論能力であった。E.V.R. をはじめとする成人後の脳損傷では、前述のように言葉の上では倫理的に何が適切で何が不適切かを理解できるが、その理解とは矛盾した行動をとる。しかし生後 16 ヵ月以前に図 5.9 のような部位が損傷されると、言葉の上での倫理的判断も損なわれてしまうのである。このことから、前頭前野が発達早期に損傷されると、倫理という概念の理解そのものが獲得できなくなると考えられる。

4.4 情動と自己、情動と意識

　情動は行動選択において重要な役割を持っている。情動がなければ、賢明な行動選択はできない。では情動は、本書の 3 章で述べた自己表象、4 章で述べた意識とどのような関係にあるのだろうか。それを知る鍵は、3 章で述べたエミュレーター（図 3.6 本書 p.75）にある。ごく単純化すれば、人間に行動を開始させるのは、食、生殖、生存という基本的な欲動である。そして、開始した行動の帰結を想像力によって表象する。この表象に対して情動反応が生じる。実際に知覚しているものに対しても情動反応が生じる。脳幹や扁桃体や視床下部を介した反応である[30]。エミュレーターの中心となる機能は、行動の帰結の予測とその評価である。情動が関与するのはここである。複数の選択肢を比較検討し、結果を評価する。不快なのか、快なのか。危険なのか、痛みを伴うのか、満足できるのか。こうした評価は情動が関与しなけれ

図 5.9　生後 16 ヵ月月以前に前頭前野が損傷された成人 2 例の脳
症例 A；両側前頭葉前部にのう胞が形成されている。このうう胞は、前頭前野、特に眼窩領域（左＞右）を圧迫している。右内側眼窩面と左前頭前部にも損傷がある。
症例 B：右前頭葉に広汎な損傷がある。眼窩回と帯状回前部にも損傷がある。下前頭回皮質には損傷はないが、同部の皮質下白質は、特に前部に損傷がある。
（Anderson et al., 1999）

症例A

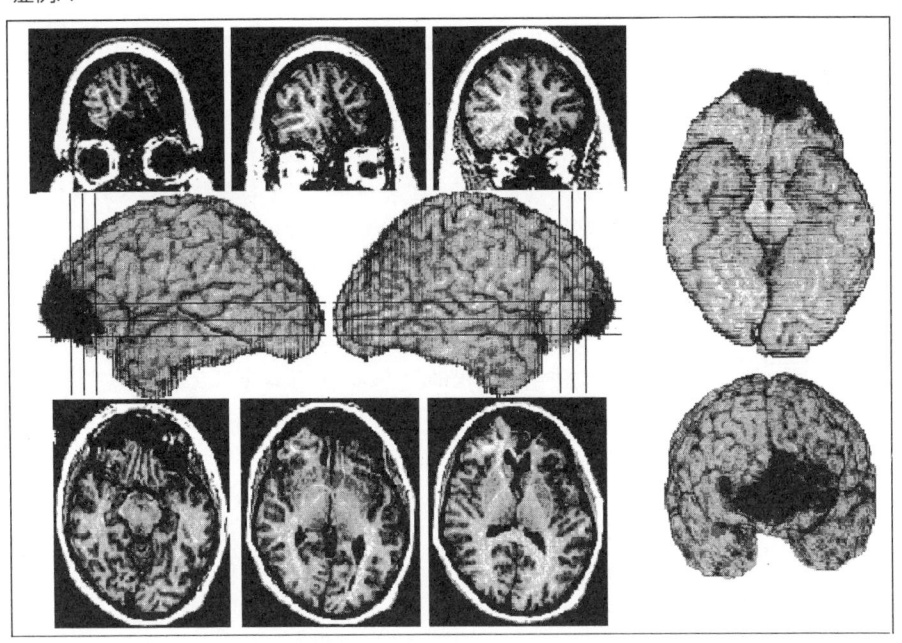

症例B

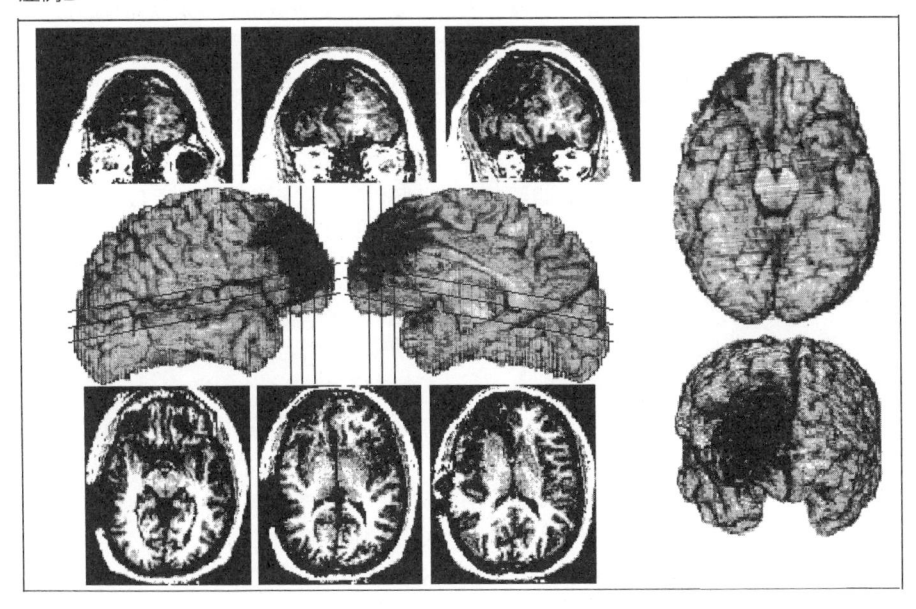

I　形而上学

ば不可能である。ただしここまでは意識されているとは限らない。感情として意識にのぼり自覚されるのは、ダマジオによれば、たとえば不快という評価が、自分にとってなのか他者にとってなのかという点まで表象された時なのである。このようにエミュレーターはある種の計算を行っている。しかしMacやPCのような計算機とは違って、エミュレーターは生物学的な計算機である。つまり、純粋に客観的な計算ではなく、自分に関連した計算を行うのである。情動というタグが付いた経験がその計算の基礎にある。この経験を照合して、神経系は特定の記憶を呼び起こし、特定の知覚・想像に注意を向けさせ、特定の知覚に情動の色合いをつけるのである。

　だから神経系による行動決定の過程は、アルゴリズムをワンステップずつ実行するような緻密なものではなく、むしろ何匹もの仔犬が競い合ってエサに向かうようなものであると思われる。仔犬の1匹1匹が選択肢である。選択肢の間には競合があり、ひとたび選択されれば、さらに細かい動きの調節がなされる。通俗心理学の雑なたとえをすれば、目先の利益のための欲求は、長期的なより大きな価値との競合に敗れるのである。練習に伴う痛みは、スキーの上達という目標があれば耐えられる。実験室での長時間の退屈な仕事は、好奇心が満足させられるという期待があれば耐えられる。このように行動の選択肢の決定が意識されている時には、人は内面の葛藤も意識して、自分がジレンマに悩んでいると言葉で表現することもある。このような意志決定は、そうでないものより時間がかかることがあるので、たとえば、頭を冷やして考えろとよく言われる。この表現からは、情動の要素を取り除いた判断が求められているように思える。しかし、本当にそれが正しいのか、また実際に正しい判断が得られた時、それは理性が情動に勝ったのかどうか、どちらも単純には答えられない問題である。時間をかけることで、人は理性的になるのだろうか。それとも逆に情動がより関与するようになるのだろうか。思考過程を内省してみても、どちらであるかをはっきりさせることは不可能である。神経系の働きのうちで、意識的なアクセスができる範囲は非常に限られているからである。おそらく、理性と情動という一見対立する言葉では表現しきれない何かが脳内に起きているのであろう。

　人は行動を選択する前に、その結果を予測し、評価する。予測は認知機能によりなされ、評価は情動によってなされると通常は考えられている。つまり認知と情動を別と考えるのであるが、脳という観点からすれば、両者を単純に切り離すことはできない。大学に行くとか会社を興すといった大きな目標の達成には、認知・情動の両者が密接にからみ合いながら関係していると

思われる。犬を海岸に連れて行くとか、ベビーシッターを探すとか、ラテにするかカプチーノにするかというような小さな目標でも同様かもしれない。しかし、きわめて重大な決定、たとえば被告人の有罪判決や安楽死の選択などでは、そこに生じる葛藤は、理性対情動というような単純な一次元性のものではなく、一方の選択肢にすでに理性と情動がからみ合っており、そして他方の選択肢にも理性と情動がからみ合っている、そうした選択肢の間の葛藤なのである。これに比べれば、ラテにするかカプチーノにするかというような決定は全く些細な決定で、人生における重大な選択のモデルにはならない。

5. 理性を学習する

　アリストテレスは、「倫理的な徳は習慣によって成立する」と述べている。ここでいう「徳」とは、幸福を可能にする条件を指しているので、これまでの文脈に合わせると、このアリストテレスの言葉は、「適切な行動は習慣によって成立する」と言い換えることができる。楽しみを先に延ばすことや、怒りや同情を適切に示すことや、必要に応じて勇気を出すことなどのためには、適切な意志決定の習慣が必要だということである。
　これを脳に置き換えると、適切な行動の軌跡が神経系に刻印されることが必要だと言うことができる。ただしそれが具体的にどのような形をとるものであるかはまだ不明である。前頭葉腹内側部や扁桃体が重要であることまでは明らかにわかっている。前述のように、小児期にこの部位が損傷されると、倫理観の形成が大きく損なわれるのである。アリストテレスのいう「習慣」によって適切な行動が育まれるためには、前頭葉腹内側部や扁桃体が必要なのである[31]。
　理性的な行動は、正常な小児なら成長につれて自然に獲得することができる。それは、理性的な行動のプロトタイプを通して、そして逆に理性的でない行動のプロトタイプを通して行われる。この意味では一種のパターン学習である。犬とは何か、食物とは何か、怖いとは、当惑するとは、疲れたとは何か、などの概念を獲得するパターン学習と本質的には同様のプロセスである[32]。公平とは何か、親切とは何か、誠実とは何か、などについても、プロトタイプを通して学び、そしてそれを徐々に一般化していくのである[33]。

I 形而上学

　パターン学習のためにはフィードバックが必要である。子どもは、仲間同士や親からのフィードバックにより、パターン認識の神経ネットワークを微調整していく。そして徐々に理性的な行動の概念を獲得する。しかし、ソクラテスも述べているように、理性的な行動のスタンダードを示すことはこの上なく難しい。たとえ行動の1つ1つについて、それが理性的かどうかを正しく指摘できても、スタンダードそのものを言い表すことは困難なのである。理性的な行動かどうかの判断には、認知的能力と情動的能力の両方が必要である。例として、たとえばこの川をカヌーで下ることができるかどうかとか、ある敵の位置を攻撃することが成功するかどうかの判断を挙げることができる。「理性的」という言葉をアルゴリズムのように正確に定義することはほとんど不可能である。おおむね常識的かどうかということさえ、コンピューターのプログラミングではまず判定できない。このことは、理性的判断というものがアルゴリズム的なものではなく、身につけた経験に基づいたものであることを裏づけていると言えよう。
　そして、理性的という概念や、正当という概念などを正しく学習するためには、情動の動きが正常であることが必要条件である。状況に応じた適切な感情が惹起されなければ学習は進まない。たとえば目先の利益にとらわれそうな状況に接した際には、失望や危惧のような不快な感情が惹起されなければならない。危険に接した際には恐怖の感情が惹起されなければならない。パターン認識の学習においては、知覚が正常であるだけでなく、こうした感情も正常であることが必須であると思われる。
　もっとも単純に危険な状況、たとえば交通量の多い通りを横断するとか、森で熊に遭遇するというような状況に接した際には、感情反応を伴わなくても、危険であるという学習が成立するようである。ダマジオの症例S.M.がこのことを示している。S.M.は、扁桃体の損傷の結果、恐怖という感情を失ってしまっている。それでもS.M.は、ごく単純な状況は危険であると認識できる。恐怖の感情なしに、純粋に論理的な危険として認知しているのである。しかしS.M.の情動は障害されていて認知は正常であると割り切るのは誤りである。S.M.の問題が露呈するのは、脅威や敵意などを複雑な社会的状況や対人的状況で認知しなければならない時である。こういう時には、危険を認知するための単純な公式がないからである。S.M.のように情動が障害されていると、単純な状況以外では適切な認知ができなくなるのである。感情のないミスター・スポックは、いくら認知能力が優れていても、人間に強い同情や強い畏怖を惹起する状況が理解できないことを前述したが、ミス

ター・スポックも扁桃体に何らかの障害があると考えるべきかもしれない。

　情動と理性の関係は、多くの童話のなかにも語られていて、子どもの想像力や感性を育むものになっている。たとえば、将来の苦労への備えを怠ることや（アリとキリギリス）、警告を無視することや（狼少年）、口車に乗ることや（ジャックと豆の木）、外見にこだわること（ナルシス）などが、不適切であることを学習することができる。あらゆる人の意にかなうように行動することや（老人とロバ）、逆に自分の意のままに行動すること（ディケンズのクリスマスキャロルのスクルージ）、「悪い」人の意にかなうように行動すること（ピノキオ）などが不適切であることも学習できる。古典的な名作にも、倫理という概念の儚さがあふれている。シェイクスピア、イプセン、トルストイ、アリストファネスなどには、人生には情動の葛藤がつきものであることが描かれている。童話からも古典的名作からも、人は適切な行動のプロトタイプを学習することができるのである。

　人は選択肢を前にして悩む。どちらの餌を食べるか選択できないままに餓死してしまうというビュリダンのロバの話は、単純な愚を描いたものである[34]。生きるか死ぬかというハムレットの迷いは深く悲劇的で、いかにも人間的である。人間の選択とは、将来についての戦慄するような不確実性のなかで下すのが宿命であることは、多くの古典的名作の中に描かれている。その不確実性にどう対処するかが、賢明さであり、理性なのである。ラテにするかカプチーノにするかというような些細で単純な選択はともかく、人生における理性的な行動選択のためのアルゴリズムというものは存在しない。仕事や配偶者の選択、子どもを作るかどうかの選択、引っ越すかどうかの選択、被告を有罪にするか無罪にするかの選択、降伏するか抵抗するかの選択などは、天秤が複雑に揺れ動く問題になるのが常である。

　人は選択肢の決定にあたって、過去の自分の経験を考慮する。知識も考慮する。そして、それぞれの選択肢の結果も想像して考慮にいれる。ダマジオは、人がこのように想像した結果として生まれてくる感情を、「第二の情動」と呼んでいる。一般的な意味での情動、すなわち外的な刺激に対する反応を「第一」とし、それに対して内的に作られた表象や記憶に対する反応であることを「第二」と表現したのである[35]。人が成長するにつれて、特定の状況には特定の感情が伴われるようになってくる。そして、その後の人生における類似の状況でこの感情が再活性化されるのである。その状況が過去のある状況に類似していると判断することは、もちろん認知のレベルの判断である。しかし同時に、過去の類似した状況におけるのと類似の感情を惹起するので

I 形而上学

ある。そしてこの感情が、選択肢を決定する神経ネットワークに大きく影響する。これがダマジオの提唱したメカニズムである。

6. 責任の行方

　自由意志とは何かということから始めた本章では、まず昔からある考え方、すなわち行動に原因があるかどうかを自由意志の規準として重視する考え方の不合理性について述べた。次に意志決定の神経生物学の進歩を紹介した。正しい意志決定のためには情動の役割が大きいことを示すデータは次々に出てきており、したがって情動を抑えて理性だけを前面に出すことを理想とするカントの説は現在では受け入れ難いものになっている。情動がなければ、アリストテレスのいう「習慣」は獲得できないのである[36]。

　さて、ここで責任の概念という重大な問いに立ち返ろう。神経生物学や脳科学の進歩により、意志決定の神経メカニズムはこれからもどんどん解明されていくであろう。その時、責任の概念はどうなるのだろうか。自由意志といっても、それは文字通り自発的に生まれたものではなく、その原因が必ず脳内にあるということになると、人は自分の行動に責任が本当にあるのだろうか。

　ある意味での結論は先に出ている。人には責任はあるのだ。もし責任がないとされると、社会は機能しなくなってしまうからだ。だから成熟した個人は自分の行動や習慣に責任があるとしなければならない。これが人間社会の大前提である。悪い行為は罰則を受け、善い行為は賞賛を受ける。責任がないとか減弱しているというのは、あくまでも特殊な状況に限るのだ。

　子どもは成長のためには現実世界について学ばなければならない。そのためには現実世界に自らがかかわり、行動し、その結果からのフィードバックが必要である。そこには認知の要素も情動の要素もある。他人を見て学ぶこともある。他人の話から学ぶこともある。これはひとことで言えば試行錯誤ということになるが、実際には子どもを育てるというのはそんなに単純なことであるはずがない。失敗から学ぶ子どもを、社会は適度な寛大さを持って見守らなければならない。暖かい共感も必要であろう。それでも、とにかく現在のところは、「社会の品位」とでも呼ぶべき神経回路を発達させるためには、行動の結果に伴う適切な感情を持つことが必須と考えられている以上、

5章　自由意志

人には責任があるという前提はどうしても必要であろう。もし人には責任というものがないと前提すれば、自らの失敗について悔恨などの適切な感情が生まれにくくなるからである。

もちろんだからといって、ある特殊な状況における責任の免除や減弱は別の問題である。責任能力の判定にあたっては、法廷で裁判官が苦闘するのが常である。状況は事件ごとに異なっており、単純な法則の適用はできないのである。ただ神経心理学のデータが重要であることははっきりと言える。被告人の脳に、たとえば症例 E.V.R. や S.M. と同様の損傷があれば、責任能力の判定には大きく影響するだろう。責任の有無を左右するのは脳だ。しかしだからといって、どんな人も罰の対象にも賞賛の対象にもなり得ないということにはならない。同様に、本当に追い込まれた状況なら人は何をしても責任がないということにもならない。一般論としては、脳への化学物質の影響によって起こしてしまった行動については、本人の責任は軽くなる。しかし、それも程度問題である。かつてカリフォルニアで、殺人を犯したのは甘い菓子を食べ過ぎて脳が影響を受けたためだとして責任能力の減弱が認められた判例があり、これは大多数の人の怒りを買った。脳への影響を重視しすぎると責任能力の判定は不合理なものになる。しかし、逆にそれを無視して、たとえば前頭葉腹内側の大きな損傷を考慮に入れないのも、やはり不合理なことである。

そして、責任能力と脳のかかわりが明らかになっていけば、脳にメスをいれることによって、責任能力を修正するということが現実になり得る。これは倫理的に受け入れられることだろうか。無限ともいえる因子を考慮しなければならない複雑な問題である。

私個人のなかでは、相反する2つの考えが葛藤している。ひとつは消極姿勢である。一般には、どんなレベルにおいても、それが環境の系でも免疫系でも、生物学的に介入することには常に最大限の慎重さが必要である。それが神経系であれば、必要とされる慎重さはさらに1桁大きくなる。最大限慎重に、ということはすなわち消極的にならざるを得ないということである。たとえば犯罪への対処として脳にメスを入れたらどういうことが起こるか。それを描いた『時計じかけのオレンジ』という古典的名作映画もある。

しかし、それでは脳は絶対の聖域として触れないべきだろうか。脳に作用する薬も倫理的に受け入れられない方法だろうか。それが死刑の代替だとしたらどうか。どんな手段にせよ、脳に何らかの治療をすることと、死刑にすることと、どちらが倫理的に受け入れられることだろうか。私は脳への直接

Ⅰ　形而上学

介入の種類による可否のガイドラインをここに呈示しようという意図は持っていない。しかし、理性的な行動のためには情動の役割が大きいことがわかってきた今、この種のガイドラインを冷静かつ徹底的に再考する時期が来ているのではないだろうか。それには慎重なアリストテレス的決意が必要である。賢明なうえにも賢明にならなければならない。自分の「哲学」の正当化は慎まなければならない。もしイデオロギーによって論争が白熱すると、それが右翼であれ左翼であれ、害の方が大きくなってしまう。それならむしろ穏やかな常識的な判断のほうがましである。

7. 科学から社会へ

　本章では、古典的な3つの哲学的問題について論じてきた。神経科学の最新データによる回答は以下のとおりである。

(1) 感情と理性 ── 正しい「理性的な」判断を下すうえで、感情の役割は大きい（ヒューム）
(2) 倫理の獲得 ── 倫理感というものは、「純粋な認知」によって得られるものではなく、認知と感情の適切な融合（アリストテレス）という経験によって発達するものである。
(3) 責任 ── 大前提として、人は自らの行動に責任があるとしなければならない。これは、自らの行動の結果を評価して、そこから適切な行動というものを学ぶためにも必須のことである（ホバート R.E.Hobart、シュリック Moritz Schlick）。

　上記の3つは今まさに論争の渦中にある。どれもかつては哲学の独占テーマであった問題だが、神経心理学や実験心理学や基礎的な神経科学からのデータが次々と出されている現在、科学的な解明への期待が高まっている。その結果として、社会的・政治的に重要な問題の多くは、新たな視点で考え直されなければならなくなっている。たとえば、いかにして調和した社会を築くか。それを人間の伝統的な価値観といかに一致させていくのか。まだまだ追究すべきことは無数にある。たとえば脳の報酬系について。たとえば喜びや不安や恐怖について。哲学の領域では、道徳に関してはもっぱら純粋に認知の側面から論じられてきた。感情の側面は無視されてきた。理性につい

てのカントの考え方が金科玉条であるかのように扱われてきた。しかしそれが誤りであることは明らかになった今、教育や社会の政策においては、感情についての因子を無視することはできない。その最善の方法については、議論を尽くし、現実に即した知恵を出し合う必要である。いずれにせよ、意志決定の科学についてもっともっと理解することが必要である。それも、神経・行動の両方のレベルでの理解でなければならない。それが現実に即した知恵につながり、ひいては社会が改善されることを、私は望んでいる。

II部　認識論

6章　認識論とは

1. プラトンの譲歩

　「知とは何か」「知はどこから来るか」この2つの問いを通して、知の本質を追求する学問が認識論である。

　認識論には歴史的に2つの学派の流れがある。いずれも紀元前5世紀のギリシアにその起源があり、一方は、プラトン Plato（423-347B.C.）、他方はアリストテレス Aristotle（384-322B.C.）が創始者である。二人の方法論は全く対照的であった。プラトンは抽象的な思考に何より価値をおき、数学や推論を重んじた。アリストテレスが重視したのは、観察と経験による現実世界の探究であった。

　プラトンの認識論は想起説と呼ばれている。すなわち、人間の知は、すべて先天的に持っていた知が想起されたものにほかならないという説である。そして、その知は、人間の霊魂が時間を超えた「知の王国（後世の人からは「プラトンの天国」と呼ばれた）」で得たものであるとする。人間が現世で得たと感じている知は、実はかつて知っていたことを思い出しているにすぎないというのである。

　そしてプラトンにとっては、数学こそが知の頂点に位置するものであった。数学は、観察や経験によって得られた知とは対照的に、確実で、不変で、系統的で、普遍的なものである。少なくともプラトンにはそう思えた。これがプラトン主義の基本的な考え方である。

　一方、プラトンの高弟であったアリストテレスは、方法論を追究することの重要性を強調した。すなわち、データと推論をいかに駆使するかというこ

II 認識論

とを追求したのである。そしてそれによって、世界についての知、世界の仕組みについての知を得ようとした。アリストテレスのとったアプローチはプラトンより自然科学的であった。アリストテレスによれば、知覚と記憶は、知の獲得のために人間に備わった機能であった。そして、知覚と記憶へのアプローチは、観察と実験によってのみ可能であると考えた。たとえば、記憶の貯蔵とは半永久的な物理的痕跡であると推定した。アリストテレスは、形而上学的な問いをできるだけ避けた。すなわち身体の死後に魂が残るかどうかというような問いは立てず、目や耳はどう機能するかというようなより具体的な問いに力を注いだのである。

古代ギリシア時代以来、プラトン主義とアリストテレス主義は認識論を二分してきた。ただし注意しておくべきことは、プラトンとアリストテレスは全く相反する考え方をしていたわけではなく、強調点が違っていたにすぎないということである。たとえばプラトンは、雨が降っているかどうかを知るために、見るという行為の重要性を否定していたわけでは決してないし、アリストテレスは、世界の仕組みを知るために、想像力と推論の重要性を否定していたわけでは決してない。

プラトンとアリストテレスの認識論が衝突するのは、見ただけでは解けない問題に直面した場合である。それは、観察しうる外見の背後にある真実に関わる問題である。このような問題については、プラトン主義から見れば、アリストテレス主義は真に重大な問題をはぐらかしているように見え、逆にアリストテレス主義から見れば、プラトン主義は問題をいたずらに込み入らせてわからないものにしているように見えていたのである。

プラトン主義は、しかしルネッサンスの科学の勃興に伴って、譲歩を強いられることになった。科学的な実験から次々に生まれる画期的な成果を前にして、聖なる文書を読むとか形而上学的な原理から真実の本質を考えるという方法論の不確実さや曖昧さが露呈されてきたのである。

ルネッサンスの時期には多くの画期的な科学的発見があるが、たとえばそのひとつとして火の本質に関するものが挙げられる。フランスの化学者ラボアジェ Lavoisier は 1772 年から 1785 年にかけての研究で、要素と化合物の区別の基礎を築いた。そして、燃焼とは目に見えないガスと燃える木との合成によって生じる現象であることを解明したのである。このガスは、後に酸素と名づけられた。当時は、燃素 Phlogiston と呼ばれる物質の発射が燃焼の本質であるという旧来からの説がまだ優勢であった。熱と光は燃素から出ると考えられていた。旧来からの説は真実から逆に遠ざかるものだったので

ある。燃焼についての新しい理解を手にして、ラボアジェの研究はさらに画期的な方向に発展した。それは、動物の呼吸も、酸素と炭素の化合であるという発見である。ラボアジェの一連の研究によって、生物と無生物の連続性が見えてきたのである。

　この時期の画期的な進歩はいくつも挙げることができる。たとえば、ニュートン Newton（1642-1727）は、精巧なプリズムを通して、光とは紫から赤までの色のついた光の合成であることを示した。また、生物学では、ハエが自然発生するという俗説は誤りであることが、肉を密封して数日放置するという実験によって示された。病気が細菌によって起こされるという説が徐々に浸透し、病気が罰であるという宗教的な説を退けた。リスター Lister とゼンメルヴァイス Semmelweis が、外科手術時の致命的な感染は消毒によってを減らすことができることを示したのが大きかった。パスツール Pasteur が、熱による食物や水の殺菌の効果を示したことも大きかった。

　しかしながら、心と脳については、大きな発展が得られたのは19世紀になってからであった。

---

2. 心の科学と認識論

　ルネッサンスにおける物理学や化学の輝かしい進歩とは対照的に、心理学にはアリストテレスの時代からのほぼ2千年間、画期的な進歩はほとんどなかった。1862年、心理学者のヴント Wilhelm Wundt はこれを嘆き、この事態を打開するには、実験データに基づいた心理学がどうしても必要であると主張した。そのために第一に必要なのは、形而上学へのこだわりからの解放であり、第二は、心の理解のためには内省と論理だけで十分であるという考え方からの解放であるとした。内省を絶対視することに対するヴントの警告は「自己観察だけでは、意識という現象は解明し得ない。意識という現象は、無意識のレベルで産生されたものの合成によって生まれるからである」というもので、これはヴントが意識の神経科学を予見した慧眼を持っていたことを如実に示す言葉であった。

　「無意識のレベルから産生されたものの合成」を主張するヴントは、哲学者に真っ向から挑戦しているに等しかった。大部分の哲学者は内省だけを武器に知覚の要素にアプローチしていたからである。ここでいう知覚の「要素」

とは、それ以上分析することも、何かに還元することもできないということを意味している。これは哲学者にとってはきわめて重要な点であった。こうした要素こそが、知の礎であるという考え方が認識論の根本にあったからである。しかしヴントは、知覚系についての科学的知見から、色や形や音の知覚は、多くの無意識の過程があって初めて意識されると確信していた。この確信は完全に正しかった。哲学でいう「要素」、たとえば火傷による痛みは、脳のある部位で成立した体性感覚と、それとは別の部位で成立した不快感の合成によることが現在では明らかにされている（本書p.110-111）。薬物や脳損傷によって痛みという知覚が阻害されることが、逆にこの過程の存在の証拠となっている。

　さらにヴントは、心についての科学的研究における重要な分野を3つ挙げている。それは、小児の認知機能の発達、人間と動物の認知機能の比較、個人の認知に及ぼす社会的相互作用の影響である。ヴントの一連の主張は、現代の目から見ても実に切れ味鋭いものであったが、認識論は、特に20世紀においては、ヴントをほとんど無視してきたのである。

　当時の心と脳の研究方法は、少なくとも現在から見れば粗雑なものだった。MRIもなければ、コンピューターもない。微小電極もないので、単一神経細胞の活動を記録したり、刺激したりすることもできなかった。実際、神経細胞が神経活動の細胞レベルの単位であることが発見されたのは、19世紀の終わりであった。しかしその時点でも、神経細胞同士の複雑なコミュニケーションの本質は謎だったのである。

　それでも、ヘルムホルツ Helmholtz やヒートストーン Wheatstone やヴントといった心理学の先駆者たちは、心についての科学的研究を進めるためには、優れた実験方法と器具によって数量化したデータを得ることが必要であるという強い信念を持っていた。そして実際、画期的な発見をいくつもなしたのである。ヤング Thomas Young は、19世紀の初頭という時期に、色彩視はわずか3種類の光感受性の受容体（赤、緑、青）によるものであることを解明した。ヒートストーンは、奥行きの知覚は、左右の目がわずかに異なった視覚像を脳に伝えることによって成立することを解明した。ヘルムホルツは、音によって蝸牛の膜にある毛が振動することが音の高低の知覚の基本であることを解明した。

　哲学者のなかにも、心の科学的研究の意義を認めていた者もあった。スコットランド学派と呼ばれる、ベイン Alexander Bain、ハミルトン William Hamilton らである。彼らは科学的研究を推進した[1]。一方、形而上学を重視

する哲学者は、科学的研究は認識論ではないという立場をとり、哲学の重要な仕事は別のところにあると考えた。たとえば、「知を可能にする必要条件」を究めようとしたり（カント主義）、あるいは知覚の要素という基礎の上にいかにして規範的な知を打ち建てるか（英国経験主義）などが追究された。このような反科学の認識論は、いまでも生き残っている。むしろ、それこそが「真の」哲学であるとみなす風潮さえある。ベインもスコットランド学派も、ヴントもヘルムホルツも、現在も哲学者からは軽視されている。心理学的、あるいは生理学的には重要でも、哲学の本道からは外れているとされているのである[2]。

3. ダーウィンの革命

　ダーウィンが 1859 年の著書『種の起源』で唱えた自然淘汰説は、認識論に多大な影響を与えた。人間と人間の脳が進化の産物で、そして知覚、学習などの能力が脳に備わったものだとすれば、「知はどこから来るか」という問いに対しては、進化の歴史に目を向けなければならない。哲学でいう超越論的な知（先天的に持っている知）も例外ではない。生物の持ついかなる資質も、個体発生と系統発生の知見に適合するものでなければならない（図 6.1）。これはすでに本書 2 章「形而上学とは」でもふれたが、本章でもう一度取り上げ、さらに議論を深めようと思う。なぜなら、哲学のメインテーマともいうべき認識論の主流は、ダーウィンを完全に無視する形で進んでいるからである。進化生物学は、認識論にはほとんど取り入れられていないのが現状なのである。

　人間はダーウィンよりずっと昔から、犬や馬や羊などを選択的に交配させる技術を持っていた。狼から何代も選択交配を行った結果、スパニエル、グレイハウンド、ダックスフントなどの多種多様な犬を作り上げていた。選択交配の専門家は育種家と呼ばれ、動物の色や、耳の長さや、泳ぎの能力など、人の望む傾向を持つ動物を何代もの交配により作っていた。

　ダーウィンは、純粋な自然における選択だけで、選択交配が起こることを見出した。ただしそれは育種家による人工的な手段よりはずっと年月がかかるものであった。これをダーウィンは自然淘汰と呼び、特定の環境下で生きるために有利な特徴が、次の世代に伝えられると考えた。もっとも重要なこ

II 認識論

とは、時には変異が起こり、全く新しい種が生まれることがあるということであった。変異の多くは生存に不利なものであるが、時には逆に有利なこともあることにダーウィンは気づいた。長い年月を経て、非常に特有の種が生み出される。一方で絶滅する種もある。それは生存競争の結果である。自然選択によって毛皮や羽を持つ生物が生み出されたのと同じように、非常に精緻な神経系を持つ生物が生み出されたのである。

　人間も、地球上のどの生物とも同じように、生存し生殖するためには競争しなければならない。脳の能力を中心とした進化による適応、特に、知覚し、学習し、予測し、問題を解決する能力は、人間という種の保存において必須であることは疑う余地がない。もちろん人間の能力のなかには、字を読むとか、ボールをうまく投げるとか、スケートをするなど、直接的には生存能力に関係しないものもある。こうした能力はある意味では文化の産物で、他のもっと大きな能力から派生したものである。それは複雑なパターン認識であり、運動学習であり、これらはおそらく原始人の生活では生存のための重要な能力だったのである。

　自然淘汰で選択されるのは、個体全体である。ひとつひとつの能力ではな

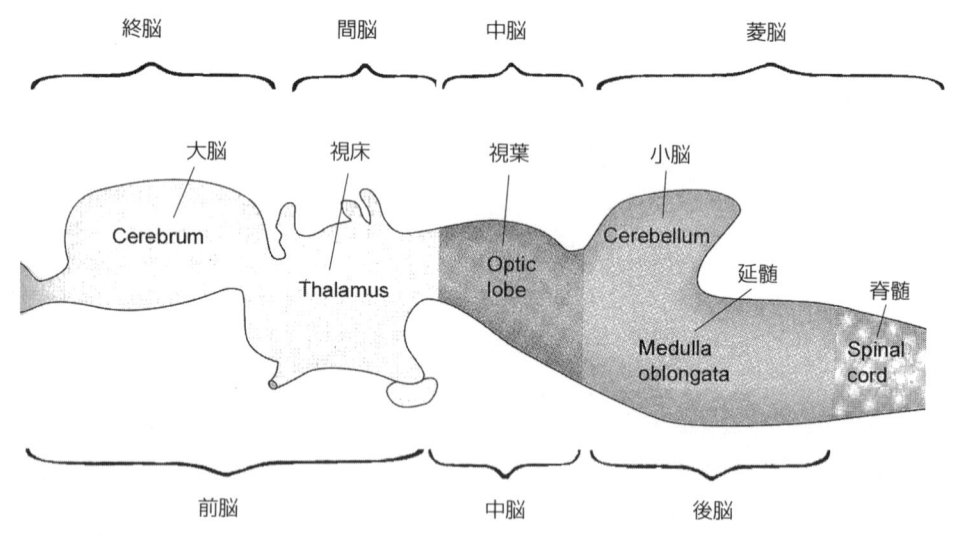

図6.1　脊椎動物の脳の進化
前脳・中脳・後脳の区分ができるのは進化の比較的新しい時期である。哺乳類では、前脳が相対的に著しく大きくなる。

い。つまり長所も短所も合わせた全体が選択されるのである。したがって、ある特徴が種全体に広がり一般的なものになるためには、その遺伝形質を持った子孫を作っていかなければならない。子孫に伝えられるのはDNAである。DNAの一部が遺伝子である。そして遺伝子がコードするのは臓器でも能力でもない。遺伝形質という抽象的なものでもない。遺伝子がコードできるのはタンパクという物質だけである（図6.2）。

　進化によって特定の機能が選択されるという言い方はよくなされる。ここは十分注意していないと、自然淘汰とは、母なる自然がDNAに手を伸ばして塩基変化を起こし、全く新しい遺伝形質が生まれたり、古い遺伝形質が改善されたりするようなイメージを思い浮かべてしまう。これではシンデレラの魔法である。実際に生物が生きる世界ではこうはいかない。したがって、

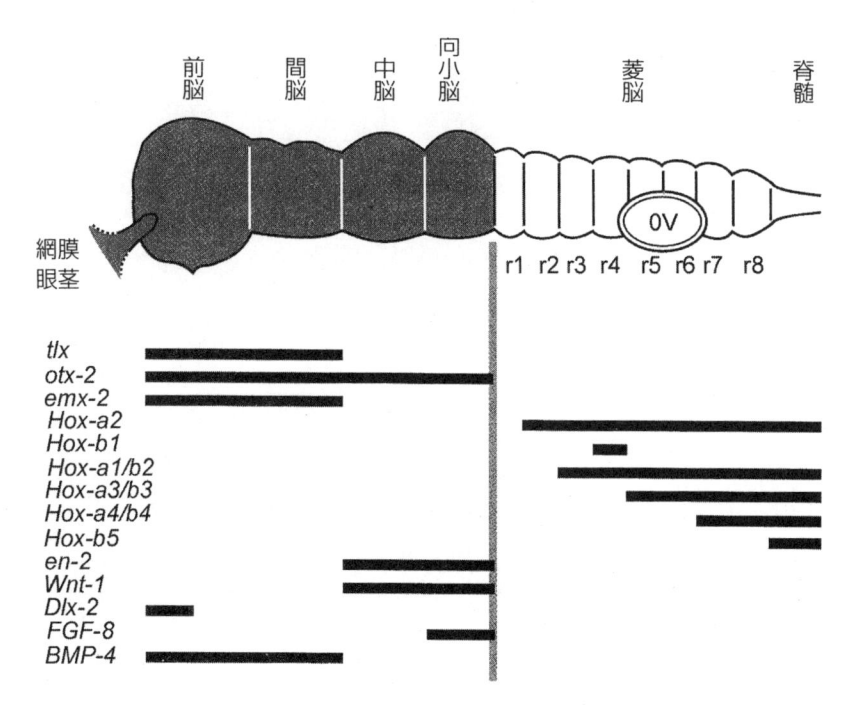

図6.2　脊索動物の神経系の発達
図左が前、図上が背側。tlx〜BMP-4は遺伝子またはタンパクで、その右のバーはそれぞれの発現部位を示す（Gerhardt and Kirschner, 1997）。

II　認識論

人間の言語や意識や意志決定が、あたかも全く新しいソフトウエアのように、既存のハードウエアにインストールされるというようなイメージは全くの誤りである。それは人工的なコンピューターの世界の出来事である。生物の進化は、技術の進化とは大きく違っているのである（図 6.3）。

人間と他の動物を比較すると、進化的に人間に近い動物ほど、脳の構造も似ていることがわかる。人間とチンパンジーのDNAは98.5%まで同じである。

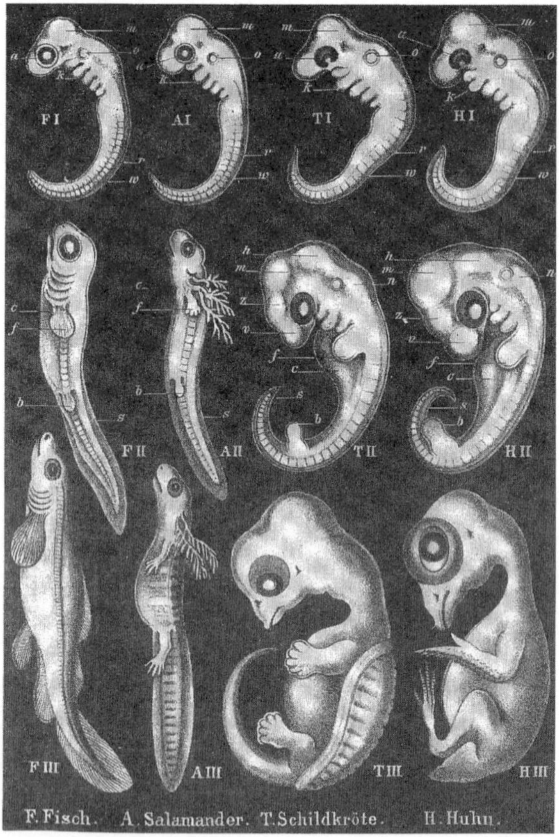

図6.3　脊椎動物の胎芽の発達
初期の段階（最上段）は、どの種もよく似ている。四肢の痕跡が形成される段階の中段では、哺乳動物は互いによく似ているが、魚、サンショウウオ、カメ、ニワトリとは違いが認められる。最下段では、種間の相違が明確になっている。

人間とマウスになるとこの数字は90%である。構造的にも人間の脳とチンパンジーの脳は、非常によく似ている。人間とマウスの脳も、やはり構造は似ている。

　もちろん人間の脳と他の動物の脳には違いがある。まず全体としての大きさである。それから各部位の相対的な大きさである（図6.4）。たとえばラットは嗅覚に関係する脳の部位が大きい。アカゲザルは視覚に関係する脳の部

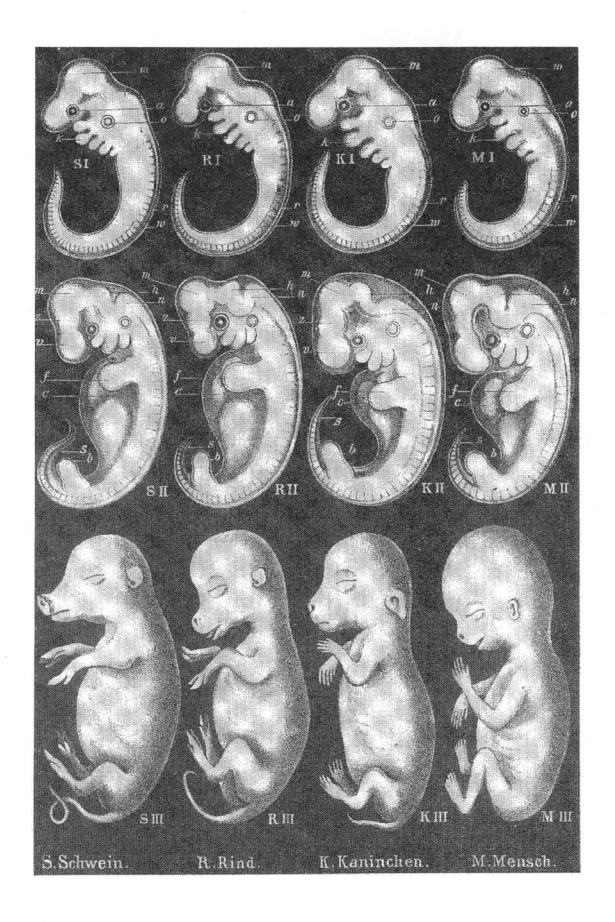

F.Fisch；魚　A.Salamander；サンショウウオ　T.Schildkrote；カメ
H.Huhn；ニワトリ　S.Schwein；ブタ　R.Rind；シカ
K.Kaninchen；ウサギ　M.Mensch；ヒト（Haeckel 1874）

II 認識論

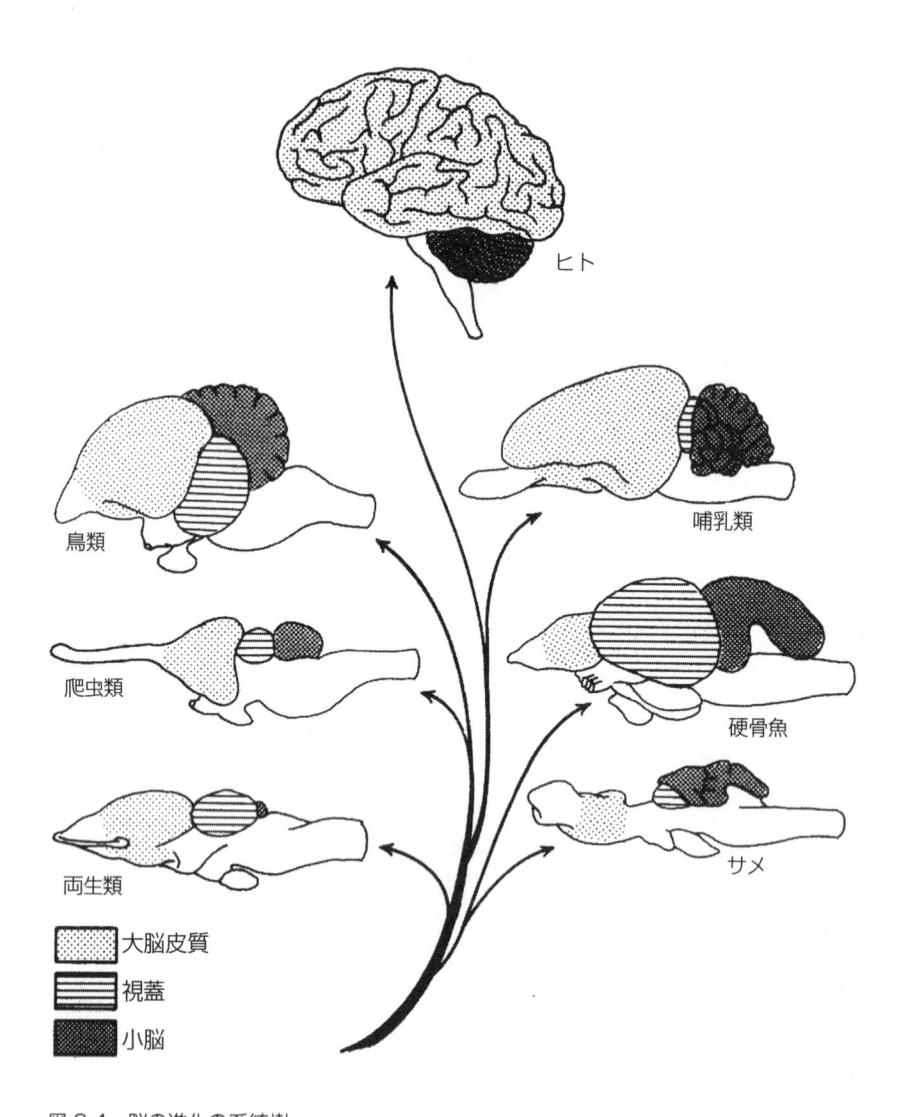

図 6.4　脳の進化の系統樹
ヒトでは、嗅球は発達した前頭葉の腹側面にあるため、この図では見えない（Northcutt, 1977）。

6章 認識論とは

位が大きい。一方、脊髄、脳幹、視床、小脳などの基本的な構造があるという点では、人間も他の動物も同じである。このような共通性の解明の端緒となったのが、1807 年にマジェンディ Froncois Magendie とベル Charles Bell が別々に発表した、図 6.5 である。知覚神経は脊髄の背側に入り、運動神経は腹側から出る。これはラットもトカゲもヒトも、あらゆる脊椎動物に共通しているのである。

　味覚、嗅覚、体性感覚、聴覚といった知覚シグナルの経路も、種間でかなりの共通性がある。たとえば、口蓋にある味蕾からの神経線維は、人間でもナマズでも第 7 脳神経を介して延髄の孤束核に達し、さらに上行して内側結合腕傍核に達するという共通性がある。

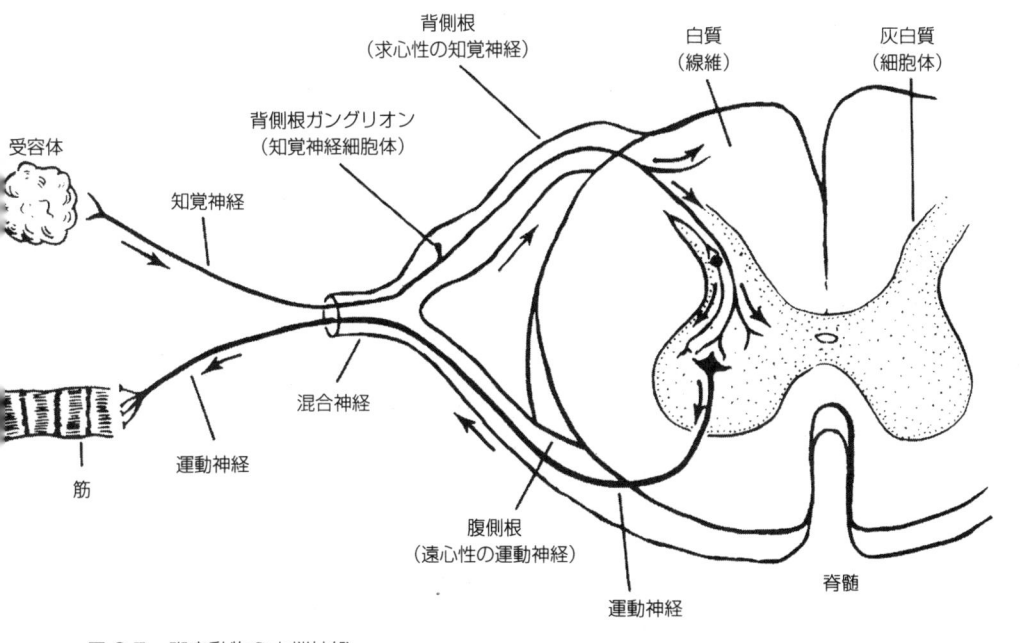

図 6.5　脊索動物の末梢神経
脊髄横断面右側を示す。知覚シグナルは背側根の神経を通って脊髄に入力され、運動シグナルは腹側根の神経を通って脊髄から出力される。

II 認識論

　人間だけに特有の構造、つまり他の哺乳動物と全く共通点が認められない構造というものは、これまでのところひとつも知られていない。前頭葉に関しては、人間では相対的に大きいとされていたが、最近の解剖学的研究によれば、霊長類全体でも、さらには哺乳類全体で見ても、相対的な大きさにそれほど大差はないことが明らかにされている[3]（図5.1 本書 p.182 参照）。

　人間と他の動物に見られる行動上の類似性のなかには、神経解剖学的に説明できるものがある。たとえば、人間の赤ん坊は、酸っぱいものを口にすると顔をしかめるが、これはサルやマウスでも同じである。苦いものを吐き出すのも同じである。また、それまで食べたことのない物を食べた後に吐き気が生じた場合、もうそれは食べない。あるいは食べたことがある物でも新たな場所で食べた後に吐き気が生じた場合、その場所ではもうそれを食べないという現象も知られている。これは哺乳類はもちろん鳥にも認められる現象で、ガルシア John Garcia が 1974 年に発見したものである。恐怖や嫌悪や喜びや怒りのような情動の表現も、種間で共通点が見られることは、ダーウィンも注目していたことである（図 6.6）。

　分子生物学的な研究によって、人間の脳にある神経化学物質が、哺乳類はもちろん、爬虫類や鳥類、さらにはヒルやアオムシの神経系にもあることが証明されている[4]。それどころか、神経細胞の生理学も、生物界でほぼ共通していることが明らかにされている。クモの神経細胞の働きも、人間の神経細胞の働きと本質的に同じなのである。種間にみられる遺伝子レベルの共通性は実に驚異的と言えるほどである（本書 p.292 参照）。

　進化の過程で脳内に形成され保存された能力は、食べる、生殖するといった、自然界における必要性を満たすためのものである。仮に、非常に優れた技術者が脳をデザインすれば、いまの人間にはない特殊な能力を備えた脳ができたかもしれない。たとえば、第四の錐体を作り、紫外線が目に見えるようにしたかもしれない。さらには青系の色の細かい識別を可能にしたかもしれない。第五の錐体を作り、エックス線を目に見えるようにしたかもしれない。第六の錐体を作りマイクロ波も見えるようにすればさらに便利だろう。数学の知識を最初から組み込むのもいいだろう。思考するのは脳という物質であって、非物質的な魂ではないという知識を最初から組み込むのもいいだろう。安全で効果も抜群な麻酔薬の作り方の知識も組み込まれていれば、人類にとっては恩恵になるだろう。私は個人的には中国語を話せるようになりたい。それも面倒な勉強をせずに話せるようになりたい。しかしこういった能力を、人間は先天的には持っていないのである。生存のために必須でなか

6章　認識論とは

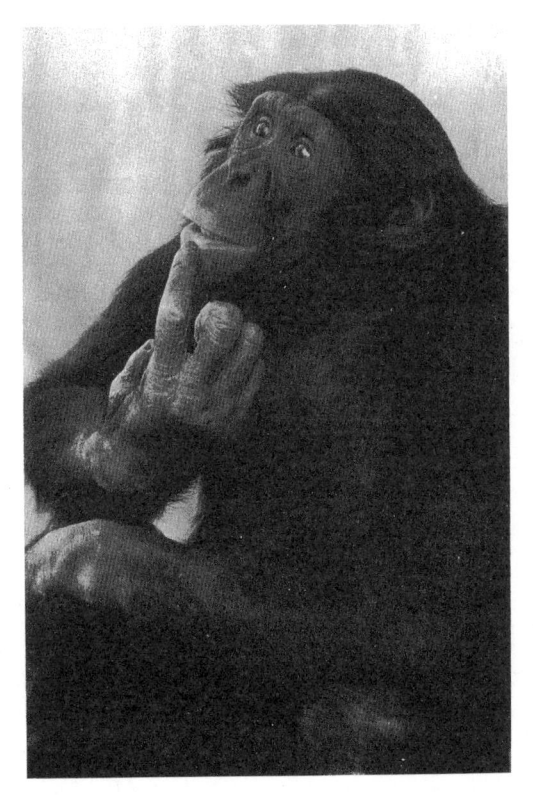

図6.6
サンディエゴ動物園の若いオスのボノボ「ケヴィン」が、哲学にふけっている（Frans de Waal 撮影）。

ったから進化の過程で獲得されることはなかったのか、あるいは必須だったとしても、獲得されるための構造が事前に備わっていなかったのかのかもしれない。

　以上のようにダーウィンの進化論は、認識論に対して非常に大きな問題を提起している。伝統的な哲学では、心の働きについての知は先天的なものであって、それを得る方法は演繹や内省以外にはないとされていた。しかし、心の働きについての知が先天的に人間に備わっているとしたら、それはダーウィンの自然淘汰でどのように説明できるのか。なぜその能力が選択されたのか。火の本質や、生殖や、病気や、地球の起源や、物質の本質についての知を、人間は先天的に持っていない。そうした知を持つという能力が進化の

II　認識論

過程で選択されていないのは明らかである。どれも経験的に学習されなければならない事項である。心と脳の働きは生物学的な現象である。生物学的な現象についての知のなかで、心と脳の働きに関する知だけが先天的に人間に備わっていると考えるのは無理がある。したがって、伝統的な哲学の方法論に期待するのは不合理である。

　もしここで、人間が神によって創られたという前提があれば、神が適切であると考えるものを人間の心に植えつけたと仮定することも不可能ではない。しかし現代では、この前提は到底認めることはできない。ダーウィンの進化論は、認識論に革命をもたらした。現在では、超越論的な認識論の黄金時代はすでに朽ち果て、科学による世界観の軍門に下っていると言えるだろう。

---

4. 守旧派の抵抗

　しかし 20 世紀に入ってもなお古典的な認識論、つまり実証的なデータに基づかない認識論は消滅していない。その大きな理由は少なくとも 2 つある。第一は、自然科学の成熟に長い時間がかかったことである。脳は複雑で、しかも傷つきやすいため、解明するのが非常に難しい。このため科学はなかなか認識論を射程に入れることができなかった、その余波が消えていないのである。第二は、第一の理由と遠方でつながっているものだが、現代の論理学の勃興と関係している。論理学には強大な力があり、人を魅きつける透徹した美があり、しかも柔軟性があった。現代の論理学は、多くの理由によって、純粋な認識論を強力に擁護するものになったのである。

4.1　心と脳の自然科学の障壁

　自然科学が直面した障壁とは何か。1 章でもふれたテーマだが、ここでも少々述べてみる。大脳皮質の切片を光学顕微鏡で観察しているところを想像してみよう。何が見えるだろうか。神経細胞を選択的に染めない限りほとんど何も見えない。19 世紀後半の染色法の進歩によって初めて、神経解剖学は 1 つの学問分野になった。脳の組織をゴルジ染色すれば、神経細胞の約 10 ％が染まり、他の細胞を背景として浮き上がって見えてくる（図 1.4 本書 p.14）。しかしそれでも、よほど運に恵まれなければ、やはり多くは見えな

い。神経細胞は三次元であり、大脳皮質の切片1枚は二次元の像にすぎないからである。神経細胞の軸索や樹状突起を見るためには、何枚もの連続切片を観察しなければならない。大脳皮質には、1立方ミリメートルあたり約10万の神経細胞と1千万のシナプスがある。シナプスは数が多く小さい。1個のシナプスは1〜2ミクロンしかなく、電子顕微鏡でなければ見ることができない。電子顕微鏡が発明されたのは1950年代である。1990年代に2光子レーザー顕微鏡が発明されて初めて、大脳皮質の表面下の神経細胞を観察することができるようになった。活動電位に伴ってカルシウムイオンが神経細胞内に流入するのも観察できるようになった。

これらは解剖学者が直面する技術的問題のごく一部にすぎないが、生理学者にとっても問題は山積していた。たとえば、生きている神経細胞の反応を見るためには高度なテクニックが必須だった。神経細胞から活動を検出する間、その細胞を生かしておくことだけでも、大変な技術が必要だった。

脳損傷は、脳血管障害、腫瘍、頭部外傷、変性疾患などによって生ずる。脳損傷者の研究は、過去も現在もきわめて重要で、神経システムがどのように組織されているか、各部位の役割は何か、部位同士の影響はいかなるものかなどの問いに答え得るものである。しかし、脳損傷の研究には常に問題が伴っている。そのひとつは、損傷の影響は年齢によって大きく異なることである。さらに、損傷の影響は時間が経つと劇的に変化する。また当然ながら人間では、損傷部位は解剖するまでは正確には知ることができない。ただし過去30年間で進歩したCTやMRIによって、生きている人間の脳損傷研究の問題は劇的に改善されている（本書 p.19-21）。

別の問題としてあげられるのは、より微妙なものだが、技術的な問題ではなく概念レベルのものである。すなわち、追究すべき問題についての十分な概念がないため、適切な問いを立てることができないのである。概念とは、認知のためのレンズのようなものである。このレンズを通して人は、世界を見、世界について考えるのである。このレンズが、無知によって曇ったり、誤りによってゆがんだりすれば、現実世界の捉え方も誤ったものになる。

その例をひとつ挙げてみよう。ハーヴェイ William Harvey（1578-1657）が心臓の研究を始めたとき、彼の立てた問いは、「心臓内の生気が存在する場所を突き止める」というものであった。この問いは、当時としては正当かつ明快で、大きな期待がかけられるものであった。当時は、血液とは肝臓で絶えず造られ続けていると固く信じられており、心臓の役割は、肝臓からの血液と肺からの空気を混合して生気を作ることで、心臓が止まると死ぬのは、

II　認識論

生気が産生されなくなるからであるとされていた。

　ここに、科学の偉大な物語のひとつが生まれた。ハーヴェイは、探していたものと全く別のものを発見したのである。それは、心臓がポンプであるということであった。心臓には生気などというものはなかった。生気はどこにもなかった。この発見に至るまでに、ハーヴェイは生気についてのレンズを外し、全く別の新しいレンズを通して現象を見たのである。ハーヴェイはこう書いている。「医学部では3つの『気』を教わった。静脈から生まれる自然の気、動脈から生まれる生気、神経から生まれる動物の気である。しかし、そんなものはどこにもないことがわかった。静脈にも動脈にも神経にもそんなものはなかった。どこにもなかった」[5]。かくして気という概念は凋落したのである。

　ハーヴェイの時代以前には、気の概念は心の探究も支配していた。ガレンGalen（A.D.130-200）からヴェサリウスVesalius（1514-1564）まで、知覚と認知の座は脳室であると考えられていた（図6.7）。しかし現在では、知覚と認知を行うのは神経組織であって、脳室の液の基本的な役割は栄養であることがわかっている。ガレンは逆に考えていた。脳内の空間こそが認知に重要で、神経組織はその空間を囲むものにすぎないと考えていた。ガレンの脳室仮説を支えていたのは、生気の概念である。もし生気が認知の源であれば、それは空間に満たされていると考えるのが当然だったのである。生気の概念を信じる限り、真実は見えにくかったと言えるだろう。

　近代以後の心と脳の研究の困難さの要因にも、概念レベルの問題がある。心と脳を探究する際、19世紀の科学者が前提としたのは、基本的な3つの機能であった。それは知覚と、運動と、思考の連合である。これはあまりに単純な概念化であった。複雑な行動は、単純な反射（瞬目反射、下顎反射、膝蓋腱反射など）の組み合わせの結果であるという考え方も根強かった。ここから、反射を基礎とする生理学が発展した。これもあまりに単純な概念化であった。そして20世紀になって中枢の概念が出てきた。コンピューターのさまざまなアプリケーションのように、他の部位の活動とは独立して作業をするモジュールがあり、それぞれに中枢があるという考え方である。これもやはりあまりに単純な概念化であった[6]。1980年代と1990年代までの定説では、神経細胞は受動的に樹状突起にシグナルを受け、それを統合し、電流が一定の閾値に達すると軸索からシグナルが発せられるとされていた。これは「統合発射モデル」と呼ばれている。しかし残念ながら、樹状突起は受動的ではないし、シグナルは増幅されるし、軸索を下りていったスパイクは

樹状突起に戻ってくるのだった。さらに、もっと遠位にある樹状突起の節もシグナル増幅に関わっており、シグナルが細胞体に達した時の減弱が防止されている。統合発射モデルは、出発点としては意義があるが、単純にすぎていた。最近では、基本的な単位は神経細胞ではなく樹状突起の節であるという考え方も出てきた[7]。

このように、心と脳の問題は、実験が非常に困難であるばかりか、概念レベルでも高い障壁がある。そのため、実証よりもむしろ机上の理論に多くが委ねられるのは避けられなかった。1章で述べたように、だからこそ古代ギリシアで哲学がわが世を謳歌していたのである。もちろん理論も必要である。さまざまなレベルで必要である。それは神経科学を取り入れる哲学者にも、神経科学者にも実験心理学者にも言えることである。

データに基づかないで立てられた理論というものは、後から考えれば、その多くが時間の無駄であったように思える。ある意味では確かにそうである。

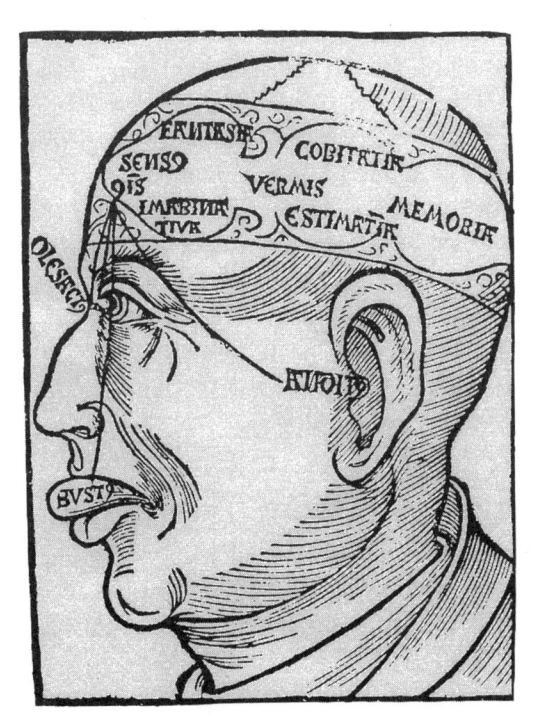

図 6.7 Hieronymous Brunschwig の 1497 年の著書にある脳室の図 (Finger, 1994)

II　認識論

　だが、たとえ誤った理論によって遠回りをすることになっても、それが必ずしも時間の無駄とは限らない。誤りによって、少なくとも次にとるべき研究方向が定まってくるからである。暗闇ですべきことは、松明を求めることである。何かを見るためには、わずかでもとにかく光がなければならないのだ。昔から広く信じられていた理論を知り、そこに疑問を投げかけ、時には叩き、反論する。そうしなければ、科学は成熟しない。成熟し確立すれば論争は鎮静化する。もちろん、確立したように見えても実はそうでないこともあり、その場合はまだまだ論争が必要である。確立されたからといって、絶対に真実とは限らないからである。19世紀に完全に確立したと考えられていた物理学が、アインシュタインによって劇的に変えられたことがその好例である。

　紀元前5世紀のデモクリトゥス Democritus は、非凡な直感に基づき、物質を構成するのは「原子」に違いないと考えた。原子とは、それ以上は分けられない、目に見えない単位である。原子がさまざまに組み合わさって、黄金や毛髪など、あらゆるものができている。デモクリトゥスの理論は机上のもので、時間の無駄だったという人もいるだろう。しかしダルトンとラボアジェが原子を発見し、デモクリトゥスの推測は基本的に正しかったことがわかった。かつては机上の理論はたくさんあり、そのなかには一時は正統とされたものもあるが、結局は誤りとして見返されなくなったものが大部分である。たとえば、世界は4つの元素（地、空気、火、水）でできているとか、病気は悪魔が憑いたとか、神の罰であるというような推測がその例である。

　とはいうものの、科学研究によって真実に近づくことは、非常に、実に非常に、難しいことである。そして、大部分の理論が最終的にはスクラップの山になるというのも避けられないことである。しかしだからといって、全く理論なしに話を進めることはできない。研究を始めるには、問いを立てるための何らかの仮説が必要なのだ。先入観が文字通りゼロの純粋な観察というものは、実は存在しない。仮説なしの観察からは、何も得られないのだ。正しい仮説を立てるためのアルゴリズムなどというものはないので、誤った仮説から研究を始めてしまうことがあり得るのは科学の宿命とも言える。しかし理論や仮説がなければ、何も始めることはできないのである。

　まとめよう。心理学や神経科学の進歩は時間がかかるものである。しかし、科学的データを無視した認識論は、どんなに控えめに言っても、ばかげていると言うしかない。乏しいデータであっても、それをもとに何とか最善を尽くすことは、データを無視することとは大違いである。データを無視することの背景には、哲学とは結局のところ超越論的、すなわち人間の先天的な能

力で進めるものだという考え方がある。ここには利点もあって、哲学は心の本質について、超越論的な理論については考え抜いてきたとも言える。しかし、今では欠点のほうもはっきりと見えてきたのである。

4.2 論理的認識論

　以上、実証的なデータに基づかない認識論が、なぜこれまで生き延びてきたかの説明として、心と脳の科学的研究の困難さに焦点をあててきた。しかし理由はこれだけではない。無視できない認識論の巨人の存在がある。オックスフォードの哲学者ムーア G.E.Moore（1873-1958）である。
　ムーアは「常識」を重視した。もちろんそこには熱い思い込みより常識を重んじるべきだという意味もあった。しかしムーアの真意は、常識的世界観に反した科学や哲学の理論に疑問を投げかけることにあった。ムーアのいう「常識」とは、一般大衆の常識的な考えという意味ではない。1つ1つの言葉の真の意味に、どこまでも細心の注意を向けることで初めて到達できる理解を常識と表現したのである。確かに、言葉の真の意味を明確にすることが悪いはずがない。しかしムーアの主張は、言葉の意味を探究すればそのものの本質が明らかになるという誤解を生んだ。かくして哲学者は、言葉の意味の分析という有力な「方法」を手にすることとなった。それは超越論的であるだけでなく、科学の方法論を上回る、より根本的なものと考えられた。これは哲学の言語学への転向と呼ばれることがある。ただしこれが袋小路へ向かう転向であることがわかったのは後になってからである。いずれにせよ、ここから20世紀の現代論理学につながるのである。
　現代論理学の勃興によって、哲学は、心と脳の科学から完全に分離される方向に向かった。論理とは純粋に客観的かつ普遍的なもので、人間の思考や心とは無関係なものであるとされた。現代論理学の体系の基礎には以下の3点があった。

(1) まず、論理学で用いられるアルゴリズムの本質の確認である。アルゴリズムとは、純粋に機械的・客観的な過程であり、そのアルゴリズムを有限回適用することにより、非常に単純な要素から桁違いに複雑な結論を生み出すことができる[8]。
(2) 基本となる単純な要素とアルゴリズムを適切に選択すれば、算術も数学も論理学に還元することができる。すなわち、算術や数学は論理学の一

II 認識論

分野にすぎない。
(3) 論理そのものでさえ、単純な基本要素とアルゴリズムから導き出されるものである。

現代論理学の特に画期的な点は (3) である。つまり、論理とは単純な基本要素を基にした確固たる体系であるということである。19世紀までの論理学が、経験則の寄せ集めのようなもので、アリストテレスの時代と本質的に同じものであったことと対照的であると言える。そして現代論理学を基にして優れた学者、たとえば、ババジ Charles Babbage やフォン・ノイマン John von Neumann やチューリング Alan Turing は、機械的計算論を発展させた。そして計算論はコンピューターにつながり、さらには機械による思考につながったのである[9]。

数学でさえもが論理学の一分野だとしても、論理的に真実とされたものが真であることの証明が不要になったわけではない。この証明のために、プラトン主義が持ち出されることもあった。論理的に真実とされたものは、「プラトンの天国」に存在するがゆえに真であるとするのである。これを支持した論理学者の代表はフレーゲ Frege である。反対した学者の代表がカルナップ Carnap で、論理的に真実とされたものが真であることは、論理学の言葉の意味から導かれると主張した。カルナップの説を要約すれば、公理はその定義上、真であるから、そこから導かれた定理も真であることは保証されているというものである。そこでは「プラトンの天国」を仮定する必要はない。言葉の意味の分析に徹することで解決できる。そうすれば、論理学と数学の神秘の多くは消滅する。かくして、「言葉の意味」が主役になってきたのである。

カルナップは論理学を、数学ばかりでなく哲学全般へ拡大しようとした。カルナップはムーアらと同様、科学には一顧だにせず言葉の意味の分析を非常に重視し、そこから人間の思考までも理解しようとした。「信念」、「欲求」、「現実」というような言葉の分析からアプローチしたのである。このような、意味と言語を重視したアプローチは、論理実証主義 logical empricism と呼ばれた。これが後の分析哲学 analytic philosophy である。その骨子は以下の3点に要約できる。

(1) 人間の知は文章の形をとっている。そして文章には2種類ある。①分析的文章。この文章が真であるか否かは、文中の用語の真偽のみにかかっ

ている。②総合的文章。この文章が真であるか否かは、それによって描写される世界そのものにかかっている。①分析的文章の例としては、「これは円い」「これは黄色だ」などが挙げられる。いずれも、観察によって直接導かれた文章であり、文中の用語が真なら文章は常に真である。一方、「これはレモンだ」のような文章が②総合的文章で、これはいわば信念であって、真偽は論理と定義によって決まる。

(2) 知には2種類ある。先天的な知と後天的な知である。先天的な知とは、語の意味についての知に、論理が加わって成立するものである。後天的な知とは、世界がどのようであるかについての知である。先天的な知は分析的文章に対応し、後天的な知は総合的文章に対応する。

(3) 多くの、あるいは大部分の哲学的問題は、言語の論理と語の意味を適切に分析すれば、解決される。ただし語の意味は必ずしも常に明白ではない。表面の背後に隠れている深い意味を明らかにするためには、非常に微妙な分析が必要なことがある。分析とは、内省や、反証の考察や、思考実験や、推論などを指す。これらを適切に行うためには、哲学の訓練が必要である。

このようにして、哲学の方法の刷新、昔からある哲学的問題へのアプローチ方法の刷新が開始された。この論理実証主義には明快さという大きな魅力があった。ただし、名称に「実証」という言葉が含まれているものの、論理実証主義は、実証より思索を重視したプラトン主義に近いものを持っていた。まず第一に、論理実証主義の論理は数学との整合性が重視され、心理学との整合性は重視されなかった。したがって、知覚のプロセスや、空間的・時間的問題解決や、推論における視覚イメージの使用などはほとんど無視された。

第二に、論理実証主義は、人間や動物の実際の学習についての研究データには一顧だにしなかった。「言語」認識論は、もっぱら語の意味についての考察に終始していたのである。「知」「人」「心」などの語の意味を追究することこそが認識論の中心であるとみなされた。そして、方法論としては「思考実験」が重視された。「心があるということの必要条件」や、「そもそも知を持つという可能性の必要条件」などを、思考実験によって解明することが、科学を超越したものの理解、真理の理解につながるとみなされた。科学を超えた真理、それは「概念的必然」と呼ばれ、それはある意味で哲学者の隠れ蓑になった。これを探究していれば、語の意味について語ることの限界や、

II 認識論

ものの本質について語ることの限界を逃れ、科学を無視することができたのである。

　論理的認識論は1910年から1931年にかけては比較的よく受け入れられていたが、長続きしなかった。かなり致命的な欠陥が露呈してきたのである。その第一は、数学を論理学に還元するためには、論理と定義だけでは不十分で、集合論も必要であることがわかったのである。ところが残念ながら、集合論の公理は、論理学の公理、たとえば「いかなる文章も真かつ偽であることはあり得ない」ほどは自明ではないのである。その一例が無限という概念である。これが真であることは自明とは言えないばかりか、偽であるようにさえ思える。あるいは少なくとも、もしこれが真であれば、それは実際の世界についての真であって、語の意味についての真ではない。もし無限について論じることを避けようとすれば、もっと自明でない他の公理が前面に出てくるので、結局どうしても集合論は、自明な公理を出発点とすることはできないのである。

　もうひとつ、論理実証主義の致命傷ともいうべき点がある。それはフレーゲとラッセルが最初に設定したゴールが不可能であることが証明されたということである。それは数学者ゲーデル Kurt Gödel の不完全性定理である。ゲーデルは1931年に、数学理論は不完全であり、決して完全にはなり得ないことを証明した[10]。ゲーデルの証明は現代の論理学を駆使したもので、非の打ちどころなく、悩ましいほど鮮やかであった。皮肉なことに、論理学によるアプローチは、最も強力な武器と考えられていた数学という分野で袋小路に入ってしまったのである。

　この時点で論理学は大きく方向転換すべきであっただろう。しかしそれはなされなかった。女王蜂が死んだのに、働き蜂だけでなんとかやっていこうとしたのである。中核に大きな穴があることが否定できなくなってしまった論理実証主義を生き残らせようとして、哲学者達は、ドーナツのようにせめて周辺には実質があることを示そうとした。それまで中核であった数学から離れ、認識論へ向かったのである。数学に替わる方法は文章の分析であった。知とは何かという認識論の問いに対し、文章の分析で答えようとしたのである。特に期待が持たれたのは、知覚についての文章の分析であった。知覚についての文章のなかにこそ知の源泉があると主張されるようになった。つまり、人は自分の知覚については直接知っているが、その他の事物については直接知ることはできない。いわんや遺伝子や重力についても直接知ることは

できないということである。直接知っているということは、何ら介在物なしに知っているということである（本書 p.110-111）。それに対し事物についての文章は（たとえば「私の牛は茶色である」「太陽は熱い」など）、知覚についての文章に加えて、定義と論理を用いなければ得られないとするのである（たとえば、「いまここに茶色が見える」「いまここに牛のにおいがする」という知覚についての文章が基になって、「ここに牛がいる」という文章が生まれる）。

だが、知覚がいかに「直接の知」であるように見えようとも、そこには多くの問題が指摘されている。ヴントが述べた通り（本書 p.219）、「意識という現象は、無意識のレベルで産出されたものの合成によって成立している」ことは、現代の神経科学のデータからすれば常識である。一見すると直接の知に見えるものは、常に無意識のレベルで行われている無数ともいえるプロセスに支えられているのである。しかしながら、知覚や学習や推論の科学的研究は、哲学的問いには無関係と考えられているので、多くは無視されている。たとえば、複数の線によって特定のまとまった形が知覚されるという図 6.8 や図 6.9 に示した現象が、非常に複雑な神経活動のプロセスに支えられていて、そのプロセスは全く意識されていないことの重要性は無視されている（7 章参照）。したがって、知覚についての文章を重視する知へのアプローチは、そもそもの出発点からして大きな問題に直面していたのである。

結論としては、カルナップは敗れた。論理学を認識論に適用しようという彼の試みは冒険的かつ画期的だったものの、結局はほとんど得るところはなかった。その結果、この方法は根本的に誤っていると多くの哲学者は考えるようになった。

それでも哲学者は、ヴントやヘルムホルツやスコットランド学派の認識論の優秀性に目を向けることはほとんどせず、難しい言葉の分析と、文章の純粋な論理の研究で、「哲学の謎」とされているいくつもの難題に迫ろうとした。これはムーアの方法論と本質は共通している。そしてこれがひとつの主潮となったのは、ウィトゲンシュタイン Wittgenstein が論理学を捨て、意味の熟考に転じ、意味深長な警句を連発するようになった時であった[11]。意味の分析と思考実験が、優れた哲学的方法とみなされるようになった。熟考というプロセスによって、いわゆる「概念的必然」や「概念的真実」が解明できると強く期待されるようになった。ただし意味の分析とは、前述のように、語の表面的な分析とは異なるもので、長期にわたる哲学の訓練が必要とされた。

II　認識論

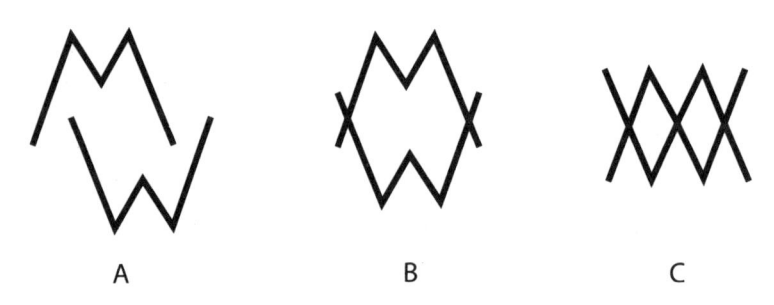

図6.8　同一刺激の組み合わせによる知覚の変化
AではMとWの文字がはっきりしているが、Bではそれほどでもなく、Cでは文字は知覚されない。刺激そのものはA、B、C共通だが、空間的関係だけが異なっている（Palmer, 1999）。

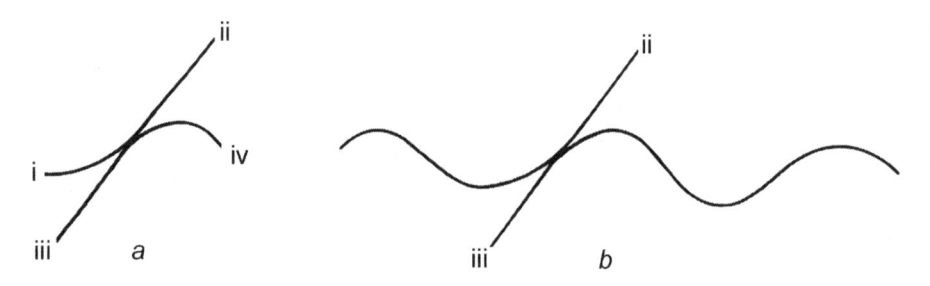

図6.9　ゲシュタルト心理学のグループ効果
「よい連続の法則」により、(i) と (ii) が一つのまとまりとして、(iii) と (iv) が別のひとつのまとまりとして知覚される。しかし、aの範囲を拡大したbでは、iiiとiiを結ぶ線分が波線に交叉しているように知覚される（Rock, 1975）。

　しかし残念ながら、「意味の分析」とされるものは、一見深遠だが実体に欠けることが多かった[12]。「思考実験」なるものは、厳密さがなく、定義も怪しく、評価不能であることが大部分だった。思考実験では、機知に富んだ、しかし何ら得るところのない論争を展開する。たとえば、ゾンビは理論的に存在しうるか否かという議論である（本書 p.165-167）。たとえば、個々の思考実験の価値の比較である。ところがここでいう比較とは、空の妖精と地の精霊の比較だったりするので、進歩が得られるとは到底思えない[13]。意味の分析に対する最も強烈な反論、しかしほとんど無視されている反論は、ファイヤアーベント Paul Feyerabend が投げかけたものであろう。それは「あ

るものの意味についての分析によって明らかにされることは、ある人々が、ある場所で、ある時に、そのものについて信じていることにすぎない。そのものについての真実については何ら明らかにされ得ない」。

言葉の意味の分析の旗色を決定的に悪くしたのは、ハーバードの哲学者クワイン W.V.O. Quine から出された鋭い反論であった。前述のように、論理実証主義には、分析的文章と総合的文章の峻別が根底にある。分析的文章は、文中の用語が正しければ必然的に真であるとされた。これをもって分析的文章の内容は概念的に真であるとか、「分析的真理」であるなどと言われた。これに対し、総合的文章は、事実によって真偽が決まるものであるとされた。

これに対し 1950 年代にクワインは、分析と総合は明確に 2 つに分けることはできず、連続的なものであると主張した。この主張の基礎となったのは、文章の真偽は、その文章以外のあらゆる文章や語の意味によって決まるものであるという観察である。言語の自己完結性といってもいいだろう。

言い換えれば、人がある現象について信じていることは、それを描写する語の意味から分離できないということである。たとえば、ペニシリンについての知識と、「ペニシリン」という語の間に明確な線を引くことはできない。「電子」「DNA」「重力場」「情動」「記憶」などについても同様である。したがって、「分析的真理」は単なる強固な確信にすぎず、根本的な真理ではないということである。単なる確信からの出発では、いかに精密に分析しようとも、真理への接近はあり得ない。ということは、世にある多くの確信と同じように、進歩の道具にはなり得ない。知や、表象や、学習や、知覚などの本質について真の進歩が得られることはない。

さらにクワインは、ある語の真偽を判定するための証拠とされるものが、将来には揺らぐかもしれないことを指摘した。実際、科学が驚くべき新たな発見を重ね、革命的な新しい説を打ち立てるにつれて、クワインの指摘の正しさははっきりしてきた。ある文章が偽であるといかなる証拠によって宣言しようとも、それは科学の進歩を阻害するか、あるいは月にむかって虚しく咆えるようなものである。科学がどんな証拠を発見するか、そしてその時点で言葉の意味がどう変化するかは、誰にも予測することができないのだ。

実例を挙げよう。原子はそれ以上分割できないと一点の疑いもなく信じられていた時代には、「原子は分割できない」という文章は絶対的な真だった。原子 atom の語源はギリシア語で「分割できない」という意味である。ひとたび原子が分割できることが明らかになると、物理学者は驚きの声をあげた。しかし決して次のようには言わないのである。「"原子は分割できない" は絶

II　認識論

対的な真なのだから、サイクロトロンの中で分割された物質は原子 atom と呼ぶべきではない。"Ratom" と呼ぶことにしよう。Ratom は分割できる。しかし atom は、今さら言うまでもないことだが、分割できないのだ」。これは事実より言葉にこだわった愚かな主張で、時間の無駄であることは言うまでもない。

　科学史を振り返ってみれば、必然的に真、「概念的真理」であると信じられていたことが結局は偽であることが証明された例がいくらでもある。たとえば、「三角形の内角の和は180度である」「平行線は交わらない」の2文は、カント以来、必然的に真であると信じられてきた。アインシュタインが現れて相対性理論を唱えることを、カントは知り得るはずもなかった。それでも分析哲学では、「平行」という語の意味そのもののなかに、交わらないという意味が含まれていると主張されることもあった。「平行線が交わらない」は、科学的には偽であることが示されると、「科学的事実は認めよう。しかしそれなら『平行』の意味は変化したということになる。カントが言った『平行』によれば、平行線は交わらない」と反論するのである。空間や、重力場や、直線についてのそれまでの常識が誤りであったとは決して認めようとしない。この頑なな態度をクワインは非科学的であると糾弾し、必然的な真も「概念的真理」もいわばまやかしであり、そこからはまやかししか生まれないと指摘した。意味の変化と信念の変化は厳格に区別しなければならない。そして意味の真偽に関しては、単なるドグマ的主張ではなく、心理言語学や神経科学のデータに基づいて論じなければならない。すなわち、どんな文章も、新たな科学的データによって意味合いが変化するという宿命を持っている。したがって、分析的文章と総合的文章の間には明確な線を引くことは不可能である。

　クワインに対する反論は膨大であったが、どれも分析的文章と総合的文章の峻別は真に存在することを、根拠を提示せずに主張するにすぎなかった。クワインは当然のようにこの展開を予期していた。クワインは、言語に基礎をおいた理論で説明できるのは、峻別が存在するように「みえる」というレベルにとどまると指摘した。クワインの指摘は正鵠を射ていたが、これを直視し、方法論を変えようとする哲学者はほとんどいなかった。大部分の哲学者はクワインを無視しようとしたのである[14]。意味についての議論はまだまだ尽きないが、続きは8章で論じることとする。

4.3 認識論の有望な潮流

 本章を結ぶ前に、現代の認識論の第二の潮流について述べておきたい。それは認識論のなかの、いわばデータ分析のためのツール開発部門というべき分野である。この分野には進歩がある。ここでいうデータとは、大量の観察事実を説明する因果関係の理論である。ある現象の原因を追求するための理論である。結果の統計学的意義や、ある仮説を支持する証拠の価値を評価するためのものである。その他にも多くのものが含まれている。これこそが分析と言えるかもしれない。認識論のなかでもこの分野だけは、現代論理学と数学を有効に活用して進歩している。

 もっともこの潮流の源は、ずっと以前に遡ることができる。紀元前のアリストテレス（384-322B.C.）に始まり、13世紀のベーコン Bacon（1214-1293）、17世紀のパスカル Pascal（1623-1662）など、どの時代の哲学者も、知の本質を探究するための方法論を追究してきた。ただそれが本当に花開いたのは、19世紀中頃以後である。この時期になってようやく、確率論や因果関係の判定法が発展してきたのである。統計学的方法や、実験結果の合理的な解釈方法が発展してきたのである。そこから、ゲーム理論 game theory や意思決定理論 decision theory も生まれている。計算論も生まれている。こうしてみると、認識論のこの分野は、数学、数学論理学、科学的方法論と重なっている部分が大きい[15]。しかし皮肉なことに、強力な技術が開発され、それがあらゆる科学で広く使われるようになったため、逆にこの分野は哲学の本道からは外れているとみなされることも出てきたのである。

 それを「哲学」と呼ぶかどうかは大して重要な問題ではないとはいえ、優れた技術が開発されたらその瞬間にそれは哲学とは呼ばれなくなるというのも奇妙な話である。まったく不合理なことだが、哲学者によっては、「進歩がない」ものだけを哲学の本道と考える者もいるのである。

---

5. 21世紀の認識論：自然科学的認識論

 論理学的認識論や分析哲学的アプローチによって知の本質を解明できるという希望は、20世紀の終わりまでには風前のともしびとなった。それと反比例して、心理学や神経科学の進歩によって、古代から連綿と続いてきた哲

II　認識論

学の「知」についての問いの解法は、脳による学習、想起、推論、知覚、思考などについての科学的探究方法に置き換えられつつある。

　自然科学的認識論の時代である。

　その中心となるものは神経科学である。神経科学は、マクロの問い（哲学的な問い）とミクロの問い（分子遺伝学的な問い）の両方を射程に入れた、幅広く、かつ確固たる基盤の上に立つ学問であると言える。その基盤に、哲学という名が付いているかどうかはさしたる問題ではない。

　以下に続く7章と8章では、認識論における二大問題を、神経科学的観点から論じる。

　7章のテーマは表象である。表象とは、脳の中に何かを描くことである。外界に対応する何かを、自己に関する何かを、そして最終的には脳そのものも描く。描くと言って誤解を招くのなら、対応とか写像と言ってもいいだろう。用語はともかく、そもそも表象という概念が必要なのか。もし必要なら、表象とは何か、そして表象されるものと表象はどのような関係にあるのか。カント以来の問いである。7章は、「知とは何か」という哲学的な問いへの、神経科学からのひとつの回答の提案である。

　8章のテーマは学習である。ここで神経科学が回答を提案するのは、「知はどこから来るか」という問いに対してである。視点を変えれば、知はそもそも生存のために生物に備わってきたものであり、したがって神経系の進化が大きくかかわってくる。そして進化の背景には、遺伝子と環境のさまざまな相互作用がある。いまやそれを無視しては、知の獲得を語ることはできない。

　表象にしても学習にしても、古代からの純然たる認識論ではもはや扱いきれない問題となっている。一方、神経科学は、ダーウィン以後の知見や技術を用いて、着々とこの問題に迫っている。それが自然科学的認識論である。

7章　表象する脳

人には、決して物事の本質そのものを観察することはできない。人の発する問いの形が、すでに答を規定しているからである
　　　　　　　　　　ワーナー・ハイゼンベルク　Werner Heisenberg

1. 親脳派 vs 反脳派

　何かを脳のなかに描く。それが表象である。もっと広く、脳のなかにある「知」すべてを表象といった方が正確かもしれない。脳の働きにはすべて表象という要素がある。自らの体を、世界の様相を、脳そのものの活動を、表象する。そのために脳は何らかの計算論的活動をしている。脳が表象し、計算論的活動をしているというのは、認知科学の根底にある作業仮説である。本章もこれにそって進めていくが、これはあくまで仮説であって、確立された真実ではないことを最初に強調しておきたい。将来、科学の進歩によって、この仮説は裏づけられるかもしれない。あるいは改定されるかもしれない。それどころか、覆されるかもしれない。そして、今はまだ輪郭さえ見えない、別の仮説に置き換えられるかもしれない。こうした可能性を忘れることなく、表象について論じていきたい。
　表象の本質に対しては、これまで2種類のアプローチ方法がとられてきた。第一は、神経科学とともに進んできたものである。便宜上、ここではこれを「親脳派」のアプローチとしよう[1]。このアプローチでは、常に脳という観点から表象を考え、神経細胞から行動に至るあらゆるレベルを研究の対象とする。これに対して、第二は「反脳派」のアプローチで、脳とは一線を画した心理学の自律性にこだわるものである[2]。反脳派は、脳をコンピューターのハードに、心の活動をソフトにたとえ、したがって、脳を研究する神経科学は、表象の本質にアプローチすることは決してできないと主張する（本書

p.25‐27)。この考え方はさらに過激に傾き、神経科学は進歩を妨害するものであるとさえする。その理由は、神経科学では表象の機能を神経の構造の中に求め、たとえば「中脳上丘の神経ネットワークが眼球の位置を表象する」というように表現するが、そもそもハードウエアはいかなるものも表象しえないから、このような表現はナンセンス以下であるというのである。後述するが、反脳派が重視するのは「文章」である。文章こそが真の表象すべてのプロトタイプであるとみなす。したがって、言語能力のない動物には、表象はないとみなすのである。

しかし、本章でこれから示すことだが、人間以外の動物にも表象の能力があることを支持する強力な証拠が存在する。そしてその能力は脳にある。したがって親脳派のアプローチの方が反脳派のアプローチよりも有望に思える。2章で述べたように、純粋に実際的な観点からしても、親脳派のアプローチは非常に魅力的である。決してイデオロギー的に是認されたデータだけに目を向けるのではなく、すべてのデータを考慮するからである。さらに、表象のなかには、認知神経科学、すなわち親脳派のアプローチによって、すでに相当なレベルまで解明されたものがある。それは、たとえば次のセクションで紹介する空間的表象で、これはあらゆる表象の基本とも言えるものである。これに対し、これまで反脳派のアプローチによって得られたものはほとんどないのである。

進化的見地からすれば、脳は環境のストレスや変化に対するバッファーであると言うことができる[3]。生存競争に勝つために、過去の経験をもとにした予測と現在の状況の評価を脳が行うという進化の基本路線が、人類の歴史の黎明期に何かの偶然で定まったに違いない。つまり脳は進化の産物である。進化した脳は、将来の出来事に対処する能力を備えるようになった。その能力の一環が、知り、表象することなのである。したがって脳が行う表象は、生存という目的にかなうものでなければならず、したがって自分に関連したものの表象でなければならない。空間関係や、社会関係や、食物の入手先や、隠れ場所などがそれにあたるはずである。そこでこれらの脳内での表象が、神経、ネットワーク、システムのそれぞれのレベルでどのようになされているかが、神経科学での研究課題になっている。

神経のレベルで追究されているのは、情報のコード化に関わる神経活動である。ここでは神経細胞の膨大な背景活動やノイズから必要なシグナルを抽出するメカニズムの研究が中心になっている。

ネットワークのレベルでの中心課題は、説得力のあるモデルの提唱である。

そのモデルは神経やシナプスについての事実、さらには実験心理学や生理学のデータとも整合性がなければならない。そうしたモデルによって、認知心理学と神経科学のデータが統合されることが期待されている。

システムのレベルでは、神経系が情報をいかに統合し、いかに貯蔵し、いかに必要な情報を取り出し、行動決定の段階でいかに情報を利用するかの理解が期待されている。複雑でダイナミックなシステムとしての神経系の解明が目指されている[4]。

2. 脳は表象するか

本論に入る前に、そもそも脳が表象するという表現が適切かどうかを考えてみよう。脳を単なる刺激－反応系（ただし、非常に洗練された刺激－反応系）として考えるのでは不十分なのだろうか。なぜ表象や計算論について触れざるを得ないのだろうか。

この問いに対しては、立場によってさまざまな答えが可能だが、最も説得力のある答えは、刺激－反応というパラダイムでは説明しきれない認知操作があることの呈示であろう。パッカードPackardとティーザーTeatherによる、空間課題を解決する能力の実験がその例である[5]（図7.1）。

まずラットに図7.1左のようなT字型の迷路学習をさせる。ラットは常に手前の端から出発し、餌は常に左側の道にある。数回の試行でラットは左側に餌があることを学習する。次に、同じ迷路の壁を除去して十字型にし（図7.1右）、今度は奥の端から出発させる。もしラットがT字型迷路（図7.1左）の学習過程で単に条件反射的に左に曲がることを学習していたとすれば、十字型迷路（図7.1右）でも左に曲がる（図では向かって右）はずである。もし空間的地図としての表象を学習していたら、右に曲がる（図では向かって左）はずである。結果は、ラットは右に曲がった。したがって、ラットが学習したのは、「常に左を選ぶ」というような条件反射ではないことがわかる。部屋との位置関係としての迷路を学習したのである。すなわちこれが空間表象である。

次に、脳の構造と学習の関係を見るため、パッカードとティーザーはラットの海馬を損傷し、同様の実験を行った。結果は、T字型迷路学習の前後いずれに海馬を損傷した場合も、ラットは左に曲がった（図7.1：損傷後）。さ

II　認識論

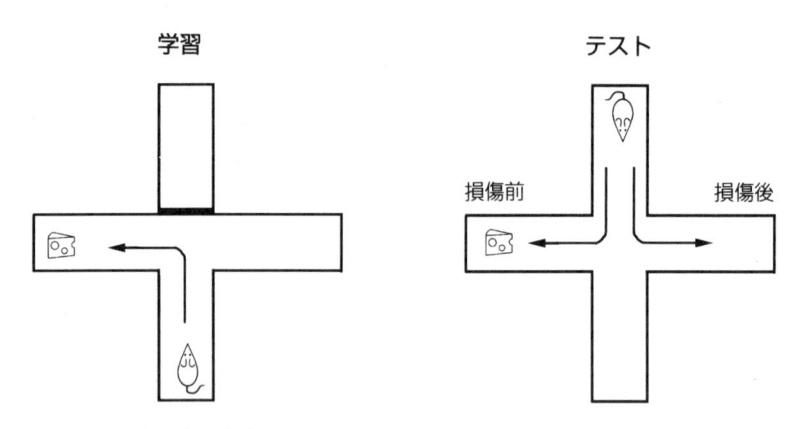

図 7.1　ラットの空間表象
学習条件（図左）では、ラットは常に同じ位置からスタートし、食物はT字型迷路の左の道にある。テスト条件（図右）では、T字型迷路の壁が除去され迷路は十字型にされ、ラットは新たな位置からスタートする。通常の学習を行ったラットは右に曲がる。つまり食物の位置との相対的な空間表象を自己修正する。過剰学習あるいは海馬損傷ラットは左に曲がる（Farber, Peterman, and Churchland, 2001; Packard and Teather, 1998b）。

らに行った実験は、損傷なしで、ただし左に曲がることを何百回も繰り返すという過剰学習をさせるというもので、その結果は海馬損傷と同様にラットは左に曲がった。つまり、過剰学習により、条件反射が空間表象を凌駕したと言える（もはや「考える」ことをしなくなったという解釈もできるかもしれない）。最後に行われた実験は線条体の損傷で、その結果条件反射は失われた。線条体損傷後には、過剰学習させてもラットは右に曲がった。すなわち、条件反射の回路が失われると、脳は再度空間表象に頼るようになったのである。

　海馬と空間表象については、さらに説得力のあるデータがある。オキーフ O'Keefe とドストロフスキー Dostrovsky は 1971 年に、ラットの海馬にはラットが特定の場所に達した時のみに活動する「場所細胞」があることを示した。図 7.2 がそれを示す結果で、25 個の細胞について、迷路（算用数字の「8」の形）のどの位置にラットが達した時に活動が見られるかを示している。この結果からさらに研究は深められ、場所細胞がコードするのは、特定の環境との関係としての位置であることが明らかにされた。たとえば、ある場所細胞は、キッチンとリビングルームの関係をコードしている。ということは、その細胞は、キッチンの中のある特定の場所と、リビングルームの全く別の

50 cm

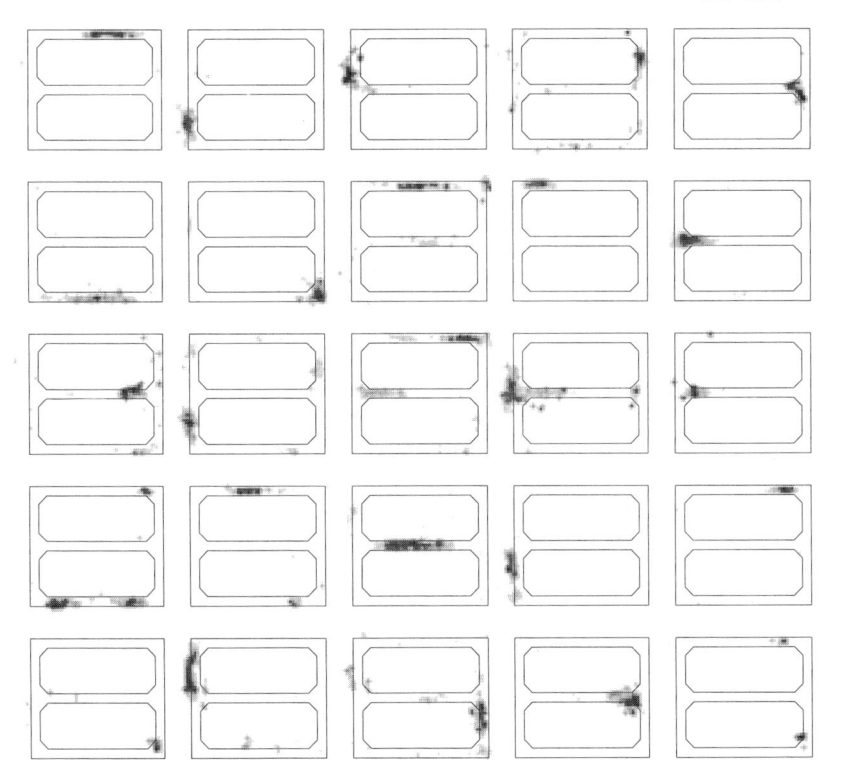

図7.2　8の字型迷路の各位置における、海馬の場所細胞（25個）の活動記録（迷路内での7分間の行動）
たとえば図の左上の角の細胞では、ラットが迷路の上の道のやや右にいる時に最も強い活動が認められる（K. Zhangの好意による）。

場所を同時にコードしているということになる。運動の方向をコードする神経細胞も海馬には見つかっている。

　上記のようなデータから、ラットの脳には、単なる刺激－反応系を超えた、空間表象が備わっていると推測できる。もちろん将来理論の発展によって変わる可能性は残されているものの、現段階ではこれが最も有力な仮説となっている。

　犬や馬やミツバチや熊などの行動の観察からも、動物には優れた空間表象の能力があることが推測されている。たとえば全く新しい道を正確に通って

II 認識論

巣に帰ることができる。多くの動物の帰巣は条件づけなしに獲得されており、しかも試行錯誤も必要ないので、動物は「自分の家を知っている」と言うべきであろう。あるいは「家への帰り方を知っている」と言ったほうが適切かもしれない。しかし、「知っている」といっても、「私の家がどこにあるかは知っている。あそこだ。マギーの巣から左に曲がった所だ」と人間がするように自分に語りかけていることを暗に意味しているわけではない。動物が言語を持っていないと思われることもその理由のひとつである。しかし人間の場合も、確かに空間表象は言語の形で表現されることがあるものの、実際には言語との関連は疑わしい[6]。したがって、単語や文章とは離れた形で表象というものを理解する必要がある。

空間的関係の表象は、一種の認知機能であるが、通常「表象」されるのは「もの」である。たとえば、「咆えている犬」を表象するといった形である。人間は、計画したり、想像したり、夢を見たりするが、このとき人間は表象される当のものなしに表象することができる。ウィスラーのブラックダイアモンドコースをスキーで滑降することを考えることも夢見ることもできる。スキーがなくても、またはたとえ足がなくても、斜面をスキーで滑降する視覚的イメージや運動イメージを作り出すことができる。また、表象は知覚のメカニズムの説明としても用いられる。すなわち、ものの全体が見え、匂いもわかり、音も聞こえ、あるいは舌の上にある時、それを脳はいかにして知覚しているのか。デカルトは知覚は何も介在せず「直接なされる」と言ったが、神経科学ではこれも脳による表象と表現する。

そう表現する理由のひとつは、知覚に際して神経系は、末梢で受容したシグナルの処理を無数に行っているという事実である。末梢とは、網膜、皮膚、蝸牛、鼻、舌、筋肉、腱、関節などである。末梢からの情報は、中枢神経系で抽出され、増幅され、統合される。だから知覚とは末梢から奔流のように押し寄せるシグナルを、脳が処理することによってはじめて成立するのである。脳は外的刺激の単なる受動的な入力装置ではないのだ。あらゆる知覚は脳の能動的な活動である[7]。視覚の領域を例として、以下にそれを見てみよう。

2.1 輪郭

図7.3は1955年に心理学者のカニツァ Gorg Kaniza が作成したものである。描かれているのは6本の線分と3つのパックマンだが、図7.3の中央には白い三角形が見える。実際には三角形の輪郭は存在しない。フォトメーターを

7章　表象する脳

用いて調べてみても、三角形に見える部分の明るさも他の部分と同じである。これは主観的輪郭と呼ばれるもので、図版6にも別の例を示した。図版6左には、4本の赤い線分の交叉が描かれている。図版6右は、交叉する赤い線分そのものは左と同じだが、黒い延長部分がついている。それだけの違いであるのにもかかわらず、右の図には背景とは区別できる明るい赤い輪郭が見える。左には見えない。

図版7は立体視図形である。左右2つの図は、微妙にずれているので、両眼視で2つを融合させると、半透明の四角形が4つの円の上に現れる。フォトメーターで調べると、青という色が存在するのは同心円の上の小さい青い弧の部分のみであるにもかかわらず、主観的にはそれに加えて非常に薄い青い四角形が自分に向かって浮き出ているように見えるのである。

2.2 動き

脳は動きの知覚を作り出すこともある。ある位置で光が点滅し、ほんの少し時間をずらして最初とは別の近い位置で点滅すると（図7.4）、光が最初の位置から次の位置に動いたように見える[8]。

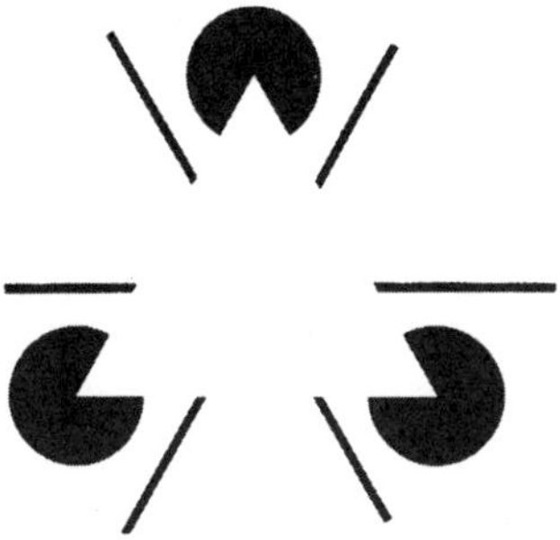

図 7.3　主観的輪郭の錯覚
線分とパックマンで囲まれた中央に、三角形が見え、その内部は紙の他の部分より白く見える（Palmer, 1999）。

図 7.4　主観的動き
まず○の位置で光が点滅し、5から500ミリセコンド以内に×の位置で光が点滅すると、光が○から×に動いたように見える。

2.3 曖昧図形

2通りの見え方がある図形が曖昧図形である（図7.5）。古典的な例として1832年にスイスの心理学者ネッカー Louis Albert Necker が作成したものがある。図7.5 Bがそのネッカーの立方体で、左の立方体透視図は、右に示した2通りの見え方がある。

2.4 分節化

図7.6のAでは、細長い長方形の上に円があり、さらにその上に正方形があるように見える。しかし実際に網膜に映っているのは、Bのような断片の集合にすぎない。

以上はいずれも、知覚とは単に外的世界を受動的に取り入れているのではなく、脳の能動的な活動であることを如実に示している。これらはもちろん表象の本質の理論については何も語っていないが、知覚の成立に際し、表象が関係していることは雄弁に語っている。表象研究の必要性と方向を示唆しているとも言えよう。したがって次の段階としては、神経系が表象という作業をしていることを前提として、今度はそれがいかなる形をとっているかを考える必要がある。最終目標は、神経系における表象の理論の確立である。その第一歩としては、生物学や神経科学や心理学のデータの検討から始めなければならない。

3. 表象の理論への道しるべ

理論は自由に考察するのが望ましいことは言うまでもない。しかし完全な自由は放縦につながり、道はあらぬ方向に向かい、どこにも到達しない。一歩目を踏み出す前に、適切な方向と適切でない方向を見定めておかなければならない。たとえば、表象を文字通り脳の中の絵にたとえるような仮説から歩み出すのは、誤った方向に進むことになるであろう。

7章　表象する脳

図 7.5　曖昧図形
A；向かい合った顔あるいは壺
B；2通りに見える立方体
C；ウサギあるいはアヒル
(Palmer, 1999)

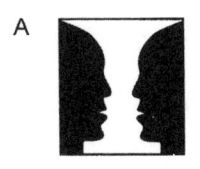

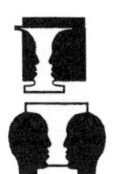

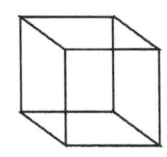

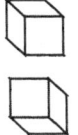

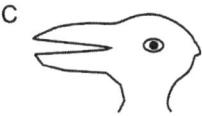

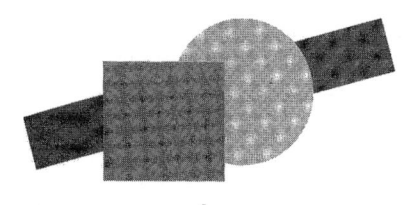

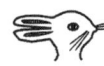

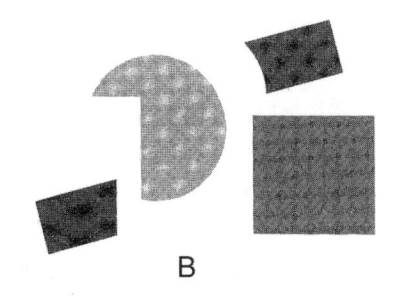

図 7.6　視覚的補完現象
A は正方形と円と長方形に見える。しかし実際に見えている物を分離すると B のような断片にすぎない (Palmer, 1999)。

253

3.1 脳は進化の産物である

脳は進化の産物であるから、小児の脳と成人の脳には、そして人間の脳と動物の脳にも、ある程度の類似性と連続性が認められるはずである。ここから外れた理論はそもそもが怪しい。空間的表象、運動的表象、知覚的表象のいずれについても、人間と動物には連続性がなければならない。複雑な人間の脳の起源を魔法のようなものに求める理論も受け入れ難い。動物と人間のギャップを埋めるために、「そこで奇蹟が起こった」という説明が出てくる仮説は検討に値しない。

3.2 表象と言語

人間にとって言語はコミュニケーションの重要な道具である。人間はしばしば言語によって考える。したがって表象についてのいかなる理論も人間の言語が説明できるものでなければならない。それは小児の言語学習能力から、成人の脳損傷による言語障害に及ぶ。確かに人間の言語は類のない複雑さと表象能力を持っているが、進化生物学の常識から考えれば、言語的表象と非言語的表象の間の連続性を無視した理論には強い疑いの目を向ける必要があろう[9]。

言語は文化を創る。そして文化の進化は、人間と動物の違いを増幅する。文化があることによって、次の世代は前の世代より進んだ点からスタートすることができる。表象の能力も、前の世代では想像もつかなかったものになる。前の世代で確立された慣習、マナー、考え方が、次の世代ではいわば第二の本能になる。

残念ながら、300万年前の原人、いや10万年の原人についてさえ、どのような文化・概念を持っていたかは、ほとんどわかっていない。それでもやはり、文化による発明品をひとつひとつ考えてみると、視野が開けてくる。読む、書く、数学（ゼロの発見を含む）、音楽、地図。火と金属の使用。犬、羊の家畜化。小麦、稲の農耕。どれも人類の歴史の力強い流れの産物である。

言語の複雑さのうち、どこまでが文化の進歩の産物なのかは、よくわかっていない。地球上の言語は多様だが、それでも構造上の類似性があるという事実は、人間の脳内に遺伝的に規定された文法があるという説を支持するが、証明するものではない。

地球上の言語間の類似性は、現在わかっている限りでは、非言語的な表象

の類似性や、人間の経験の根本的な側面の類似性からきていると思われる。それは、空間の中に生活するという類似性、社会で生活するという類似性、計画における順序立ての必要という類似性などである。

3.3 コンピューターと脳

　脳について語る時、「計算論」という言葉を使うが、実際には、脳はコンピューターとは違う。たとえば、ラットの空間知識は、ハードドライブに貯蔵されているのではない。そもそもラットにはハードドライブがない。コンピューターでは、メモリーとCPUが別になっているが、神経系はそうではない。さらにいえば、脳でもしばしばモジュールという用語を使うが、コンピューターのようなモジュールは脳にはない[10]。ただし機能の局在はある。しかしこの局在は、コンピューターのような境界明瞭なものではない。神経生物学的な意味でモジュールとはどのようなものであるかについての詳細はまだ明らかにされていない。脳の組織や機能や発達については、まだまだ不明の点が多いからである。本来ならモジュールに代わる別の用語を造る必要があると言えよう。

　その他にも、脳とコンピューターの違いはいくつも挙げることができる。

○神経細胞は、コンピューターのチップとは違って、成長する。変性したり死ぬこともある。少なくとも海馬においては、成人期にも新しい神経細胞が生まれる。
○神経細胞は静的なものではない。学習に対応して構造が変わる。新しい連結ができる。古い連結は廃される。既存の連結が強まったり弱まったりする。
○神経の構造の変化は、遺伝子発現の変化を前提とすることが多い。神経の特定の活動レベルに対応して発現する特定の遺伝子がある[11]。
○神経活動はミリセコンドの時間単位で起こる。現代のコンピューターの計算速度はその1万倍から10万倍である。
○脳には並列の組織がある。コンピューターは直列機械である。
○コンピューターにはクロックがあり、すべての処理の同期を取っている。脳にそのようなものがあることは知られていない。
○コンピューターは、人間が作ったもので、中立の純粋な計算機である。脳

は自然淘汰によって進化してきたもので、純粋な計算機ではない。生きることを目的とした計算機である。

○人間の1千億の神経細胞のすべてが表象の活動そのものをしているわけではない。たとえば、表象する神経細胞の活動を修飾する神経細胞がある。その役割は、覚醒や注意の調整などと考えられている。体温調節、心拍数、成長、食欲に関わる神経細胞もあるが、どれも直接表象という活動をしているとは言えない。コンピューターは人工物であるから、情報にかかわる構造とかかわらない構造は比較的はっきりと分かれている。しかし脳では、そういうことは一から明らかにしていかなければならない。見ただけではわからないのである。

4. 神経系におけるコード化

さて、以上のような事実を念頭に置いたうえで、神経系における表象を考えてみよう。そのためにはまず神経細胞の情報伝達の基本を知る必要がある。

神経細胞の伝達の原型は、点と点を結ぶものである。すなわち、シナプス前の神経細胞のある一点から、シナプス後の神経細胞のある一点にシグナルが送られる。図7.7のように、シグナルが受容されるのは樹状突起と細胞体で、シグナルが発せられるのは軸索から軸索終末である。樹状突起と細胞体の複雑な相互作用の結果として、十分に強い脱分極が軸索小丘に達すれば、スパイクが生じ、軸索を下って神経終末に至る。そのスパイクを受けて、ある一定の確率で、シナプス前の膜が神経伝達物質を放出する。その確率（これは「シナプスの信頼性」とも呼ばれる）が、学習に関係すると考えられている。

放出された神経伝達物質は、シナプス後の神経細胞膜にある受容体に結合する。受容体は複雑なタンパク分子で、神経伝達物質が結合すると形態が変化する。その結果、陽イオンが細胞内に流入し、シナプス後の膜が脱分極し、細胞の活動が起こるのである。また、逆に陰イオンの流出を止めることもあり、この場合には細胞は過分極することになる（図1.5と図1.6参照）。すなわち、神経細胞同士のコミュニケーションは、神経伝達物質がシナプス前の細胞から放出され、シナプス後の細胞の活動を促進したり抑制したりすることによるのである。神経の軸策突起にある数千もの部位が、数百ミリセコンドの間に、脱分極または過分極することもある。通常、軸策を下行するスパイクを生じさせるためには、多くの刺激がインプットされて十分な電流が生

7章　表象する脳

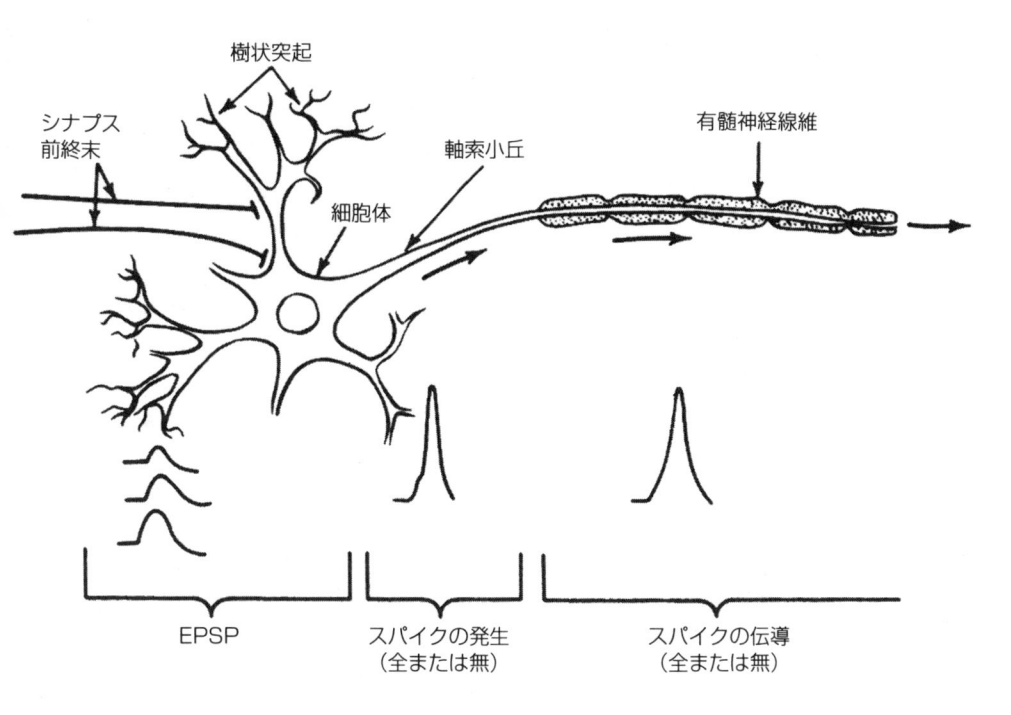

図7.7　運動神経の電気活動
多くの神経細胞で、樹状突起と細胞体は興奮性シナプス前電位（EPSP）または抑制性シナプス後電位（IPSP）に反応する。活動電位は軸索小丘から軸索を下行する（Thompson, 1967）。

じることが必要である。

　以上は神経細胞の情報伝達の典型とされてきたものだが、過去10年の間に、この他に通常の受容体とは別の部位への伝達や、さまざまな速度と、持続時間と、シナプス後の段階的反応があることが続々と明らかになり、古典的な理論は大きく書き換えられつつある。

　たとえば、サルに刺激を提示した際の個々の知覚神経細胞からの記録によって、多くの神経細胞には反応選択性があることが示されている。具体的には、水平に動く物に反応する神経細胞（視覚皮質）、親指に軽く触れた時に反応する神経細胞（体性感覚野）、ペパーミントの匂いに反応する神経細胞（嗅球）などが発見されている。これを、神経細胞が一定の視覚的運動やペパーミントの匂いに「チューニングされている」と呼ぶ。神経細胞が特定

257

II 認識論

の刺激を「好む」と言われることもある。

また、重要な概念として、神経細胞の受容野がある（図7.8）。受容野とは、感覚器官（網膜、皮膚など）の一定部位に対応するもので、その部位が刺激されると、神経細胞が反応するというものである。たとえば体性感覚野のある神経細胞の受容野は、親指の皮膚のごく一部分である。視覚系のある神経細胞の受容野は、網膜の中心窩のある一点である。受容野の広さは細胞によりさまざまである。たとえば、受容野は狭くて、チューニングは広い細胞の例として、一次視覚野の神経細胞がある。そこには、水平に動く線分に対する反応が最大で、水平からずれた動きに対する反応は小さく、垂直方向の動きに対する反応はさらに小さいという性質を持つものがある。

逆に、受容野が広くチューニングが狭い細胞もある。たとえば下側頭葉のような高次の視覚野[12]にある神経細胞では、受容野は広く、ほぼ視野全体に広がっている。そしてチューニングは狭く、顔だけに反応したり、あるいはさらに狭く、ある個人の顔の各側面のみに反応したりする。また、受容野の周辺にあって、その反応を調整する受容野もある（図7.8）。

以上が、神経細胞の基本概念であるが、ここから表象に至るまでには、2つの問題をクリアしなければならない。

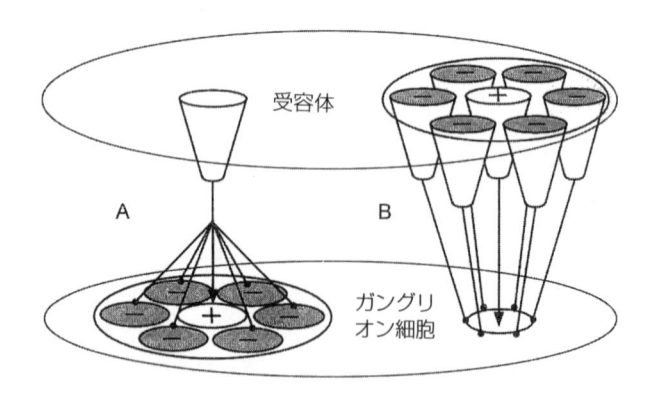

図7.8 投射野と受容野
A；単一の受容体が多くのガングリオン細胞に投射している。中央の細胞が興奮し、周辺の細胞は抑制されている。このようにして受容体の投射野が決定されている。B；複数の受容体からの投射を単一のガングリオン細胞が受けている。図では中央が興奮、周辺が抑制の形だが、網膜には逆のパターンの細胞も存在する。
(Palmer, 1999)

(1) 単一神経細胞は、情報をどういう形で貯蔵しているのか
(2) 表象は、神経細胞の集合の中でどのような形をとっているのか

　当初、上記 (1) は、軸索のスパイク率の平均（頻度）であるという説が有力であった。現在ではそれに加えて、他の形式の情報貯蔵もあると考えられている。可能性としては、①単一神経細胞のスパイクの相対的タイミング、②単一神経細胞のスパイク間のインターバル、③インターバル中におけるスパイクの特定のパターン、④刺激後の第一のスパイクの持続、などが挙げられるが、その他、スパイクに全く関係しないものもありうる。たとえばシナプス前の細胞からシグナルを受容すると樹状突起の膜に変化が生じるが、この変化も情報保持に関わっているはずである。もしそうでなければ、入力の総和から生じるスパイクにも情報はないことになり不合理である。樹状突起の反応は新たに入力された情報の脱コード化であるとされているので、そのためには樹状突起そのものが情報を貯蔵していると考えなければならない。このように、単一神経細胞の情報貯蔵についての知見はどんどん深まっている。
　(2) に関しては、少なくとも以下の2つの無視できない仮説がある。

(a) ローカルコード仮説
　「一対一」対応仮説である。ある特性が、ある1つの神経細胞にコードされている。つまりたとえばウッディ・アレンの顔だけに反応する神経細胞がある。その神経細胞が死んだ場合に備えて、予備の神経細胞もある。すなわち複数の神経細胞がウッディ・アレンの顔だけに対応するという性質を持っている。
　もし神経系がローカルコードという形式ですべての情報を貯蔵しているとすると、この世に存在する膨大な数の物や場所や出来事をコードするためには、神経細胞の数が足りないことは明らかである。それでも、ある特定の目的のためには、たとえば小さい範囲内の重ならない値のコードについては、ローカルコードは十分効率的である。

(b) ベクトルコード仮説
　「多対多」対応仮説である。ローカルコードのように対象に一対一で対応する単一神経細胞があるのではなく、複数の神経細胞が、複数の対象に対してさまざまな程度で対応するというものである。たとえばウッディ・アレン

の顔のコードとしては、神経細胞群のある反応パターンが対応する。そしてガンジーの顔やカストロの顔のコードは、同じ一群の細胞の、別の反応パターンが対応する。

　神経系でなされているコードについては、現在の神経生物学のデータから上記のようにある程度の仮説は導くことができるが、多くの、非常に多くの問いが未解決のままである。たとえば神経修飾の問題である。神経修飾とは神経伝達物質以外の作用による神経細胞の活動の総称である。神経修飾は、知覚から運動までの表象のあらゆる側面に大きく関わっている。たとえば、神経細胞は神経修飾によって感受性を高められたり低められたりする。さらに興味深いことに、神経修飾物質自体も修飾を受ける。さらに、神経細胞はそれぞれ決まった範囲の活動から外れると、自己調整の機構が作動する[13]。

　神経科学は、発展途上の学問である。これはどうしても強調しておかなければならない。ローカルコードもベクトルコードも、まだ定説とは言い難い。今後、実験データを積み重ねることによって解明されるであろう。言うまでもなく、データの批判的検討の重要性は、いくら強調してもしすぎることはない。批判にさらされない理論は単なる推測にすぎず、時間とエネルギーの浪費になりかねない。しかし同時に、たとえデータが不十分な段階でも、理論の確立への努力が重要であることは、同じようにいくら強調してもしすぎることはない。理論とは、データから自動的に浮かび上がってくるものではない。理論はデータを見て積極的に創らなければならない。そして創られた理論から次の実験が生まれる。そして理論が新たに書き換えられる。これが繰り返されて、科学は発展するのである。

5.　ローカルコードとベクトルコード

　ローカルコードの基本的考え方は比較的単純で、単一または一群の神経細胞が、刺激のある特性の表象を担当しているということに尽きる。たとえば顔という視覚刺激を考えてみる。まず顔を格子でいくつかに分割する。ある1つの神経細胞が、その格子の中の各部分に対応している。たとえば頬から顎にあたる部分に対応している。そして別の神経細胞は額の部分に対応している。というように、格子の各部分と1対1で対応する神経細胞があるというのがローカルコードで、神経細胞の反応は図7.9 Aのようになる。聴覚系

7章　表象する脳

なら、特定の高さの音に対応する神経細胞があるということになるが、これも音の範囲を格子で描けば、その一定の場所に対応するということになる。したがってローカルコードは場所コードと呼ぶこともできる。

一方、ベクトルコードでは、集団としての神経細胞の反応パターンが重要になる。1つ1つの神経細胞には固有のチューニングカーブがあり、互いにかなりのオーバーラップがあると思われる（図7.9 C）。数学的には、ある1つのベクトルは〈$n_1, n_2, \cdots, n_m$〉という単純な数列で表すことができる。$n_1, n_2, \cdots, n_m$ は、たとえば各神経細胞の活動レベルに対応する値である。ここで仮に、その活動レベルを一定の時間間隔（たとえば100ミリセコンド）における平均スパイク率だとしよう。神経細胞の活動の強さは、刺激の性質に応じて決まるから、ある特定のベクトル、たとえば〈16, 4, 22〉は、黄色味がかった橙色をコードし、〈16, 6, 14〉は赤味がかった橙色をコードする、というようになる（本書p.170-173図版5参照）。単一の神経細胞は、多くの特性（たとえばさまざまな色調）を表象するが、逆にある特性のすべてを表象する単一の神経細胞というものは存在しない[14]。

ベクトルコードによる表象は、非常に経済的である。たとえば5つの神経細胞しかなくても、チューニングの幅が広ければ、相当広範で精密な表象が可能である。その5つの神経細胞の活動レベルは0から3の4段階であると仮定してみよう。ローカルコードの場合は、20（4×5）しか表象できない。しかしベクトルコードの場合は、たとえば〈3, 1, 0, 1〉、〈4, 2, 0, 1〉というように、625（5の4乗）のものを表象することができる。そしてチューニングカーブがオーバーラップしていることにより、非常に精密な表象が可能に

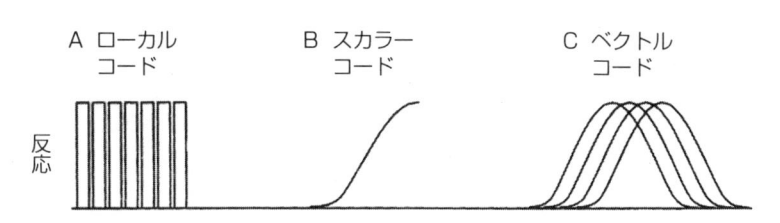

図7.9　情報コード化の3パターン
（A）ローカルコード：刺激特性に1対1で要素（細胞）が対応する。（B）スカラーコード：単一の神経細胞の反応の程度が各刺激特性に対応する。（C）ベクトルコード：複数の細胞の反応パターンが刺激特性に対応する。反応パターンのチューニングカーブには重なりがある（Churchland and Sejnowski, 1992）。

II　認識論

なる。外部の単一刺激について、より細かい値が、神経細胞の活動の統合によって定められるからである。

　このようなベクトルによって定められる空間をパラメーター空間という（図 7.10、図 7.11）。ベクトルの中の要素数は、この空間内のある固有の次元に対応する。$n_1, n_2, \cdots, n_m$ に値が代入されれば、ベクトルはパラメーター空間の中の特定の点を表すことになる。こうして、ベクトルがたとえば 3 つの要素を持っていれば 3 次元空間を、5 つの要素を持っていれば 5 次元空間を生じさせる。5 次元というのは視覚的イメージとして浮かべるのは困難だが、考え方としては全く同じである。1,000 の要素を持っていれば、1,000 次元空間ということになる。

　空間をイメージすることの大きな利点は、計量が可能になることである。すなわち、空間内の複数の点の位置相互の距離が比較できる。それに空間では、部位、体積、経路、マッピングなどの概念が適用できる。これにより、表象や、表象相互の関係や、表象と世界の関係などが把握しやすくなる。

　脳と表象を考えるうえで、ベクトルコードとパラメーター空間の概念は、少なくとも出発点としては非常に有力である。その理由のひとつは、人間や動物の表象能力をめぐる問題のかなりの部分が自然に説明できることである。そこには奇蹟を想定する必要がない。特に、類似という関係が、パラメーター空間においては物理的な距離の接近で鮮やかに示すことができることは大きな利点である。類似は、カテゴリーにおいて最も重要な概念だが、パラメーター空間以外の理論では説明困難である。4 章の色彩空間は（図版 3 と 5）、知覚レベルと神経レベルの両方における類似関係を示している。同じようなことは味（図 7.11）にも適用できる。こうした例から言えることは、脳の表象は、基本的にベクトルコードの形をとっているらしいということである。そして、パラメーター空間が脳の行っている表象の 1 つの形らしいということである。

　次のセクションでは、ベクトルコードとパラメーター空間の具体例を示すとともに、将来の発展性について検討する。

7章　表象する脳

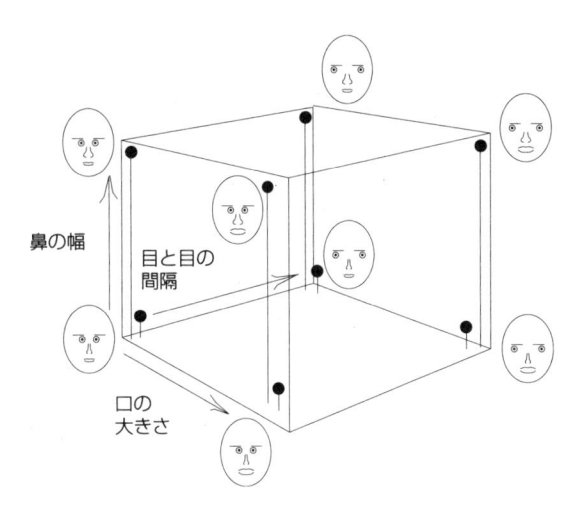

図7.10　顔認知のパラメーター空間
顔の特徴は非常に複雑であるから、ここに示した3つの特徴はごく単純化したものにすぎない（P.M. Churchlandの好意による）。

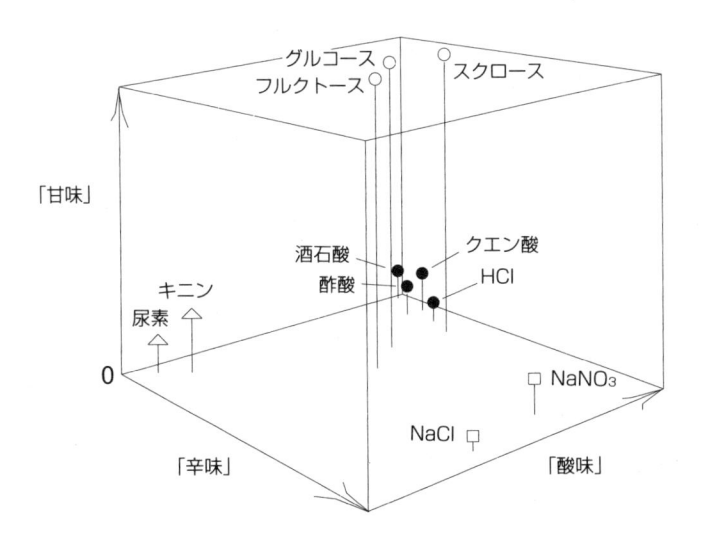

図7.11　味認知のパラメーター空間
似た味の物質は空間内の近接した位置にある（Bartoshuk and Beauchamp, 1994）。

6. 顔認知の人工神経ネットワーク

　神経細胞は、どこまで正確に物事を表象できるのだろうか。前のセクションで述べた表象についてのベクトルコードとパラメーター空間の基本的な考え方は、複雑な事象の単純化したモデルによる説明である。運動や、消化や、ミトコンドリアのエネルギー産生の基本原理を単純なモデルで説明できるのと同様である。そこで、ここでは人間の顔写真を認知できる人工神経ネットワーク（ニューラルネット）を例にとって検討しよう。図7.12は、コトレル Garrison Cottrell が作成したフェイスネットという3層構造を持つ人工神経ネットワークの概略である。神経系がどのようにして顔を表象しているかは正確にはわかっていないが、コトレルのネットワークはこの問題への有力なアプローチ方法となっている[15]。そこで、投射パターン、細胞数、細胞生理学などの実際の脳についての詳細の検討は後回しにして、まずは人工神経ネットワークの概念を述べることにする。

　図7.12に示したように、フェイスネットの第一層である入力部分は、64×64ピクセルの格子（ユニット）で、1つ1つのユニットは256段階の活動レベルを見分ける。この層はいわば網膜にあたるもので、刺激として呈示された白黒写真（図7.13）の特定部位の明暗をコードする。最初の段階では、当然ながらこのネットワークは何ひとつ認知できず、入力情報に対する反応はランダムなノイズにすぎなかった。しかし11人の顔の合計64枚の写真と、顔以外の64枚の写真をネットワークに学習させた後には、顔認知のタスクが可能になった。この学習はいかにして成立したのだろうか。

　第一層の入力ユニットの1つ1つは、図7.2の第二層（80ユニット）に投射している。この層は80次元の空間に顔をコードすることになる。出力層にあたる次の第三層には8ユニットしかない。この出力層では、ユニットの連結強度の巧妙な調整によって、入力情報の識別が可能になっている。その第一は、顔か顔でないかの識別である。第二は、性別の識別である。第三は、顔の人物の「名前」（実際には任意に定められたコード名である）を出力することである。これらをフェイスネットは学習するのである。

　フェイスネットにおいて、学習に応じて変化するのは、ユニットの連結強度（強弱や正負）である。これはシナプスの連結強度に相当すると言える。第一層に入力された64×64のパターンが、第二層、第三層へと転送され、

7章　表象する脳

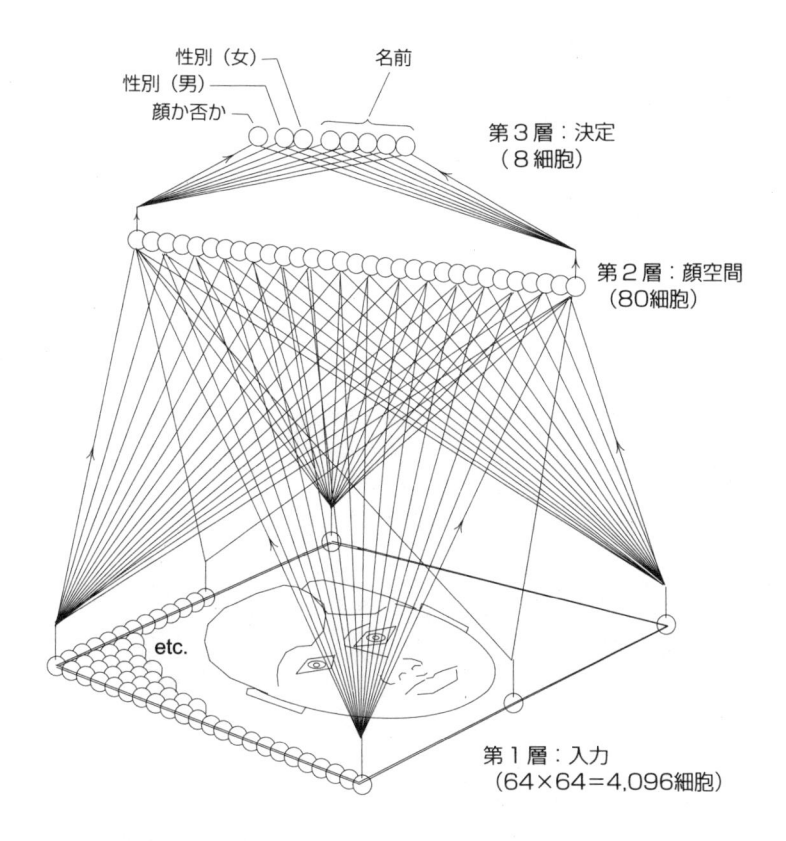

図7.12　顔認知の人工神経ネットワーク
入力層が下、出力層が上に示されている。要素の総数は多いが、全体の構成は非常に単純である（P.M. Churchland, 1995）。

顔かどうかや、性別、名前の認識という出力になるのは、この連結強度の変化のみによって成立する。

　フェイスネットには総計 328,320 の連結がある。そして顔認知能力はこの連結強度の中にある。したがって必然的に次の問いが生まれる。学習過程において、連結強度はどのようにして決まってきたのか。この問いは、次のように言っても全く同じである。情報を構造に取り入れて、もともとは認知能力のないネットワークが「知」を持つに至る過程はどのようなものなのか。言うまでもなく、これは学習とは何かということに他ならない。ネットワークがいかにして学習するかという問いは、次の8章「学習する脳」に譲ろう。

II 認識論

　表象をテーマとする本章では、学習の結果としての表象とはどのような形をとっているのかという問いを扱う。この問いにあたってまず検討すべき問題は、フェイスネットの中の連結強度を調整するアルゴリズムであろう。そのアルゴリズムが、学習段階での刺激の特性をどのように表象し、そしてそれを新しい刺激にまでいかにして一般化するかがポイントである。こうしたアルゴリズムが明らかになれば、神経ネットワークがいかにして学習するかという問題の自然な解決につながる。人工神経ネットワークには多くのアルゴリズムがあり、その中には脳に近いものもかけ離れたものもある。しかし、

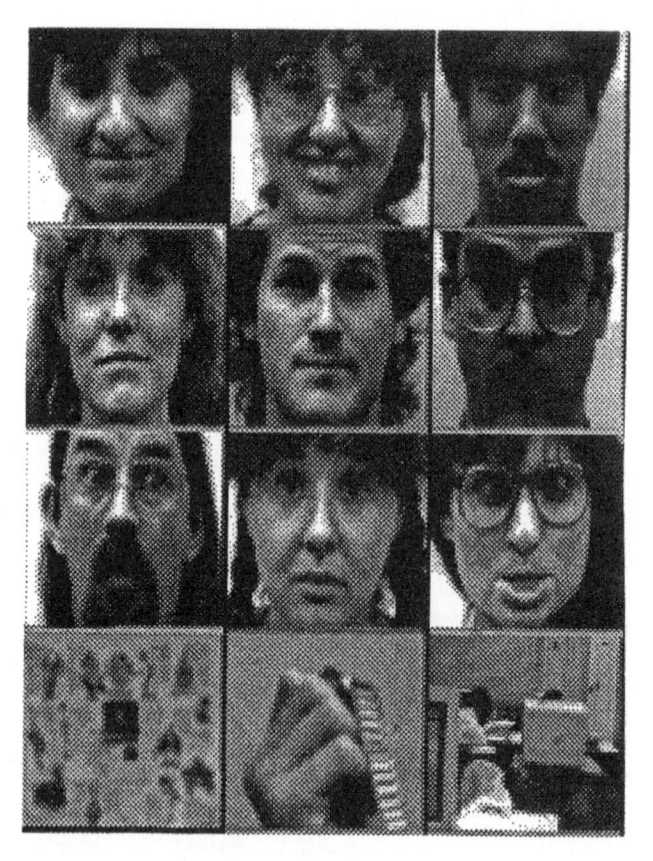

図7.13　フェイスネットの学習に用いられた入力刺激の一部
（Gary Cottrell の好意による）

7章　表象する脳

どのアルゴリズムにも共通しているのは、初期条件ではネットワーク内の連結がランダムで、学習によってその構造と力動が情報を持つことになるという点である。したがって、アルゴリズムと実際の脳の関係はともかく、少なくとも、連結強度の変化による学習とはどのようなものかを、人工神経ネットワークの研究によって知ることができる。

　フェイスネットは、いったん学習すれば広範にわたる入力ベクトル（顔写真）を適切な出力ベクトルに変換することができる（図7.12を再度参照）。出力ベクトルは事実上フェイスネットの出す答えである。そもそも入力刺激が顔か否か。そしてそれは男か女か。名前はビリーかボブか。フェイスネットは、学習に用いた11人の顔写真については100％正確に答えられる。しかしこれだけでは単純な記憶にすぎない。次々に問いが生まれる。フェイスネットは、いったん学習した顔の別の角度からの写真を認知できるのか。表情が違っていたらどうか。アクセサリーを変えたらどうか。照明条件はどうか。実験してみると、こうした厳しい条件でも、正確さはほとんど変わらなかった。つまりフェイスネットは、単に学習した通り杓子定規の反応をするだけでなく、ある種の柔軟性を持っているということがわかる。

　しかもフェイスネットは、全く新しい、それまでに入力されたことのない顔についても、顔か否か、男か女か、という問いに正答できる。顔か否かという課題については正答率は100％であった。性別については81％で、女性の顔を男性と誤答する傾向があった。さらに、すでに知っている顔の一部を隠して呈示した場合も、正答率は十分高かった。ただし額が隠れていると誤答する傾向はあった。したがって、額にかかる髪は、顔の認知にある程度の重要な役割を持っているということができる。

　以上の結果から、顔の表象の基本は連結強度の中にあるということがわかる。特に鍵を握っているのは、第二層（図7.12）のユニットである。第二層は入力層である第一層、出力層である第三層の間にあるので、「隠れたユニット」と呼ばれることもある。入力層のどのような刺激（網膜刺激に相当する）に対して、第二層のユニットが強く反応するかが、フェイスネットにおける表象の1つのポイントである。

　1つの予測として、第二層のユニットの1つ1つが顔の別々の部位に対応するという形も考えられる。鼻の長さ、口の広さ、目と目の間隔などに、それぞれ対応するユニットが第二層にはあると考えるのである。しかし実際に第二層の80のユニットのチューニング（本書p.257-258参照）を検討した

II　認識論

結果、この予測は全くの誤りであることがわかった。

その代表的なチューニングが図7.14である。これは、フェイスネットの第二層にある6つのユニットの「好む」刺激を示している。どのユニットも、入力刺激の一部ではなく（つまり、前述の「鼻の長さ」や「口の広さ」などではなく）、全体に関連していることがわかる。80のどのユニットも、このように顔の形の構造全体を表象していたのである。図7.14をコトレルの共同研究者のメトカルフ Janet Metcalfe は、「ホロン」と呼んでいる。ホロンのうちどれも、学習で用いられた顔に1対1で対応しているわけではない。いわば顔的なもの、全体としてのものを捉えている。全体としてのものという表現は漠然としているが、他に適切な言葉がない。入力層に呈示されたある顔に対して、中間層の80のユニットの1つ1つの反応は、それぞれ程度が異なっている。その程度は、呈示された刺激が80のユニットそれぞれの「好む」刺激に、どれだけよく似ているかによって決まるのである。

顔刺激という入力を受けて、人物の同定（たとえば、「これはビリーだ」）という答えを出すのは、出力層で行われる。その前提として、個々の入力に対して第二層には固有の活動パターン（80の要素のベクトル）が生まれなければならない。同じ人物が写っている限りにおいて、どんな写真でも第二層においては非常に似通ったベクトルが産生される。性別の判定が可能になるのは、女性の顔刺激に対する活動ベクトル同士は、男性の顔刺激に対する

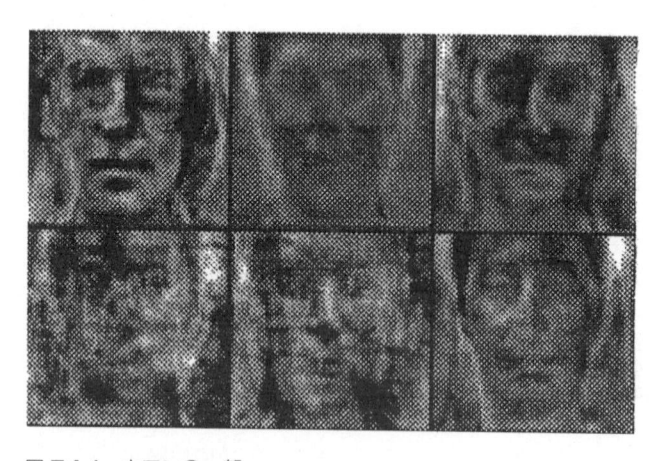

図7.14　ホロンの一部
フェイスネットの第2層から選んだ6つの「細胞」が「好む」刺激
（Gary Cottrell の好意による）。

268

活動ベクトル同士よりよく似ているという事実による。フェイスネットは、非常に短い髪の女性や顎の長い女性を男性と誤ることがあるが、それは人間による判断でも同じである。

さて、フェイスネットの表象をまとめてみよう。まず第一層の入力ベクトルの値が、写真のある部分の明暗を反映する。そして、その中で課題に関連するものが第二層のユニットの連結強度の変化になる。こうして入力ベクトルは変換され、高い次元の「顔パラメーター空間」の抽象的な表象になる。そして、第三層では出力ベクトルが「それは顔か否か」「男か女か」「誰なのか」に対する答えを表象する。

図7.15は、第二層ユニットの活動空間を3次元図式として描いたものである。この空間は、第一の仕切りによって2つに分かれる。1つは顔領域で、もう1つは非・顔領域である。非・顔領域の空間は小さい。中間層の細胞は、顔でない刺激にはほとんど反応しないからである。この仕切りは、実際にはこの図のように明確ではなく、曖昧である。どの次元にも、顔でないことを決めるカットオフ値というものはないことにも注意すべきである。つまり、どれか一次元の得点がゼロでも、顔として認識されうるのである。この柔軟性によって、普通とは違った顔、たとえば漫画の顔も、顔としてコードできるようになっている。

顔領域は、男の領域と女の領域に分かれる。それぞれの容積はほぼ同じである。ネットワークが学習した顔については、各所に分散している。男女それぞれの領域の「重心」は、それぞれの性のプロトタイプ的な顔である。さらに細かい領域として、表情（楽しい、悲しい、怒った、驚いたなど）にあたるものある（フェイスネットは、情動表現の認知も学習できる[16]）。

以上、活動空間について述べてきたが、フェイスネットの情報貯蔵の実体（＝表象）は、ユニットの連結強度のパターンである。したがって、表象を理解するためには「強度空間」について考える必要がある。この空間には、約30万の「シナプス（強度）」があるので、30万次元空間ということになる（図7.16）。

誤解を避けるために付け加えると、フェイスネットのカテゴリー、たとえば男と女を区別するカテゴリーが、人間の脳にあるものに匹敵する精密さを持っているわけではない。人間のカテゴリーは長年にわたって獲得された背景知識が何層にも重なっている。人間の脳はフェイスネットよりカテゴリーの理解もはるかに深い。しかし、基本概念は共通している。つまりカテゴリーの表象を持つことができるという事実が、人工神経ネットワークで最も注

II 認識論

目される点である。このカテゴリーの表象は、活動空間内の位置として（図7.15）、そして強度空間内の位置として（図7.16）示すことができるのである。

ここからは推測にすぎないが、脳におけるカテゴリーについての表象も、シナプスの連結強度のパターンと、その結果としての神経活動空間の分割という形になっていると考えることができる。連結強度のパターンが入力パターンの統計値に即応していくにつれて、ある形（それがシステムのカテゴリーにあたる）が活動空間の中に形成される。もし表象がそのようにイメージできるものなら、世界についての知は、神経ネットワーク、連結強度、活動パターンによって構成されていると考えることもできる。これは断定するには大胆にすぎるが、神経系の一般特性に一致した仮説なので、出発点とし

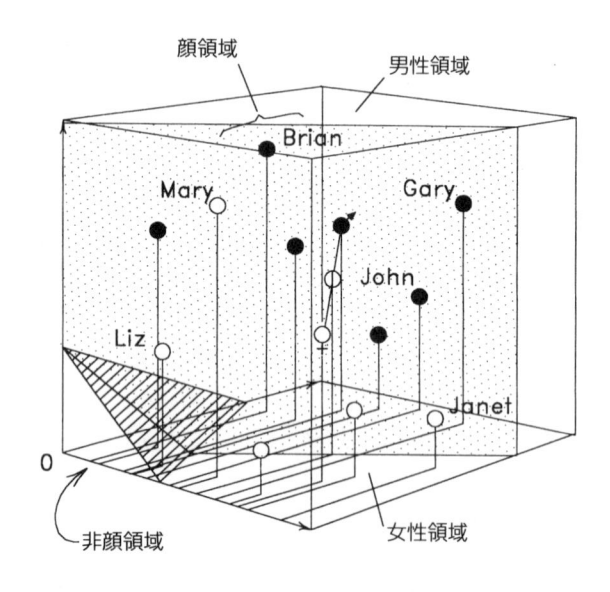

図 7.15　フェイスネット第 3 層のパラメーター空間（P. M. Churchland, 1995）

7. 意味論から認知的意味論へ

　言葉が意味を持っていることには、疑う余地がないように見える。そこから踏み込んで、意味とは何かを考察する。どのように定義できるのかを考察する。これが過去60年間の意味論の中心テーマであった。

　すなわち意味論とは、まず言語の分析から始まり、そこから思考や表象に拡大されるものであった。しかし、進化論的に考えれば、非言語的な表象が先にあって、そこから言語的な表象が生まれてきたことは疑う余地がない。したがって、言語から出発する意味論は、問題の順序を後ろから前へと逆行させるものであり、当初から歪みを内在していたとも言えるのである。だとすれば、最終的にその歪みが拡大するのは予定されていたと言えるかもしれない。

　タルスキ Alfred Tarski（1901-1983）の形式的意味論に、言語から出発する意味論の1つの到達点を見ることができる。自然言語の曖昧さに内在する問題を重視したタルスキは、高度に形式化された人工言語に真理を求めた。したがって形式的意味論からは、形式化できないもの（プログラムできないものと言い換えることもできる）は一切除去されていなければならない。たとえば多義というような現象や、背景知識、類似、暗喩、前提の共有、現在の状況などは、形式化できないのである。

　形式的意味論を現実に適用することの危うさをタルスキ自身が警告しているのにもかかわらず、というより、他に有望なアプローチがなかったという理由が大きかったのかもしれないが、以来多くの優れた学者が、形式的意味論をなんとかして自然言語に応用しようと虚しい努力を繰り返し、いくつもの問題が浮上してくることになった。

　そのなかの最大の問題の1つは、思考や表象は言語の形をとっているという「絶対の」前提だった。しかし、思考や表象が言語の形をとるとすれば、人間の表象と人間以外の動物の表象の間に、また言語をまだ持たない小児と言語を獲得している小児の間に、絶対に超えられない隔壁が存在することになる。この隔壁は、人間における知覚・想像のような表象と、言語による思考（たとえば、自問自答）の間にも築かれることになった。さらに解決不能にみえる大問題が生まれた。言語の学習がなぜ可能かという問いである。言語を学習することは、明らかに表象を必要とする。しかし、表象がそもそも

ては有望である。表象についての他の仮説として、たとえばフ
は、表象とは心の百科事典に書かれた文章であるとしている
系との整合性に欠ける説であり、有望とはいえないものであ
　人工神経ネットワーク研究にはまだまだ課題が多いが、そ
げるとすれば、時間という要素が挙げられる。神経系が表象し
テゴリー化する際の時間要因である[18]。これを研究するのは、
術的にも概念的にも困難な状況である[19]。

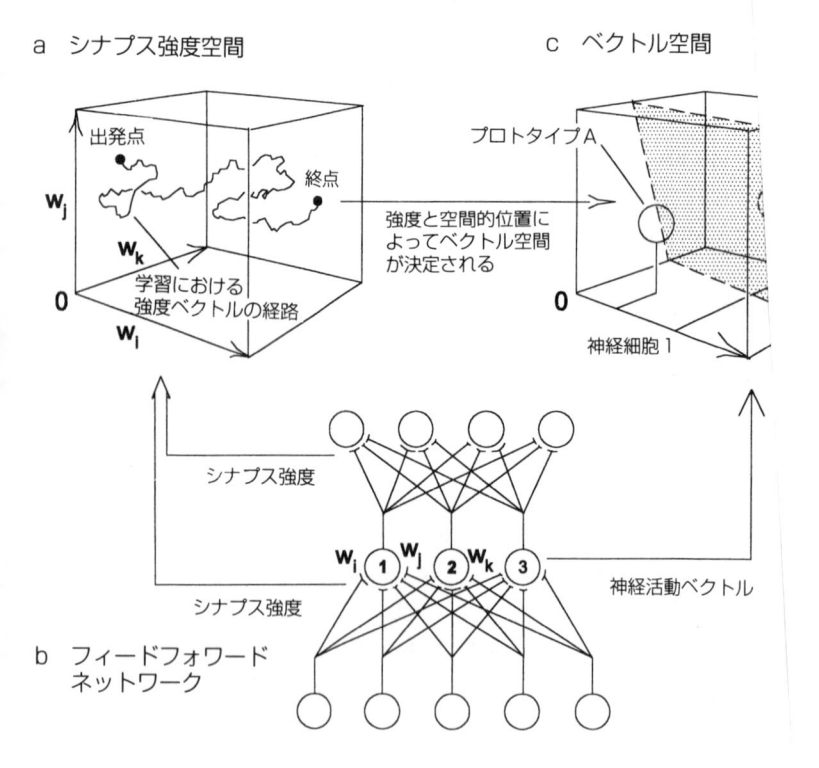

図7.16
a；シナプス強度空間。3つの軸が強度を表す。b；フィードフォワードネット
c；隠れたユニットを軸とするベクトル空間。プロトタイプAとプロトタイプ
ペースに分かれている（極端に単純化した例である）。
（P. M. Churchland の好意による）

言語の形をとっているとすると、言語を学習するには言語を持っていなければならないことになる。

　このパラドックスを解決すべく、フォーダーは、先天的な、したがって学習とは無関係の、完成した形の言語の存在を仮定した。すべての人間がこの共通言語を持っていると考えるのである。フォーダーに従えば、小児が言葉を獲得した時、小児が学習したのは、小児が先天的に持っていた言語の、フランス語なり英語なりへの翻訳にすぎない。つまり、白紙の状態から言語を学習したわけではないとする。

　言語と表象をめぐるパラドックスは、発展途上の学問が通過しなければならない困難のひとつなのか、それとも言語から出発する意味論の根本的な欠陥なのかについては、かなりの議論が続いていたが、1980年代までにはこのパラドックスは致命的であると多くの言語学者や心理学者（Ron Langacker, Elizabeth Bates, Gilles Fauconniker, George Lakoff, Jeffrey Ellman）が考えるようになってきた。そして、思考や表象が言語の形をとるという仮説の矛盾が指摘されるようになった。そのなかには、シンタックスや意味論の独立や、意味の文脈からの独立や、自分の自然言語の学習に使われると思われる思考言語も含まれていた。さらに、いわゆるプラグマティックスに、形式化できないもの（背景知識、文脈、現在の条件、類似など）をすべて丸投げすることの不合理性も強く指摘されるようになった[20]。

　レトリックや装飾が取り去られると、これまでの意味論がいかに頼りないものであるかが見えてきた。形式論理学と形式的意味論に内在する問題は、イギリスの哲学者ライル Ryle（1900-1976）によって1960年代にすでに指摘されていたが、ライルは有力な対案を示さなかったこともあって、大きな反響は呼ばなかった[21]。

　そのような状況の中から生まれたのが、認知的意味論と呼ばれる新しいアプローチである。認知的意味論ではまず形式論理学と形式的意味論は、元々は自然言語から生まれたものであっても、自然言語の本質からは離れたものであることを指摘する。第二に、言語の本質はコミュニケーションの道具であって、表象は副次的な役割にすぎないと断言している。第三に、表象の本質が関わるのは、カテゴリー化、予測、実世界での活動、さらにはパラメーター空間とその空間内の点と線であるとしている。第四に、表象は直列コンピューター上を走る形式的論理学に類似のプログラムのようなものではなく、大規模な並列ネットワーク（たとえば、脳のような）によってなされるものであると指摘している。

II　認識論

　私は今ここで認知的意味論と言語から出発する意味論の論争の歴史の詳細を述べるつもりはない。論争の内容よりはるかに重要なのは、それぞれの説が、どこまで広範なデータを説明できるかということである。認知科学や神経科学、さらには進化生物学や発達生物学から得られたデータが、現代には累積されている。こうしたデータとの整合性を考えると、認知的意味論の優秀性が見えてくる。フォーダーの先天言語仮説をめぐる不毛な議論をする必要もなくなる。表象への神経ネットワークのアプローチにも適合する。さらに、意味論の中核ともいうべき問題である文脈依存性や、虚偽の命題や、類似や、多義といった現象を、無理なく自然に説明することができ[22]、その説明を検証することもできる[23]。

　もちろん認知的意味論も、旧来の意味論からの洞察を礎とし、新たな視点から利用さえしている。新旧の理論が並立している時期にはありがちなことだが、さまざまなレベルでの論争もさかんである。しかし、長期的に見て勝利を決定づけるのは、レトリックでも頑固さでもなく、データの説得力である。

　次のセクションでは、表象がいかにして物に対応するようになるか、また、意味がどのようにして神経ネットワークの表象に刻まれるかについて述べる。重視するのは、あくまでも説得力あるデータである。

8.　カテゴリーの形成

　フェイスネットでは、パラメーター空間内に仕切りがあった（図7.15）。仕切りで区切られた部分（サブスペース）が、たとえば女性の顔だったり男性の顔だったりした。そしてパラメーター空間の基礎には、ユニットの連結強度のパターンがあった（図7.16）。

　さて、ここで別の新たな別のフェイスネットを考えてみよう。初期条件は同じで、刺激に用いられる顔写真も同じものだが、その呈示順序だけが異なっているものである。結果としてはこのフェイスネットも顔の認知においては同様の成績をあげるものの、ユニットの連結強度のパターンは最初のフェイスネットとは全く違っていると考えられる。

　つまり、ユニット（シナプスに相当する）の連結が等しくなくても、活動空間内のサブスペースははぼ等しいものになり得るのである。性別のサブス

7章　表象する脳

ペースも、個人の顔についてのサブスペースも、ほぼ等しいものになるのである（図7.15を再度参照）。このことが意味するのは、表象という機能に着目する限り、最も重要なことはサブスペースの全体としての構成であるということである。学習したカテゴリーの1つ1つに対する領域相互の類似性や距離関係は、学習に用いた刺激が等しい限り、どのフェイスネットでもほぼ等しいものになる。

　このことが重要なのは、この2つのネットワークが、たとえば女の顔なら女の顔を正確に表象するためには、学習の細部の違いは関係しないことを意味するからである。言い換えれば、この2つのネットワークは少なくともおおまかには翻訳可能である[24]。

　こうした状況は人間でもほぼ同じと考えられる。限られた経験から学習する限り、人間も誤ることがある。たとえば私は幼少の頃、犬といえば黒いラブラドール・レトリーバーしか見たことがなかったので、犬の概念は非常に偏っていた。もちろんその後経験を重ねて、ポメラニアンや、セントバーナードやプードルなどを見て、そして狼や狐やコヨーテやアライグマを見て、私の神経細胞はチューニングされて、犬のサブスペースのカテゴリー構造は一般社会共通のそれに近いものになった。

　カテゴリーのサブスペースは、個人によって多少は異なることがあっても、本質的には類似している。たとえば私は鳥に比較的詳しいから、鳥についての私のカテゴリーは普通の人よりも精密である。しかし、熱心なバードウォッチャーである私の妹の鳥についてのカテゴリーは、私よりも精密であろう。それでも、互いのカテゴリーにはかなりの類似性があるから、人は互いの言葉を理解しあえるのである。

　ある人の、たとえばクモのサブスペースと、別の人の牛のサブスペースがたまたま、まったくの偶然から、同じということがあり得るだろうか。その確率はきわめて低い。人間のサブスペースは、3次元や4次元ではなく、数千次元だからというのがその大きな理由である。ただ時には、特に子どもでは、全く誤ったサブスペースを持っていることがある。それはたまたま誤った類似性を取り入れることによる。たとえば、新聞は工作に使う紙であると思っていることがある。そういう子どもはずっと後になってから、新聞という紙は読むこともできることを知るのである。

　ほぼ同じような経験をすれば、動物、野菜、家具というような上位概念のカテゴリーについてのサブスペースは、形も位置もほぼ同じになる。心理学のデータによれば、よほどの特別な状況を除けば、人は大体同じカテゴリー

II　認識論

概念を持っている[25]（ニンジンとジャガイモは、同じ野菜というカテゴリーに含まれ、イスとテーブルは同じ家具というカテゴリーに含まれる、など）。このような心理学のデータは、サブスペースの構成が各個人でほぼ一致していることの証拠と言える。このような現象は、古典的な意味論からはほとんど説明不可能である。

　ここでやや大胆な言い方をすれば、表象の構成は、そのまま世界の事物の構成に対応していると言える。もっと正確に言えば、表象の構成が対応しているのは、その生物の生存に密接に関連した事物の、その生物の生存という観点からの構成である。たとえば、トンビにとっては重要な区別でも、犬にとっては意味がない。トンビが大きく注意を払うのは、トンビとカラスの区別であり（交尾の相手、力を合わせて敵と戦う仲間として）、トンビとワシの区別である（ワシはトンビを殺す）。しかし犬にとっては、自分のドッグフードを盗んだ鳥がトンビだろうとカラスだろうとカケスだろうと大した違いはない。このように、生物にとって、世界についての知は、その生物が生きるための必要性に左右される。あくまでも「自分」に関連した知である。生きるための行動を決定するための知である。生物の表象と世界の事物の対応の基礎にはこの知がある。そして、2つの脳の間の活動空間の構成の類似性があってはじめて、1つの脳がもう1つの脳を理解する、つまりコミュニケーションが可能になるのである。

　自分のために必要な知、という意味では、表象は地図に似ている。地図は、自分の行動のために必要なものである。自分の目的に応じた特性が書き込まれている。川をカヌーで下ろうとする人にとっては、ガソリンスタンドの位置が記載されているロードマップより、川の急流や浅瀬の位置が記載されている地図の方が役に立つ[26]。目的に応じた情報を詳細かつ豊富にすることができるという点も、地図と表象は似ていると言えよう。

9.　私、ここ、いま

　意味と表象への古典的なアプローチは、「私」とか「ここ」のような指示表現、あるいは「これ」とか「あれ」のような指示代名詞にこだわることによって、不毛な袋小路に迷い込んでしまった。こうした表現は、日常言語では文脈の中で自然に用いられているが、古典的な意味論では文脈から独立し

て考えようとした結果、どうにも進めなくなってしまったのである。「いま」というのは、どの程度の「いま」なのか。「ここ」というのは、どの程度の「ここ」なのか。「私」とは何か。いずれも解のない問いであった。

　しかし、神経ネットワークの研究では、違った方向からこの問題にたどり着いた。生物の体と脳は、知覚入力や注意や運動の意志決定の部位であるから、「私」という観点は、表象の基本であるという立場に立った。一方、古典論の主張するところの文脈に依存しない表象は、一見美しい理想だが、達成は非常に困難である。脳は、生きるという目的からして、現在の文脈を重んじるはずである。しかもあくまで自分に関係した文脈である。「私、ここ、いま」の3つは、したがって、文脈から独立したものであると考える必要は全くない。この問題を、脳を通してもっと詳しく見てみよう。

　3章で述べたように、空間性は体の表象に深く関与している。そして、知覚・運動のいずれにおいても、体の表象というものは、もっとも基本的なものである。3次元空間の中のどこに物があるかを理解することは、超自然的に生じるものでもなければ、哲学でいう「所与」のものでもない。空間の理解を決定するのは、さまざまな受容体の分布と、知覚シグナルの統合と表象である。そして空間の理解があってはじめて、運動の技能やコントロールが可能になるのである。

　空間性については、神経生物学的研究、行動学的研究、神経モデルの研究の結果を統合したかなり有力な説が、プージェ Alexander Pouget とセイノフスキー Terry Sejnowski によって出されている。彼らの学説は、霊長類の脳がいろいろな知覚シグナルをいかに統合し、客観的な表象を生じさせているかについての研究から生まれたものである。つまり、空間内の物を、自分の体の動く部分である足や腕や指や目などに対する相対的な位置として表象するところから出発している。次のセクションでこの説の優秀性について述べる。

10. 霊長類の空間表象

　空間表象に関して、脳内には3つの特に重要な部位がある。海馬と、前頭前野と、後部頭頂葉である。この3部位の連結は非常に密でもあるので、将来は3部位の働きを統合した理論が出されるであろう[27]。ただし、ここでは

II　認識論

議論の焦点を絞るため、後部頭頂葉だけを取り上げてみよう。後部頭頂葉は「自分の体の外部の対象物」という基本概念に強く関わっている。これは、霊長類の知覚運動表象とコントロールに欠かせない概念である。海馬と前頭前野は、頭頂葉によるこの基本的な表象をさらに発展させた目的のために用いていると考えられている（たとえば、恋人と過ごした時と場所を思い出す、運動を計画する、運動のイメージを作る、など）。

プージェとセイノフスキーによって創出された理論のポイント（本書 p.78）は、後部頭頂葉の神経ネットワークが、その時その時の必要に応じた地図を作るということである。この地図は、種々のモダリティからの知覚情報を受け取り、運動に必要な情報に変換するのである。便宜上、ここではこのネットワークをマップネットと呼び、その機能を分析してみる。

右の肘に蚊がとまっていて、それを左手で叩く時のことを想像してみよう。まず、何かが感じられるという形で、体性感覚野が体の表面の感覚を受け取る。次に必要な運動は、左の腕を元の位置から動かして、右肘の蚊がとまっている地点を正確に叩くことである。そのためには、肩と肘と手首と指の関節を使って左腕を動かし、右肘を叩く方法を、脳が知っていなければならない。体性感覚野にマップされている「肘」の位置だけでは、情報は不十分である。脳が必要としているのは、肘空間と皮膚空間の間のマッピングである。言い換えれば、肘の角度で特定される経路から皮膚で特定される位置への変換である[28]。

あるいは、蚊の羽音が聞こえて、周辺視野に、何かちらちらする物が見えているとしよう。それが蚊であることを確認するためのプロセスはどのようなものだろうか。視覚系の初期の段階では（V1, V2 など）、視覚シグナルの位置は網膜の位置に対応している。目と頭を動かして、音が聞こえた、または接触を感じた物が何であるかを見るためには、あるいは、腕や舌や足を、見えた物に向かってのばすためには、網膜上の位置情報だけでは不十分である。蝸牛だけでも不十分である。脳が知る必要があるのは、眼球と頭の相対的な位置関係、頭と肩や体幹との相対的な位置関係である。目標物を中心窩にとらえるためには眼球をどう動かせばいいかを決定するためには、適切な協調系への変換が必要である。普通は、人は手や目を目標に何の努力もなく向けることができるので、この変換は容易なタスクと思いがちである。しかし、このタスクをプログラムするとなると、膨大な要因を考慮しなければならず、容易どころではない。ポイントは、知覚協調が運動協調に変換されて、知覚がとらえていたターゲットに連結されなければならないということであ

7章　表象する脳

る（図 7.17。図 3.7 も参照）。

　ここがマップネットの出番である。マップネットの表象は、さまざまな知覚系から情報を得て、対応する運動系（眼球、首と肩、手、腕など）の適切な配置に利用することができる。腕を皮膚空間内で適切に配置するためには現在の関節角度からどの経路をとればいいか、蚊を視界にはっきりとらえるためには眼球をどう動かせばいいかなどを、マップネットは特定することができる。これは、実際の空間表象にかなり近いネットワークであると考えられる。

　マップネットを構成するのは、眼球や手や足や頭を動かすというような個々の運動タスクのための運動構造である。そしてもちろん運動のために知覚情報を利用している。知覚情報は、網膜、蝸牛、関節、筋肉、腱、受容体などから得られる。マップネットの機能は知覚とも運動も言えない。自分中心とも言えなければ、対象中心とも言えない。多彩な情報を集めて、多彩な

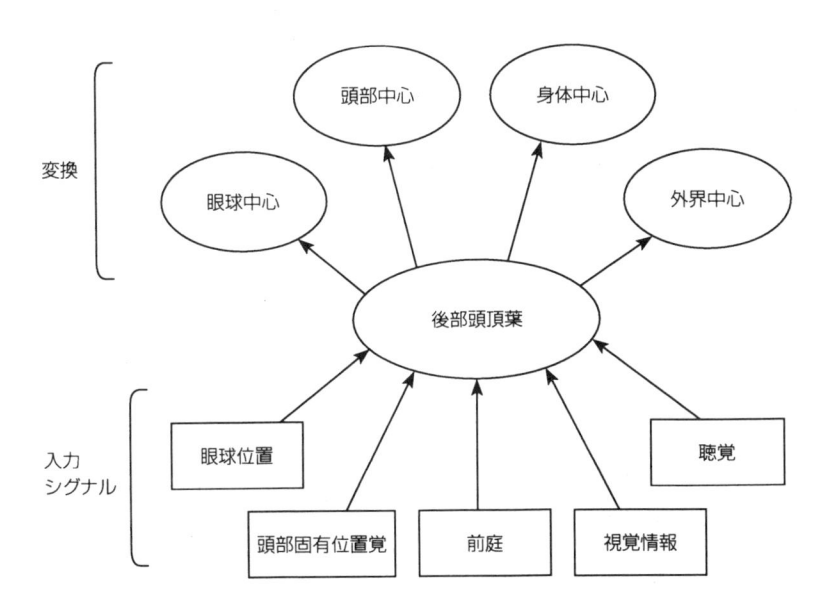

図 7.17　後部頭頂葉の役割
網膜中心の視覚情報を高次の系に変換する。眼球位置、頭部位置（頭部の固有位置覚と前庭からの情報による）、視線方向（視覚刺激による）が、網膜中心のシグナルを修正する。後部頭頂葉は、視覚・聴覚情報の、眼球・頭部・身体・外界の系への変換の中継点になっている（Andersen, 1999）。

II　認識論

目的のために統合するのである。この機能に正確に対応する日常用語はない。ただはっきり言えることは、空間性に密接に関連しているということである。

体性感覚的意味での「体についての知」とは、「体のこの一部分は、体の他の部分と相対的にどの位置にあるのか」というような知で、ここには固有位置覚や前庭が関わっている。この「体についての知」と、「対象物は、自分の体と相対的にどの位置にあるのか」という視聴覚的な知を統合することで、「外空間における自分」という表象が得られる。頭頂葉がこの「外空間における自分」という表象に関与していると思われる。しかし、3章で述べたように、体の表象の空間的側面は、自己表象の一部にすぎない。他の側面、すなわち感覚やホメオスターシスのさまざまな次元が、「自分」という表象を作り上げているのである[29]。

プージェとセイノフスキーの仮説には数学的基礎があるが、その詳細は本書の範囲を超えている[30]。ここでは関連する神経生物学的データについてのみ述べよう。特に重要なのは、頭頂葉の7野についての研究である。両側7野を損傷したサルは、ターゲットに手を伸ばして掴むことがうまくできなくなる（失行）。ターゲットに合った手の形を作ることができなくなるのである。動きも遅くなる。眼球運動も障害され、目標物を中心窩にとらえにくくなる。その他にも、自分の棲むカゴに戻れなくなる。エサの場所への道順がわからないなどの空間障害も現れる。複数の対象物の空間的関係の判断も障害される（たとえば、「エサはカンのそばの箱の中にある」ということを理解できない）。

そして頭頂葉の5野には、腕を伸ばした時に最大の反応をする細胞や、ある刺激の予測に際し最大に反応する細胞がある（図7.18と図7.19）。5野と視覚の関係については膨大な研究データがあるので、5野の本質は視覚に関係すると思われがちである。ところが、最近のデータによれば、5野の神経細胞の反応パターンは視覚以外の多くの因子に影響される。聴覚、体性感覚、前庭、注意、意図、予期、準備、実行などである。したがって5野の神経細胞は、知覚だけに関係するのではないことは明らかである[31]。

7野は複数のモダリティに関連していて、視覚、聴覚、体性感覚、化学的刺激、前庭、固有覚などのそれぞれに対応する細胞がある。興味深いことに、7野の聴覚細胞は、網膜の位置に対応する形でマッピングされている。視覚と聴覚に反応する細胞や、体性感覚と視覚に反応する細胞など、単一の細胞で複数のモダリティに関連しているものもある。

人間にとって、空間という概念は1つであるように直感的には思える。1

つであることは必然だと言われることさえある。しかし、主観的にいくら確実に空間が1つと知覚されようとも、その知覚はある程度までは錯覚である。なぜなら、「物は、自分の体を中心とする空間内のどこにあるか」という知覚に、モダリティ別の障害が起こる例は数多くあるからである。しかもその障害は主観的には意識できないことが多いのである。

例を挙げてみよう。たとえば腹話術では、言葉は人形の口から出ているように知覚される。実際には人形は声に合わせて口が動いているだけである。この例では、聴覚シグナルを通しての空間定位が、言葉に伴う視覚－運動シグナルに敗れているのである。別の例としては、首の筋肉を震わすことによ

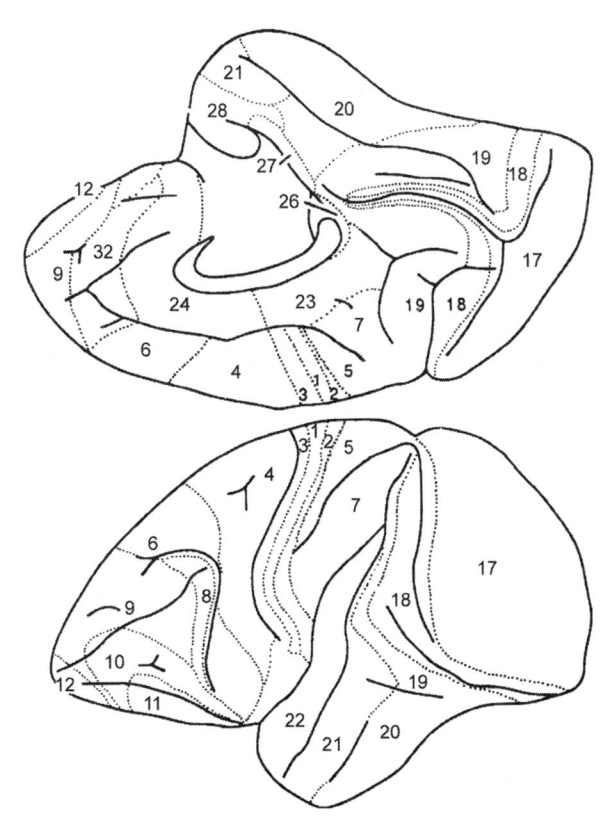

図7.18 ブロードマン（1909）の記載によるアカゲザルの脳
第5野と第7野に注目（Fuster, 1995）

II　認識論

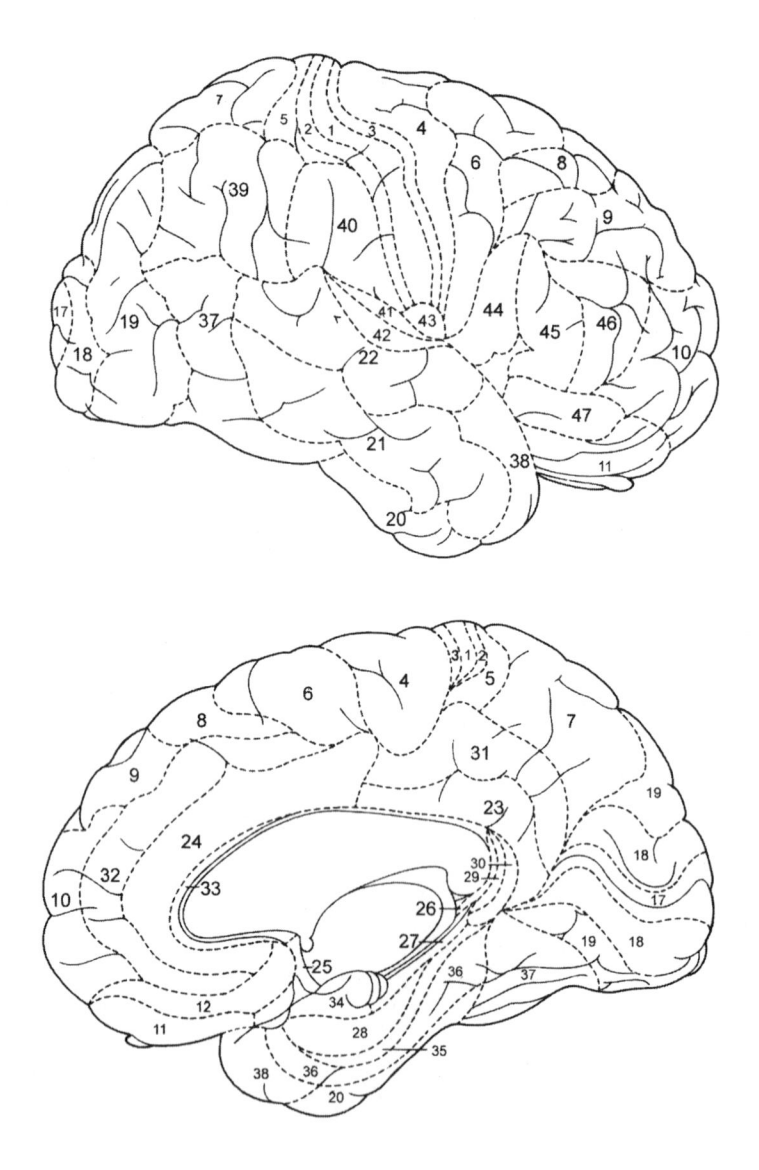

図 7.19　ブロードマンの記載によるヒトの脳
第 5 野と第 7 野に注目（Nieuwenhuys et al., 1981）

る（それにより前庭を刺激する）視覚の変化があげられる。また、眼球を動かす筋肉を麻痺させることによって、動きの錯視を起こさせたスティーブンス Stevens の実験もある（本書 p.80-81 も参照）[32]。さらに、視覚だけをとってみても、主観的な視覚体験と物を掴むことの間に、健常者でも解離が生じうる[33]。

空間の表象に関しては、半側空間無視という非常に興味深い病態がある。多くは右頭頂葉の損傷で見られるもので、身体中心の座標系における左側を無視する傾向が出る。つまり、呈示されたものの右側だけに注意を向ける。そのため、絵を描かせると、左半分の大部分を描き落とす。抹消試験では、紙の左半分の線分が抹消されずに残る。水平な線分を二等分させると、線分の右寄りに「中点」を示す（3章の頭頂葉症状の項も参照）。

半側空間無視と表象の関係を見事に示した非凡な研究がある（Biziach and Luzzatti, 1978）。ミラノに住む半側空間無視の患者に、ミラノ大聖堂広場に立っているところを想像させる。そして想像のなかに何が見えているかを言ってもらう。すると、想像上の立っている場所から見ての左側の情景は出てこないのである。すなわち、広場の北の端に立っているところを想像した時は、東側の情景が出てこない。ところが逆に、南の端に立っているところを想像した時は、西側が出てこない。この結果から言えることは、半側空間無視は、空間的推論・表象のかなり基本的なレベルの障害であって、単なる知覚レベルの障害ではないということである。

半側空間無視には、運動の要素もある。半側空間無視の患者は、自分の体の左側の手足を使わない傾向がある。もっとも、他人から指示されれば、躊躇しながら使う。左からの聴覚刺激も無視する傾向がある。左から人が話しかけても気づかないこともある。このように、複数のモダリティの知覚と運動の障害が頭頂葉損傷で起こるのは予測されていたことである。頭頂葉は、複数のモダリティからの入力を受け、統合し、知覚と運動の協調に関与しているからである。

プージェとセイノフスキーは、マップネットを用いて半側空間無視のモデルを作成した。彼らが作成したネットワークモデルは、眼球運動の入力系と出力系を持ち、7a野の機能と考えられる反応特性を持つものであった。これをいったん作成してから、脳の右側に対応するユニットを削除して、脳損傷のモデルとした[34]。この結果は、右方向への眼球位置・右視野の刺激に最も強く反応する細胞が不均衡に多いものになった。これを用いて、半側空間無視患者に行われたのと同様の検査が実験の形で行なわれた。

II　認識論

　するとこのネットワークは、半側空間無視患者と著しく類似した出力を示すことが明らかになった。たとえば線分抹消試験では、左側の線分の抹消が不十分であった。さらに重要なことは、抹消された空間と抹消されない空間の境界がかなりはっきりしていたことである。実際の表象では境界は明瞭でなく徐々に移行していることを考えるとこれは興味深い現象である。線分二等分試験でも半側空間無視患者に類似した反応を示した。損傷前は正確に二等分できたが、損傷後は中点を右寄りにつけたのである。観察者中心だけでなく、対象中心の座標でも半側空間無視類似の現象が観察された。実際の患者では頭を右に回すと左視野の成績が向上するという興味深い現象が知られているが、フェイスネットでも、頭の位置の情報（目でなく、頭の位置）を受け取るというセッティングにすると、同じように成績が向上した。以上の結果は、半側空間無視についての現在の理論と必ずしも完全に一致するものではないが、プージェとセイノフスキーのモデルは、人間の頭頂葉にある反応機能の系からこの病態が自然に説明できることを見事に示すものであった。

　あらゆるシグナルは1つの神経系で生まれ、1つの体の中で生まれる。空間についてのシグナルも例外ではない。したがって、「空間は1つ」という主観は錯覚とまでは言えないかもしれない。しかし直感として描かれるような、単一の客観的な空間表象というものは存在しない。存在するのは、脳内に広く分布した、複数のモダリティにまたがる表象で、それが知覚と運動を、そして自己と世界を統合しているのである。複数のモダリティにまたがる恒常性があれば、その恒常性を世界の表象であると理解することは可能で、不可避でさえあるのだ[35]。

　もちろん、空間の表象の本質については、多くの問いが残されている。たとえば、マップネットは空間情報に限定されているのか、それとも脳は、空間と時間にわたるマップネットを持っているのか。おそらく持っているはずである。しかしこの仮説の証明には、将来の科学の発展を待たねばならない。プージェとセイノフスキーの理論が、科学を正しい方向に導くかどうかがわかるまでには、まだまだ研究が必要である。

7章　表象する脳

らう。どれも自分で学習する必要はまったくない。インターネットも、個人が利用できる他人の表象の新しい例である。

　カヌーにたとえれば、本章はカヌーを川に浮かべた段階にすぎない。本当に面白いのは、カヌーが川を下り始めてからである。川下りの方法について、さらには別の川については、巻末に示した書物を参考にしていただきたい。

II 認識論

とができる。1個の脳について言えば、すべての知識の詳細を表象するより、どの人がどの能力を持っているかを表象する方がずっと経済的である。このストラテジーを、人間では文化として作られた人工物という形で用いている。すなわち、道具、話、本、知識を貯蔵する施設などである。科学やノウハウは人間社会にあふれているから、個人が1から学習する必要はなく、それどころかまったく学習する必要がないことも多い。虫垂炎は外科医に切ってもらう。家の配線は電気屋にやってもらう。飛行機はパイロットに操縦しても

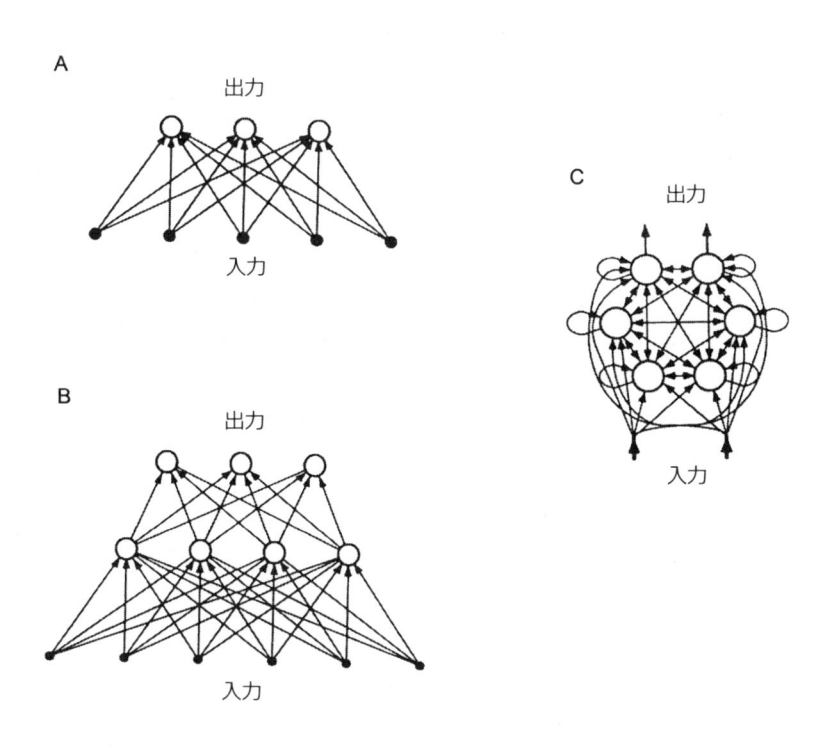

図 7.20　さまざまな人工神経ネットワーク
A；入力ユニットから出力ユニットへの一層のフィードフォワードネットワーク
B；入力ユニットから出力ユニットへの間に隠れたユニットを有するフィードフォワードネットワーク
C；ユニット間の双方向性の連結を有する回帰ネットワーク
(Churchland and Sejnowski, 1992)

11. 表象の未来

　この章では表象の神経科学的な哲学の入口を示したにすぎない。それでも、将来を垣間見ることはできたはずである。たとえば人工神経ネットワークは、本章で紹介した単純なネットワークよりはるかに強力で多彩な能力を持ったものがすでに作成されている。逆投射（本書 p.139 参照）を有するものも作られている。ユニットや連結の追加、シンボルの操作、特化したサブスペースの形成などが可能なものや、実際の神経に見られるようなさまざまな活動に応じた特性を持ったものもある[36]（図 7.20）。実際の神経系が計算論的にいかに巧妙な活動をしているかについての多くの画期的な発見についても本章では触れなかった。脳の表象における実際の神経細胞の機能についてのデータは最近次々に出てきている。そのほんの一部を挙げれば、海馬や大脳皮質における神経新生、神経活動のレベルの関数としての特定のシナプスの活動、注意を向けることの結果としての受容野の解像度の変化、スパイクなしの計算論的活動、シナプスの受容体の自己制御、活動依存性の遺伝子発現、神経系のあらゆる部位での神経修飾、などである。

　その時その時の知覚・運動表象への背景知識や文脈の影響については、さまざまなレベルで盛んに研究されている。何かに注意を向けることのメカニズムに関しても同様である。因果関係についての表象に関しても、認知科学・神経科学・哲学の共同作業的研究が集中的に行われている。これについても本章では触れなかった。推論と類推という大きな問題もある。これらは認知機能としては根本的なものだが、認知科学で脚光を浴びたのはごく最近のことにすぎない[37]。

　最近の知見のなかで大きな注目を集めているものとして、「状況的認知」と呼ばれるものがある。脳は、その時その時の状況についての完全な表象を有していないし、その必要もないということから生まれた概念である。脳は世界について、必要に応じて選択的に表象することができる。そして、世界はおおむね安定しており、存在し続けるから、必要なら再度認知し直すことができるという事実を利用することで、認知を効率を良く行うことができるのである[38]。

　さらに「分布的認知」という言葉も生まれている。社会行動をする動物は、ひとりひとりがすべてを認知する必要はなく、他の個体の認知を利用するこ

8章　学習する脳

1. 知はどこから来るか

　「知とは何か」そして「知はどこから来るか」この2つが認識論の中核にある問いであった。このうち、「知とは何か」へのアプローチについては、7章で考察した。本章の主題は「知はどこから来るか」である。7章の「表象」という言葉を使えば、「脳はいかにして世界を表象するに至るのか」と言うこともできる。

　ここでいう「知」とは、知識、技能など、あらゆるものを含んでいる。その内容はフリーマーケットでの商品と同じくらい多様である。「それは何か」という形の問いに対する答えとしての「知」もある。「いかにして何かをするか」という形の問いに対する答えとしての「知」もある。その両方の性質を持った「知」もあれば、どちらにも関係しない「知」もある。順序立てて記載できる「知」もある。たとえばタイヤ交換の方法である。順序立てて記載できない「知」もある。たとえば記憶のなかから事実をいかにして取り出すかということや、問題解決に関連する事項と関連しない事項をいかにして区別するかということである。得ようとしなければ得られない「知」もある。たとえば自転車の乗り方である。得ようとしたわけではないのに得られる「知」もある。たとえば昨夜カキを食べたらあたったので今日は食べないというような場合である。他人の知識に基づく「知」もある。たとえばソフトをPCにインストールする方法である。他人の知識に基づかない「知」もある。たとえば拍手の仕方である。

　さらには、これまで一度たりとも考えたことがないのにもかかわらず、確

かに持っている「知」もある。たとえば、イルカが編物をしないこと。マッキンレイがヨーグルトでできていないこと。このような「知」は、問われた時になってはじめて、他の「知」をもとに創り出されるのであろう。また、論理的真実としての「知」もある。たとえば「レモンが黄色であり同時に黄色でない」は偽であることである。単に事実としか言いようのない「知」もある。たとえばクマは家畜でないことである。論理と事実の混合もある。たとえば同時に2つの場所に存在することは不可能であるということである。言語から切り離せない「知」も、そうでない「知」もある。強い情動を引き起こす「知」も、そうでない「知」もある。意識される「知」も、そうでない「知」もある。

さらに続けてみる。非常に抽象的な「知」もある。たとえば電気の性質である。直接の知覚体験に基づく「知」もある。たとえばバラにはトゲがあって痛いということである。性格傾向に関わるように見える「知」もある。たとえば人を笑わせる方法や、うまく話しをする方法などである。うたかたの「知」もあれば、一生持ち続ける「知」もある。

「知」は実にさまざまである。そして「知」は日常的には上記のように漠然と分類されているが、脳という観点から見たとき、その分類のどこまでが適切かは今のところわからない。今後、神経科学と心理学の進歩により新たに分類し直されるであろう。しかし私は本章で、現時点での解剖学、行動学、生理学などを総合して導かれた仮説を述べてみようと思う。この仮説によって「知」の日常的な分類が括り直され、新しい風景が立ち現れるはずである。

2. 先天的な知と後天的な知は分けられるか

知はどこから来るか。認識論のこの大いなる問いに対し、古代から行われているのは、まず知を先天的なものと後天的なものに峻別しようとする試みである。

誕生した時の知が先天的であることは言うまでもない。生まれたばかりのラットは、暖かい場所を求めて移動する。母ラットの乳房に吸い付く。人間の新生児は、頬に触れられると頭をその方向に頭を向け、乳房を求める。そして乳房に似た暖かいものなら何でも吸おうとする。仔猫は宙に投げられると、うまく足から着地する。こうした生まれてまもない時期の能力は、長期間続

くものもあれば、ごく短期間で消えるものもあるが、いずれにせよ先天的な知である。

　一方、明らかに後天的な知もある。たとえば、燃焼は酸化反応のひとつである。酸素は元素のひとつである。乳牛の乳を搾る方法。トマトの育て方。これらはすべて、学習によって得られた知であって、先天的なものではない。

　こうしてみると、知とは、遺伝子に組み込まれている先天的なものと、経験によって得られた後天的なものの2種類に分けられるように見える。どうすれば正確に分けられるか。それが古代から哲学者が思弁をもって挑んだ認識論のテーマであった。

　しかし、その時代は終わりつつある。

　分子遺伝学が進歩した現代では、先天的か後天的かということについて考えるためには、まず遺伝子と成長と脳についてよく知ることが絶対の必要条件になった。生物の進化、神経発生学、学習による神経細胞の変化などについての科学的理解が深まるにつれ、この問いについての考え方は根本的に変革することになったのである。

　結論を先に述べよう。現代の神経発達学と神経生物学は、先天的か後天的かという単純な二分法をめぐる議論は不毛であることをすでに証明している。知を単純に二分することはできないという結論が出ているのである。たとえば、学習という機能は、遺伝子の発現と環境の両方の影響を受けていることが明らかにされている。また、発達もその最も初期の段階から、遺伝と環境の両方の影響を受けていることが証明されている。とはいっても、先天的な知というものが存在しないと言っているのではなく、また後天的な学習というものが存在しないと言っているわけでもない。乳房を吸う反射という知と、トマトの育て方という知に、大きな違いがないと言っているわけでもない。ただ、遺伝子に組み込まれた知と後天的に学習された知を分けるきれいな線は引けないということである。どちらの知も、膨大な因子が絡み合って成立するもので、単純な二分法では片づかないのだ。この結論に至るまでには、遺伝子についての理解の進歩が背景にある。やや遠回りのようだが、分子遺伝学の基礎からこの結論までの流れを概観してみよう。

　遺伝子の役割は、タンパクをコードすることである。だから、乳房を吸う反射が先天的に備わっているといっても、その反射に直接対応する遺伝子というものは厳密には存在しない。女性の羞恥心に対応する遺伝子も、スコットランド人の倹約性に対応する遺伝子も、穴という概念に対応する遺伝子も

II　認識論

存在しない。遺伝子は単なる塩基配列にすぎない。その配列がRNAに転写され、さらにアミノ酸に翻訳され、タンパクが作られるのである。

　知を持つ人間と、知を持たない他の生物との違いは、究極的には遺伝子にある。したがって知の源泉は人間の遺伝子にある。だから真の認識論を追究するためには遺伝子の進化のレベルまで遡る必要がある。しかし、人間と他の生物のDNAは、予想外に非常に似通っていることが明らかにされている。人間の遺伝子の総数は約3万と推定されているが、そのうちマウスの遺伝子との違いは3千にすぎない。人間とチンパンジーの遺伝子は98.5％までが同じと言われている。バクテリアと人間も、共通する遺伝子が110もある。それどころか、あらゆる生命体で同じ構造のタンパクもあり、ヒストン、アクチン、チューブリンなどがその例である。ということは、地球上に脊椎動物が現れるずっと以前に、文字通りすべての主要なタンパクが形成されたのである。その後の進化によって、細かな変異が蓄積され、洗練されたものになったことはもちろんである。しかし、人間において完全にオリジナルのタンパクというものはないのだ。さらに、DNAやタンパクを超えたレベルに目を向けると、脊椎動物における構造と発生過程には、驚嘆すべき共通性がある。細胞の基本的な機能に至っては、脊椎動物にとどまらず、線虫からクモ、そして人間に至るまで、高度の共通性がある。

　その一方で、運動能力や知のレベルになると、生物には著しい多様性がある。これはどこから来るのだろうか。ひとつの鍵は、調節遺伝子である。調節遺伝子のDNAは、生物の種によって大きく異なっている。調節遺伝子の機能は、他の遺伝子の発現を調節することである。したがって、人間とチンパンジーの遺伝子の98.5％が同じでも、その発現に大きな差があり、それが人間とチンパンジーの違いを生み、さらには知の源泉になっているのである。

　遺伝子DNAは生物の設計図であるとよく言われる。しかし、生物は決してDNAに記された通りに作られるのではない。1個1個の細胞でさえ、遺伝子だけによって決まるのではない。たとえば神経細胞は、前駆細胞の最後の細胞分裂の嬢細胞から生まれるが、この嬢細胞が神経細胞になるか、グリア細胞になるかは、環境によって決まる。また、神経細胞といっても数百の種類があり（たとえば、興奮性の錐体細胞、抑制性の星細胞、抑制性の籠細胞など）、そのなかのどれになるかも環境によって決まる。したがって、細胞の運命を決定するのは、遺伝子ではないのだ。たとえばプルキンエ細胞の遺伝子というものはない。星細胞の遺伝子というものもない。さらに、脳内の神経経路、たとえば視床の神経細胞と大脳皮質との連結も、やはり環境に

よって決まる。ここでいう環境とは、たとえば視床や大脳皮質における自発的な電気活動であり、また後には経験によって駆動された電気活動である。

こうして見ると、発生過程も、生後の発達も、そして学習も、遺伝子と環境の相互作用という大きな意味では共通している。そして、1つのタンパクが、発達と学習の両方に関わり、それぞれ全く別の役割を果たしているものもある。たとえばNMDA受容体は、学習においてはシナプスを増強するが（本書 p.309-313）、脳の発生早期の段階においては前駆細胞から神経細胞への分化・増殖にかかわる遺伝子を調節している[1]。

遺伝子と環境の相互作用は、その時の条件によって決まるものもある。たとえば、ある種のカメでは、性別は受精の時に決まるのではなく、卵を温める砂の温度によって決まる。マウスでは、子宮内での隣の胎児の性が性比の決定や、さらには寿命にまで影響する。発生後の学習によって、遺伝子の発現が次々に連鎖していくものもある。たとえば、後述する扁桃体の細胞がその例で、音刺激の後の足への電気ショックという条件づけの際に、遺伝子カスケードがスタートする（「5. 恐怖条件づけ」参照）。

以上のように、遺伝子と環境の間には複雑な相互作用がある。そして、人間という「知」を持つ存在への生物の進化の基礎にも、この相互作用がある。

進化は自然淘汰によってなされる。ただし、優れた1個の遺伝子を選択することはできないし、優れた神経ネットワークを選択することもできない。選択は常に1個の個体のレベルでしかなされない。そして、進化の過程で認められるのは、たとえば前駆細胞の増殖といったような、一見すると非特異的な変化である。そしてこうした変化の自由度は低く、強い制約がかかっている。たとえば、新皮質の構造はどの動物でも共通していて、水平方向は6層で、垂直のカラムがあり、第4層への入力と第5層・6層から他の皮質や皮質下への出力がある。進化により変化しているのは、神経細胞の数と、それに伴う皮質野の数と大きさだけなのである[2]。

人間の脳の進化についてクオーツ Quartz は、次のように述べている。

> 環境に任せる部分がどんどん大きくなっていくことこそが、進化である。これを外在化の進行と呼ぶこともできる。脳の発達を例にとれば、高等な生物になるにしたがって、環境に調節される部分がどんどん大きくなっていく。脳の発達が複雑になればなるほど、遺伝子だけでは調節しきれなくなるのは必然と思われる。前頭前野の柔軟な認知機能、なかでも特に社会生活に関わる認知機能は、この外在化という過程を促進する役割を果たし

II　認識論

ていると考えられる。また、外在化は社会構造の敏速な変化の土台とも言えよう。この変化は、環境の不安定さの個体への影響を和らげる必要性から生じたものにほかならない。この過程の最終像は記号を用いることで、これは、人間の認知の基礎構造の形成に中心的な役割を演じている(Quartz, 2001)。

以上、知の源泉としての、脳の進化と、その基礎にある遺伝子と環境の相互作用について述べてきたが、私はこの短いセクションで、これまでの知見のすべてを紹介する意図もなければ、すでに十分な知見が蓄積されているなどと言うつもりもない。神経発達と脳の進化については、まだまだ不明の点が多い。今後新しい発見によって、考え方は劇的に変わるだろう[3]。ただ、遺伝か環境かという議論については、この問い自体が間違っているということだけは強調しておきたい。出生後の学習も、出生前の発達も、遺伝子と環境の相互作用という根本は共通している。出生前の発達は、環境条件による遺伝子調節によって進められている。そして誕生の瞬間に、はるかに広い範囲の遺伝子外の状態が関与するようになり、神経系が発達していくのである。誕生の瞬間は、白紙の状態でもなければ、一生に必要な先天的な知が備わっているわけでもない[4]。事実上すべての脳機能は、何らかの形で出生後に変化するのである[5]。

3. 神経系の情報貯蔵

知はどこから来るか。認識論のこの問いに直接答える前に、知は先天的・後天的に二分できるものではなく、遺伝子と環境の複雑な相互作用によって成立することを述べてきた。それは、出生前の発達から出生後の学習まで共通する基本メカニズムであるが、「知はどこから来るか」という、本章の最初に立てた問いについて考えるためには、まずは学習、すなわち生後にみられる神経系の可塑性を扱うのが適切であろう。学習された知はどのように貯蔵されているのだろうか。

貯蔵という言葉からまず連想されるのは、紙のファイルを引き出しにしまうとか、電子ファイルをPCに貯蔵するなどであろう。これらと同じように、知は脳内のある特定部位に貯蔵されていると考えたくなる。しかし、こうした考え方は脳には通用しないことが、すでに1920年代にアメリカの心理学

者ラシュレイ Karl Lashley によって示されている。

　ラットがたとえば迷路を学習した時、その情報が脳内の特定の部位に貯蔵されるのなら、そこを破壊すれば学習内容を消去できる。これがラシュレイの仮説であった。そこでラシュレイは 20 匹のラットに迷路学習をさせ、ラットごとに別々の皮質の部位を破壊した。その後にラットに迷路をやらせてみると、どの部位を破壊したラットでも学習内容が失われていたが、その度合いは破壊の部位ではなく、破壊の大きさによって決まっていたのである。したがって、学習した情報は、脳内の特定部位に貯蔵されるのではない。これがラシュレイの結論であった。

　ラシュレイの実験は現代から見れば精密とは言い難く、問題点もいくつか指摘されている。しかしそれでも、脳内には特定の記憶貯蔵部位というものはないというラシュレイの結論は本質的に正しかった。脳内では、情報は 1 カ所のファイルキャビネットに保管されるというようなものでもなければ、コンピューターのモジュールのような構造になっているわけでもない。脳では、情報を取り入れたり加工したりする構造そのものが、情報の貯蔵にも関与する。つまり広範囲にわたる神経細胞が貯蔵に関わっているのである。

　広範囲にわたる神経細胞とは、すなわち神経回路ということである。情報が神経回路の中に貯蔵されるためには、学習に従って既存の神経回路が正しく改変されなければならない。つまり、情報に応じた変化が神経細胞レベルで生じ、その結果システムレベルとしての整った改変が達成されなければならない[6]。

　神経細胞の変化はさまざまな形をとる。たとえば、新たな樹状突起の発生と伸長である（図 8.1、図 8.2）。受容体の構造変化もある。新しい受容体ができることもある。逆に、樹状突起の短縮や、それによるシナプスの減少など、マイナスの変化もある。樹状突起はそのままで、シナプス数だけが減少することもある。さらに、ナトリウムチャンネルが変化して、軸索の発火プロフィールが変わることもある。これらはいずれもシナプス後の変化である。

　一方、シナプス前の変化もある。たとえば、チャンネルをはじめとする膜の変化や、新たな軸索の分枝である。神経細胞が繰り返し興奮すれば、神経伝達物質の小胞が消費されて放出されなくなるが、これは持続が 2、3 秒の記憶に関係する。それから、発火が軸索の端末に達した時の、神経伝達物質の放出確率の増加や減少が、学習との関連では重要な変化である。この確率はシナプスの「信頼性」と呼ばれている（本書 p.256）。たとえば、あるシナプスが平均して 10 スパイクに 1 回だけ神経伝達物質を放出する場合、信

II 認識論

頼性は 10％ である。信頼性は数百ミリセコンドの単位で変化する。信頼性の上下によって、シナプスの連結は迅速かつ柔軟に変化する。これによってシナプスの連結強度は、形態的な変化なしに、1 秒以内に 10 倍になり得る。その他のシナプス前の変化としては、発火ごとに放出される小胞の数や、1 個の小胞内の神経伝達物質の数も挙げることができる。さらに、1 個の神経細胞の死もあれば、逆に新しい神経細胞の誕生もある。以上のような種々の変化とシグナルの入力との正確な因果関係はいまなお研究段階である。また、神経細胞の集団としての変化がどのように統合されているかも不明である。

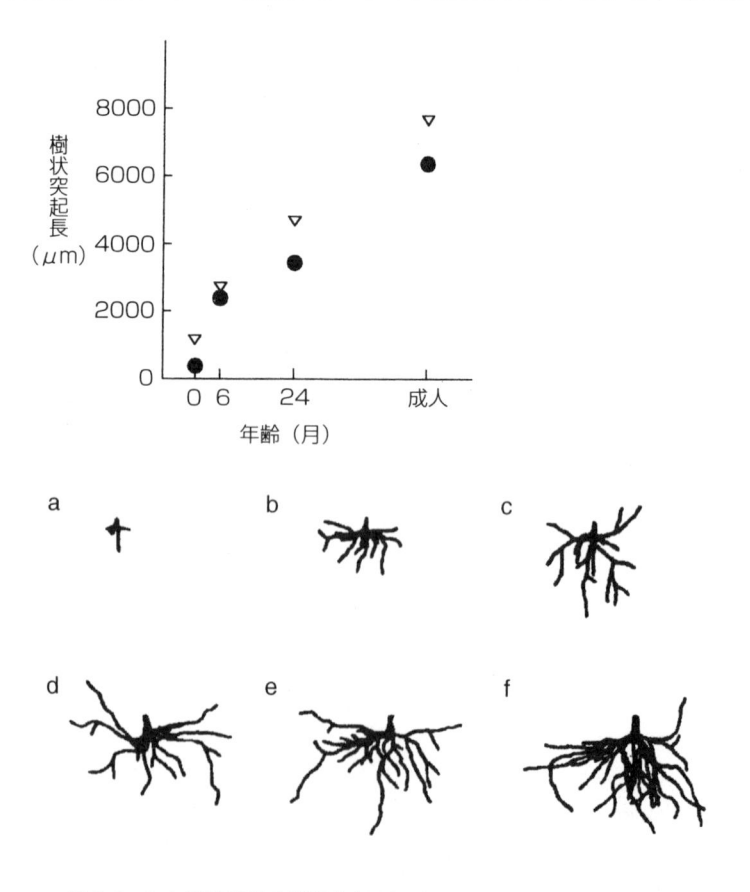

図8.1 ヒト脳第V層の樹状突起の経時変化
a；生下時　b；3ヵ月　c；6ヵ月　d；15ヵ月　e；24ヵ月　f；成人
(Schade and van Groenigen, 1961)

8章　学習する脳

神経細胞の変化は以上のように多様だが、便宜上は、どれもシナプス連結強度の変化と呼ぶことができる。あるいはもっと単純にシナプスの変化と呼んでもいい。神経細胞のどこにどんな変化が生じても、最終的にはシナプスの変化が生じるからである。

では、シナプスを変化させるという決定は、いつ、どこで生じるのだろうか。それは基本的には大局的な決定と局所的な決定の2種類しかあり得ない。といっても、シナプスの変化を決定する、さらに高位の中枢を仮定することは不合理であるから、大局的といっても、どこで、どの程度、どの方向にという指令が存在するのではなく、いわば「変化してもよい」という許可でしかあり得ない。この許可は、皮質下の核の1つを介して非常に広範に皮質に投射され、覚醒、注意、睡眠周期、内部環境、情動など多くのものの調整に影響していると思われる。

したがって局所的な変化を重視せざるを得ない。しかしここに重大な問題が発生する。すなわち、局所の神経細胞は、全体を見ることなく変化することになるが、そのような変化の結果として、脳はなぜ全体としては適応的かつ賢明に機能できるのか。この局所−全体の関係は、脳に関わるかなり本質

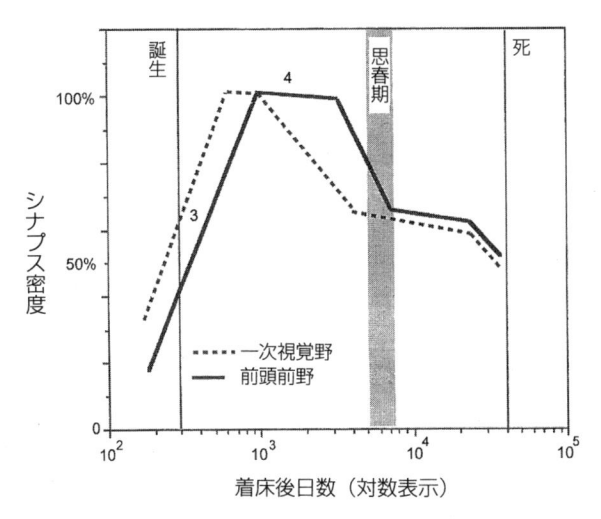

図8.2　ヒト一次視覚野（破線）と前頭前野（実線）のシナプス密度の経時変化
脳の後部（一次視覚野）より前部（前頭前野）のシナプス新生のピークは遅れ、より長期にわたり高いレベルを維持している（Bourgeois, 2001; Huttenlocher and Dabholkar, 1997）。

II　認識論

的に重要な問題である。

　7章の人工神経ネットワークについての記載のなかで、情報を貯蔵する様相を述べた。情報は、シナプス連結強度のパターンという形をとるのである（図 7.16 本書 p.271 参照）。この単純な人工神経ネットワークの図式をそのまま脳にあてはめることはできないが、概念としては有用である。シナプスでの情報の貯蔵方法という問いに対して、解があることを示しているからである。これをもとに実際の神経ネットワークの機能を考えることができる。

　そして、実際のシナプスの連結強度の変化は、心理学者ヘブ Donald Hebb が精力的に研究した課題で、*Organization of Behavior* という 1949 年に出版された有名な著書に記されている。ヘブの理論の骨子は簡潔明瞭である。

　「神経細胞同士の関連した活動があれば、シナプスの結合は強化され、関連した活動がなければ弱化される」

　これがヘブの法則である。おおまかに言えばシナプス前の神経細胞がシナプス後の神経細胞の活動をひき起こせば、両者のすべての連結が強化されるということである。シナプス連結の強度が増すとは、シナプス前の神経細胞が活動した時にシナプス後の神経細胞が活動する確率が高まるということである。しかし、ある1つだけの神経細胞からの神経伝達物質の影響は非常に小さく、それだけではなかなかシナプス後の神経細胞の活動は生じない。そこで、1つでなく2つのシナプス前神経細胞を考えてみる。そのうち1つは聴覚系、1つは体性感覚系としよう。この2種類の細胞が、同じ1つのシナプス後神経細胞に連結し、同時に活動したとすれば、より大きな影響がシナプス後に生じる。この時こそ連結の強化が生じるというのがヘブの説である。このようにして、外界での出来事相互の関連が、神経細胞相互の関連に変換されることになる。

　しかし、ヘブが示したのは理論にとどまっており、シナプス連結強度の実際の変化がどこで生じるかまでは述べていない。が、ごく最近になって、このレベルの詳細がわかってきた。

　シナプス連結強度の変化についてのヘブの法則は、ヘブの著書の記載によれば、

　「細胞 A の軸索が細胞 B に十分に近接しているか、あるいは繰り返し、または持続的に、B を発火させれば、A、B 両方の細胞に何らかの変化（ヘブはある種の成長か代謝性の変化を想定していた）が生じ、B を発

火させるための A の効率が高まる」(1949, 62)

というものである。これは、連結強度を W（重み：Weigh）、発火率を V とすれば、

$$\Delta W_{BA} = \varepsilon V_B V_A$$

と公式化できる。

すなわち、シナプス変化とは、2つの神経細胞で同時に生じる活動レベルの関数であるということができる。

この簡明な公式は、ヘブの法則を維持する形での数々の変形が試みられている。特に重要なのは、この公式を変形して強力な強化－学習アルゴリズムを作成できるという事実である。報酬による正の強化と、報酬の期待が裏切られるという負の強化による学習である。後述するが、ミツバチの神経ネットワークによる学習はまさにこのアルゴリズムに従っている。そして人間の学習も基本的にはこれと同様であると考えられている。

ただしシナプス連結強度の変化すべてがヘブの法則に従うわけではない。シナプスの可塑性が、以下の2点を満たすことが、ヘブの法則に従う学習の条件である。

(1) シナプスに特有のものである。そこでは、シナプス前とシナプス後の活動が生じている。
(2) シナプス前の細胞とシナプス後の細胞の両方に依存しており、他の連結した細胞の活動には依存していない。

おおむね発達早期においては、ヘブの法則に従わない可塑性が稼動されているが、生後の学習はその多くがヘブの法則に従った神経細胞レベルの変化に支えられている。

さて、知はどこから来るかという問いに対し、次なるステップのために重要なのは、学習のモデルを選ぶことである。選択を誤ると、実りある結果は期待できない。知を対象とするからには、深遠なテーマを選択したいと思うかもしれない。たとえば、人間がいかにして現代記号論理学の証明の構築を学習するか。しかし、これは学習に関する神経生物学的な研究の材料としては適当でない。動物モデルを作る方法がないからである。動物モデルは神経レベルの研究には必須である。そして神経レベルの研究は、学習メカニズム

を知るためには必須である。学習の単純な型から始めることが結局は早道で、しかもより難しい問題の解決への端緒となるだろう。それに適しているのは、強化学習（オペラント条件づけ）、恐怖条件づけ、空間学習などで、以下のセクションではこれらについて述べていく。

「単純な型から始める」という戦略は、哲学者には一般に不人気である。哲学者は、単純な学習は「真の」認識論とは無関係であると考える傾向がある。しかし、単純であるとして軽視したり蔑視したりするのは、逆に複雑さのなかにある本質を見抜く目を持っていないのではないだろうか。進化の過程で、遺伝子が、構造が、機能が、保存されているという事実を直視すれば、洗練された学習といえども、単純な学習から変化したものにすぎないことは明らかである。人間に特有な文化的な技術の学習、すなわち文章を読むことや定理を証明することなども、その源は単純な学習メカニズムであることは疑いない。すなわち、視覚的パターン認識や、空間ナビゲーションや、問題解決などが基礎になっている。知の洗練とはすべてそうしたものである。

4. 甘い蜜 ── 正の強化学習とドーパミン

ミツバチは、蜜を求めて花から花へ手当たり次第に飛んでいるように見えるが、よく観察すると、一度とまった花を記憶しているだけでなく、どの花の蜜が豊富かも記憶し、効率良く最小の努力で最大の蜜を得られるように行動していることがわかる。これは正の強化学習のモデルとして神経科学的研究の対象となっており、メカニズムが明らかにされている。

その研究のひとつが、リアル Leslie Real が行った巧妙な実験である[7]。リアルは青色、黄色の2種類の造花を作り、青い造花にはどれも2マイクロリットルのブドウ糖を入れた。黄色い造花には、3分の1は6マイクロリットルのブドウ糖を入れ、3分の2は何も入れなかった。そして造花をランダムに配置した。平均値をとれば、青い造花も黄色い造花も1つの花あたりの蜜の量は等しく2マイクロリットルである。ただし、黄色い造花の方は、とまってみるまでは6マイクロリットルが得られるか何も得られないかがわからないので、報酬は不確実ということになる。

ミツバチは、当初は色の区別なく次々と造花にとまっていくが、すぐに、85％は青い造花のほうにとまるようになった。ここで条件を変え、黄色い造

8章　学習する脳

花のうちの3分の1の蜜の量を6マイクロリットルから10マイクロリットルに増やして同じ実験をしてみると、ミツバチが黄色い造花にとまる率はやや高まった。すなわち、ミツバチは信頼性と量のバランスを計算しているように見えた。ただし信頼性の方をやや重視したとまり方である。しかし、黄色い造花の蜜の平均値が十分に高くなると、ミツバチは青と黄色に同じ率でとまるようになる。つまり、ミツバチは報酬のパターンを学習し、行動を変容させているのである。ではこの時、ミツバチの神経系で何が起きているのだろうか。

　神経科学者ハンマー Martin Hammer が、このパズルを解く鍵を握る神経細胞をミツバチの脳内に発見した。それは知覚神経でも運動神経でもなく、報酬に反応する神経細胞であった。「VUMmx1」と名づけられたこの神経細胞は、図8.3に示したようにミツバチの脳の広範な部位に投射しており、強化学習に関連していた。たとえば、ある特定の匂いがブドウ糖と関係していれば、その匂いはvum細胞を変化させ、最終的には匂いだけでvum細胞が活動するようになるのである。これは画期的な発見であるが、ブドウ糖の

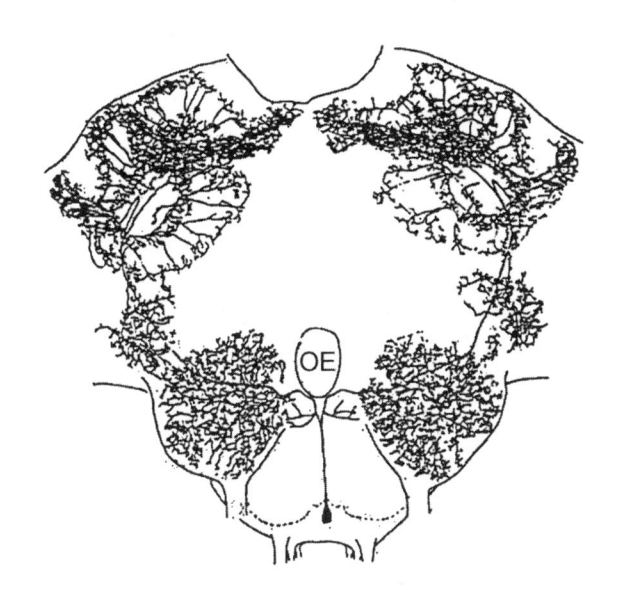

図8.3　ミツバチ脳の VUMmx1 神経細胞の投射
図中の OE は VUMmx1 の細胞体。ヒトのドーパミン神経細胞も、VUMmx1 と同質の役割を持っており、いずれも脳内に広汎・び漫性に投射し、神経活動を調整している (Hammer, 1993)。

II　認識論

　平均値と信頼性の学習メカニズムという重大な問題が残されることになった。
　この問題に、モンターギュ Montague が人工神経ネットワークを用いて挑んだ。ミツバチの神経系と行動の関係をシミュレーションしたのである[8]。その結果、vum 細胞の変化には、予測エラーが関係していることが明らかにされた。予測エラーとは、期待していた量と、実際に得られた量の相違である。期待より実際に得られた量の方が大きければ、正の強化学習が成立することになるのである。
　一方、vum の出力は、神経伝達物質の放出である。放出された神経伝達物質はさまざまな細胞に作用するが、そのなかの1つに行動選択に関係する細胞がある。さらに、vum につながる知覚神経のシナプスにも作用すれば、そのシナプスは、vum の出力が「期待以下」か（神経伝達物質の数がより少ない）、「期待以上」か（神経伝達物質の数がより多い）によって変化の方向が決まる（図8.4）。このモンターギュのモデルによれば、かなり単純な学習アルゴリズムに従った、驚くほど単純な回路が、ミツバチの求蜜行動の基盤にあることになる（Montague, Dayan, and Sejnowski, 1993）。
　花の価値（蜜が期待できる花かどうか）を先天的に知っているよりも、後天的に柔軟に学習できる方が明らかに有利である。たとえば、従来なら蜜の豊富な植物の成長が不良な年が続き、別のもっと蜜の多い植物が増殖する場合がある。洪水によってその土地の植物の種類が変わる場合がある。こうした場合、神経ネットワークに柔軟性がなければ、蜜を効率良く得ることができない。強化学習のメカニズムが脳に備わっていることによって、新しいパターン認識を得ることができ、生存のために有利になっているのである。
　花の色と蜜という報酬の関係は空間的なものであるが、動物によっては時間的な関係を学習している。たとえばコウモリにとっては、ある音の連続パターンが餌としての蛾がいることの標識になる。またイヌは、飼い主のとる一連の行動が海岸や野山に行くことの合図であるということを素早く学習する。このように、出来事の時間的連合によって成立する正の強化学習も多い。
　現象と現象の相互関係についての学習は、花の色と蜜の関係よりもはるかに複雑である。たとえば、卵の落下と卵が割れることの関係を考えてみよう。まず単純に、「卵は落とすと割れる」ことを学習する。次の段階として、たとえ卵を落としても、そこが枕の上や雪の上なら割れないことを学習する。こうなると卵の落下と卵が割れることの関係は最初に考えたほど単純ではない。さらに、たとえ雪の上に落とした場合でも、かなり高い所から落とせば卵は割れることを学習する。経験を重ねるにつれて、関係についての洞察は

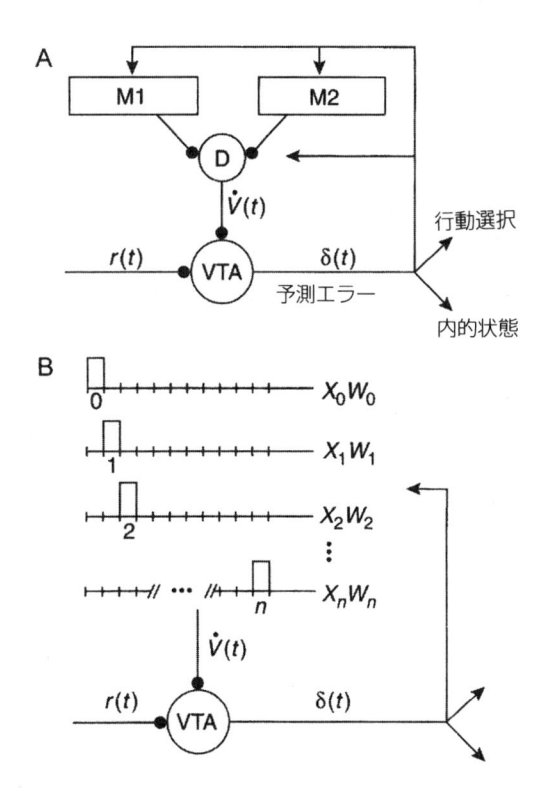

図8.4 モンターギュの予測エラーモデル
A：腹側被蓋（VTA）の入力・出力のモデル。VTA の神経細胞は脳の広汎な部位に投射し、ドーパミンを放出している。M1 と M2 は、それぞれ別の皮質モダリティを示す。M1 と M2 からの出力はいずれも VTA に入力される。この時、V(t) は、直前のシグナルと今回の＋シグナルの相違を示している。報酬シグナル r(t) も VTA に入力される。VTA からの出力は、V(t) と r(t) の合計 δ(t) である（δ(t)＝V(t)＋r(t)）。VTA からの出力は広汎に投射されるので、予測エラー δ(t) は、予測に関連した脳内の部位に同時に伝えられる。
B：知覚的手がかりの経時変化。知覚的手がかり（たとえば、光）は、脳内の各部位に x_n の遅れを持って達する。かつ、それぞれの部位で異なる強度 w_n を有する。w_n は徐々に変化する。その変化を規定するのは、x_n・活動・δ・学習で、この結果 w_n は予測に関わることになる。この単純なシステムが予測を貯蔵する。
単純化すれば、ある時間 t_n における VTA の出力は t_n における報酬の関数で、これは $r(t_n)$ と表記できる。ここに、視覚入力の値（$V(t_n)$）が加わり、さらにここから、直前のその値（$V(t_n\text{-}1)$）が減じられる。したがって VTA の出力を δ(t) とすると、
 δ(t) ＝ [V(t)] ＋ r(t) － V(t_n-1)
となる。この式の値が正の場合には「期待以上」で、負の場合には「期待以下」ということになる（Schultz, Dayan, and Montague, 1997. Copyright by the American Association for the Advancement of Science）。

深まっていく。これは動物でも同じと考えられる。ある出来事Aが、他の出来事Bにひき続いて起こるらしいことをまず学習する。「らしい」ということは、「常に」ではないということである。しかも、AとBに因果関係があるか否かは全く別の問題である。人間や動物において、われわれが知能と呼んでいるものの少なくとも一部は、複雑な関係から生まれるさらに複雑な関係を理解できる能力である。この能力があってはじめて、偶然の関係と必然の関係を区別できる。偶然の関係は、長期的には予測不能だが、必然の関係は予測可能である。そして正確な予測が生存に有利であることは言うまでもない。

　ところで、ミツバチの強化学習の研究は人間の学習につながるのだろうか。その可能性はきわめて高い。人間の脳にも報酬系があり、それによって世界を学習しているからである。まず、ミツバチとサルの共通性を示すデータがある。シュルツ Wolfram Schultz がサルの脳幹に発見した神経細胞は、vumと同様に、報酬を期待できる刺激によって反応が変わり、その刺激から報酬が得られなかった時にはエラーのシグナルを発する。この神経細胞は軸索終末からドーパミンを放出する。ドーパミンは、他の神経伝達物質（グルタミン酸やグリシン）に対する神経細胞の興奮性を調節すると考えられている。
　サルが予期しない報酬（ジュースなど）を得た時には、ドーパミン系の神経細胞の活動が高まることをシュルツは単一細胞の電位記録によって証明した。ジュースがある音の後に与えられるということを繰り返すと、音が報酬を予期させることをサルは学習する。この神経細胞の反応から、サルの学習過程をみることができる。すなわちドーパミン系の神経細胞の活動は、音を聴いた時に高まる。この活動が報酬の予期に対応するのである。予期した時に報酬が与えられなければ、その時点でこの神経細胞の活動は著しく低くなる。図8.5は、この「予期神経細胞」の活動記録である。3つの各図の上辺がこの細胞の活動の強さを示している。図8.5中段では条件刺激（CS）の直後に活動が強まっている。これが報酬を予期した活動の増加である。このような神経細胞によって構成されているのが報酬系である。報酬系は中脳（腹側被蓋野；VTA）や黒質にあって、広範な部位からの投射を受けている。ある入力が報酬か否かの判定は、その知覚シグナルと直前の知覚シグナルの相違を測定することによってなされていると考えられている。つまり、直前より以上のものが得られれば、報酬と認識するのである。
　ドーパミン系の神経細胞は脳の広範な部位にび漫性に投射している。それ

8章 学習する脳

は目標志向行動や動機づけに関わる部位で、線条体や側坐核や前頭前野などである（図8.6）。前頭前野は、3章に記したように、情動的価値や行動選択に強く関連している。このことから、行動決定に関わる前頭前野などの神経細胞の活動性はドーパミンによって調節されていると考えられている。

多くの研究データの結果をまとめると、ドーパミン系神経細胞が強化学習

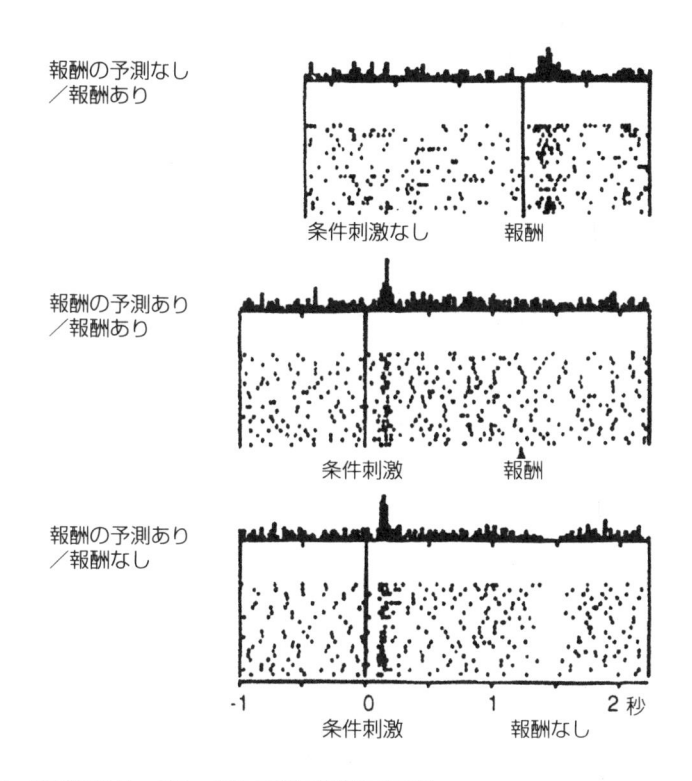

図8.5 霊長類のドーパミン系の予期神経細胞の活動
この図は3つのタスクにおける単一神経細胞の電気的活動記録で、条件刺激は視覚的手がかり、報酬はジュース（条件刺激の1秒後）である。点は活動電位を示し、各図上のヒストグラムは各時点における活動電位の合計を示す。
上段；条件学習以前には、報酬を与えられた時のみに活動電位は高まる。中段；条件学習後には、条件刺激の直後に活動電位の高まりが認められるが、報酬の直後には認められない。下段；条件刺激の直後に活動電位の高まりが認められる点は中段と同様だが、期待される報酬が与えられないと、活動電位は逆に停止する。すなわち、予期神経細胞は、直前の経験をもとに報酬を予期しているのである。
(Schultz, Dayan, Montague, 1997)

II　認識論

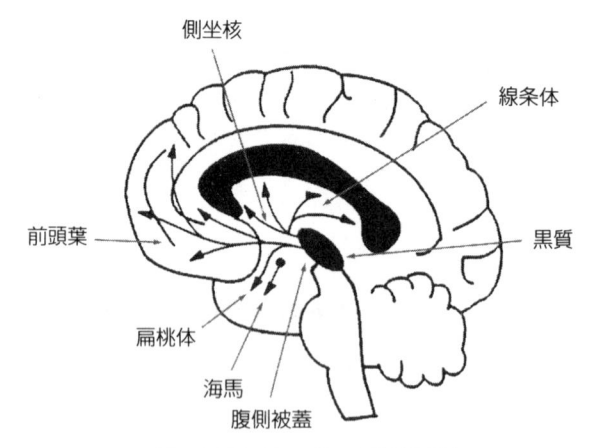

図8.6　ヒト脳の主要なドーパミン系神経経路

に関係していることは確実であると思われる。1950年代に、カリフォルニア工科大学のオールズ James Olds とミルナー Peter Milner は、ラットが自分でレバーを押すことによって、脳に埋め込まれた電極に電流が流れるような手術を施し、報酬系についての実験を行った。線条体、側坐核、VTAに電極が埋め込まれていると、ラットは刺激の快感を求めて、食物も、セックスも、水も無視して、レバーを押し続けた。ここでの報酬が神経細胞の刺激による快感だけであるのは明らかである。

　VTAと黒質のドーパミン系神経細胞が報酬と快感に関係し、行動選択に関わる部位にシグナルを送っていることは、多くの実験によって示されている。たとえば、ドーパミンをブロックする物質を注射された動物では、強化学習が成り立たない。コカインやアンフェタミンのような依存性物質はドーパミンレベルを上げる。VTAの神経細胞が、正の報酬に対しては予測／エラーの反応パターンを示し、不快な刺激に対してはそれを示さないという事実も重要である。

　そして21世紀になって、人間の強化学習も動物と基本的に共通しているというデータが出されてきた。強化学習にあたって中脳のドーパミン系の活動が増加することが機能的MRIの画像として示されたのである[9]。

　以上、正の強化学習についてのデータを紹介してきたが、次のセクションでは、負の強化学習に関わる脳の部位について述べる。その主役は扁桃体である。

8章　学習する脳

5. 恐怖条件づけ——負の強化学習と扁桃体

　図8.7は恐怖条件づけの例である。まずラットに音刺激を聞かせる。この段階では何の反応も生じない（図8.7左）。次に、音刺激の直後に電気ショック（有害刺激）を与える。ラットは恐怖し、血圧も上昇する（図8.7中央）。これを一定回数以上繰り返した後には、音刺激のみでラットは恐怖し、血圧も上昇するようになる（図8.7右）。これが恐怖条件づけの成立である。

　扁桃体が損傷された動物では、恐怖条件づけが生じない。図8.7を例にとれば、音刺激が電気ショックの警告であることを学習できない。音がした時

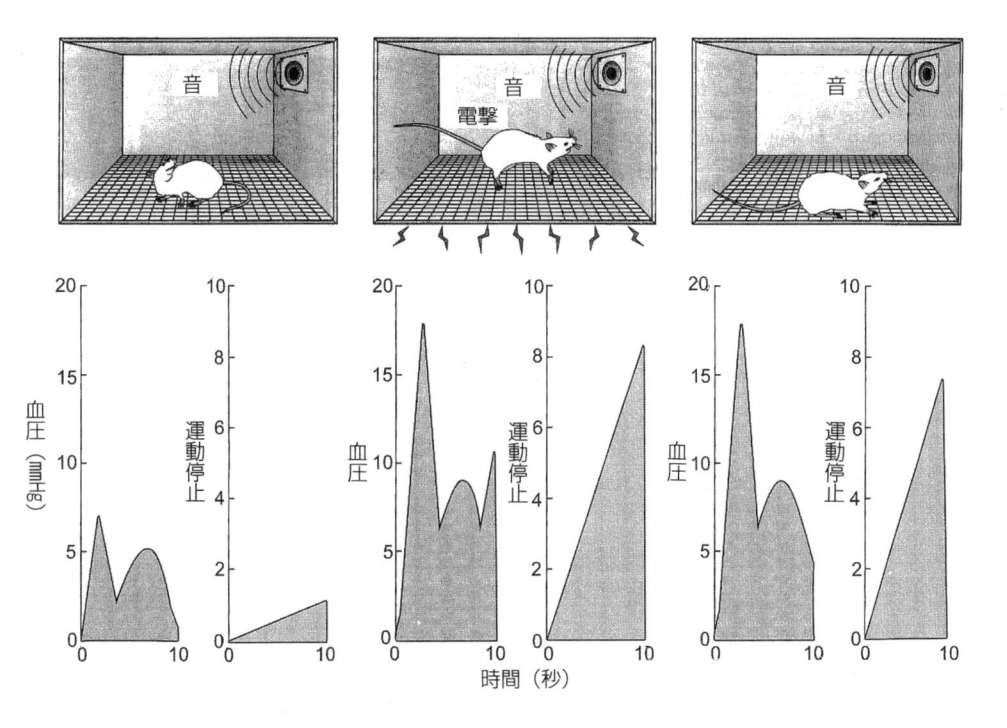

図8.7　恐怖条件づけの実験
左；ラットに対し、音刺激の後に弱い電気刺激を足に与える。血圧や動きにはほとんど影響しない。中央；左と同じ音刺激の後に、電撃を足に与える。血圧が上昇し、恐怖に足がすくむ（運動停止）。これを繰り返すことで、ラットに恐怖条件づけが成立すると、右のように、音刺激のみで血圧上昇と運動停止が生じるようになる（LeDoux, 1994）。

II 認識論

点で逃避するという反応（＝恐怖条件づけ）がいつまでたっても生じないのである。したがって、恐怖条件づけ成立には扁桃体に何らかの一定の変化が生じる必要があると推定できる。その変化を現在では目で見ることができる。

扁桃体は、図8.8に示したように解剖学的にいくつかの部分に分けられる。このうち、条件づけに関連するのは外側扁桃体（Lateral Amygdala: LA）である。LAの腹側にはA、B2種類の細胞がある。タイプAの細胞のシナプスには、学習の早期に、一過性の変化が迅速に生じる。一方、タイプBの

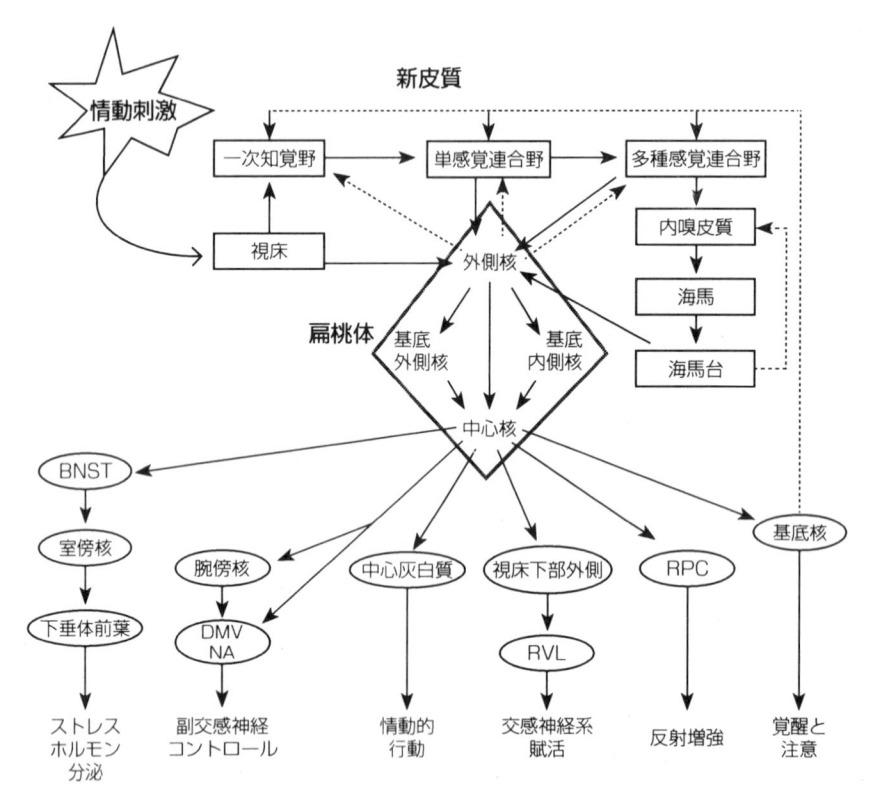

図8.8 恐怖条件づけにかかわる神経回路（LeDoux, 1994）
感覚情報は扁桃体外側核に集中する。この情報は扁桃体内の回路を経て、中心核に出力される。中心核からの出力は、情動反応の表出にかかわる種々のシステムを活性化させる。図の実線は順行性のシグナル、破線は逆行性（フィードバック）のシグナルを示す。
BNST；分界状床核、DMV；迷走神経背側核、NA；疑核、RPC；尾側橋網様体、RVL；吻側腹外側核（延髄）

細胞の変化は、立ち上がりが遅く長時間持続する。いずれの変化もヘブの法則（本書 p.298‐299）に従っている。

タイプAの細胞には複数種の受容体があり、興奮性の神経伝達物質であるグルタミン酸が結合する。このうち、学習に特に重要なのはNMDA受容体である。NMDA受容体は電位依存性と呼ばれている。電位依存性とは、神経伝達物質（ここではグルタミン酸）の結合だけでなく、その結合時に細胞膜がすでにある程度脱分極している場合に限って受容体としての機能を発揮するという意味である。この脱分極は、グルタミン酸以外の神経伝達物質によってひき起こされるのが普通である。したがって、NMDA受容体が機能するためには2つの入力を受けなければならない。それがまさに、図8.7のような中立刺激（たとえば音）と強い刺激（たとえば電気ショック）を受ける強化学習である。この2つが短時間のうちに生じた時、NMDA受容体が開口し、それが100から200ミリセコンド持続する。開口というのは、受容体タンパクの形態の変化で、このとき図8.9右のように、カルシウムイオンの放出とマグネシウムイオンの取り込みが生じ、これがシグナルとなるのである。

ひとたびカルシウムイオンがNMDA受容体を通って細胞内に入ると、そこで次々に反応が起こり、中立刺激に対する細胞の反応を強化する。したがって次に中立刺激が来た時には、有害刺激なしでもタイプAの細胞は有害刺激があるのとほぼ同じように反応する。このようにシナプスを強化する因果の連鎖は、長期増強（long-term potentiation: LTP）と呼ばれている。図8.10はこのLTPの成立を示したもので、強い刺激と弱い刺激の組み合わせにより、シナプス後の細胞の反応性が増強されている。この効果は何時間も続く。

LTP成立のメカニズムが図8.11である。LTPはシナプス後に観察される現象だが、LTPの成立に必須の要素はシナプス前にある。スパイクが軸索終末に達すると神経伝達物質放出の確率が高まり、それを受けたシナプス後の細胞から逆行性のシグナルがシナプス前の細胞に送られ、神経伝達物質放出の確率がさらに高まるのである。この逆行性のシグナルは一酸化窒素（NO）であると考えられている。前述の通り、放出の確率の変化は、数百ミリセコンドの単位で生じるものである。中立刺激と有害刺激が時間的に分離していれば、LTPは生じない。

一方、持続的な変化を示すタイプBの細胞には、電位依存性のカルシウムチャンネルがあって、やはりシナプス連結の強化を開始させることにより可塑性に関係している。タイプAの細胞と同様に、開口のためには入力刺激の

II 認識論

一定の組み合わせが必要である。しかし、ひとたび開口して細胞が脱分極すると、タイプAの細胞とは違った反応の連鎖が生じ、最終的には遺伝子の発現とタンパク合成につながる。このため効果はより持続的になるのである。

以上、恐怖条件づけという現象を出発点にして、神経系の可塑性のメカニズムの解明までを駆け足で述べてきた。簡単にまとめると、恐怖条件づけを学習する動物の観察から、特定の脳の部位（扁桃体）に到達し、さらに細かい部位に到達し（外側扁桃体：LA）、そこに2種類の細胞を見出し（腹側

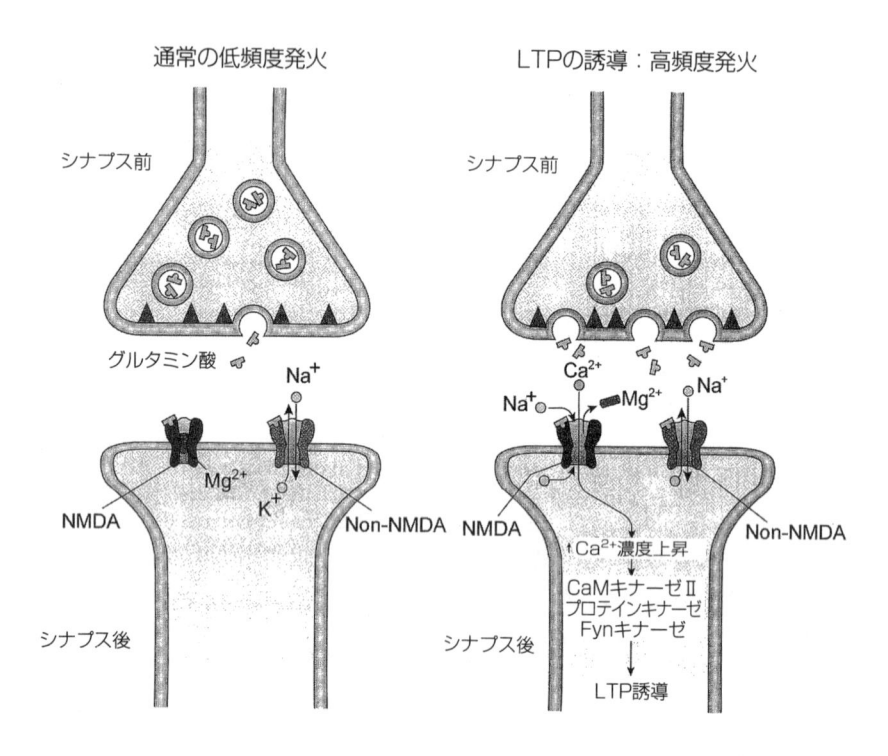

図8.9 LTP誘導におけるNMDA受容体の役割（Squire and Kandel, 1999）
左；通常の神経伝達では、シナプス前神経細胞の発火は低頻度で、NMDA受容体はマグネシウムイオンによって閉じられている。ただしナトリウムイオンとカリウムイオンは非NMDA受容体を介してシナプス後神経細胞に流入する。
右；シナプス前神経細胞が高頻度で発火し（この発火はテタヌスと呼ばれる）、シナプス後神経細胞の膜に一定以上の脱分極が生じると、NMDA受容体が開き、カルシウムイオンが細胞内に流入する。なお、細胞によってはNMDA受容体の関与しないLTP誘導もある。

LA)、それぞれのシナプス連結強度の調節が違っていることを見出し、両者にそれぞれ特有な受容体を同定するに至った。第一の受容体（NMDA）は、短期的な記憶に関係していた。第二の受容体（電位依存性カルシウムチャネル）は、遺伝子を発現させ、長期的な記憶の強化に関係していた。かくして、動物の行動観察から分子レベルに到達し、特定のタンパクの変化が見出されたのである。

恐怖条件づけの研究は主としてラットで行われてきたが、人間における扁

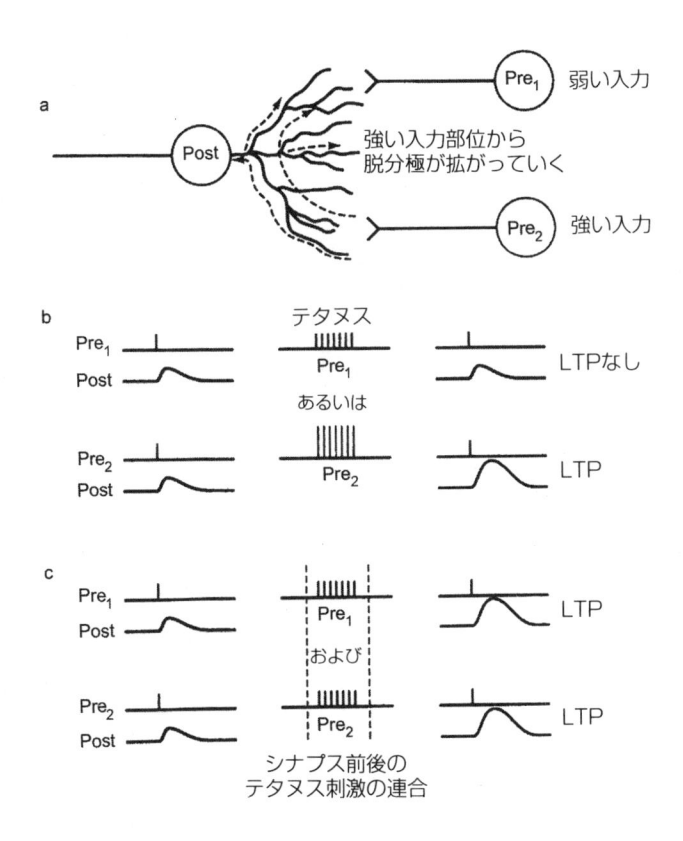

図8.10 実験的LTPの成立（Levitan and Kaczmarek, 1991）
a；強弱2種類のシナプス入力の模式図。b；シナプス入力が強い時のみLTPが生じる。c；強弱のシナプス入力を組合わせると、強い入力によって生じたLTPが、弱い入力の部位にまで拡がり、LTPを生じさせる。
Post；シナプス後神経細胞　Pre₁；シナプス前神経細胞1　Pre₂；シナプス前神経細胞2

II 認識論

桃体の役割についても、数少ない貴重なデータが存在する。Urbach-Vitae 病という稀な疾患では両側の扁桃体が萎縮するため、人間における扁桃体の役割の研究が可能である。これに着目した神経科学者のルドゥー Joseph Le Doux は、扁桃体が損傷されたラットと同じように、Urbach-Vitae 病の患者には恐怖条件づけが生じないことを見出した。健常者では、たとえば青い四角という視覚刺激の数秒後に手に軽いショックが与えられることが繰り返さ

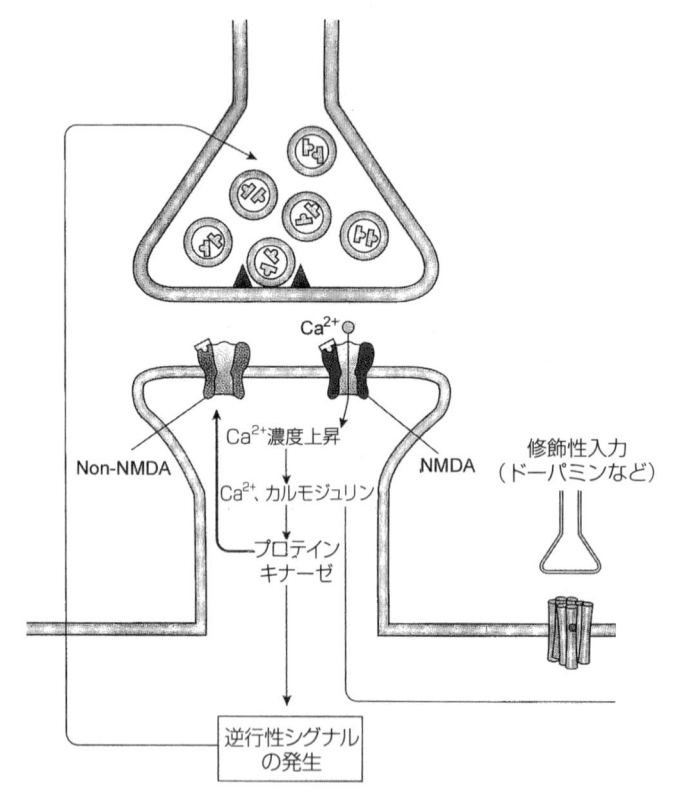

図 8.11　LTP 成立のメカニズム
十分な強さの脱分極によりシナプス後の NMDA 受容体が開口すると、カルシウムイオンが流入し、プロテインキナーゼが活性化される。カルシウムイオンの非 NMDA 受容体への作用を介して逆行性のシグナルがシナプス前神経細胞に伝えられ、神経伝達物質の放出がさらに促進される。逆行性シグナルの一部は一酸化窒素（NO）であると考えられている（Squire and Kandel, 1999）。

8章　学習する脳

れれば、青い四角のみで恐怖反応が生じるようになる。ところがこの患者にはそれが生じない。脈拍も増えず、発汗もなく、青い四角を見ても何も感じない。しかし興味深いことに、試行を繰り返すと、あるレベルの理解は示す。それは恐怖の感情ではない。青い四角とショックの関係を頭で理解するのである。

　本章の原点に還ってみよう。知はどこから来るか。認識論のこの基本的な問いから始まったのが本章であった。有害刺激を避けるために、先行する中立刺激を学習することは、世界についての知の重要なひとつの原型である。これまで見てきたように、脳のさまざまなレベルから学習を研究することで、神経科学は、知がどこから来るか、人間はどうやって世界を表象するのかという問いへの解に迫りつつある。

　恐怖条件づけ以外の学習として、作動記憶も挙げることができる。作動記憶とは、実際に行動を起こすまでの短い間、情報を保持することである。作動記憶も神経レベルでの研究が進んでいる。図8.12は作動記憶に関わる神経細胞の活動を示したものである。手がかり刺激を与えられてから実際に行動に移るまでの数秒の「遅延」の期間に活動が認められている。また、図8.13は作動記憶の計算論的モデルである。作動記憶の研究は意識の解明に結びつく可能性が期待されている[10]。

　そして、次のセクションで扱う陳述記憶も学習にかかわる重要なテーマのひとつである。

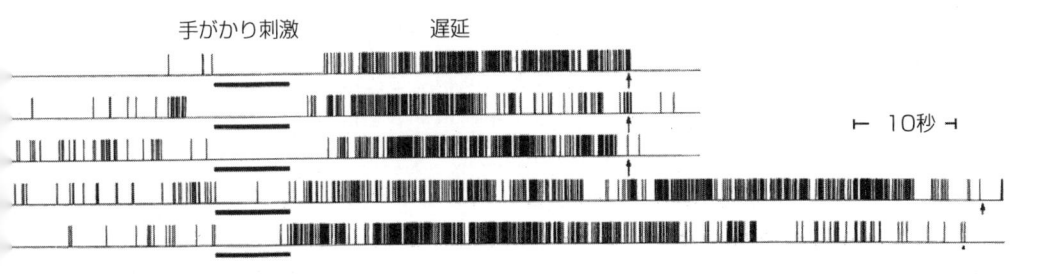

図8.12　サル前頭前野単一細胞の、遅延反応課題（5試行）における活動
矢印は記銘後（遅延）のサルの反応時点を示す。手がかり刺激の呈示の時点では細胞の活動は見られないが、記銘（遅延）の間には活動が見られる（Fuster, 1973）。

II 認識論

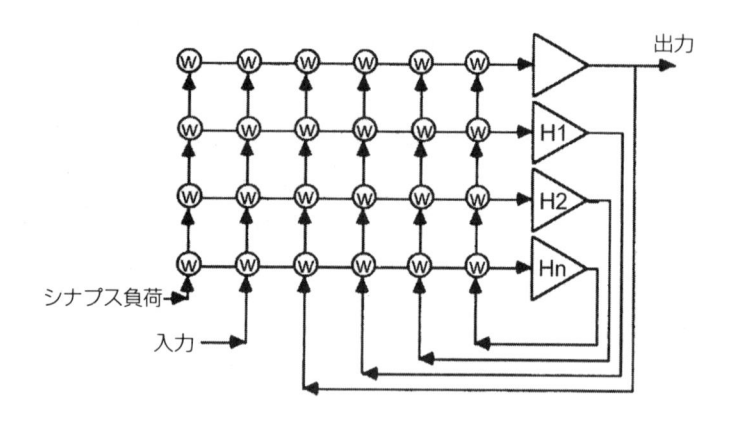

図 8.13 作動記憶の計算論的モデル
図右の三角形は細胞体に、矢印は樹状突起にあたる。出力ユニットは右上の白い三角形である。H1、H2、Hn の三角形は隠れたユニットである。すなわち、ネットワーク内の処理を行い、入力と「経験（過去の入出力）」をもとに出力を決定する。w は各神経細胞のシナプス強度を示す（Zipser et al., 1993）。

6. 陳述記憶と海馬

　日常的に「記憶」という場合、それは過去の出来事の意識的な想起のことである。これを陳述記憶という。過去の経験について、その内容を言葉で伝える、つまり陳述することができるからである。顕在記憶と呼ばれることもある。これに対し陳述できない記憶として、たとえば技能がある。自転車に乗る。ネクタイを結ぶ。ブラインドでキーボードを打つ。これらは手続き記憶とも呼ばれている（記憶の分類は図 8.14 を参照）。前のセクションで述べた条件づけも記憶の一種と言えるであろう。このセクションでは陳述記憶について述べる。
　陳述記憶の内容は、時間・空間と結びついている。つまり、たとえば、ジェリーとキスをしたのは納屋の中（空間）で、中学 2 年の時のクリスマスパーティの後（時間）であるというような形で記憶されている。
　陳述記憶に必要な構造は、図 8.15 に示した、海馬、内嗅領皮質、周嗅領皮質、海馬傍回である。その発見に大きく貢献したのが、1950 年代にモン

トリオール神経研究所のミルナー Brenda Milner とスコヴィル William Scoville が発表した脳外科手術後の症例 H.M. の研究である．

6.1 症例 H.M.

当時 H.M. は 27 歳で，脳外科手術後の出来事の記憶を完全に失っていた．しかし IQ は正常で，即時記憶も正常，幼少時の記憶も正常であった．H.M. の受けた手術は，難治性てんかんの治療としての両側の側頭葉中部切除である（同様の損傷部位を有する R.B. という患者が，1980 年代にダマジオによって発見され，何十年も研究されたことは本書 3 章に紹介した[11]）．

H.M. は 1 分前の出来事を思い出すこともできなかった．それが非常に重要な出来事，たとえば父親の死亡であっても同じだった．H.M. は手術後何回もミルナーに会っているが，会ったことを全く記憶できなかった．ミルナーが数分席を外して戻ってきたときも，初対面であるかのように挨拶をした．手術前の出来事についての記憶障害も若干あったが，幼少時の出来事についての記憶は正常だった．ミルナーは H.M. の記憶機能を詳細に検討した結果，H.M. の障害は陳述記憶のみに認められることを証明した．手続き記憶は正常で，たとえば鏡像描画などは正常に学習できる．鏡像描画とは，鏡像文字（裏返しの文字）を描くことで，誰でも最初はうまく描けないが，練習すればかなりのスピードで描けるようになる．H.M. も，練習により健常人と同じペースで上達した．しかし上達はしたものの，H.M. は鏡像描画の練習をしたという事実は記憶できなかった．そのため上達した時点で H.M. は，「私

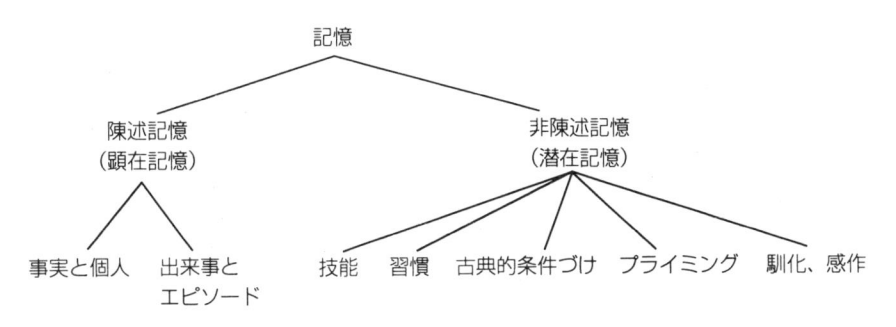

図 8.14 記憶の分類
陳述記憶とは，事実・出来事の記憶で，非陳述記憶はいわゆる能力である．側頭葉内側は，陳述記憶の成立に重要な役割を持っている（Squire and Zola-Morgan, 1991）．

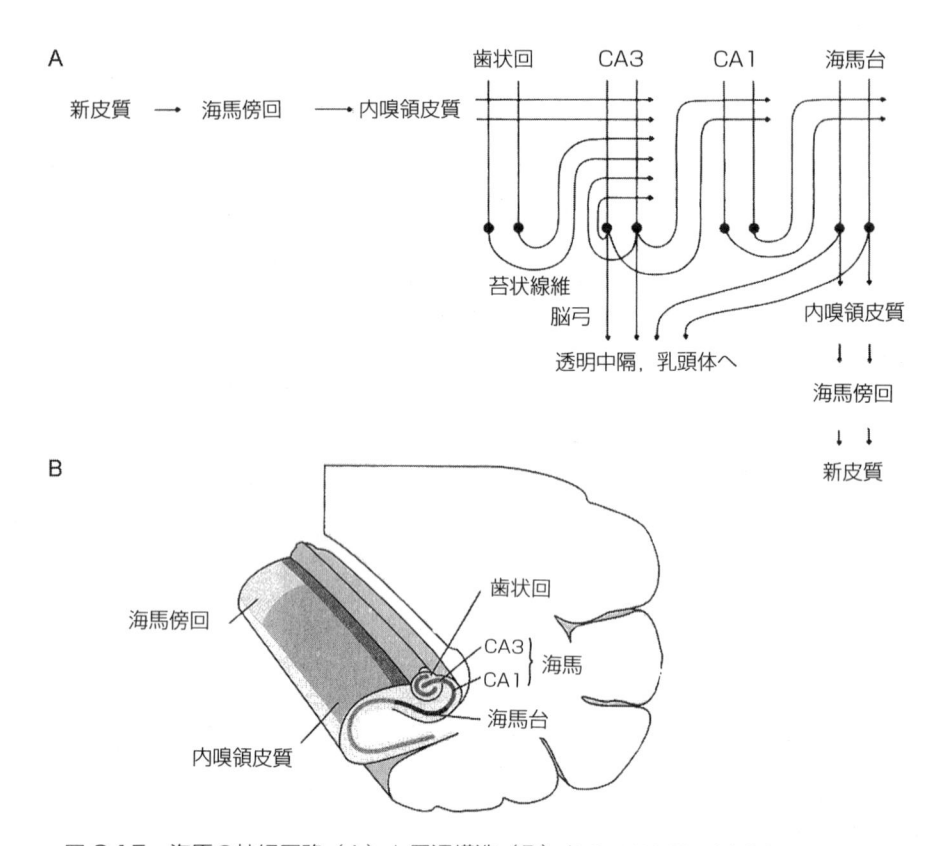

図 8.15 海馬の神経回路（A）と周辺構造（B）(Rolls, 1989; Kandel, Schwartz, and Jessel, 2000)

新皮質からの入力は、海馬傍回と内嗅領皮質を経て海馬に達する。内嗅領皮質、周嗅領皮質、海馬傍回には、前頭葉、側頭葉、頭頂葉皮質の知覚領野からの入力が集中している。海馬にはそのすべてが入力されるが、主な入力は内嗅領皮質からのものである。内嗅領皮質は、情動や注意に関わる領野と双方向性の神経連絡を持っている。海馬からの出力は、海馬台を通って内嗅領皮質に戻る。この回路は、情報が繰り返し海馬と関連領野を巡るもので、機能としては記憶のリハーサル、情報の選択と洗練、特定の手がかりへの反応に対するパターン完成などが推定されている。

内嗅領皮質の神経細胞は、海馬の CA3 領域の錐体細胞に整然とした規則性を持って投射している。内嗅領皮質は貫通経路を通って上部歯状回領域に投射、歯状核を経由して下部歯状回領域に投射している。貫通経路の内嗅領皮質シナプスには NMDA 受容体があり、歯状核のシナプスにはこれがない。どちらのシナプスにも長期増強が見られる。CA3 錐体細胞の軸索は 2 カ所に連絡している。(1) 錐体細胞自身に戻り（回帰分枝）、内嗅領皮質と歯状核の間のシナプスに投射する。(2) 2つに分枝し、一方の束は CA1 細胞の上部領域へ、他方は下部領域に投射する。ここでのシナプスには NMDA 受容体があり、長期増強が認められる。

はもともとこういうのは得意なんです」と言うのであった。
　H.M.では両側の海馬が失われているので、次のような仮説が導かれる。海馬は新しい事物の陳述記憶に必要である。たとえば新しい家での浴室の位置の学習に必要である。しかし、海馬が損傷される前に脳に貯蔵された情報を想起するのには必要でない。たとえば前に住んでいた家での浴室の位置や、ファーストキスの状況などの記憶には必要でない。また、手続き記憶にも必要でない。たとえば鏡像描画の学習には必要でない。では、陳述記憶を成立させる海馬の神経メカニズムはどのようなものだろうか。海馬を研究すれば、記憶のメカニズムの解明につながるのではないだろうか。
　H.M.の研究が投げかけたこの問いに対し、世界中で答えの探究が開始された。分子から行動に至る、あらゆるレベルからの脳の探究である。特に、競うようにして行われたのが動物モデルの作成である。しかし、陳述記憶の動物モデルの作成は、恐怖条件づけの動物モデルより何倍も困難だった。陳述記憶は言葉で伝えられる記憶だが、動物には言葉がないからである。そこで非言語的なテクニックの開発が必要になった。ただし、手続き記憶や条件づけの要素が入ってはならない。非言語的であっても陳述記憶に相当しなければならないのだ。実験デザインを組むためには、抜群の発想が必要だった。

6.2　モリスの水迷路

　そこで開発されたのが、イギリスのモリス Richard Morris による水迷路である。迷路といっても、これは色水の満たされた水槽で、水面下に隠れている小さな台がゴールである。この水槽に入れられたラットは、その台に到達するまでは泳ぎ続ける。いったん台の位置を学習してしまえば、健常ラットも海馬が損傷されたラットも、同じ場所からスタートする限りにおいては、台に向かって真っ直ぐに泳ぐことができる。しかし、スタート地点を変化させると、健常ラットは真っ直ぐに台に向かって泳ぐことができるが、海馬を損傷されたラットは、あたかも初めてこの水槽に入れられたように台を探して泳ぎ回ることが観察された（図8.16）。
　次に、台（ゴール）の位置が移動されると、健常ラットはその位置を1回で学習することができるが、海馬を損傷されたラットは何回も試行しないと学習できなかった。この学習は、ほぼ陳述記憶に相当すると考えることができる。そして海馬を損傷されたラットの行動は、海馬を損傷された人間の陳述記憶障害にほぼ類似している。モリスの水迷路が実験系として特に優れて

II 認識論

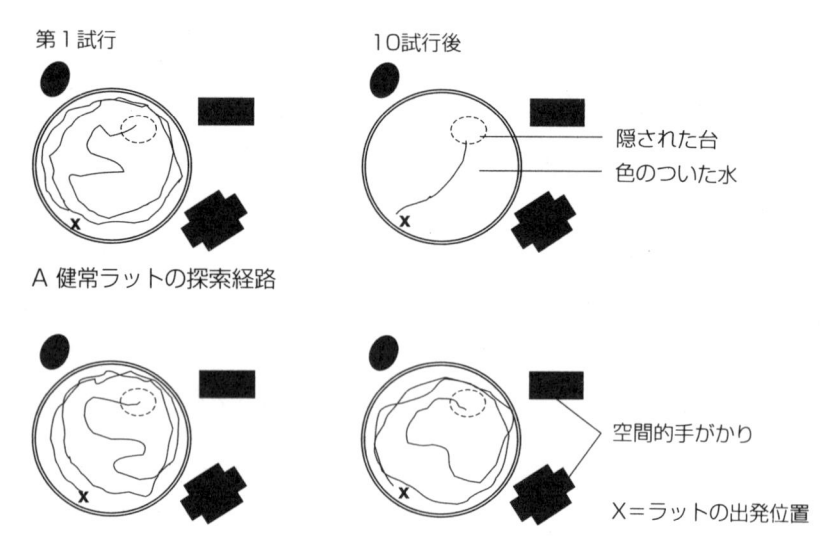

図 8.16 モリスの水迷路によるラットの空間学習
A；色のついた水を満たした円形の水槽にラットを入れる。水槽の周囲には、窓やドアなどの空間的手がかりがある。水面すれすれに小さな台が隠されている。ラットはその台を探して泳ぎ、その経路はビデオで自動的に記録される。健常ラットは、何試行かの後には台に向って真っ直ぐに泳ぐようになる。
B；海馬損傷により空間記憶が障害されたラットは、台の位置を記憶することができない。
(Purves et al., 2001)

いる点は、結果が数量化できることである。探索経路をビデオに撮り、泳いだ距離を測定し、比較することができるのである。

　水迷路はラットの空間学習を研究するものだが、非空間的学習の研究として非常に優れた方法が、ハーバードのアイヘンバウム Howard Eichenbaum によって開発された[12]（図 8.17）。これはラットが匂いに敏感であることを利用したもので、それぞれ違った匂いのするカップに砂を満たし、そのなかの１つに餌を埋める。匂いは、ココア、コーヒー、ミント、リンゴ、オレンジである。

　第一段階として、アイヘンバウムはラットに匂いの学習能力があることを示した。図 8.17 の上段のように、手がかり刺激としてのコーヒーの匂いは、ココアの匂いのカップに餌があることを示し、手がかり刺激としてのリンゴの匂いは、ミントのカップに餌があることを示す。健常なラットはこのよう

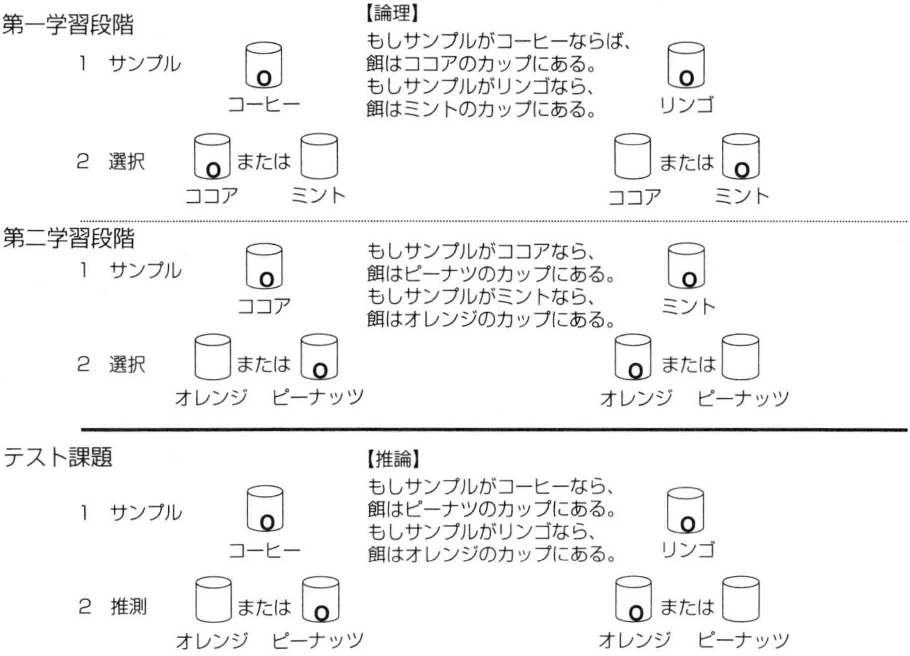

8章　学習する脳

第一学習段階
1　サンプル
　　コーヒー　　　　　　　　　　　　　　　　　　リンゴ

【論理】
もしサンプルがコーヒーならば、
餌はココアのカップにある。
もしサンプルがリンゴなら、
餌はミントのカップにある。

2　選択　　ココア　または　ミント　　　　　　　ココア　または　ミント

第二学習段階
1　サンプル
　　ココア　　　　　　　　　　　　　　　　　　　ミント

もしサンプルがココアなら、
餌はピーナツのカップにある。
もしサンプルがミントなら、
餌はオレンジのカップにある。

2　選択　　オレンジ　または　ピーナッツ　　　　オレンジ　または　ピーナッツ

テスト課題
1　サンプル
　　コーヒー　　　　　　　　　　　　　　　　　　リンゴ

【推論】
もしサンプルがコーヒーなら、
餌はピーナツのカップにある。
もしサンプルがリンゴなら、
餌はオレンジのカップにある。

2　推測　　オレンジ　または　ピーナッツ　　　　オレンジ　または　ピーナッツ

図 8.17　非空間学習における海馬の役割を示す実験
第一学習段階（上段）；手がかり刺激（サンプル）としてのコーヒーの匂いは、ココアの匂いのカップに餌があることを示し、手がかり刺激としてのリンゴの匂いは、ミントのカップに餌があることを示す。
第二学習段階（中段）；手がかり刺激（サンプル）としてのココアの匂いは、ピーナッツの匂いのカップに餌があることを示し、手がかり刺激としてのミントの匂いは、オレンジのカップに餌があることを示す。第一段階における餌があるほうのカップ（報酬）が、第二段階では手がかり刺激（サンプル）となっている。
テスト課題（下段）；手がかり刺激としてコーヒーまたはオレンジの匂いを呈示し、それぞれの場合について、オレンジとピーナッツの二つのカップのどちらに餌が入っているかを選択させる。第一・第二学習段階が身についていれば、コーヒーの場合は、コーヒー－ココア－ピーナッツの連合により、正解はピーナッツであり、リンゴの場合は、リンゴ－ミント－オレンジの連合により、正解はオレンジである。健常ラットはこの正解に達することができるが、海馬損傷ラットはできなかった。

(Bunsey and Eichenbaum, 1996)

な手がかりと報酬の関係を学習することができた。

第二の学習段階として、同じラットに、図8.17の中段のように、手がかり刺激としてのココアの匂いは、ピーナッツの匂いのカップに餌があることを示し、手がかり刺激としてのミントの匂いは、オレンジのカップに餌があることを示す。この学習も健常なラットは可能であった。

そして図8.17下段が、そこまでの学習内容を応用した本来の課題である。手がかり刺激としてコーヒーの匂いを呈示し、オレンジとピーナッツの2つのカップのどちらに餌が入っているかを選択させる。あるいは手がかり刺激としてリンゴの匂いを呈示して選択させる。上記2つの学習が身についていれば、コーヒーの場合は、コーヒー－ココア－ピーナッツの連合により、正解はピーナッツであり、リンゴの場合は、リンゴ－ミント－オレンジの連合により、正解はオレンジである。アイヘンバウムの結果によれば、健常なラットはこの正解に達することができるが、海馬を損傷されたラットは正解できなかった。したがって、非空間的な陳述記憶においても、海馬が重要な役割を持っていることが示されたのである。

6.3 精密な損傷実験

海馬の実験的損傷は、記憶の研究方法として非常に有力だが、外科的な損傷法をとる限りその精密さには限界がある。そこで分子生物学的な手法を用いた損傷法が1990年代以後さかんに行われるようになった。その代表がノックアウトマウスと呼ばれる手法で、発生前の胚細胞の段階で特定の遺伝子を操作することにより、たとえばNMDA受容体を持たないマウスを誕生させるのである。これを記憶に応用した研究が1996年に発表された。利根川進の行った実験である（Tsien et al., 1996; McHugh et al., 1996）。

まず作成されたのは、海馬のCA1細胞にNMDA受容体を持たないマウスである。このマウスではLTP（長期増強）が観察されず、そして空間学習（たとえばモリスの水迷路）が不能になった。LTPが空間学習に直接関連することが鮮やかに示された実験と言える。

一方、次に作成された、CA3の錐体細胞のNMDA受容体を持たないマウスでは、全く違う現象が観察された。空間学習は可能だったものの、水槽の周りにある視覚的手がかりが除去されると、その能力は著しく低下したのである。さらに、台の位置を移動させると、1回試行では台の位置を学習することはできなかった。したがって、利根川の一連のデータが示唆するのは、

陳述記憶は機能的な要素に分割でき、それぞれ解剖学的基盤が異なっているということである。人工神経ネットワークの知見をあわせると、CA3錐体細胞の回帰ループはパターン完成に関係しており、したがって手がかりが減った状況下で台の位置の情報を想起する必要に迫られた場合に必須であると考えられる。そして、歯状回からCA3錐体細胞への連結が、1回試行による学習に強く関わっていると考えられる。

6.4 記憶の強化と海馬

海馬が損傷された健忘症状群の患者は、新しい記憶より古い記憶がよく保たれている。すなわち、古い記憶については、海馬は関係していないが、新しい記憶、つまり新しい事物の学習については海馬は必須なのである。では、出来事が入力されてから、どれだけの期間にわたって海馬が正常に機能すれば、それが古い記憶として固定され、想起される形になるのか。これは海馬の構造と大脳皮質の構造の機能的関係の根本に関わる問いである。スクワイア Larry Squire とゾラ Stuart Zola（1996）はこの問いに挑み、サルの実験から、ある出来事が入力されてから約7週から10週の期間海馬が健常でなければ、陳述記憶は著しく損なわれることを明らかにした。それ以後なら海馬を損傷しても、陳述記憶は正常である。人間のデータからは、陳述記憶成立のために海馬が健常でなければならない期間はもっと長いことが示されている（図8.18、図8.19）。

6.5 空間学習と睡眠

ウィルソン Matt Wilson（1994）はラットの実験で、睡眠周期中の夢を見ていない時間帯に、海馬の「場所細胞」が活動しており、それは実際の迷路学習の最中の活動と同じパターンであることを見出した。この活動はリハーサルのような役割を持っているのではないかと考えられる。リハーサルとは、いわば記憶を脳に確実に刻むための繰り返しである。この活動を妨害すると、学習の成績は落ちる。人間のデータでは、入眠早期の深睡眠（睡眠周期のステージⅣ）と、深夜の夢を見ている睡眠が、技能の獲得に必要であることが示されている。さらに、深睡眠と夢を見ている睡眠は、学習が成立するためには学習の30時間以内になされなければならず、これを過ぎてから眠っても学習は成立しないことが明らかにされている[13]。

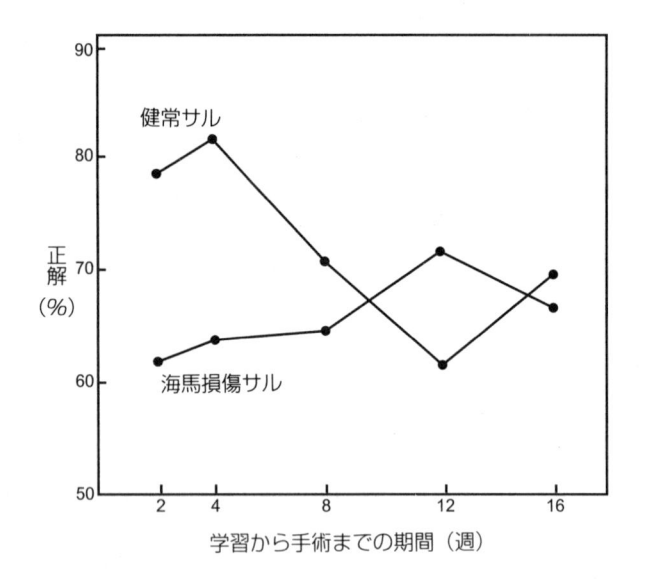

図 8.18 海馬損傷と記憶の固定
海馬切除 2 週間前の学習内容の記憶は不正確になる。しかし、海馬切除 8 週以上前の学習内容は、健常時と同等である（Squire and Zola-Morgan, 1991）。

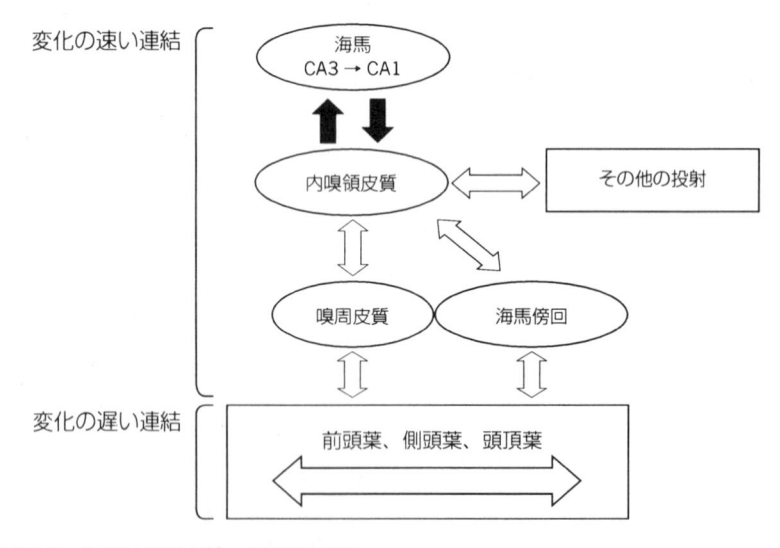

図 8.19 海馬から新皮質への情報の流れ
情報（記憶）は、新皮質で徐々に強化・固定される。その基礎には樹状突起の伸長による連結構造の変化があると考えられている。新皮質と海馬の経路はループ構造になっており、海馬から新皮質への持続的な入力（特に睡眠時）が、記憶を強化させていると考えられている（Squire and Alvarez, 1995）。

6.6 学習と神経新生

新しい神経が生まれる、すなわち神経新生は、成人では今のところ嗅球と海馬にしか確認されていない。海馬での神経新生は、動物を豊かな環境で生活させると高まる。逆に、退屈な環境に置かれたり、ストレスや抑うつでは弱まる。神経新生と記憶の関係について研究したグールド Elizabeth Gould (1999) は、ラットの海馬の神経新生は、一定の時間を置いた2つの出来事を結びつける学習（痕跡条件づけ）に重要であることを示した[14]。通常の条件づけには神経新生は関係しない。これは扁桃体の役割であって、海馬は関係しないと思われる。

このように、1950年代のミルナーによる H.M. の研究を出発点として、海馬の外科的・分子生物学的損傷などから、学習と記憶における海馬の関与についての研究はどんどん深く詳細になってきている。それでもまだまだ問いは残っている。海馬は正確には何をしているのか。記憶の強化にはどう関与しているのか。海馬以外の神経ネットワークでの記憶強化のメカニズムはどのようなものか。どうやって正しいシナプス連結ができるのか。これらをはじめとする多くの問いに対する答えは、今後数十年で出されていくであろう。

7. 人工神経ネットワークの学習

学習に関しても、人工神経ネットワークによる研究が進んでいる。

7章ではコトレルのフェイスネットを例として挙げ、表象についての研究を紹介した（本書 p.264）。7章で投げかけた重要だがまだ答えられていない問いは、個々のシナプスの連結強度が全体としてどのように調節されて、まとまった知になるのかということである。フェイスネットでいう知とは、たとえば、男の顔と女の顔を区別するとか、この顔がウィンストン・チャーチルの顔であると認識することなどを指す。それは、神経ネットワークがどのように学習するのかということにほかならない。7章で述べたように、人工神経ネットワークでも実際の脳と同じように、学習の基本はシナプスの連結強度の変化である。したがってそのメカニズムの研究は、脳への適用が期待される。

II 認識論

　そこで、人工神経ネットワークの学習を研究するため種々のアルゴリズムが作成された。いずれも、ネットワークが白紙、つまり知がゼロの状態から始め、入力シグナルを次々に受けるうちに、そのシグナルを分類していくもので、これを学習アルゴリズムと呼ぶ。これは2種類に分けられる。「監視あり」と呼ばれる学習アルゴリズムと、「監視なし」と呼ばれる学習アルゴリズムである（図8.20）。両者の違いは、外的フィードバックの有無である。監視ありの学習アルゴリズムは、ネットワークの活動からのフィードバックを受けて連結強度を修正するが、監視なしの学習アルゴリズムには外的フィードバックがない。

　いずれの学習アルゴリズムも、連結強度の組み合わせによる事物の表象を目標としている。言い換えれば、さまざまな入力の分析の結果、適切な連結強度がネットワーク内に生まれ、正しい答えを産生するようになるのである。「監視なし」の学習アルゴリズムには外的フィードバックがないが、内的なフィードバックを用いることができ、「モニターあり」と呼ばれる（図8.20）。

　たとえば、ネットワークが次の入力の予測を学習するという状況を考えてみよう。外的フィードバックがないとすると、ネットワークが利用できるのは、1つ前の入力と今回の入力を比較することである。それによってエラーを測定し、予測能力を改善するのである。これが「監視なし」、「モニターあり」の学習である。

　単純なAとBの関係の学習なら、入力と出力の2層のネットワークがあれば、「監視なし」でも可能である。しかし、現実世界ではより高次の関係、

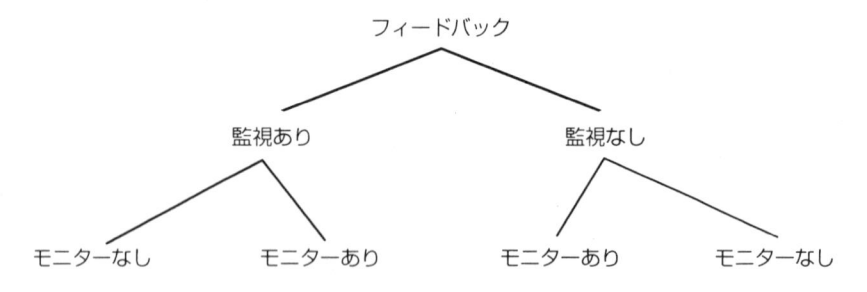

図8.20　フィードバックの分類
「監視」は外的、「モニター」は内的なものである。「監視あり」学習アルゴリズムの外的フィードバックは、次のような形をとる。(1) 単純に「良い」か「悪い」かの二分法、(2) ある程度の正確にエラーを定量する、(3) より細かいエラー分析。たとえば「<1, 9, 0.3>と答えたが、正解は <4, 9, 3, 3,>である」（Churchland and Sejnowski, 1992）

たとえば｛A、B、C、D｝の関係や、｛EF、EH、GH｝の関係の学習が必要である。このような高次の問題を解くためには、単純な2層の構造に加えて「隠れたユニット」を導入し、外的入力とネットの出力の間に介在させる必要が出てくる。フェイスネットで言えば、図7.12（本書 p.265）の第2層である。

　知覚系のように入力の数が大きい場合に、隠れたユニットの層は特に力を発揮する。入力の層にn個の単位があるとしよう。1つの単位が0と1というように2価であれば、入力パターンの総計は2^nである。実際の神経細胞は2価ではなく多価なので、問題はもっと複雑になる。入力パターンの総計がいくつになるにせよ、隠れたユニットがその入力パターンと同じ数だけあれば、あらゆる入力から正しい出力を得ることは可能である。しかし問題はnが非常に大きい場合である。たとえば100万としよう。この場合、ありうる入力パターンは天文学的数字になるので、それと等しい数の隠れたユニットを準備することは、生体に現存する系では不可能である。しかしこの問題は部分的には解決できる。世界ではすべての入力パターンの確率は同等でなく、また確率が高いパターンであってもそれが生体にとって意味があるとは限らないから、隠れたユニットで表象が必要なのは、パターンのうちでその生体に重要なものだけにすぎないのである。

　したがって、隠れたユニットに課せられた問題は、どのパターンが重要かを判定するということになる。そのためには、「監視あり」の学習（罰と報酬）が必要になる。そしてこの判定を可能にする統計的手法が、独立成分分析である。

　独立成分分析は、入力シグナルの統計を用いて個々のシグナルの独立した源を突き止めるものである。たとえば戦場の狙撃手が戦車の運転士からの連絡を聴きとるためには、非常に騒がしい背景から必要な声だけを抽出しなければならない。独立成分分析は一次の統計から高次の統計までを駆使して、その「世界」の変数のなかのどれが統計的に独立かを見出し、源を突き止める。神経系は発達のさまざまな段階で、またさまざまな状況下で、独立成分分析を備えた学習アルゴリズムを用いて、知覚という雑音の多いシグナルのなかから必要なものを抽出していると考えられる。生まれたばかりの動物は、知覚シグナルの源についておそらく何の情報も持っていないから、この種の学習アルゴリズムを必要としているはずである。

　シナプス連結強度の調節のための独立成分分析を備えた学習アルゴリズムを作成することは、人工神経ネットワーク研究者に課せられた大問題であっ

II 認識論

たが、1995 年にベル Bell とセイノフスキー Sejnowski がこれを達成した。このアルゴリズムはたとえば顔認知や読唇術を解くネットワークを形成できる。そして一次視覚皮質の眼球優位カラムの構造のような生理学的なテーマにも応用できることが確かめられている。神経生物学的にも優れたアルゴリズムなのである。

　独立成分分析を備えた学習アルゴリズムは強力だが、まだまだ現実とのギャップがある。たとえば、このアルゴリズムは世界のシグナルが安定した確率分布を形成していることを仮定しているが、実際には人間は目や頭や体全体を常に動かしているから、確率分布は時間とともに変化する。このように、独立成分分析を備えた学習アルゴリズムの研究はまだ端緒についたばかりと言えるが、将来的には実際の神経系の学習への有望な手段として大いに期待されている。

　強化学習は、人工神経ネットワークでも実際の神経系でも集中的に研究されている。前述のように、ミツバチの求蜜行動では VTA からのドーパミン神経のようなび漫性の投射システムが強化学習に関係していることが明らかにされている。3 章でエミュレーターについて検討したように、脳に脳自体と環境の内的モデルがあれば、モデルからの内的フィードバックを用いてさしあたっての計画を検証し、改善することができる。内的フィードバックを持つ内的モデルは、複雑多岐な学習の処理が可能なので、多くの推論や問題解決の中心となっていると思われる[15]。

8. アリストテレスから自然科学的認識論へ

　扁桃体や海馬の損傷による実験。人工神経ネットワーク。そんなことが認識論と何の関係があるのかと問われるかもしれない。
　関係は大いにある。
　第一に、哲学はギリシア時代からさまざまなアプローチ方法をとってきたことを思い出していただきたい。学習の神経科学的探究は、アリストテレスの方法論とほぼ共通している。すなわち、自然科学的で実践的である。理論と仮説とモデルを大切に扱う。同時に、証拠とデータと検証を求める。これまでに確立された理論との整合性を求める。一方で、確立したとされている理論であっても、反証があれば修正していく。

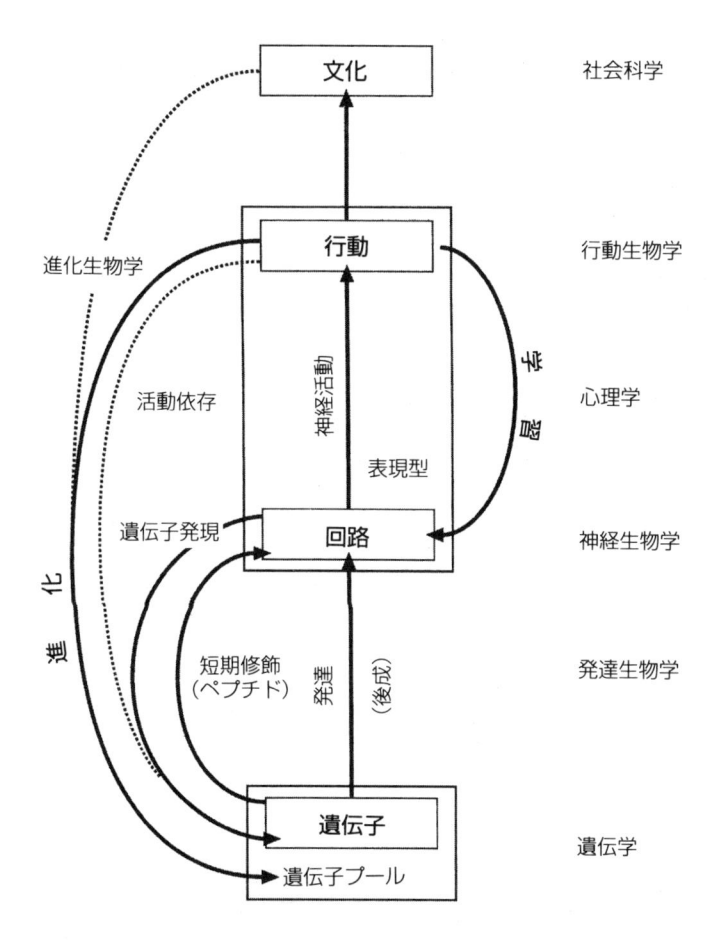

図 8.21 認知に関わる多次元のレベルとそれに対応する科学分野
(Plotkin and Odling-Smee, 1981, Huber, 2000)

　神経科学、心理学、行動学、分子生物学は、一丸となって、知の本質を追究している（図 8.21）。学習する。思い出す。忘れる。これらの本質は何か。さらに、それらを可能にする脳とは何か。これらは認識論の根本的な問いである。大いなる問いである。哲学の問いである。アリストテレスも、デカルトも、ヒュームも、カントも、クワインも、この問いに挑んだ。そして科学の問いでもある。ヘルムホルツも、ダーウィンも、カハールも、E.O. ウィルソンも、クリックも、この問いに挑んだ。私は、これらの科学者の営みを、

II 認識論

自然科学的認識論であると呼ぶべきだと思う。大学の哲学研究室で扱われるものだけが認識論ではないのだ。

もちろん認識論の学者のすべてがこのような考え方を持っているわけではない。外的世界は本質的に無であって、物理的基盤を持たない心というものが創造した幻想にすぎないと信じる、観念論 idealism も根強いものがある。観念論にしたがえば、心は科学では永遠に理解不可能である。したがって認知神経科学の進歩と認識論には何の関係もないということになる。こうした観念論が誤りであると断言はできない。しかし実際にはこれまで観念論からはほとんど何の進歩も生まれてこなかった。少なくとも現在は、認知科学が優勢になっている。

観念論のアプローチには、しかしひとつだけ確かな真理がある。それは、カントが述べているように、心も脳も、単に外界を映すキャンバスのようなものではないということである。脳は、自ら組織し、造り、抽出し、創造さえすることが、科学によっても明らかにされている。図 8.22 の輝度の錯覚は、単純だがそれを示す鮮やかな例である。現実が把握されるのは、神経ネットワークというレンズを通してしかあり得ない。つまり脳による解釈以上のものではないのである。

しかしだからといって、現実とは幻想にすぎないというわけではない。ただ現実とは自動的に把握できるものではなく、接近する努力が必要だという

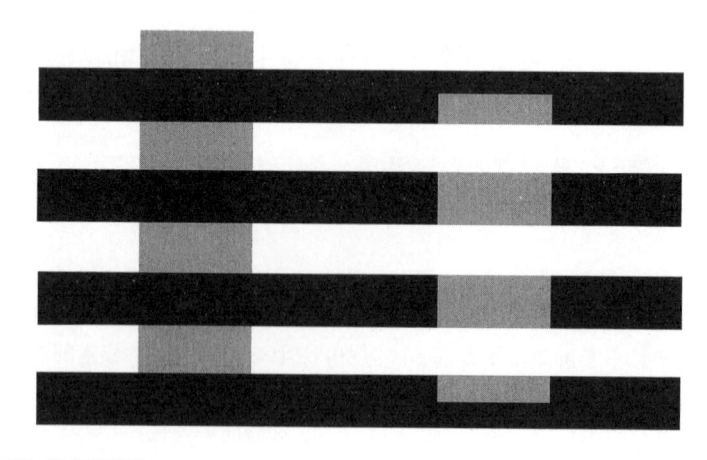

図 8.22 輝度の錯覚
2 本のタテの灰色のバーの輝度は等しいが、左は右より暗く見える（Hoffman, 1998）。

ことである。脳は、概念、技術、言語などの道具を用いて現実モデルを完成に近づけていく。脳自体ももちろんその現実モデルの一部である。問い続ける。次世代の理論を築く。旧理論はその足場になる。現実モデルが正しいかどうかの判断は、そのモデルによる予測と説明が適切かどうかを通して以外にはありえない。すべてのレンズ（知覚、概念、技術）を取り去って、仮説と現実の直接比較をすることはできないのである。

　だとすると、脳の研究のために脳を用いる神経科学は、循環論法に陥るのだろうか。それは違う。たとえば、目の研究のためには目を用いる。他者の目を研究し、その結果を自分の目にも一般化することで、有意義な知見となる。脳の研究でも、通常用いるのは他者の脳である。多くは動物の脳である。それを慎重に自分の脳にまで一般化していくのが科学の方法である。自然科学的認識論の範囲は、多くの脳に及ぶ。互いに間違いを正し、互いに批判しあい、現実についての、真偽の検証可能なモデルを作っていくのである。成人の脳には新しい神経は生まれないという仮説があれば、その仮説を検証し、論破する。記憶は1つで、海馬に貯蔵されるという仮説があれば、その仮説を検証し、論破する。真でない仮説がどれかを明らかにすることで、真に近づくことができる。それが脳であれ、地球の起源であれ同じことである。

　では、哲学者に仕事が残っているのだろうか。少なくとも神経科学を取り入れる哲学者には残っている。それどころか、仕事は膨大にある。問いは膨大にある。個々の記憶系の統合。神経系は時間をどう扱っているか。表象の本質は何か。推論と理性の本質は何か。情報をどう利用して行動選択に至るか。情報をどうやって取り出すのか。そもそも神経系における情報とは何か。睡眠と夢が学習に必要なのはなぜか。まだまだある。どれも大いなる問いである。これらの問いに答えるには、実験と理論の両方が必要である。創造的な実験デザイン、斬新な理論的推測によって、夢想だにしなかった発見につながるはずである。これらの問いの源は、紀元前500年のギリシアにある。そこから西洋の思想史にくまなく分枝を出している。そして、これらの問いに答えるには、心理学、神経科学、分子生物学のすべてが必要である。

　だからこそ、これらの問いは哲学の問いなのである。私はそう信じている。

訳者あとがき

　ローマのヴィア・ラティーナ・カタコンベ墓室の、「医学の授業」と呼ばれるフレスコ画には、弟子たちに解剖学の講義をしているアリストテレスの姿が描かれている。アリストテレスは、「観察と経験による現実世界の探究」(本書 p.217；以下、引用ページはいずれも本書)を目指していた。事実の直視こそが彼の一貫した姿勢であった。アリストテレスの学問は、科学であったと言えるだろう。

　古代ギリシアにおいて、科学的な立場をとった哲学者は、アリストテレスだけではない。解剖学をもとに人間の精神活動の中心は脳であると考えたアルクマイオン Alcmaeon (500B.C. 頃) もいた。「思考も、感情も、知覚も、脳の活動である (p.8)」と明言した「医学の父」ヒポクラテス Hippocrates (466-377B.C.) の名を挙げることもできる。後世の、コペルニクスも、ガリレオも、パスカルも、哲学者であり、同時に科学者でもあった。かつて哲学と科学には明確な境界はなかった。どちらも、人間を、あるいは世界を、よりよく理解しようという欲求から生まれた学問であり、知を追究する営みであった。そしてそこから多くの学問が分化していった。天文学が、生物学が、化学が、哲学から分岐し、それぞれ目覚ましい発展を遂げた (p.7)。

　しかし、心と脳の科学だけは異質であった。

　脳の科学者が心に興味を持たなかったわけではない。ただ、優れた科学者たちは、観察と測定が可能な現象、たとえば神経細胞の反応や代謝の研究に没頭してきたのである。賢明な選択であった。成果は着実だった。しかし、自己、意識、自由意志といったような、いわば人間存在の本質に関わるとされる分野については、慎重な科学者はテーマとすることを避け、必然的にこれらに科学は届かない状況が続いた。その期間はあまりに長かったため、「まだ届かない」のではなく、「永遠に届かない」と信じられることもあった。ここに科学と哲学の分離が生じた。この分離によって築かれた隔壁は、気が

ついた時には想像以上の大きさになっていた。哲学者が脳の科学を「心の理解には無関係（p.25）」と断ずれば、脳の科学者は哲学を「実りのない議論を際限なく続けている[1]」と決めつけるといった、不毛な対立も生まれている。アリストテレスから2千年以上の年月によって築かれた対立である。

　しかし今、ようやく接点が見えてきた。

　その背景には、神経心理学の進歩がある。分子生物学の進歩がある。コンピューターサイエンスの進歩がある。これらの知見が統合されることで、かつて哲学だけが扱っていた課題に、科学からの回答が出されるようになってきたのである。その様相を描いたのが、本書『ブレインワイズ　脳に映る哲学（原題：Brain-Wise：studies in neurophilosophy）』である（注．事情により9章は割愛した）。

　著者のチャーチランド Patricia Smith Churchland は、カリフォルニア大学サンジエゴ校の哲学の教授で、神経科学、認知科学の哲学への応用の第一人者のひとりである。

　本書1章にはこんな記載がある。

　　もともと哲学は、あらゆる学問分野の結果を集め、理論を統合するという、いわば学問の真髄であった。360度の視野を持ち、すべてを包含する学問が哲学である（p.4-6）

　この一文からは、哲学に対する著者の想いを感じ取ることができる。「あらゆる学問分野の結果を集め」るはずの哲学から、さまざまな科学が分枝し離れていき、そしてそれに哲学者が背を向けた結果、哲学の姿はどうなったか。このままでは哲学は空疎な学問に転落するのではないか。「哲学者に仕事が残っているのだろうか（p.329）」これは哲学の内外から発せられている切実な問いであろう。

　この問いに対するチャーチランドの回答が、神経科学的哲学 Neurophilosophy の提唱である。

　　少なくとも神経科学を取り入れる哲学者には残っている。それどころか、仕事は膨大にある。問いは膨大にある。（p.329）

　　これらの問いに答えるには、実験と理論の両方が必要である。創造的な実験デザイン、斬新な理論的推測によって、夢想だにしなかった発見につながるはずである。これらの問いの源は、紀元前500年のギリシア

訳者あとがき

にある。そこから西洋の思想史にくまなく分枝を出している。そして、これらの問いに答えるには、心理学、神経科学、分子生物学のすべてが必要である。だからこそ、これらの問いは哲学の問いなのである。私はそう信じている。(p.329)

上記の一文で結ばれている本書は、この結論に至るプロセスの記述であるということもできる。背景には長い歴史がある。たくさんの学問分野が乱立しそれぞれの信ずる方向に成長していった結果、問いもデータも解釈も、深い藪のように生い茂ってしまっている。その藪を著者は、I 形而上学とII 認識論という2つに切り開くことで、読者の視界をすっきりと見通しのよいものにしている。

I 形而上学

アリストテレスの著書の題に由来する「形而上学」は、「自然学」との対比から、自然科学の射程外にあるテーマを扱う学問であるという理解が一般的だが、チャーチランドが述べているように、当のアリストテレスは決してそのようには考えていなかった。「本質的には科学に含まれるテーマであるというのが彼の真意だった (p.36)」のである。形而上学のテーマは「自然科学の射程外」ではなく、「自然科学の射程に入る前段階」とするのが適切なのである。その中で最も大きなものが、心に関する問いである。それが科学によりひとつひとつ解明されていく様子を、チャーチランドは本書で豊富な実例を挙げてありありと見せてくれる。

自分とは何か（3章）という問いを考えるうえで、著者がまず取り上げているのは、デカルトの有名な言葉「私は考える。それゆえ、私は存在する」である。デカルトは、自分の心は、直接知ることができる唯一のものであることから、心とは物質とははっきり一線を画した、形而上学的な特殊性を持つものであると考えたのである。

正面からは切り崩しにくいこの心身二元論を、チャーチランドは側面から、しかし雄弁に崩していく。

ひとつは心と体の相互作用にはらむ矛盾である。もし心が非物質的なもので、それが体に作用して運動などの現象が生じているのなら、そこには物理学の法則の違反がなければならない。それは到底受け容れ難いことである。

もうひとつは無意識の脳活動が存在するという厳然たる事実である。そしてその過程に人は意識としてアクセスすることはできない (p.111)。つまり、デカルトが直接知ることができるとした「私は考える」という活動の背後には、膨大な無意識の活動が存在し、したがってデカルトの言葉は根本から瓦解するのである。
　かくして心身二元論は崩れることになる。もっとも、過去の学説を、現代の知見をもとに葬るのはさほど困難なことではない。分子生物学もコンピューターもない時代の丸腰のデカルトを、近代兵器で武装して攻撃するのはフェアではないだろう。のみならず、どんな学説も、それを切り崩しただけでは有意義な議論とは言えまい。新たにとって替わる概念が必要である。それは何か。著者は本書で以下のように述べている。

> （自己とは）種々雑多な能力が乱れた編隊を組んでいるようなイメージに近い。その時その時に応じて、その編隊の中のどれかの能力を自己と呼ぶのである。(p.61)

　ここで編隊にたとえられているのは、自己表象の多次元的な集まりと言い換えることもできる。本書には、脳障害（精神疾患を含む）の症候分析から得られた知見や計算論的な研究などのデータを駆使してそれが示されている。
　さらに、行動主体としての自己 (Agency) や心の理論 (Theory of Mind; TOM) に触れることは、最近の研究を概観すればごく自然な流れであろう。他者に心があることを理解できることを「心の理論を持つ」と表現することが提唱されてから[2]、この概念は小児の発達や自閉症の理解の鍵となっていった。現代ではさらに拡大して、他者との非言語的コミュニケーションの基礎にある脳の構造と機能までが追究されるようになっている[3]。自己とは、他者との対比の中にしか生まれ得ない概念である。したがって、こうした研究の延長上に、自己とは何かが見えてくるはずである。
　また、自己というものに最も重大な影響を与える病気のひとつに、統合失調症 (schizophrenia) がある。自我障害という用語でしばしばくくられる、幻聴やさせられ体験などの症候は、自分の中に他者の影が出現するという不気味な体験である。それが不気味と感じられるのは、通常は（デカルトが述べたように）自分が自分であることは何よりも自明であって、不動の事実のように見える、それが崩壊するからであろう。裏を返せば、ここに、自己とは何かという問いにアプローチする鍵があるかもしれない。
　明らかな脳の病でありながら、かつては治療法がなく、超自然的な枠組の

訳者あとがき

なかでしか理解されなかった時代さえあった統合失調症は、20世紀半ばにシナプスのドーパミン系の変調が示されるに至って、ようやく医療の対象としてはっきりと確立するところとなった。その後現在までの50年間で、薬物療法は目覚ましい進歩を遂げた。しかし、進歩はいわば対症的な治療技術の領域にとどまっており、この病の呈する症状の本質については昔のままの知見しかない状態が続いていた。

この状況を変革することが期待されているのが、Agencyの概念である。統合失調症の幻聴とは、自分への悪口・批判などといった他者の声を感知するという症状である。させられ体験とは、自分があたかもあやつり人形になったかのように、他者にコントロールされていると感じる症状である。しかし、幻聴の本質は自分自身の思考が外部から声として聞こえるというものであることは明白であり、させられ体験と自覚されるいかなる行為も自分自身から発したものであることは疑いない。つまりいずれも本来は自分の行動であるのにもかかわらず、他者のもの、あるいは他者からの影響を受けていると感じてしまうという症状で、これは行動主体としての自己が損なわれているという現象（sense of agencyの障害）が根底にあるとみなせる。それを実験的に見事に示した研究も発表されるようになっている[4]。このように、Agencyの本質の追究により、統合失調症の本質、さらには自分とは何かという問いへの貢献が大いに期待されている。

　意識（4章）の定義の困難さについて語られていない精神医学の教科書は皆無といっても過言ではない。のみならず、哲学においても、心理学においても、さらには日常においても、万人が納得する明確な定義はない。それでも日常会話では、意識している・していないという概念が自然に通用するし、医学では意識障害の有無が診断上重要な所見として論じられる。意識をテーマとする本書4章はそうした現状の紹介から始まり、そして机上で意識の定義を論じ続けるのは生産的ではないことをまず述べている。そんな中で意識の研究に着手するには、意識という概念の中に截然としたターゲットを絞るところから始めるべきなのである。

それを実践している代表的な研究者が、本書にもたびたび引用されているクリックとコッホである。彼らは特に視覚体験をターゲットに意識を研究している。2004年に他界したクリックの最後の総説には（なお、そこにはチャーチランドのアドバイスへの謝辞が述べられている）、意識の研究ではクオリア（p.166；たとえば青い色を青いと感じるような、主観的な体験の質）

335

が最大の問題だが、今のところ正面からそこに挑む機は熟していない、そこで視覚体験に絞って研究を行ってきた、という彼らの基本理念が明晰に述べられている[5]。そこから生まれた実験パラダイムが本書に解説されている両眼視抗争で、これをもとに意識に対応する神経活動（Neural Correlates of Consciousness; NCC）の研究は飛躍的に進歩したのである[6]。

　もちろんNCCは意識に「対応するもの」にすぎず、意識の本質の研究との間には大きな隔壁がある。意識という深遠なテーマに挑むのに、単純な対応関係の同定から始めるのは、目標があまりにも遥か彼方にありすぎるように見える。しかも、「単純な型から始める」という戦略は、哲学者には一般に不人気である（p.300）。

　しかし、何であれ、その本質を探究するには、それを司るものが見えてこなければ何も始まらない。神経心理学では、脳の損傷部位と症状の対応を重視する。しかしそれは決して最終目標ではない。たとえば失語症に対応する脳の部位と機能の研究から、言語への理解が格段に深まったという歴史がある。発せられる言語だけをいくら研究しても、そうした洞察には達し得なかったことは言うまでもない。対応の探究は、本質の洞察への第一段階にすぎない。しかし研究の一場面だけしか見えない時点では、時として常同的な単純作業の外観を呈してしまうことは科学の宿命かもしれない。

　のみならず、意識の科学研究に関しては、拒絶論さえある。逆スペクトル問題をはじめとするそれらは、本書によればいずれも的外れであるが、なお一定の勢力を持っており、無視し難いものである。これらの拒絶論の信奉者を納得させるには、まだまだ時間とデータが必要であろう。だがそれは裏を返せば時間の問題とも言える。それを強く示唆してこの章は閉じられている。

　自由意志（5章）は、責任の概念に直結し、社会との接点という意味では科学が迫る形而上学的問題の中でもっとも重要なテーマのひとつである。
　ウィトゲンシュタインは、
　　「私が自分の腕を上げるという事実から、私の腕が上がるという事実を引き去ったら、あとに残るものは何だろうか」
という意味深長な問いを発している[7]。
　「あとに残るもの」、それは本人の意図であり、自由意志である、というのが一応の答えに思える。
　しかし、やや極端な言い方をすれば、意図によって行為がひき起こされるというのは、錯覚にすぎない。なぜなら意図も行為の発現も脳の中に生ずる

訳者あとがき

現象という意味では並列して扱われるべきものだからである[8]。たとえば「腕を上げる」という行為の成立を図式的に考えてみる。腕を上げようという意図がまずある。それに従って腕が上がる。これが主観的な意識である。だが、脳の活動のうち、意識にのぼるのはごくごく一部に過ぎない。一方、意図がなくても、運動野を刺激すれば腕は上がる。さらにいえば、意図の成立にも、それに先行する何らかの脳活動があるはずである。すなわち、意図と運動の因果関係は、本人が主観的に思っているほどには密接ではないのである。腕を上げるというごく単純な運動でさえそうであるとすれば、ましてや複雑な意志決定においては、主観的な意識の到達しないさまざまな脳の活動があることは間違いない。

しかしこれは直感的には受け容れ難いことである。そもそも、意図が、自由意志が、錯覚であったとしたら、自分という存在の基盤はどうなるのか。日々の生活の細部も、将来を展望した生き方も、決定しているのは自分ではないということになるのか。問題は個人のレベルにとどまらない。人間の歴史の大部分は、自由を求める戦いの記録である。それは錯覚のための戦いだったということになるのか。

したがって、いくら論理的には自由意志は錯覚である（少なくとも、自由意志と自覚されているもののうちの大部分は錯覚である）ことが明白であっても、それを議論の前面に出すことは差し控えられていた。自由意志や意図も脳の活動にすぎないという論理的事実はあえて直視されないままにおかれていたのである。

が、1983年に Libet が、意図に対応する準備電位 readiness potential を脳内に証明するに至り、それは単なる論理ではなく現象として認めないわけにはいかない段階に入ってきた[9]。以後も意図や自由意志に関しては多数の研究が発表されている[10][11]。

こうなると、自由意志とはそもそも何か、そんなものがあるのか、ということが実社会でも真剣に問われることになってくる。そしてそこから派生するきわめて重要な問題は、責任とは何かということである。本章で重点的に論じられているのもこのテーマである。

科学の発展は、社会に影響を及ぼさずにはいられない。そしてその影響は、気がついた時には予期をはるかに上回るほど重大だったり、場合によっては人類への負の影響であることさえあり得るのは、物理学の発展による原子爆弾の発明、医学の発展による臓器移植や、遺伝子工学による人間の「改変」などに例を見ることができる。

ブレインワイズ

　自由意志についての科学も、同様の重大さをはらんでいる。それは人間性についての思想を本質的に変えるかもしれない。だからこそ、常に深い洞察に基づき、慎重に進めることが要求される分野である。倫理哲学の古来からのテーマが、脳科学から問い直されている。たとえばトロリージレンマ（trolley dilemma）という有名な難題がある。

A. 1台の電車が走っておりこのまま進むと5人の人をひき殺してしまう。あなたがこの電車の進む方向を変えるスイッチを押せば、電車は違う線路に進むが、その結果そこにいた1人の人をひき殺してしまう。あなたはスイッチを押しますか？

　この問いに対しては、大部分の人が「スイッチを押す」と答えることが知られている。5人の命を救うために1人を犠牲にするのは倫理的に正しい行為であると考えるのである。しかし、これと類似した歩道橋ジレンマ（footbridge dilemma）では、事情が異なる。

B. 1台の電車が走っておりこのまま進むと5人の人をひき殺してしまう。あなたは歩道橋の上におり、すぐ隣に人がいる。この人を線路に突き落とせば、電車はその人にぶつかることによって止まり5人の人は助かる。あなたは隣にいる人を突き落としますか？

　この問いに対しては、A.とは対照的に、大部分の人が「突き落とさない」と答えることが知られている。
　A.とB.は、論理的には「1人を犠牲にして5人を助ける」という意味で同値である。しかしながら、人々の答えは正反対になる。理性の根源が透徹した論理だとすれば、ここには理性以外の何かが関与していると考えざるを得ない。それは何だろうか。さらに興味深いことは、回答者はA.とB.が論理的に同値であることをはっきり認めても、それでもなおやはりA.とB.の答えは正反対になるのである。これはなぜか。
　最近、このA.とB.の回答の際の脳の活動部位が異なっているという機能的MRI（fMRI）を用いた研究が発表されている[12]。A.では中前頭回や頭頂葉といった作動記憶と関連した部位が活発になっており、一方B.では内側前頭回や後帯状回、角回といった感情と関連した部位が活発となっているというものである。
　この結果から、B.のように数学では割り切れない倫理的な判断とは、感情が理性に働きかけて下されるものであるという解釈ができないこともない。

338

訳者あとがき

だがそれはあまりに短絡的であろう。しかし少なくとも倫理的に「正しい」判断に、感情の関与があるということまでは言えるであろう。カントは、「人間を正しい行いに導くのは、理性以外のなにものでもない (p.198)」と述べ、感情を理性とは対立するものとしてとらえたが、両者の関係はそのような単純なものではないことは、ヒュームの指摘にもあり (p.199)、またダマジオの症例 E.V.R. にも示されている (p.200)。近い将来、この領域には多くの実証的データが出され、倫理的判断の脳内メカニズムがかなりのところまで明らかにされることが予想される。ここに新たな問いが発生する。すなわち、メカニズムが明らかにされたら、倫理的判断そのものは変化するのか。たとえば、倫理的に正しいとされている多くのものについて、それがつまるところ非論理的な感情論にすぎないということになったら、人間の行動における善悪の判断は変化するのか。これは別の次元の重大な問いである。それは科学を超えた問いであると言ったら、チャーチランドに批判されるだろうか。

倫理に関しては、脳の画像ばかりでなく、生化学レベルの刺激的な知見もある。オランダの一地方に、衝動的な犯罪、すなわち、暴力、障害、殺人未遂、強姦、放火などを行う者が多発する家系が発見され、その家系の遺伝子解析により、モノアミン酸化酵素 A（MAOA）の DNA の変異による酵素欠損が、脳内のモノアミン系を乱し、それがこれらの犯罪に強く影響していたというデータである[13]。

このような場合、犯罪を行ったのは確かに本人である。しかし、遺伝子に変異がなければ、おそらく犯罪は行われなかった。ではその責任は本人にあるのか、それとも「遺伝子にある」と言うべきか。そして対応は。刑罰か。治療か。

この研究を発表したハーバード大の Breakfield 博士に、世界中の弁護士から自分のクライアントの MAOA 遺伝子に変異がないかどうかを調べてほしいという依頼が来たという経緯からは、少なくともこのようなケースでは遺伝子の変異が罪の軽減される材料になると考える人が多いことを物語っている。

古来から、責任能力の判定にあたっては、法廷で裁判官が苦闘するのが常である。近年ではそこに次々に脳科学のデータが加わり、判定にあたって考慮しなければならない材料はどんどん増えている。脳の所見と責任能力はどう関連するのか。一方の極に、自由意志なるものは錯覚であり、すべては脳から生まれた行為にすぎないのであるから、個人に責任はない、という論がある。他方の極には、責任とは脳からは切り離して考えるべきで、脳の障害

の有無は別の次元の問題である、という論がある。どちらも机上で冷静に考えれば受け容れ難い極論であるが、犯罪という生々しい現実に肌で接すると、つい極論に傾くという傾向も出てくるものである。

　このテーマが危急のものであるのは、人の運命を決める刑罰に直結するからである。自由意志の研究は、科学の所見を社会が絶えず見つめなければならない分野のひとつであることは疑いない。人間を扱ういかなる学問も、自然科学も人文科学も、いや科学と名がつかなくても人間を扱ういかなる学問も、もはや脳科学を無視して進めることはできない状況になっているのである。

II　認識論

　「知とは何か」「知はどこからくるか」が、認識論の問いである。
　プラトンの『国家』に「洞窟の比喩」と呼ばれる有名な挿話がある。

　あるところに深い洞窟があった。太陽の光が差し込むこともない洞窟の奥、そこに囚人たちが、入口に背を向けて一列に並んでいる。彼らは生まれてすぐこの場所に手足を鎖でつながれ、首かせまでつけられて、頭を自由に動かすことすらできない。互いの姿どころか、自分の体さえ見ることができない。見えるのは、目の前にある洞窟の壁だけである。彼らはその他は何ひとつ知ることなく、一生このままの姿勢で生き続けるのである。
　囚人たちの背後には、明るい炎が灯っている。彼らと炎の間を、頭に物を乗せて運んでいる人たちがひっきりなしに行き来している。そして炎に照らされて、頭に乗せている物の影が囚人たちの目の前に映し出されている。囚人たちは、影が現実のすべてであると思い込んでいる。

　この比喩の意味するところは、言うまでもなく、われわれが直接経験できるのは、本当の現実ではなく、心の中に映し出されたものにすぎないということである。
　炎の影として洞窟の壁に映っているもの、それは現代の科学の用語では**表象**（7章）と呼ぶことができるだろう。チャーチランドは、空間表象についての実験データを紹介することにより、脳が表象という作業を行っていることの確固たる証拠を示した後、フェイスネットと呼ばれる人工神経ネットワーク（Artificial Neural Networks；ANN. いわゆるニューラルネット）に多くのページを割いている。このネットワークがいかにして顔の認知を学習

訳者あとがき

し、表象するか。ユニットの結合の中に、顔を識別するという「知」が貯蔵されている。その様相と、脳内の生きた神経ネットワークはどこまで共通しているのか。違いは何か。将来はどのようにつながるか。こうした点について著者は、人工神経ネットワークについて予備知識のない読者にもわかりやすく論じている。

人工神経ネットワークは、50年近く前に、認知機能の研究の強力な武器になることを期待されて生まれた[14]。しかしあくまでもコンピューター上を走るプログラムにすぎないため、脳研究への応用にはかなりの限界があると考えられていたが、本書に詳解されているように、頭頂葉に相当するユニットの破壊による半側空間無視をはじめ、前頭葉に相当するユニットの破壊による、遂行機能（executive functions）と呼ばれるきわめて複雑な認知機能の障害にあたる症状のシミュレーションも現実になっている[15]。つまり、人工神経ネットワークを系統的に破壊することにより、生きた脳の損傷と理論的に等価な状態を作り出すことができるのである。さらには統合失調症や気分障害のような精神疾患の症状の解析にも応用されている。

統合失調症の中心症状のひとつに、被害妄想がある。たとえば他者のちょっとした動作や言葉の知覚をきっかけに、それが自分への悪意・攻撃を示唆しているという結論に直ちに結びつき、しかも修正が効かない（精神医学の用語で言うところの「訂正不能」）という症状である。そのメカニズムは精神病理学者の間で長く議論されてきたが、いまだに解には到達していない。そのため人々の思考は停止し、「了解不能」、さらには「狂気」という語で片付けられることさえある。人工神経ネットワークでは、妄想のきっかけとしての知覚のレベル、そして自分への迫害という結論への跳躍を計算論的に解析することで、被害妄想の成り立ちに迫っている[16]。

このようにますます重要さを増してきた、しかし哲学はもちろん医学や生物学ではまだまだ馴染みが薄い人工神経ネットワークについてチャーチランドは、表象を例にとることにより要点をおさえて解説し、さらに表象そのものの理解にも直結した章を巧みに組み立てている。

先のプラトンの洞窟の比喩には続きがある。

> ひとりの囚人が鎖を解くことに成功し、洞窟の外に出た。はじめて体験する太陽の光に目がくらみながらも、彼は真実を見る。そして洞窟に戻り、他の囚人に、これまで真実と思い込んでいたことは影にすぎなかったことを伝えるのである。

表象の科学がこの囚人になることを、プラトンは予測していただろうか。

学習（8章）は神経系でどのように実現されているか。この問いに対する最初の回答は、1949年に発表されたヘブHebbの法則である。したがって学習は本書のトピックの中では科学のメスが最も早期に入ったもので、データは桁違いといえるほど豊富に蓄積されている。その中で本章で取り上げられているのは、正と負の条件づけ学習、さらに海馬と記憶の関係といった、いわば記憶と学習の神経科学の本道である。チャーチランドはこれらについて、実例とともに簡潔明瞭に解説している。

そしてこの章の特徴は、遺伝と環境をめぐる議論に多くのページが割かれていることであろう。遺伝か環境か。氏か育ちか。洋の東西を問わず、古来から盛んに議論されてきた二分法である。その対象は、たとえば知能である。たとえば精神病である。たとえば性格である。この議論が盛んだったのは、純粋に学究的な背景に加えて、イデオロギー的な意図もあったことは否めない。それぞれのテーマについて、研究開始の時点ですでに、「遺伝」または「環境」という結論があって、その結論に向かって進められた研究がかなりの数にのぼっていたのである。しかし本書にも述べられているように、分子遺伝学が飛躍的に進歩した現代では、「遺伝か環境か」という問いは、問い自体が誤っていることが証明されている。すなわち、いかなる生物学的な現象にも遺伝と環境の両方が関与していることを疑う科学者はいない。学習という分野で有名な古典的な例をひとつあげるとすれば、インプリンティング（刷り込み）であろう。水鳥は、孵化してから最初に目にした一定以上の大きさの動く物を母親であると認識し、どこまでもついていく。これは後天的な学習であるが、先天的にそのプログラムが脳に備わっていたことは疑いない。この学習には柔軟性がなく、生後の一定期間にのみ成立し、しかもいったん成立したら改変がきかない。それでもインプリンティングは、水鳥の生態環境には適応的であるからこそ、進化の過程で保存されてきたと考えられる。

最近のトピックとしては、鳥の歌birdsongをあげることができる。親鳥の歌に耳を傾けこれを取り入れ、しかし自分に特有の歌を習得するという現象は、学習研究の最適なモデルの1つになっている[17]。そして鳥の歌は異性を惹きつけるための武器であるから、適切に学習した鳥が多くの子孫を残していくことになる。つまり、遺伝と環境、さらには進化といった、生物が生きていくための最も根本的なメカニズムに、学習の研究によって到達するこ

訳者あとがき

とが可能なのである。
　もちろん学習以外のあらゆる現象、つまり本書の他のどのテーマも、遺伝と環境、そして進化によって成り立ってきたものであり、究極的にはそのレベルでの理解が必要になるはずである。それを最も科学的データが豊富な学習の章で重点的に取り上げたのは、この重要な問題をわかりやすく読者に伝えるための著者の工夫であろう。

＊　　　　　＊　　　　　＊

　カントは「哲学とは、まさにその限界を知ることのなかにある」と述べている。
　限界を知る。その重要性に異議を唱える人はいない。限界を知らないのは子どもであって、分別ある大人は冷静に限界を受け容れるものである。
　しかし、おそらくもっと重要なのは、限界を限界たらしめている理由を追究することであろう。それをせずに限界を語るのは、前進の放棄にすぎない。それは成長の停止であり、老化でもある。「進歩がない」ものだけを哲学の本道と考える (p.243) ことが不合理であるのは言うまでもない。かつての限界は、どんどん崩されている。その主役が神経科学の進歩である。神経細胞や脳を無視した哲学は不毛な営み (p.4) であり、逆にそれを取り入れれば、哲学は瑞々しい魅力にあふれた学問になる。チャーチランドはまえがきに記している。哲学は、その非常に長い歴史の大部分を通して、力に満ち溢れ、どこまでも拡大していく学問だったのである。そうした哲学本来の姿を取り戻したいというのが、本書を著したチャーチランドの願いであることを、本書の随所から読み取ることができる。
　そして科学についても、楽観的にはなれない。
　確かに科学の前進はとどまるところを知らない。神経科学の分野でも認知科学の分野でも、斬新で刺激的なデータが日々切れ目なく発表されている。しかし、その膨大なデータが、逆に学問としての科学を蝕むという事態が見え隠れするようになっている。時間は限られている。現代の科学者は、限られた時間の中で、膨大な情報を含む学問を追究している。ここに他の分野の学問、さらには専門分野外の科学までをも無視する傾向が生まれる。大いなる目標のために始めたはずが、気がつくと、試験管を振るだけで時が過ぎている。データの有意差検定だけで時が過ぎている。それでも得られる成果は華々しく有意義なだけに、視野が狭くなっていることに気づかない。他の分野に目を向け取り入れなければ、知の全体像は見えないし、真の前進もない。

本書でチャーチランドは、神経科学を一顧だにしない哲学を批判している。同じ種類の批判が、神経科学そのものにも向けられる時代になっているのである。

　最後になったが、本書の出版に惜しみない尽力をしてくださった創造出版の榎戸蓉子さんに感謝の意を表したい。哲学の問いの脳科学への移行・反映を含意した、「脳に映る哲学」という本書の副題は、彼女との何回にもわたる討論によって生まれたものである。

＊　　　　　＊　　　　　＊

1) Zeki S: A Vision of the Brain. Blackwell Scientific Publications, Oxford, 1993.
2) Premack D, Woodruff G: Does the chimpanzee have a theory of mind? Behavior al and Brain Sciences 4: 515-526, 1978.
3) Akiyama T, Kato M, Muramatsu T, Saito F, Nakachi R, Kashima H : A deficit in discriminating gaze direction in a case with right superior temporal gyrus lesion. Neuropsychologia 2005 （in press）
4) Daprati E, Franck N, Georgieff N, Proust J, Pacherie E, Dalery J, Jeannerod M: Looking for the agent: an investigation into consciousness of action and self-consciousness in schizophrenic patients. Cognition 65: 71-86, 1997.
5) Crick F, Koch C: A framework for consciousness. Nature Neurosciences 6: 119-126, 2002.
6) Kato Y, Muramatsu T, Kato M, Shintani M, Yoshino F, Shimono M, Ishikawa T: An earlier component of face perception detected by seeing-as-face task. Neuroreport 15: 225- 229, 2004.
7) Wittgenstein: Tractus logico-philosophicus. Suhrkamp, Germany, 1984.
8) Wegner DM : The mind's best trick: how we experience conscious will. Trends in Cognitive Sciences 7: 65-69, 2003.
9) Libet B: Unconscious cerebral initiative and the role of conscious will in voluntary action. Behavioral and Brain Sciences 8: 529-566, 1985.
10) Sirigu A, Daprati E, Ciancia S, Giraux P, Nighoghossian N, Posada A, Haggard P: Altered awareness of voluntary action after damage to the parietal cortex. Nature Neuroscience 7: 80-84, 2004.
11) Kato Y, Muramatsu T, Kato M, Shintani M, Kashima H: Initial brain activity of imaginary

訳者あとがき

articulation is localized to the right insular cortex. (submitted)
12) Greene JD, Sommerville RB, Nystrom LI, Darley JM, Cohen JD: An fMRI investigation of emotional engagement in moral judgment. Science 293: 2105-2108, 2001.
13) Brunner HG, Nelen M, Breakefield XO, Ropers HH, van Oost BA. : Abnormal behavior associated with a point mutation in the structural gene for monoamine oxidase A. Science 262: 578-80, 1993.
14) Rosenblatt: The perception: A probabilistic model for information storage and organization in the brain. Psychological Review 65: 386-408, 1958
15) Polk TA, Simen P, Lewis RL, Freedman E: A computational approach to control in complex cognition. Cognitive Brain Research 15: 71-83, 2002
16) Blackwood NJ, Howard RJ, Bentall RP, Murray RM: Cognitive neuropsychiatric models of persecutory delusions. American Journal of Psychiatry 158: 527-539, 2001
17) Brenowitz EA, Beecher MD: Song learning in birds: diversity and plasticity, opportunities and challenges. Trends in Neurosciences. 28:127-32, 2005.

注　釈

1章　序

1) Ilya Farber (2000) の「領域統合」という用語が適切であろう。
2) Chomsky (1966)
3) Fodor (1974)
4) Chalmers (1996)
5) Leibniz (1989)
6) これは1982年に Amelie Rorty が最初に指摘してくれたことである。A. O. Rorty (1986) を参照。
7) Schleiden (1838) and Schwann (1839)
8) Finger (1994)
9) Kuffler (1953); Mountcastle (1957); Hubel and Wiesel (1959)
10) Beer (2000); Jeannerod (1997)
11) 機能的 MRI (fMRI) は酸化ヘモグロビンと還元ヘモグロビンの磁気的特性が異なることを利用して、BOLD (blood-oxygen-dependent contrast) と呼ばれる画像を得る技術である。fMRI では、血液の酸素レベルが神経活動に比例するという前提がある（神経細胞の活動が増すと、酸素やグルコースを多く消費する）。BOLD は一定時間（秒単位）の脳の各部位の神経活動を測定するものである。通常の MRI 画像は構造を可視化するものであるのに対し、fMRI は活動を可視化することから「機能的」と呼ばれる。データ解析の進歩（特に独立成分分析を用いた解析）によって、結果の解釈がより正確になることが期待されている（The MIT Encyclopedia of Cognitive Sciences の "Magnetic Resonance Imaging" に詳しい解説がある）。
12) PET は H_2O^{15} のようなポジトロン放出核種を用いて脳の各部位の活動を可視化する。時間分解能は約40秒である。脳の各部位のポジトロンは血流の変化に相関し、したがって神経活動を反映する

(*The MIT Encyclopedia of Cognitive Sciences* の "Positron Emission Tomography" に詳しい解説がある)。

13) ロゴセーシスは、サルの fMRI と単一神経細胞のデータの関係を研究し、fMRI で見られるシグナルの本質の解明を目指した。
14) 画像研究の入門の決定版として Posner and Raichle (1994) がある。
15) P. M. Churchland and P. S. Churchland (1991) に詳しい記載がある。
16) 「説明」という言葉についてひとこと述べておきたい。私は説明という言葉を、「ある現象の成り立ちと理由」というだけの意味で用いている。これは「説明」の定義としては不正確であるが、当面の目的のためには十分である。「説明」という言葉をより正確かつ正式に定義しようとするのは、不毛な試みに終わることが多い。科学者の間では、特に自己の専門分野については、何が良い説明で何が悪い説明かについての意見の相違はまずないものである。ある命題が説明になることの必要十分条件を成文化しようとすることは、たとえていえば「礼儀正しい」ことの必要十分条件を成文化しようとするようなことである。科学を身につけようとする際には、データについてなされている説明について、それが、不完全か、弱いか、有力か、そもそもデータと矛盾するかなどの判定方法を身につけることが必要である。仮説の批判、修正、拒絶、採用などは、科学を身につけることの一環である。同様に、社会での適切な行動を身につける際には、睨んだり指さしたりすることが無礼であることや、招待を固辞したほうが礼儀にかなうのはどういう時かなどを身につける必要がある。
17) *Oxford Dictionary of Physics* (1996)
18) Rumford (1798); John W. Lyons の著書 *Fire* (1985) を参照。Lyons によれば Rumford は、鉄に穴をあけて大砲にする器具に似て、しかし実際は穴をあけない器具を作成した。この器具は摩擦だけを起こし、それにより水を沸騰させることができることを Rumford は示したという。
19) Fodor (1974, 1975)
20) この基本的考え方は Hilary Putnam (1967) が明確に述べたが、彼自身その限界を認識していた。
21) Dennett はこの比喩に固執している。Dennett (1978, 1991)
22) この比喩についての議論は Pinker (1997) を参照。
23) P. S. Churchland (1986); P. M. Churchland (1988); Churchland and Sejnowski (1992); P. M. Churchland and P. S. Churchland (2000)
24) Churchland and Sejnowski (1992) and Bell (1999)
25) Squire and Kandel (1999)
26) Hooker (1995)
27) P. M. Churchland and P. S. Churchland (1990)

- 28) P. M. Churchland（1979, 1993）
- 29) P. S. Churchland and Sejnowski（1992）
- 30) Dennett（1991）
- 31) Fodor（1991）
- 32) P. S. Churchland の *Neurophilosophy* の総説を参照。たとえば Corballis（1988）Kitcher（1996）

2章　形而上学とは

- 1) これを私に指摘してくれた Georgios Anagnostopoulos に感謝する。
- 2) Callender（2001）
- 3) Glymour（1997）
- 4) Quine（1969）
- 5) Hooker（1995）and G. Johnson（1995）も参照。
- 6) Bogen and Vogel（1965）; Sperry（1994）; Geschwind（1965）
- 7) Gazzaniga and LeDoux（1978）
- 8) Boden（1985）も参照。
- 9) 果敢だが失敗に終わった試みとして、Puccetti（1981）によるものがある。彼の考え方の骨子は、非物質的な心は分割することが不可能であるから、左右の大脳半球にそれぞれ1つずつあるはずだというものであった。
- 10) Eccles（1994）
- 11) 脳損傷患者による無意識の認知の例は数多くある。Weiskrantz（1997）参照。
- 12) Palmer（1999, p.429）
- 13) Zajonc（1980）; Bornstein（1992）
- 14) Land and Lee（1994）
- 15) Glymour（2001）; Spirtes, Glymour, and Scheines（2000）; Pearl（1988）; Kelly（1996）
- 16) 科学におけるこのエピソードについては、Thagard（1998a, 1998b, 1999）参照。

3章　自分とは何か

- 1) 本章の一部は P. S. Churchland（2002）によった。Lakoff and Johnson（1999）はこのような隠喩をまとめている。
- 2) Flanagan（1992）; Metzinger（2000）; Llinás（2001）; Bermúdez,

Marcel, and Eilan（1995）；Lakoff and Johnson（1999）
3) Squire and Zola（1996）；Squire and Kandel（1999）も参照。
4) この仮説の発展は、C. Frith（1992）；Stephens and Graham（2000）；Flanagan（1996）を参照。
5) Hobson（2001）and Sharp et al.（2001）
6) Ramachandran and Blackeslee（1998）
7) そのひとつに身体醜形障害がある。これは、自分の外見についての実際は存在しない欠陥に強くとらわれてしまい、そのため日常生活に支障をきたすほどになっている状態をいう。他覚的には何ら異常がないのにもかかわらず、本人は自分の身体に何らかの醜い点があると心から確信しているのである。
8) Jeannerod（1997）and Llinás（2001）
9) MacLean（1949）；Damasio（1999）
10) Damasio（1994）；Cytowic（1996）
11) Wolpert et al.（1995）
12) Grush（1997）
13) これは極めて単純化した説明である。たとえば、腕の重さを無視している。しかし、ここでの私の目的は変換の協調の必要性を指摘することである。
14) Wolpert et al.（1995）
15) Jeannerod（1997）and Grush（1997）
16) Kosslyn, Ganis, and Thompson（2001）
17) Grush（1997）
18) エミュレーターによる解法を主に論じてきたが、プラムをつかむというような具体的な課題解決においては、オンラインによるエラー修正という解も可能である。Elizabeth B. Torres（2001）の学位論文を参照。
19) Zigmond et al.（1999, p.1372）
20) Pouget and Sejnowski（1997）
21) 自己表象と空間表象の関係については、Grush（2000）参照。盲における空間表象については、Miller（1994）参照。
22) Andersen（1995b）；Sakata and Taira（1994）
23) Heinrich（1999, 2000）
24) Heinrich（2000, p.300）
25) Blakemore and Decety（2001）
26) Lotze, Flor, Klose, Birbaumer, and Grodd（1999）
27) Kravitz, Goldenberg, and Neyhus（1978）
28) Meltzoff and Moore（1977, 1983）
29) Gallese and Goldman（1998）

30) Llinás (2001)
31) Damasio (1999) は、自分では意識されないまとまった神経活動のパターンを「プロトセルフ」と呼んでいる。そして、非言語的な自己表象を「コアセルフ」と呼んでいる。私のいう「プロトセルフ」は、Damasioと完全には一致していない。
32) Gopnik, Meltzoff, and Kuhl (1999) ; Meltzoff (1995)
33) Thelen (1995) ; Butterworth (1995)
34) Sellars (1956) ; P. M. Churchland (1979)
35) Blakemore and Decety (2001)
36) Rizzolatti, Fogassi, and Gallese (2001) ; Gallese and Goldman (2001)
37) Meltzoff and Gopnik (1993) ; Heyes (2001)
38) Allison, Puce, and McCarthy (2001)
39) Carl Jung (1959)
40) Willatts (1984, 1989) ; Leslie and Keeble (1987) ; Wellman, Hickling, and Schult (1997)
41) Povinelli (2000) ; Premack (1988) ; Tomasello and call (1997) ; Haug and Whalen (1999)
42) P. M. Churchland (1979, 1993, 1996b) ; P. S. Churchland (1986)
43) Bates (1990)
44) Tomasello (1992) ; Kagan (1981) ; Gopnik, Meltzer, and Kuhl (1999)
45) De Waal (2001)
46) Tomasello and Call (1997)
47) U. Frith (1999)
48) Bauman (1999)
49) 運動表象における運動野の活動についての総説として、Jeannerod (2001) がある。
50) Searle (1992)
51) P. M. Churchland (1996b)
52) Damasio (1999)
53) P. M. Churchland (1995, pp.164ff)
54) Tomasello (1999, 2000) ; Mithen (1996)

4章 意識

1) Allen and Reder (1998)
2) Flanagan (1992)
3) このセクションの一部は、Farber and P. S. Churchland (1994) によった。

4) Dan Dennett も *Consciousness Explained*（1991）でこの点を指摘している。P. S. Churchland（1986）も参照。
5) P. S. Churchland の 1983 年の論文も参照。
6) Crick（1994）; Crick and Koch（1998, 2000）. P. S. Churchland（1996a, 1997）
7) 両眼視抗争の実験は、http://www.psy.vanderbilt.edu/faculty/blake/rivalry/waves.html で閲覧できる。
8) Leopold and Logothetis（1999）; Black and Logothetis（2002）
9) Purves et al.（2001）
10) Mark Churchland がこの点を私信で指摘している。
11) Dennet（1978, 1998）は、言語を有することが意識の必要条件であると長年に渡って主張している。したがって Dennett によれば、言語を有さない動物には意識はない。少なくとも、人間が痛みを意識するのと同様の痛みの意識はない。文化と言語があって初めて意識が生まれるというのが Dennett の説である。1998 年の著書には以下のような記載がある：「人間の脳には、文化・言語に支えられた構造がある。しかし人間以外の生物の脳にはこれがないことは明白である。この違いはあまりに大きいので、人間を基にして他の生物の意識を推定することは意味をなさない」
12) Sue Savage-Rumbaugh and Roger Lewin の 1994 年の著書には、ジョージア州立大学のヤークス霊長類センターで長年に渡って研究された Kanzi という名のボノボの記載がある。
13) Glymour（1997）
14) Polonsky et al.（2000）
15) Lumer, Friston, and Rees（1998）
16) Tootell et al.（1995）
17) Ffytche et al.（1998）
18) Dehaene et al.（2001）
19) Lumer and Rees（1999）、McIntosh et al.（1999）も参照。fMRI の結果の解釈についての簡明な記載としては、Jennings（2001）がある。Purves et al.（2001）は、より全般的なまとめである。
20) Lumer, Edelman, and Tononi（1997）; Edelman and Tononi（2000）も参照。
21) P. M. Churchland（1995）; O'Brien and Opie（1999）も参照。
22) この点は Immanuel Kant（1797）が指摘したものであるが、Wilfrid Sellars（1956）や W. V. O. Quine（1960）も論じている。
23) P. M. Churchland（in press）
24) Pascual-Leone and Walsh（2001）
25) Crick and Koch（in press）and Crick（in conversation）

26) Meno et al.（1998）
27) 意識に対応する神経活動についての総説としては、Frith, Perry, and Lumer（1999）がある。ただしこうした問題は、神経科学者なら誰もが気づいていることである。たとえば Dehaene et al.（2001）を参照。
28) 脳幹と視床の役割についての仮説は、Damasio（1994, 1999）; Bogen（1995）; Purpura and Schiff（1997）; Lliás and Pare（1996）; Lliás（2001）; Lumer, Edelman, and Tononi（1997）を参照。
29) Merlin Donald（2001）はそう考えているようである。
30) McConkie and Rayner（1975）; Henderson（1993）
31) ヘブライ語なら左、広東語なら下である。
32) この問題の重要性に最初に気づいたのは Dennett（1978）である。
33) Dennett（2001b, p.1）
34) Baars（1989, 2002）; Dehaene and Nuccache（2001）
35) 「正確には理解されていない」というより、「大まかなところもまだ理解されていない」といったほうが正直なところであろう。
36) Dennett（1998）
37) Popper（1959）
38) たとえば、この仮説によれば、全方向性の情報にアクセスできる神経細胞群は、同期した活動をするはずである。しかし同期した活動が実際に示されたのは、麻酔下の動物（ただし非常に軽い麻酔下）であるから、意識との関連には疑問が投げかけられることになる。もっとも、Singer（2000）も参照。
39) Thomas Metzinger（2000, 2003）がきわめて類似した説を提唱している。Paul Churchland（1995）と Rosenthal（1997）も同様である。Armstrong（1981）の記載はこの説の原型といえるものである。
40) この行は Llinás（2001）にもある。
41) Yates（1985）; Flanagan（1992）; Metzinger（1995）も参照。
42) Schore（1994）; P. M. Churchland（1995）; Lycan（1997）; P. S. Churchland（2002）も参照。
43) Parvizi and Damasio（2001）
44) Fiset et al.（1999）
45) P. M. Churchland（1987）も参照。
46) このセクションの一部は P. S. Churchland（1996c）によった。
47) McGinn（1994, p.99）
48) Vendler（1994）
49) 以下は P. S. Churchland（1998）によった。
50) Dennett（2001a）に、この点についての面白くかつ当を得た記載がある。

353

51) 本書 p.168-174 は、P. M. Churchland and P. S. Churchland（1997）に密接に関連したものである。また、Palmer（1999）にも大いに依拠している。
52) P. M. Churchland（1996a）and Perry（1999）
53) Lehky and Sejnowski（1999）
54) Lehky and Sejnowski（1999, pp.20-25）
55) Palmer（1999）
56) 詳細については、Grush and Churchland（1995）および、Penros and Hameroff（1995）を参照。Putnam（1994）、Smullyan（1992）、Maddy（1992, 1997）も参照。Pat Hayes and Ken Ford（1995）は Penrose の数学的説明があまりに奇抜であるため、1995年に Simon Newcombe 賞を与えている。この賞は有人宇宙飛行は物理的に不可能であると強力に主張した高名な宇宙科学者 Simon Newcombe（1835-1909）に由来している。
57) Feferman（1996）; Putnam（1994, 1995）
58) Franks and Lieb（1994）; Bowdle, Horita, and Kharasch（1994）
59) Vendler（1994）

5章　自由意志

1) 本章の一部は P. S. Churchland（1996b）によった。
2) Campbell（1957）; Kane（1996）
3) *A Treatise on Human Nature* に記されている。この本は後に Selby-Bigge（1888）により出版されている。
4) Hume（1739, p.411）
5) P. M. Churchland はこの点について APA 会長講演で述べている。
6) Kane（1996）and Stapp（1999）; Walter（2000）
7) Taylor（1992）; Van Inwagen（1975）
8) P. M. Churchland（1995）により詳細に述べられている。
9) この症候は、無動無言症 akinetic mutism と呼ばれている。Vogt, Finch, and Olson（1992）の総説を参照。
10) Damasio and Van Hoesen（1983）
11) Ballantine et al.（1987）
12) Beauregard, Lévesque, and Bourgouin（2001）
13) Hobson（1993）
14) Bauman and Kemper（1995）
15) 上行性投射系については Robbins and Everitt（1995）の総説参照。
16) これを最初に指摘したのは私の教室の Carmen Carillo である。後に

注釈

Nature 誌の editorial で論じられた。(Neuroscience, fat, and free will, 2000, 3: 1057)
17) Walter (2000)
18) Kagan, *Galen's Prophecy* (1994)
19) カントが実際に述べたのは、「幸福を分かち合うための規則と方向」である。なぜなら、これはある一例（他人をいかにして助けるか、他人が欲する物を与えるかどうか）に関する師弟の対話の中に現れたものだからである。カントはこれを一般論に拡大しようとしていたと私は解釈している。
20) Marge Piercy の *Braided Lives* (1982) のなかにも、「あたかも感情というものが、群がるネズミや害虫であるかのように扱われている」という表現がある。
21) de Sousa (1990, p.14)
22) Damasio (1994)
23) Saver and Damasio (1991)
24) GSR は皮膚の発汗による電気抵抗の変化を測定するもので、自律神経活動の指標となる。
25) Bechara et al. (1994); Damasio (1991)
26) Bechara et al. (1997)
27) Benjamin Libet (1985) は全く別の実験系を用いて類似の結論に達している。
28) E.V.R. の症状は前頭葉性の保続だけでは説明できない。E.V.R のウィスコンシンカード分類検査の成績は正常だからである。Damasio (1994) に詳細が記されている。Raine et al. (1998); Raine, Buchs-baum, and LaCasse (1997) も参照。
29) Anderson, Bchara, H. Damasio, Tranel, and A. R. Damasio (1999)
30) 20世紀半ばに、Paul MacLean (1949, 1952) がこの仮説の原型を述べている。「作業仮説としては、辺縁系とは『内臓脳』であって、入力される情報を感情に変換していると考えられる」(1952)。Papez (1937); Klüver and Bucy (1937, 1938) も参照。
31) Damasio (1999); Brothers (1997)
32) Schore (1994); Schulkin (2000)
33) P. M. Churchland (1995); Ph. D. thesis of William Casebeer (2001)
34) ビュリダンのロバは、干草の2つの山のちょうど真中にいて、どちらを先に食べるか迷ううちに、餓死してしまうのである。
35) Damasio (1994, p.134ff); Le Doux (1996, 2002)
36) 古典的記載として、Hobart (1934)、Schlick (1939) がある。

355

6章　認識論とは

1) ベインは 1876 年に *Mind* 誌を刊行した。これは当初は経験哲学の雑誌であったが、後の編集者が全く正反対の雑誌にしてしまった。
2) David J. Murray の *A History of Western Psychology*（1988）に見事に論じられている。
3) 霊長類間の比較については、Semendeferi et al.（2002）; Finlay and Darlington（1995）を参照。
4) Cooper, Bloom, and Roth（1996）; Zigmond et al.（1999）の 8 章。
5) Murray（1988, p.116）に引用されている。
6) Panksepp and Panksepp は以下のように述べている。「神経科学的に見れば「モジュール」はすでに前時代的な概念である。それは「中枢」という概念が何十年も前に顧みられなくなったのと同様である」（2001a, p.3）
7) Zigmond et al.（1999）の 13 章（Gordon M）
8) アルゴリズムの創始者は、数学者 Al Khwarizmi（紀元 800 年頃、ウズベキスタン生まれ）である。紀元 830 年の彼の論文 *Al-jabr wa'l muqabala* は、代数 algebra の語源になっている。そして彼自身の名前がアルゴリズムの語源になった。Crowther（1969）参照。
9) John von Neumann の *The Computer and the Brain* に、明晰な論述がある。この本は彼の死後に出版された（2000 年に第 2 版が出ている）。
10) Detlefsen（1999）
11) たとえばウィトゲンシュタインの哲学探究（1958）には、次のような記載がある。
　−他人が内的に語っていることは私には隠されているというのは、「内的に語る」という概念そのものの一部である。ただここで「隠されている」だけは間違った言葉である。というのは、たとえ私には隠されているとしても、彼自身にとってはそれが明らかなはずであり、彼はそれを知っていなければならないはずであるからである。ところが彼はそれを「知って」はいない。ただ、私にとって存在する疑いが、彼にとっては存在しないにすぎない−
　痛みという体験については次のような記載がある。
　−感覚は「何か」ではないが、しかし「無」でもない！ 結論は単に、無が、何かと同じ働きをするということにすぎない。そしてその何かについては、何も語ることはできない−
　そして以下は哲学についての記載である。
　−哲学は単にあらゆることを我々に呈示するだけであって、何事も説明せず、何事も推論しない。あらゆることが公然とそこにあるから説明すべきことはないのだ。隠れているようなものには、我々は興味がない−

12) Wittgenstein（1958）; Malcolm（1971）; Hacker（1987）などを参照。ハッカーは、脳が考える・思い出す・見るなどという表現には意味がないと述べている。ウィトゲンシュタインによれば、「私が痛いと感じていることを私は知っている」という表現には意味がないし、「私が痛いと感じているかどうか私にはわからない」も意味がない。マルコムは、睡眠中に夢という体験をする、という表現には意味がないと述べている。Dan Dennett もこのような考え方にある程度の賛意を示し、言語を持たない動物に意識があると考えることは無意味であると述べている（1996）。以上のような考え方はもちろん誤りである。しかし、以上のような考え方に意味がないわけではない。
13) Dan Dennett は、思考実験の無意味さを見事に述べている（1999）。
14) 意味と言語についての多くの研究を読めば自明であるが、特にFodor（1987）; Fodor and LePore（1992）に明らかである。
15) Glymour and Cooper（1999）; Glymour（2001）and Kelly（1996）

7章　表象する脳

1) Millikan（1984）; Cummins（1996）; Elman et al.（1996）; Lakoff（1987）; Deacon（1997）
2) Fodor（1974, 1994）and Pylyshyn（1984）
3) Allman（1999）
4) Dayan and Abbott（2001）; Beer（in press）
5) Packard and Teather（1998a, 1998b）
6) Farber, Peterman, and Churchland（2001）
7) Llinás and Pare（1996）; Llinás（2001）
8) 主観的運動は Don Hoffman のサイトで見ることができる。http://aris.ss.uci.edu/cogsci/personnel/hoffman/Applets/index.html　Stuart Anstis のサイトも参照。http://psy.ucsd.edu/~sanstis
9) Deacon（1997）; Fauconnier（1997）
10) Quartz（1999）; Quartz and Sejnowski（1997, in press）
11) Squire and Kandel（1999）
12) ここでの「高次」の意味は、末梢（網膜）からの距離（シナプスの数）が、V1 より遠いというだけの意味である。「高次」をより的確に説明するためには、脳の構造と機能についての知見が進むのを待たねばならないだろう。
13) Turringiano（1999）
14) 体性感覚野の集団コードの総説として Doetsch（2000）がある。

15) 以下の記述は、Paul Churchland の *The Engine of Reason, the Seat of the Soul*（1995, pp.4-45）に基づいている。
16) フェイスネットは、人間に見られる「親近効果」も示す。親近効果とは、たとえばアジア人の集団で育った人はアジア人の顔のほうが白人の顔より容易に区別できるといったことである。
17) Churchland（1979）。Dennett は Brainstorms（1978）で、知とは文章の形で脳内に貯蔵されているというフォーダーの説を批判している。これに対する反論は Fodor（1990）。
18) たとえば、複雑なトーンでも単音として聴こえることがある。脳磁図（MEG）の実験で、Patel and Balaban（2001）は、個人によって聴こえ方が違っても、脳の活動の空間的分布は非常に似通っていて、ただ時間的パターンが異なっていることを示している。
19) ただし前途は明るい。たとえば、MEG、脳波、fMRI のデータの独立成分分析が期待されている。Makeig et al.（1997）を参照。
20) Elizabeth Bates, Virginia Volterra, Mark Johnson などの神経心理学者も同様の結論に達している。根拠となるのは主として小児や成人を対象とした画像研究である。彼らも、新しいパラダイムの提唱にあたっては誹謗をくぐりぬけなければならなかった。哲学者の中の「背教者」として、Wilfrid Sellars（1960s）；Paul Churchland（1979, 2001）；Robert Cumins（1996）；Jared O'Brien and Jonathan Opie（1999）などの名を挙げることができる。
21) Ryle（1954）
22) Fauconnier and Turner（2002）
23) Fauconnier（1997）；Coulson and Matlock（2001）；Coulson（1996）；Fauconnier and Turner（2002）
24) P. M. Churchland（2001）
25) Rosch（1973, 1978）；Lakoff（1987）；Nosofsy and Palmeri（1997）
26) P. M. Churchland（2001）
27) 他にも空間表象にかかわる部位はある。上丘（Groh and Sparks, 1996）、小脳、基底核、赤核、脊髄などである（Jeannerod, 1997; Goodale and Milner, 1995; Gross and Graziano, 1995 などを参照）。
28) Jeannerod（1997）
29) Damasio（1999）；Grush（2000）
30) Pouget and Sejnowski（1997a, 1997b）
31) Andersen, Essick, and Siegel（1985）；Andersen et al.（1990）；Andersen（1995b）；Mazzoni and Andersen（1995）；Wise et al.（1997）
32) Matin, Stevens, and Picoult（1983）参照。Stevens は、球後ブロックという手技により自分の眼筋を麻痺させた。周辺視野（たとえば右側）で光が点滅すると、眼球を右に動かそうとする。しかし、眼筋麻痺のため眼球は動かない。ここに意図と運動の解離が生ずる。

すると、外界全体が突然右に動いたように主観的には感じられる。眼球が右に動いたはずだと「脳は信じている」のに、実際には視界が動かないので、それなら外界も右に動いたはずだと「脳は解釈」するのである。もちろん、眼球も外界も実際には動いてはいない。単に眼球を動かすという意図を持っただけである。これは運動指令からのフィードバックの見事な実例であるといえる。

33) Goodale and Milner（1995）の実験では、視覚的には錯覚により円盤が実際より大きく見えていても、その円盤を手でつかもうとする時の手の開き方は正しい大きさに適合していたことが示されている。

34) 左右の大脳半球のユニットは、それぞれマップを形成している。その一つの軸は網膜に映る水平方向の感度を反映し（垂直方向は考慮されていない）、もう一つの軸は眼球位置を反映している。このマップの反応性には勾配がある。すなわち、右半球には、網膜の左半分と左側の眼球位置に反応する神経細胞が多く、左半球はその逆になっている。頭頂葉には、これと同様に、網膜との対応に勾配があることが示されている。眼球位置との対応における勾配は、脳の多部位にあることは示されているが、頭頂葉にあるか否かは不明である。

35) カントの「知覚の超越論的統一」とは、さまざまな知覚・運動の協調系の統合であることが現在では明らかにされている。それが精妙に組み合わされて空間を表象しているのである。カントを擁護する言い方をすれば、『純粋理性批判』でカントが述べている「直感の形式」は、神経生物学によって証明されたのである。

36) 人工神経ネットワークの計算論的な偉力に関しては、Siegelmann and Sontag（1995）と Bell（1999）を参照。

37) Gentner, Holyoak, and Kokinov（2001）

38) Aloimonos（1993）; Churchland, Ramachandran, and Sejnowski（1994）; Clark（1999）; O'Regan（1992）

8章　学習する脳

1) Sugiura, Patel, and Corriveau（2001）

2) Nieuwenhuys（1985）; Finlay and Darlington（1995）

3) たとえば、選択されるのは何かという問題である。たとえばGilbert et al.（1996）は、「形態野」こそが進化を規定するのであって、遺伝子だけではないと述べている。

4) ヒトの脳の進化に関しては、Finlay and Darlington（1995）; Quartz and Sejnowski（1997）; Finlay, Darlington, and Nicastro（2001）

5) Kolb and Gibb（2001）; Elbert, Heim, and Rockstroh（2001）

6) P. S. Churchland and Sejnowski（1992）
7) Real（1991）
8) Montague and Dayan（1998）
9) Berns, McClure, Pagnoni, and Montague（2001）
10) Fuster（1973, 1995）and Goldman-Rakic（1988）
11) 症例H.M.の詳しい総説としてはCorkin（2002）を参照。Larry Squireも類似の症例をサンディエゴで多数研究している（Squire and Kandel, 1999）。
12) Eichenbaum（1998）; Bunsey and Eichenbaum（1996）
13) Wilson and McNaughten（1994）; Gais et al.（2000）; Stickgold et al.（2000）
14) Gould et al.（1999）
15) Sutton and Barto（1998）

参考文献

1章 序

Basic Introductions

Allman, J.M. 1999. *Evolving Brains*. New York: Scientific American Library.

Bechtel, W., and G. Graham, eds. 1998. *A Companion to Cognitive Science*. Oxford: Blackwells.

Osherson, D., ed. 1990. *Invitation to Cognitive Science*. Vols. 1-3. Cambridge: MIT Press.

Palmer, S.E. 1999. *Vision Science: Photons to Phenomenology*. Cambridge: MIT Press.

Sekuler, R., and R. Blake. 1994. *Perception*. 3rd ed. New York: McGraw Hill.

Wilson, R.A., and F. Keil, eds. 1999. *The MIT Encyclopedia of the Cognitive Sciences*. Cambridge: MIT Press.

Zigmond, M.J., F.E. Bloom, S.C. Landis, J.L. Roberts, L.R. Squire. 1999. *Fundamental Neuroscience*. San Diego: Academic Press.

Additional Selected Readings

Bechtel, W., P. Mandik, J. Mundale, and R.S. Stufflebeam, eds. 2001. *Philosophy and the Neurosciences: A Reader*. Oxford: Oxford University Press.

Bechtel, W., and R.C. Richardson. 1993. *Discovering Complexity*. Princeton: Princeton University Press.

Churchland, P.M. 1988. *Matter and Consciousness*. 2nd ed. Cambridge: MIT Press.

Churchland, P.S. 1986. *Neurophilosophy: Towards a Unified Understanding of the Mind-Brain*. Cambridge: MIT Press.

Crick, F. 1994. *The Astonishing Hypothesis*. New York: Scribners.

Damasio, A.R. 1994. *Descartes' Error*. New York: Grossett/Putnam.

Kandel, E.R., J.H. Schwartz, T.M. Jessell, eds. 2000. *Principles of Neural Science*. 4th ed. New York.; McGraw-Hill.

Moser, P.K., and J.D. Trout, eds. 1995. *Contemporary Materialism: A Reader*. London: Routledge.

History

Brazier, M.A.B. 1984. *A History of Neurophysiology in the 17th and 18th Centuries: From Concept to Experiment*. New York: Raven Press.

Finger, S. 1994. *Origins of Neuroscience: A History of Explorations into Brain Function*. New York: Oxford University Press.

Gross, C.G. 1999. *Brain, Vision, Memory: Tales in the History of Neuroscience*. Cambridge: MIT Press.

Young, R.M. 1970. *Mind, Brain, and Adaptation in the Nineteenth Century*. New York: Oxford University Press.

Journals with Review Articles

Annals of Neurology
Cognition
Current Issues in Biology
Nature Reviews: Neuroscience
Psychological Bulletin
Trends in Cognitive Sciences
Trends in Neurosciences

Websites

BioMedNet Magazine: http://news.bmn.com/magazine
Encyclopedia of Life Sciences: http://www.els.net
The MIT Encyclopedia of the Cognitive Sciences: http://cognet.mit.edu/MITECS
Neuroanatomy: http://thalamus.wustl.edu/course
Science: http://scienceonline.org
The Whole Brain Atlas: http://www.med.harvard.edu/AANLIB/home.html

---

2章　形而上学とは

Bechtel, W., and G. Graham, eds. 1998. "Methodologies of cognitive science." Part 3 of *A Companion to Cognitive Science*, pp. 339-462. Malden, Mass.: Blackwells.

Churchland, P.M. 1988. *Matter and Consciousness*. 2nd ed. Cambridge: MIT Press.

Churchland, P.S. 1986. *Neurophilosophy: Towards a Unified Understanding of the Mind-Brain*. Cambridge: MIT Press.

Hacking, I. 2001. *An Introduction to Probability and Inductive Logic*. Cambridge: Cambridge University Press.

Rennie, J. 1999. *Revolutions in Science*. New York: Scientific American.

Skyrms, B. 1966. *Choice and Chance: An introduction to Inductive Logic*. Belmont, Calif.: Dickenson.

Williams, G.C. 1996. *Plan and Purpose in Nature*. London: Weidenfeld and Nicolson.
Wilson, E.O. 1998. *Consilience*. New York: Knopf.

Websites
BioMedNet Magazine: http://news.bmn.com/magazine
Encyclopedia of Life Sciences: http://www.els.net
The MIT Encyclopedia of the Cognitive Sciences: http://cognet.mit.edu/MITECS

3章　自分とは何か

Damasio, A.R. 1999. *The Feeling of What Happens*. New York: Grossett/Putnam.
Dennett, D.C. 1992. The self as a center of narrative gravity. In F. Kessel, P. Cole, and D. Johnson, eds., *Self and Consciousness: Multiple Perspectives*, pp. 103-115. Hillsdale, N.J.: Lawrence Erlbaum & Associates.
Flanagan, O. 1996. *Self Expressions: Mind, Morals, and the Meaning of Life*. New York: Oxford University Press.
Gopnik, A., A.N. Meltzoff, and P.K. Kuhl. 1999. *The Scientist in the Crib*. New York:Morrow.
Hobson, J. A. 2001. *The Dream Drugstore: Chemically Altered States of Consciousness*. Cambridge: MIT Press.
Jeannerod, M. 1997. *The Congnitive Neuroscience of Action*. Oxford: Blackwells.
Kosslyn, S.M., G. Granis, and W.L. Thompson. 2001. Neural foundations of imagery. *Nature Reviews: Neuroscience* 2: 635-642.
Le Doux, J. 1996. *The Emotional Brain*. New York: Simon and Schuster.
Panksepp, J. 1998. *Affective Neuroscience*. New York: Oxford University Press.
Rizzolatti, G., L. Fogassi, and V. Gallese. 2001. Neurophysiological mechanisms underlying the understanding and imitation of action. *Nature Reviews: Neuroscience* 2: 661-670.
Schacter, D.L. 1996. *Searching for Memory: The Brain, the Mind, and the Past*. New York: Basic Books.
Schore, A.N. 1994. *Affect Regulation and the Origin of the Self*. Hillsdale, N.J.: Lawrence Erlbaum & Associates.
Tomassello, M. 2000. *The Cultures and Origins of Human Cognition*. Cambridge: Harvard University Press.

Websites
BioMedNet Magazine: http://news.bmn.com/magazine
Comparative Mammalian Brain Collections: http://brainmuseum.org
Encyclopedia of Life Sciences: http://www.els.net

Living Links: http://www.emory.edu/living_links
The MIT Encyclopedia of the Cognitive Sciences: http://cognet.mit.edu/MITECS
Neurosciences on the Internet: http://neuroguide.com

4章　意識

Churchland, P.M. 1988. *Matter and Consciousness*. 2nd ed. Cambridge: MIT Press.
Churchland, P.M. 1995. *The Engine of Reason, The Seat of the Soul*. Cambridge: MIT Press.
Crick, F., and C. Koch. 2000. The unconscious homunculus. In T. Metzinger, ed., *Neural Correlates of Consciousness*, pp. 103-110. Cambridge: MIT Press.
Damasio, A.R. 1999. *The Feeling of What Happens*. New York: Harcourt Brace.
Dennett, D.C. 1991. *Consciousness Explained*. Boston: Little Brown.
Hobson, J.A. 1999. *Consciousness*. New York: Scientific American Library.
Llinás, R. 2001. *I of the Vortex*. Cambridge: MIT Press.
Metzinger, T. 2003. *Being No One: The Self-Model Theory of Subjectivity*. Cambridge: MIT Press.
Palmer, S.E. 1999. *Vision Science: Photons to Phenomenology*. Cambridge: MIT Press. See especially chapter 13.
Parvizi, J., and A.R. Damasio. 2001. Consciousness and the brainstem. *Cognition* 79: 135-159.
Walsh, V., and A. Cowey. 2000. Transcranial magnetic stimulation and cognitive neuroscience. *Nature Reviews: Neuroscience* 1: 73-80.

Websites
BioMedNet Magazine: http://news.bmn.com/magazine
Comparative Mammalian Brain Collections: http://brainmuseum.org
Encyclopedia of Life Sciences: http://www.els.net
Higher Order Visual Areas: http://www. med.uwo.ca/physiology/courses/sensesweb/L3HigherVisual/13v23.swf
The MIT Encyclopedia of the Cognitive Sciences: http://cognet.mit.edu/MITECS

5章　自由意志

Aristotle. 1955. *The Nichomachean Ethics*. Trans. by J.A.K. Thompson. Harmondsworth: Penguin Books.
Bechara, A., A.R. Damasio, H. Damasio, and S.W. Anderson. 1994. Insensitivity

参考文献

to future consequences following damage to human prefrontal cortex. *Cognition* 50: 7-15.
Campbell, C.A. 1957. Has the self ifree willi? In his *On Selfhood and Godhood*, 158-179. London: Allen and Unwin.
Churchland, P.M. 1995. *The Engine of Reason, the Seat of the Soul*. Cambridge: MIT Press.
Cooper, J.R., F.E. Bloom, and R.H. Roth. 1996. *The Biochemical Basis of Neuropharmacology*. 7th ed. Oxford: Oxford University Press.
Damasio, A.R. 1994. *Descartes' Error*. New York: Grossett/Putnam.
Damasio, A.R. 1999. *The Feeling of What Happens*. New York: Harcourt Brace.
Dennett, D.C. 1984. *Elbow Room: The Varieties of Free Will Worth Wanting*. Cambridge: MIT Press.
Le Doux, J. 1996. *The Emotional Brain*. New York: Simon and Schuster.
Walter, H. 2000. *Neurophilosophy of Free Will: From Libertarian Illusions to a Concept of Natural Autonomy*. Cambridge: MIT Press.
Wegner, D.M. 2002. *The Illusion of Conscious Will*. Cambridge: MIT Press.

Websites
BioMedNet Magazine: http://news.bmn.com/magazine
Encyclopedia of Life Sciences: http://www.els.net
The MIT Encyclopedia of the Cognitive Sciences: http://cognet.mit.edu/MITECS

6章 認識論とは

De Waal, F. 1996. *Good Natured*. Cambridge: Harvard University Press.
Gibson, R. 1982. *The Philosophy of W. V. Quine*. Tampa: University Presses of Florida.
Glymour, C. 1997. *Thinking Things Through*. Cambridge: MIT Press.
Glymour, C. 2001. *The Mindís Arrows: Bayes Nets and Graphical Causal Models in Psychology*. Cambridge: MIT Press.
Medawar, P. 1984. *The Limits of Science*. Oxford: Oxford University Press.
Panksepp, J., and J.B. Panksepp. 2000. The seven sins of evolutionary psychology. *Evolution and Congnition* 6: 108-131.
Panksepp, J., and J.B. Panksepp. 2001. A synopsis of "The seven sins of evolutionary psychology." *Evolution and Congnition* 7: 2-5.
Quine, W.V.O. 1960. *Word and Object*. Cambridge: MIT Press.
Quine, W.V.O. 1969. *Epistemology naturalized. In his Ontological Relativity and Other Essays*. New York: Columbia University Press.

Websites
BioMedNet Magazine: http://news.bmn.com/magazine

A Brief Introduction to the Brain: http://ifcsun1.ifisiol.unam.mx/brain/
Encyclopedia of Life Sciences: http://www.els.net
The MIT Encyclopedia of the Cognitive Sciences: http://cognet.mit.edu/MITECS

7章　表象する脳

Abbott, L., and T.J. Sejnowski, eds. 1999. *Neural Codes and Distributed Representations*. Cambridge: MIT Press.

Bechtel, W., P. Mandik, J. Mundale, and R.S. Stufflebeam, eds. 2001. *Philosophy and the Neurosciences: A Reader*. Oxford: Oxford University Press.

Bechtel, W., and A. Abrahamsen. 1991. *Connectionism and the Mind*. Oxford: Blackwells. See especially chapter 2.

Churchland, P.M. 1995. *The Engine of Reason, the Seat of the Soul*. Cambridge: MIT Press.

Clark, A. 1993. *Being There*. Cambridge: MIT Press.

Fauconnier, G. 1997. *Mappings in Thought and Language*. Cambridge: Cambridge University Press.

Gärdenfors, P. 2000. *Conceptual Spaces: The Geometry of Thought*. Cambridge: MIT Press.

Geutner, D., K.J. Holyoak, and B.N. Kokinov. 2001. *The Analogical Mind*. Cambridge: MIT Press.

Hutchins, E. 1995. *Cognition in the Wild*. Cambridge: MIT Press.

Katz, P., ed. 1999. *Beyond Neurotransmission*. Oxford: Oxford University Press.

Lakoff, G. 1987. *Women, Fire, and Dangerous Things*. Chicago: University of Chicago Press.

Pouget, A., and T.J. Sejnowski. 1997. Spatial transformations in the parietal cortex using basis functions. *Journal of Cognitive Neuroscience* 9(2): 222-237.

Websites

BioMedNet Magazine: http://news.bmn.com/magazine
A Brief Introduction to the Brain: http://ifcsun1.ifisiol.unam.mx/brain/
Computational Neuroscience Lab: http://www.cnl.salk.edu
Encyclopedia of Life Sciences: http://www.els.net
Living Links: http://www.emory.edu/living_links
The MIT Encyclopedia of the Cognitive Sciences: http://cognet.mit.edu/MITECS
Science: http://www.scienceonline.org.
The Whole Brain Atlas: http://www.med.harvard.edu/AANLIB/home.html

8章　学習する脳

Arthur, W. 1997. *The Origin of Animal Body Plans: A Study in Evolutionary Developmental Biology*. New York: Cambridge University Press.

Clark, A. 1997. *Being There: Putting Brain, Body, and World Together Again*. Cambridge: MIT Press.

Cowan, W.M., T.C. S͏dhof, and C.F. Stevens. 2000. *Synapses*. Baltimore: Johns Hopkins University Press.

Fuster, J.M. 1995. *Memory in the Cerebral Cortex*. Cambridge: MIT Press.

Gerhadt, J., and M. Kirschner. 1997. *Cells, Embryos, and Evolution*. Oxford: Blackwells.

Grafman, J., and Y. Christen, eds. 1999. *Neuronal Plasticity: Building a Bridge from the Laboratory to the Clinic*. Berlin: Springer.

Heyes, C., and L. Huber, eds. 2000. *The Evolution of Cognition*. Cambridge: MIT Press.

Jeannerod, M. 1997. *The Cognitive Neuroscience of Action*. Oxford: Blackwells.

Johnson, M.H. 1997. *Developmental Cognitive Neuroscience: An Introduction*. Malden: Blackwells.

Lawrence, P.A. 1992. *The Making of a Fly: The Genetics of Animal Design*. Cambridge, Mass.: Blackwells Science.

Le Doux, J. 2002. *Synaptic Self*. New York: Viking.

Nelson, C.A., and M. Luciana, eds. 2001. *Handbood of Development Cognitive Neuroscience*. Cambridge: MIT Press.

Prince, D.J., and D.J. Willshaw. 2000. *Mechanisms of Cortical Development*. Oxford: Oxford University Press.

Quartz, S.R. 2001. Toward a developmental evolutionary psychology: genes, development and the evolution of the human cognitive architecture. In F. Rauscher and S.J. Scher, eds., *Evolutionary Psychology: Alternative Approaches*.

Schacter, D.L. 1996. *Searching for Memory: The Brain, the Mind, and the Past*. New York: Basic Books.

Squire, L.R., and E.R. Kandel. 1999. *Memory: From Mind to Molecules*. New York: Scientific American Library.

Sutton, R.S., and A.G. Barto. 1998. *Reinforcement Learning: An Introduction*. Cambridge: MIT Press.

Websites

BioMedNet Magazine: http://news.bmn.com/magazine
A Brief Introduction to the Brain: http://ifcsun1.ifisiol.unam.mx/brain/
Comparative Mammalian Brain Collections: http://brainmuseum.org Encyclopedia of Life Sciences: http://www.els.net
The MIT Encyclopedia of the Cognitive Sciences: http://cognet.mit.edu/MITECS

関連文献

Abbott, L., and T. J. Sejnowski, eds. 1999. *Neural Codes and Distributed Representations*. Cambridge: MIT Press.

Albright, C. R., and J. B. Ashbrook. 2001. *Where God Lives in the Human Brain*. Naperville, Ill.: Sourcebook.

Allen, R., and A. S. Reber. 1998. Unconscious intelligence. In W. Bechtel and G. Graham, eds., *A Companion to Cognitive Science*, pp. 314–323. Oxford: Blackwell.

Allman, J. M. 1999. *Evolving Brains*. New York: Scientific American Library.

Aloimonos, Y. 1993. *Active Perception*. Hillsdale, N.J.: Lawrence Erlbaum & Associates.

Anagnostopoulos, G. 1994. *Aristotle on the Goals and Exactness of Ethics*. Berkeley: University of California Press.

Andersen R. 1995a. Encoding of intention and spatial location in the posterior parietal cortex. *Cerebral Cortex* 5: 457–469.

Andersen, R. 1995b. Coordinate transformations and motor planning in posterior parietal cortex. In M. Gazzaniga, ed., *The Cognitive Neurosciences*, pp. 519–532. Cambridge: MIT Press.

Andersen, R., C. Asanuma, G. Essick, and R. Siegel. 1990. Corticocortical connections of anatomically and physiologically defined subdivisions within the inferior parietal lobule. *Journal of Comparative Neurology* 296: 65–113.

Andersen, R., G. Essick, and R. Siegel. 1985. Encoding of spatial location by posterior parietal neurons. *Science* 230: 456–458.

Anderson, S. W., A. Bechara, H. Damasio, D. Tranel, and A. R. Damasio. 1999. Impairment of social and moral behavior related to early damage in human prefrontal cortex. *Nature Neuroscience* 2: 1032–1037.

Aristotle. 1955. *The Nichomachean Ethics.* Translated by J. A. K. Thompson. Harmondsworth: Penguin Books.

Aristotle. 1941. *Physica.* In *The Basic Works of Aristotle*, edited by R. McKeon. New York: Random House.

Armstrong, D. 1981. *The Nature of the Mind.* Ithaca: Cornell University Press.

Arthur, W. 1997. *The Origin of Animal Body Plans: A Study in Evolutionary Developmental Biology.* New York: Cambridge University Press.

Austin, J. H. 1998. *Zen and the Brain.* Cambridge: MIT Press.

Baars, B. J. 1989. *A Cognitive Theory of Consciousness.* Cambridge: Cambridge University Press.

Baars, B. J. 2002. The conscious access hypothesis: origins and recent evidence. *Trends in Cognitive Sciences* 6: 47–52.

Bachevalier, J. 2001. Neural basis of memory development: insight from neuropsychological studies in primates. In C. A. Nelson and M. Luciana, eds., *The Handbook of Developmental Cognitive Neuroscience.* Cambridge: MIT Press.

Ballantine, H. T., Jr., A. J. Bouckoms, and E. K. Thomas. 1987. Treatment of psychiatric illness by stereotactic cingulotomy. *Biological Psychiatry* 22: 807–819.

Bar, M., and I. Biederman. 1999. Localizing the cortical region mediating visual awareness of object identity. *Proceedings of the National Academy of Sciences, USA* 96: 1790–1793.

Barondes, S. H. 1993. *Molecules and Mental Illness.* New York: Scientific American Library.

Barrett, D. B., G. T. Kurian, and T. M. Johnson 2001. *World Christian Encyclopedia: A Comparative Survey of Churches and Religions in the Modern World.* 2nd ed. Oxford: Oxford University Press.

Bartoshuck, L. M., and G. K. Beauchamp. 1994. Chemical senses. *Annual Review of Psychology* 45: 419–449.

Bates, E. 1990. Language about me and you: pronominal reference and the emerging concept of self. In D. Cicchetti and M. Beeghly, eds., *The Self in Transition*, pp. 165–182. Chicago: University of Chicago Press.

Bates, E., I. Bretherton, and L. Snyder. 1988. *From First Words to Grammar: Individual Differences and Dissociable Mechanisms.* New York: Cambridge University Press.

Bauman, M. L., and T. L. Kemper. 1995. Neuroanatomical observations of the brain in autism. In J. Panksepp, ed., *Advances in Biological Psychiatry,* pp. 1–26. New York: JAI Press.

関連文献

Beauregard, M., J. Lévesque, and P. Bourgouin. 2001. Neural correlates of conscious self-regulation of emotion. *Journal of Neuroscience* 21: 1–6.

Bechara, A., A. R. Damasio, H. Damasio, and S. W. Anderson. 1994. Insensitivity to future consequences following damage to human prefrontal cortex. *Cognition* 50: 7–15.

Bechara, A., H. Damasio, D. Tranel, and A. R. Damasio. 1997. Deciding advantageously before knowing the advantageous strategy. *Science* 275: 1293–1294.

Bechtel, W. 2001. Representations: from neural systems to cognitive systems. In W. Bechtel et al., eds., *Philosophy and the Neurosciences*. Oxford: Blackwells.

Bechtel, W., and G. Graham, eds. 1998. *A companion to cognitive science*. Malden, Mass.: Blackwells.

Bechtel, W., P. Mandik, J. Mundale, and R. S. Stufflebeam, eds. 2001. *Philosophy and the Neurosciences: A Reader*. Oxford: Oxford University Press.

Bechtel, W., and R. C. Richardson. 1993. *Discovering Complexity*. Princeton: Princeton University Press.

Beer, R. D. 2000. Dynamical approaches to cognitive science. *Trends in Cognitive Sciences* 4: 91–99.

Beer, R. D. In press. The dynamics of active categorical perception in an evolved model agent. *Behavioral and Brain Sciences*.

Bell, A. 1999. Levels and loops: the future of artificial intelligence and neuroscience. *Philosophical Transactions of the Royal Society of London*, B 354: 2013–2020.

Bermúdez, J. L., A. Marcel, and N. Eilan, eds. 1995. *The Body and the Self*. Cambridge: MIT Press.

Berns, G. S., S. M. McClure, G. Pagnoni, and P. R. Montague. 2001. Predictability modulates human brain response to reward. *Journal of Neuroscience* 21: 2793–2798.

Black, I. 2000. *The Dying of Enoch Wallace: Life, Death and the Changing Brain*. New York: McGraw-Hill.

Blake, R. and N. K. Logothetis. 2002. Visual competition. *Nature Reviews* 3: 13–23.

Blakemore, S.-J., and J. Decety. 2001. From the perception of action to the understanding of intention. *Nature Reviews:Neuroscience* 2: 561–567.

Bogen, J. 1985. Split-brain syndromes. In J. A. M. Frederiks, ed., *Handbook of Clinical Neurology*. Vol. 1 (45): *Clinical Neuropsychology*, pp. 99–105. London: Elsevier.

Bogen, J. 1995. On the neurophysiology of consciousness. I: An overview. *Consciousness and Cognition* 4: 52–62.

Bogen, J., and P. J. Vogel. 1965. Cerebral commissurotomy in man. *Bulletin of the Los Angeles Neurological Society* 27: 169–172.

Bornstein, R. F. 1992. Subliminal mere exposure effects. In R. F. Bornstein and T. S. Pittman, eds., *Perception without Awareness: Cognitive, Clinical, and Social Perspectives*, pp. 191–210. New York: Guilford.

Bourgeois, J.-P. 2001. Synaptogenesis in the neocortex of the newborn: the ultimate frontier of individuation? In C. A. Nelson and M. Luciana, eds., *Handbook of Developmental Cognitive Neuroscience*. Cambridge: MIT Press.

Bowdle, T. A., A. Horita, and E. D. Kharasch, eds. 1994. *The Pharmacologic Basis of Anesthesiology*. New York: Churchill Livingstone.

Boyer, Pascal. 2001. *Religion Explained*. New York: Basic Books.

Brazier, M. A. B. 1984. *A History of Neurophysiology in the 17th and 18th Centuries: From Concept to Experiment*. New York: Raven Press.

Brecht, B. 1939. *Galileo*. Edited by E. Bentley. Translated by C. Laughton. New York: Grove Press, 1966.

Brothers, L. 1997. *Friday's Footprint: How Society Shapes the Human Mind*. New York: Oxford University Press.

Brown, T. H., A. H. Ganong, E. W. Kariss, and C. L. Keenan. 1990. Hebbian synapses: biophysical mechanisms and algorithms. *Annual Review of Neuroscience* 13: 475–511.

Bruce, C., R. Desimone, and C. G. Gross. 1981. Visual properties of neurons in a polysensory area in superior temporal sulcus of the macaque. *Journal of Neurophysiology* 46: 369–384.

Bullock, T. H., R. Orkand, and A. Grinnell. 1977. *Introduction to Nervous Systems*. San Francisco: Freeman.

Bunsey, M., and H. Eichenbaum. 1996. Conservation of hippocampal memory function in rats and humans. *Nature* 379: 255–257.

Butterworth, G. 1995. An ecological perspective on the origins of self. In J. L. Bermúdez, A. Marcel, and N. Eilan, eds., *The Body and the Self*. Cambridge: MIT Press.

Call, J. 2001. Chimpanzee social cognition. *Trends in Cognitive Science* 5: 388–393.

Callender, C. 2001. *Introducing Time*. Crow's Nest, New South Wales, Australia: Allen and Unwin.

Callender, C., and N. Huggett, eds. 2001. *Physics Meets Philosophy at the Planck Scale: Contemporary Theories in Quantum Gravity*. Cambridge: Cambridge University Press.

関連文献

Campbell, C. A. 1957. Has the self "free will"? In his *On Selfhood and Godhood*, pp. 158–179. London: Allen and Unwin. New Jersey: Humanities Press.

Campbell, N. A. 1996. *Biology*. 4th ed. Menlo Park, Calif.: Benjamin/Cummings Publishing Co.

Campbell, R., and B. Hunter, eds. 2000. *Moral Epistemology Naturalized*. Calgary, Canada: University of Calgary Press.

Canup, R. M., and K. Righter, eds. 2000. *Origin of the Earth and the Moon*. Tuscon: University of Arizona Press.

Carey, S. 2001. Bridging the gap between cognition and developmental neuroscience: the example of number representation. In C. A. Nelson and M. Luciana, eds., *The Handbook of Developmental Cognitive Neuroscience*. Cambridge: MIT Press.

Casebeer, William. 2001. Natural ethical facts: evolution, connectionism, and moral cognition. Ph.D. dissertation, University of California at San Diego.

Chalmers, D. J. 1996. *The Conscious Mind: In Search of a Fundamental Theory*. New York: Oxford University Press.

Cheng, P. 1999. Causal reasoning. In R. A. Wilson and F. C. Keil, eds., *The MIT Encyclopedia of Cognitive Sciences*, pp. 106–107. Cambridge: MIT Press.

Chomsky, N. 1966. *Cartesian Linguistics*. New York: Harper & Row.

Churchland, P. M. 1979. *Scientific Realism and the Plasticity of Mind*. Cambridge: Cambridge University Press.

Churchland, P. M. 1987. How parapsychology could become a science. *Inquiry* 30: 227–239. Reprinted in P. M. Churchland and P. S. Churchland 1998.

Churchland, P. M. 1988. *Matter and Consciousness*. 2nd ed. Cambridge: MIT Press.

Churchland, P. M. 1993. Evaluating our self-conception. *Mind and Language* 8: 211–222.

Churchland, P. M. 1995. *The Engine of Reason, the Seat of the Soul*. Cambridge: MIT Press.

Churchland, P. M. 1996a. The rediscovery of light. *Journal of Philosophy* 93: 211–228.

Churchland, P. M. 1996b. Folk psychology. In S. Guttenplan, ed., *Companion to the Mind*. Oxford: Blackwells.

Churchland, P. M. 2001. Neurosemantics: on the mapping of minds and the portrayal of world. In K. E. White, ed., *The Emergence of the Mind: Proceedings of the International Symposium*, pp. 117–147. Milan: Montedison and Fondazione Carlo Erba.

Churchland, P. M. 2002. Catching consciousness in a neural net. In A. Brook and D. Ross, eds., *Dennett's Legacy*, pp. 64–82. Cambridge: Cambridge University Press.

Churchland, P. M. In press. Outer space and inner space: the new epistemology. *Proceedings and Addresses of the American Philosophical Association*.

Churchland, P. M., and P. S. Churchland. 1990. Could a machine think? Recent arguments and new prospect. *Scientific American* 262 (1): 32–37. Reprinted in H. Geirsson and M. Losonsky, eds., *Readings in Language and Mind*, pp. 273–281. Cambridge, Mass.: Blackwells, 1996.

Churchland, P. M., and P. S. Churchland. 1991. Intertheoretic reduction: a neuroscientist's field guide. *Seminars in the Neurosciences* 2: 249–256.

Churchland, P. M., and P. S. Churchland. 1997. Recent work on consciousness: philosophical, theoretical, and empirical. *Seminars in Neurology* 17: 101–108. Reprinted in P. M. Churchland and P. S. Churchland 1998.

Churchland, P. M., and P. S. Churchland. 1998. *On the Contrary*. Cambridge: MIT Press.

Churchland, P. M., and P. S. Churchland. 2000. Foreword. In John von Neumann, *The Computer and the Brain*, 2nd ed. New Haven: Yale University Press.

Churchland, P. S. 1983. Consciousness: the transmutation of a concept. *Pacific Philosophical Quarterly* 64: 80–95.

Churchland, P. S. 1986. *Neurophilosophy: Towards a Unified Understanding of the Mind-Brain*. Cambridge: MIT Press.

Churchland, P. S. 1996a. Toward a neurobiology of the mind. In R. R. Llinás and P. S. Churchland, eds., *The Mind-Brain Continuum*, pp. 281–303. Cambridge: MIT Press.

Churchland, P. S. 1996b. Feeling reasons. In A. R. Damasio, H. Damasio, and Y. Christen, eds., *Decision-Making and the Brain*, pp. 181–199. Berlin: Springer-Verlag.

Churchland, P. S. 1996c. The hornswoggle problem. *Journal of Consciousness Studies* 3 (5–6): 402–408.

Churchland, P. S. 1997. Can neurobiology teach us anything about consciousness? In N. Block, O. Flanagan, and G. Güzeldere, eds., *The Nature of Consciousness: Philosophical Debates*, pp. 127–140. Cambridge: MIT Press.

Churchland, P. S. 1998. What should we expect from a theory of consciousness? In H. H. Jasper, L. Descarries, V. F. Castellucci, and S. Rossignol, eds., *Consciousness: At the Frontiers of Neuroscience*. Philadelphia: Lippincott-Raven.

Churchland, P. S. 2002. Self-representation in nervous systems. *Science* 296: 308–310.

Churchland, P. S., V. S. Ramachandran, and T. J. Sejnowski. 1994. A critique of pure vision. In C. Koch and J. L. Davis, eds., *Large-Scale Neuronal Theories of the Brain*, pp. 23–60. Cambridge: MIT Press.

Churchland, P. S., and T. J. Sejnowski. 1988. Perspectives in cognitive neuroscience. *Science* 242: 741–745.

Churchland, P. S., and T. J. Sejnowski. 1992. *The Computational Brain*. Cambridge: MIT Press.

Clark, A. 1993. *Being There: Putting Brain, Body, and World Together Again*. Cambridge: MIT Press.

Clark, A. 1999. An embodied cognitive science? *Trends in Cognitive Sciences* 3: 345–350.

Cooper, J. R., F. E. Bloom, and R. H. Roth. 1996. *The Biochemical Basis of Neuropharmacology*. 7th ed. Oxford: Oxford University Press.

Corballis, M. 1988. Review of *Neurophilosophy* by P. S. Churchland. *Biology and Philosophy* 3: 393–402.

Corkin, S. 2002. What's new with the amnesic patient H.M.? *Nature Reviews: Neuroscience* 3: 153–160.

Coulson, S. 1996. The Menendez Brothers Virus: Analogical Mapping in Blended Spaces. In Adele Goldberg, ed., *Conceptual Structure, Discourse, and Language*, pp. 67–81. Palo Alto, Calif.: CSLI.

Coulson, S., and T. Matlock. 2001. Metaphor and the space structuring model. *Metaphor and Symbol* 16: 295–316.

Crick, F. 1994. *The Astonishing Hypothesis*. New York: Scribners.

Crick, F., and C. Koch. 1998. Consciousness and neuroscience. *Cerebral Cortex* 8: 97–107. Reprinted in Bechtel, Mandik, Mundale, and Stufflebeam 2001.

Crick, F., and C. Koch. 2000. The unconscious homunculus. In T. Metzinger, ed., *Neural Correlates of Consciousness*, pp. 103–110. Cambridge: MIT Press.

Crick, F., and C. Koch. In press. What Are the Neural Correlates of Consciousness? In J. L. van Hemmen and T. J. Sejnowski, eds., *Problems in Systems Neuroscience*. Oxford: Oxford University Press.

Critchley, M. 1979. *The Divine Banquet of the Brain*. New York: Raven.

Crowther, J. G. 1969. *A Short History of Science*. London: Methuen.

Cummins, R. 1996. *Representation, Targets, and Attitudes*. Cambridge: MIT Press.

Cytowic, R. E. 1996. *The neurological side of neuropsychology*. Cambridge: MIT Press.

Damasio, A. R. 1994. *Descartes' Error*. New York: Grossett/Putnam.

Damasio, A. R. 1999. *The Feeling of What Happens*. New York: Harcourt Brace.

Damasio, A. R. In press. *Looking for Spinoza: Joy, Sorrow, and the Human Brain*. New York: Harcourt.

Damasio, A. R., D. Tranel, and H. Damasio. 1991. Somatic markers and the guidance of behavior. In H. Levin, H. Eisenberg, and A. Benton, eds., *Frontal Lobe Function and Dysfunction*. New York: Oxford University Press.

Damasio, A. R., and G. Van Hoesen. 1983. Emotional disturbances associated with focal lesions of the limbic frontal lobe. In K. Heilman and P. Satz, eds., *Neuropsychology of Human Emotion*, pp. 268–299. New York: Guilford.

Darwin, C. 1859. *The Origin of Species*. Cambridge: Harvard University Press, 1964.

Davies, P. C. W. 1992. *The Mind of God: The Scientific Basis for a Rational World*. New York: Simon and Schuster.

Dawkins, R. 1985. *The Blind Watchmaker*. New York: Norton.

Dayan, P., and L. F. Abbott. 2001. *Theoretical Neuroscience: Computational and Mathematical Modeling of Neural Systems*. Cambridge: MIT Press.

Deacon, T. W. 1997. *The Symbolic Species: The Co-evolution of Language and the Brain*. New York: Norton.

Dehaene, S., and L. Naccache. 2001. Towards a cognitive neuroscience of consciousness: basic evidence and a workspace framework. *Cognition* 79: 1–37.

Dehaene, S., L. Naccache, L. Cohen, D. L. Bihan, J.-F. Mangin, J.-B. Poline, and D. Riviere. 2001. Cerebral mechanisms of word masking and unconscious repetition priming. *Nature Neuroscience* 4: 752–758.

Dennett, D. C. 1978. *Brainstorms: Philosophical Essays on Mind and Psychology*. Cambridge: MIT Press.

Dennett, D. C. 1984. *Elbow Room: The Varieties of Free Will Worth Wanting*. Cambridge: MIT Press.

Dennett, D. C. 1991. *Consciousness Explained*. Boston: Little Brown.

Dennett, D. C. 1992. The self as a center of narrative gravity. In F. Kessel, P. Cole, and D. Johnson, eds., *Self and Consciousness: Multiple Perspectives*, pp. 103–115. Hillsdale, N.J.: Lawrence Erlbaum & Associates.

Dennett, D. C. 1996. *Kinds of Minds: Towards an Understanding of Consciousness*. New York: Basic Books.

Dennett, D. C. 1998. *Brainchildren: Essays on Designing Minds*. Cambridge: MIT Press.

Dennett, D. C. 2001a. The Zombic Hunch: Extinction of an Intuition? In A. O'Hear, ed., *Philosophy at the New Millennium*, Royal Institute of Philosophy, suppl. 48, pp. 27–43. Cambridge: Cambridge University Press.

Dennett, D. C. 2001b. Are we explaining consciousness yet? *Cognition* 79: 221–237.

関連文献

Descartes, R. 1637. *Discourse on Method*. In *The Philosophical Works of Descartes*, 2 vols., translated by E. S. Haldane and G. T. R. Ross. Cambridge: Cambridge University Press, 1911–1912.

De Sousa, R. 1990. *The Rationality of Emotion*. Cambridge: MIT Press.

Detlefsen, M. 1999. Gödel's incompleteness theorem. In R. Audi, ed., *The Cambridge Dictionary of Philosophy*, 2nd ed. Cambridge: Cambridge University Press.

De Waal, F. 1996. *Good Natured*. Cambridge: Harvard University Press.

De Waal, F. 2001. Pointing primates: sharing knowledge—without language. *Chronicle of Higher Education*, January 19, 2001, B7–9.

Doetsch, G. S. 2000. Patterns in the brain: neuronal population coding in the somatosensory system. *Physiology and Behavior* 69: 187–201.

Donald, M. 2001. *A mind so rare: the evolution of human consciousness*. New York: Norton.

Duclaux, R., and D. R. Kensahlo. 1980. Response characteristics of cutaneous warm fibres in the monkey. *Journal of Neurophysiology* 43: 1–15.

Eccles, J. C. 1953. *The Neurophysiological Basis of Mind*. New York: Oxford University Press.

Eccles, J. C. 1994. *How the Self Controls Its Brain*. Berlin: Springer-Verlag.

Edelman, G. M., and G. Tononi. 2000. Reentry and the dynamic core: neural correlates of conscious experience. In T. Metzinger, ed., *Neural Correlates of Consciousness*, pp. 139–151. Cambridge: MIT Press.

Edelman, S. 2002. Constraining the neural representation of the visual world. *Trends in Cognitive Sciences* 6: 125–131.

Ehrenreich, B. 1997. *Blood Rites: Origins and History of the Passions of War*. New York: Henry Holt and Co.

Eichenbaum, H. 1996. Is the rodent hippocampus just for "place"? *Current Opinion in Neurobiology* 6: 187–195.

Eichenbaum, H. 1998. Is the rodent hippocampus just for "place"? In L. R. Squire and S. M. Kosslyn, eds., *Findings and Current Opinion in Cognitive Science*, pp. 105–113. Cambridge: MIT Press.

Eichenbaum, H., and N. Cohen. 2001. *From Conditioning to Conscious Recollection*. New York: Oxford University Press.

Elbert, T., S. Heim, and B. Rockstroh. 2001. Neural plasticity and development. In C. A. Nelson and M. Luciana, eds., *The Handbook of Developmental Cognitive Neuroscience*, pp. 191–202. Cambridge: MIT Press.

ブレインワイズ

Elman, J. L. 1995. Language as a dynamical system. In R. Port, and T. Van Gelder, eds., *Mind as Motion: Explorations in the Dynamics of Cognition*, pp. 195–226. Cambridge: MIT Press.

Elman, J., E. Bates, M. Johnson, A. Karmiloff-Smith, D. Parisi, and K. Plunkett. 1996. *Rethinking Innateness: A Connectionist Perspective on Development.* Cambridge: MIT Press.

Farber, I. 2000. Domain integration: a theory of progress in the life sciences. Doctoral dissertation, University of California at San Diego. http://reductio.com/ilya/.

Farber, I., and P. S. Churchland. 1994. Consciousness and the neurosciences: philosophical and theoretical issues. In M. Gazzaniga, ed., *The Cognitive Neurosciences*, pp. 1295–1306. Cambridge: MIT Press.

Farber, I., W. Peterman, and P. S. Churchland. 2001. The view from here: the non-symbolic structure of spatial representation. In J. Branquinho, ed., *The Future of Cognitive Science*, pp. 55–76. Oxford: Oxford University Press.

Fauconnier, G. 1997. *Mappings in Thought and Language.* Cambridge: Cambridge University Press.

Fauconnier, G., and M. Turner. 2002. *The Way We Think: Conceptual Blending and the Mind's Hidden Complexities.* New York: Basic Books.

Ffytche, D. H., R. J. Howard, M. J. Brammer, A. David, P. Woodruff, and S. Williams. 1998. The anatomy of conscious vision: an MRI study of visual hallucinations. *Nature Neuroscience* 1: 738–742.

Finger, S. 1994. *Origins of Neuroscience: A History of Explorations into Brain Function.* New York: Oxford University Press.

Finlay, B. L., and R. B. Darlington. 1995. Linked regularities in the development and evolution of mammalian brains. *Science* 286: 1578–1584.

Finlay, B. L., R. B. Darlington, and N. Nicastro. 2001. Developmental structure in brain evolution. *Behavioral and Brain Sciences* 24 (2): 263–278, 298–304.

Fiset, P., T. Paus, T. Daloze, G. Plourde, P. Meuret, V. Bonhomme, N. Hajj-Ali, S. B. Blackman, and A. C. Evans. 1999. Brain mechanisms of propofol-induced loss of consciousness in humans: a positron emission tomographic study. *Journal of Neuroscience* 19: 5506–5513.

Flanagan, O. 1992. *Consciousness Reconsidered.* Cambridge: MIT Press.

Flanagan, O. 1996. *Self Expressions: Mind, Morals, and the Meaning of Life.* New York: Oxford University Press.

Fodor, J. A. 1974. Special sciences, or the disunity of science as a working hypothesis. *Synthese* 28: 97–115.

Fodor, J. A. 1975. *The Language of Thought*. New York: Crowell.

Fodor, J. A. 1983. *The Modularity of Mind*. Cambridge: MIT Press.

Fodor, J. A. 1987. *Psychosemantics*. Cambridge: MIT Press.

Fodor, J. A. 1990. *A Theory of Content*. Cambridge: MIT Press.

Fodor, J. A. 1994. *The Elm and the Expert*. Cambridge: MIT Press.

Fodor, J. A. 2000. *The Mind Doesn't Work That Way: The Scope and Limits of Computational Psychology*. Cambridge: MIT Press.

Fodor, J. A., and E. LePore. 1992. *Holism: A Shopper's Guide*. Oxford: Blackwells.

Franks, N. P., and W. R. Lieb. 1994. Molecular and cellular mechanisms of general anaesthesia. *Nature*. 367: 607–614.

Frith, C. D. 1992. *The Cognitive Neuropsychology of Schizophrenia*. Hillsdale, N.J.: Lawrence Erlbaum & Associates.

Frith, C. D., R. Perry, and E. Lumer. 1999.The neural correlates of conscious experience: an experimental framework. *Trends in Cognitive Sciences* 3: 105–114.

Frith, U. 1999. Autism. In R. A. Wilson, and F. Keil, eds. *The MIT Encyclopedia of the Cognitive Sciences*, pp. 58–60. Cambridge: MIT Press.

Fuster, J. M. 1973. Unit activity in prefrontal cortex during delayed-response performance: neural correlates of transient memory. *Journal of Neurophysiology* 36: 61–78.

Fuster, J. M. 1995. *Memory in the Cerebral Cortex*. Cambridge: MIT Press.

Gais, S., W. Plihal, U. Wagner, and J. Born. 2000. Early sleep triggers memory for early visual discrimination skills. *Nature Neuroscience* 3: 1335–1339.

Gallese, V., and A. Goldman. 1998. Mirror neurons and the simulation theory of mindreading. *Trends in Cognitive Sciences* 2: 493–501.

Garcia, J., W. G. Hankins, and K. W. Rusiniak. 1974. Behavioral regulation of the milieu internal in man and rat. *Science*. 185: 824–831.

Gärdenfors, P. 2000. *Conceptual Spaces: The Geometry of Thought*. Cambridge: MIT Press.

Gardner, E. L., and J. H. Lowinson. 1993. Drug craving and positive/negative hedonic brain states activated by addicting drugs. *Seminars in the Neurosciences* 5: 359–368.

Gazzaniga, M. S., and LeDoux, J. E. 1978. *The Integrated Mind*. New York: Plenum Press.

Gentner, D. , K. J. Holyoak, and B. N. Kokinov. 2001. *The Analogical Mind*. Cambridge: MIT Press.

Gerhardt, J., and M. Kirschner 1997. *Cells, Embryos, and Evolution.* Oxford: Blackwells.

Geschwind, N. 1965. Disconnexion syndromes in animals and man. *Brain* 88: 237–294.

Gibson, R. F., Jr. 1982. *The Philosophy of W. V. Quine.* Tampa: University Presses of Florida.

Glymour, C. 1997. *Thinking Things Through.* Cambridge: MIT Press.

Glymour, C. 2001. *The Mind's Arrows: Bayes Nets and Graphical Causal Models in Psychology.* Cambridge: MIT Press.

Glymour, C., and G. F. Cooper, eds. 1999. *Computation, Causation, and Discovery.* Cambridge: MIT Press.

Goldman-Rakic, P. S. 1988. Topography of cognition: parallel distributed networks in primate association cortex. *Annual Review of Neuroscience* 11: 137–156.

Goldstein, E. B. 1999. *Sensation and Perception.* 5th ed. New York: Brooks/Cole Publishing Co.

Goodale, M. A., and A. D. Milner 1995. *The Visual Brain in Action.* Oxford: Oxford University Press.

Gopnik, A., A. N. Meltzoff, and P. K. Kuhl. 1999. *The Scientist in the Crib.* New York: Morrow.

Gould E., A. Beylin, P. Tanapat, A. Reeves, and T. J. Shors. 1999. Learning enhances adult neurogenesis in the hippocampal formation. *Nature Neuroscience* 2: 260–265.

Grady, M. 2001. *Search for life.* Washington, D.C.: Natural History Museum/Smithsonian Institution Press.

Grafman, J., and Y. Christen, eds. 1999. *Neuronal plasticity: building a bridge from the laboratory to the clinic.* Berlin: Springer.

Griffiths, P. E. 1997. *What Emotions Really Are.* Chicago: University of Chicago Press.

Groh, J., and D. Sparks 1996. Saccades to somatosensory targets. 3: Eye-position-dependent somatosensory activity in the primate superior colliculus. *Journal of Neurophysiology* 75: 439–453.

Gross, C. G. 1999. *Brain, Vision, Memory: Tales in the History of Neuroscience.* Cambridge: MIT Press.

Gross, C. G., and M. S. A. Graziano. 1995. Multiple representations of space in the brain. *Neuroscientist* 1: 43–50.

Grush, R. 1997. The architecture of representation. *Philosophical Psychology* 10: 5–23. Reprinted in Bechtel, Mandik, Mundale, and Stufflebeam 2001.

Grush, R. 2000. Self, world, and space: the meaning and mechanisms of ego- and allocentric spatial representation. *Brain and Mind* 1: 59–92.

Grush, R., and P. S. Churchland. 1995. Gaps in Penrose's toilings. *Journal of Consciousness Studies* 2: 10–29. Reprinted in P. M. Churchland and P. S. Churchland 1998.

Hacker, P. 1987. Languages, minds, and brains. In C. Blakemore and S. Greenfield, eds., *Mindwaves*. Oxford: Blackwells.

Hacking, I. 2001. *An Introduction to Probability and Inductive Logic*. Cambridge: Cambridge University Press.

Haeckel, E. 1874. *Anthropogenie, oder Entwicklungsgeschicte des Menschen*. Leipzig: Engleman.

Hamilton, W. 1964. The genetical evolution of social behavior. *Journal of Theoretical Biology* 7: 1–52.

Hammer, M. 1993. An identified neuron mediates the unconditioned stimulus in associative olfactory learning in honeybees. *Nature* 366: 59–63.

Harvey, W. 1847. *The Works of William Harvey*. Translated from the Latin by R. Willis. London: Sydenham Society.

Haug, M., and R. E. Whalen, eds. 1999. *Animal Models of Human Emotions and Cognition*. Washington, D.C.: American Psychological Association.

Hebb, D. O. 1949. *The Organization of Behavior: A Neuropsychological Theory*. New York: Wiley.

Heeger, D. J., and D. Rees. 2002. What does fMRI tell us about neuronal activity? *Nature Reviews: Neuroscience* 3: 142–151.

Heimer, L. 1983. *The Human Brain and Spinal Cord*. New York: Springer-Verlag.

Heinrich, B. 1999. *Mind of the Raven*. New York: Harper-Collins.

Heinrich, B. 2000. Testing insight in ravens. In C. Heyes and L. Huber, ed., *The Evolution of Cognition*, pp. 289–306. Cambridge: MIT Press.

Henderson, J. M. 1993. Visual attention and saccadic eye movements. In G. d'Ydewalle, and J. Van Rensbergen, eds., *Perception and Cognition*, pp. 37–50. New York: North-Holland.

Heyes, C. 2001. Causes and consequences of imitation. *Trends in Cognitive Sciences* 5: 253–261.

Hobart, R. E. 1934. Free will as involving determinism and inconceivable without it. *Mind* 43: 1–27.

Hobson, J. A. 1993. Understanding persons: the role of affect. In S. Baron-Cohen, H. Tager-Flusberg, and D. J. Cohen, eds., *Understanding Other Minds: Perspectives From Autism*, pp. 204–227. Oxford: Oxford University Press.

Hobson, J. A. 1999. *Consciousness*. New York: Scientific American Library.

Hobson, J. A. 2001. *The Dream Drugstore: Chemically Altered States of Consciousness*. Cambridge: MIT Press.

Hoffman, D. 1998. *Visual Intelligence*. New York: Norton.

Hooker, C. A. 1995. *Reason, Regulation, and Realism: Towards a Regulatory Systems Theory of Reason and Evolutionary Biology*. New York: State University of New York Press.

Hubel, D. H. 1988. *Eye, Brain, and Vision*. New York: Freeman.

Hubel, D. H., and T. N. Wiesel. 1959. Receptive fields of single neurons in the cat's striate cortex. *Journal of Physiology* 148: 574–591.

Hubel, D. H., and T. N. Wiesel. 1977. Functional architecture of macaque monkey visual cortex. *Proceedings of the Royal Society of London*, B 198: 1–59.

Huber, L. 2000. Psychophylogenesis: innovations and limitations in the evolution of cognition. In C. Heyes and L. Huber, eds., *The Evolution of Cognition*, pp. 23–41. Cambridge: MIT Press.

Hume, David. 1739. *A Treatise of Human Nature*. Edited by L. A. Selby-Bigge, 1888 and 1896. Oxford: Oxford University Press.

Hume, David. 1779. *Dialogues Concerning Natural Religion*. Edited by Norman Kemp Smith, 1962. Oxford: Oxford University Press.

Hutchins, E. 1995. *Cognition in the Wild*. Cambridge: MIT Press.

Huttenlocher, P. R., and A. S. Dabholkar 1997. Regional differences in synaptogenesis in human cerebral cortex. *Journal of Comparative Neurology* 387: 167–178.

Jacob, F. 1999. *Of Flies, Mice, and Men*. Cambridge: Harvard University Press.

James, W. 1890. Chapter 10 of *The Principles of Psychology*. Edited by Frederick Burkhardt and Fredson Bowers, 1981. Cambridge: Harvard University Press.

Jeannerod, Marc. 1997. *The Cognitive Neuroscience of Action*. Oxford: Blackwells.

Jeannerod, Marc. 2001. Neural simulation of action: a unifying mechanism for motor cognition. *NeuroImage* 14: S103–S109.

Jeannerod, Marc, and Victor Frak. 1999. Mental imaging of motor activity in humans. *Current Opinion in Neurobiology* 9: 735–739.

Jennings, C. 2001. Analyzing functional imaging studies. *Nature neuroscience* 4: 333.

Johnson, G. 1995. *Fire in the Mind: Science, Faith, and the Search for Order.* New York: Knopf.

Johnson, M. 1993. *Moral Imagination: Implications of Cognitive Science for Ethics.* Chicago: University of Chicago Press.

Johnson, M. H. 1995. The development of visual attention: a cognitive neuroscience perspective. In M. Gazzaniga, ed., *The Cognitive Neurosciences,* pp. 735–747. Cambridge: MIT Press.

Johnson, M. H. 1997. *Developmental Cognitive Neuroscience: An Introduction.* Malden, Mass.: Blackwells.

Joyce, G. F., and L. E. Orgel. 1993. Prospects for understanding the origin of the RNA world. In R. F. Gersteland, T. Cech, and J. F. Atkins, eds., *The RNA World.* New York: Cold Spring Harbor Laboratory Press.

Jung, C. G. 1959. *The Archetypes and the Collective Unconscious.* Translated by R. F. C. Hull. New York: Pantheon Books.

Kagan, J. 1981. *The Second Year: The Emergence of Self-Awareness.* Cambridge: Harvard University Press.

Kagan, J. 1994. *Galen's Prophecy: Temperament in Human Nature.* New York: Basic Books.

Kandel, E. R., J. H. Schwartz, T. M. Jessell, eds. 2000. *Principles of Neural Science.* 4th ed. New York: McGraw-Hill.

Kane, R. 1996. *The Significance of Free Will.* New York: Oxford University Press.

Kant, I. 1797. Fragments of a moral catechism. In his *Metaphysical Principles of Virtue,* translated by James Ellington, pp. 148–153. New York: Bobbs-Merrill, 1964.

Kant, Immanuel. 1790. *The Critique of Judgment.* Edited and translated by J. C. Meredith. Oxford: Clarendon Press, 1952.

Kanwisher, N. 2001. Neural events and perceptual awareness. *Cognition* 79: 89–113.

Katz, P., ed. 1999. *Beyond Neurotransmission.* New York: Oxford University Press.

Kelly, K. T. 1996. *The Logic of Reliable Inquiry.* New York: Oxford University Press.

Kenny, A. 1992. *The Metaphysics of Mind.* Oxford: Oxford University Press.

Kitcher, P. W. 1996. From neurophilosophy to neurocomputation: searching for the cognitive forest. In R. M. McCauley, ed., *The Churchlands and Their Critics,* pp. 48–85. Cambridge, Mass.: Blackwell.

Klüver, H., and P. C. Bucy. 1937. "Psychic blindness" and other symptoms following bilateral temporal lobectomy in rhesus monkeys. *American Journal of Physiology* 119: 352–353.

Klüver, H., and P. C. Bucy. 1938. An analysis of certain effects of bilateral temporal lobectomy in the rhesus monkey, with special reference to "psychic blindness." *Journal of Psychology* 5: 33–54.

Kolb, B., and R. Gibb. 2001. Early brain injury, plasticity, and behavior. In C. A. Nelson and M. Luciana, eds., *The Handbook of Developmental Cognitive Neuroscience*, pp. 175–190. Cambridge: MIT Press.

Kolb, B., and I. Q. Whishaw. 1990. *Fundamentals of Human Neuropsychology*. New York: W. H. Freeman.

Kosslyn, S. M., G. Ganis, and W. L. Thompson. 2001. Neural foundations of imagery. *Nature Reviews: Neuroscience* 2: 635–642.

Kravitz, H., D. Goldenberg, and C. A. Neyhus. 1978. Tactile exploration by normal human infants. *Developmental Medicine and Child Neurology* 20: 720–726.

Kreiman, G., I. Fried, and C. Koch. 2002. Single-neuron correlates of subjective vision in the human medial temporal lobe. *Proceedings of the National Academy of Science* 99: 8378–8383.

Kuffler S. W. 1953. Discharge patterns and functional organization of mammalian retina. *Journal of Neurophysiology* 16: 37–68.

Lakoff, G. 1987. *Women, Fire, and Dangerous Things*. Chicago: Chicago University Press.

Lakoff, G., and M. Johnson. 1999. *Philosophy in the Flesh*. New York: Basics Books.

Land, M. F., and D. N. Lee. 1994. Where we look when we steer. *Nature* 369: 742–744.

Lawrence, P. A. 1992. *The Making of a Fly: The Genetics of Animal Design*. Cambridge, Mass.: Blackwells Science.

Le Doux, J. 1996. *The Emotional Brain*. New York: Simon and Schuster.

Le Doux, J. 2002. *Synaptic Self*. New York: Viking Press.

Lehky, S. R., and T. J. Sejnowski. 1999. Seeing white: qualia in the context of decoding population codes. *Neural Computation* 11: 1261–1280.

Leibniz, G. W. 1989. *G. W. Leibniz: Philosophical Essays*. Translated by R. Ariew and D. Garber. Indianapolis: Hackett Publishing.

Leopold, D. A., and N. K. Logothetis. 1999. Multistable phenomena: changing views in perception. *Trends in Cognitive Sciences* 3: 154–264.

Leslie, A. M., and S. Keeble. 1987. Do sixth-month-old infants perceive causality? *Cognition* 25: 265–288.

関連文献

Levitan, I. B., and L. K. Kaczmarek. 1991. *The Neuron: Cell and Molecular Biology*. Oxford: Oxford University Press.

Libet, B. 1985. Unconscious cerebral initiative and the role of conscious will in voluntary action. *Behavioral and Brain Sciences* 8: 529–566.

Llinás, R. R. 2001. *I of the Vortex*. Cambridge: MIT Press.

Llinás, R. R., and D. Pare. 1996. The brain as a closed system modulated by the sense(s). In Llinás and P. S. Churchland 1996.

Llinás, R., and P. S. Churchland. 1996. *The Mind-Brain Continuum: Sensory Processes*. Cambridge: MIT Press.

Loftus, E. F. 1979. *Eyewitness Testimony*. Cambridge: Harvard University Press.

Loftus, E. F. 1997. Creating false memories. *Scientific American* 277 (3): 71–75.

Loftus, E. F., and H. G. Hoffman. 1989. Misinformation and memory: the creation of new memories. *Journal of Experimental Psychology: General* 118: 100–104.

Loftus, E. F., and K. Ketcham. 1994. *The Myth of Repressed Memory*. New York: St. Martin's.

Logothetis, N. K., and J. Schall. 1989. Neuronal correlates of subjective visual perception. *Science* 245: 761–763.

Logothetis, N. K., H. Guggenberger, S. Peled, and J. Pauls. 1999. Functional imaging of the monkey brain. *Nature Neuroscience*. 2: 555–562.

Lotto, R. B., and D. Purves. 2002. A rationale for the structure of color space. *Trends in neurosciences* 25: 84–88.

Lotze, M., P. Montoya, M. Erb, E. Hulsmann, H. Flor, U. Klose, N. Birbaumer, and W. Grodd. 1999. Activation of cortical and cerebellar motor areas during executed and imagined hand movements: an fMRI study. *Journal of Cognitive Neuroscience* 11: 491–501.

Lumer, E. D., G. M. Edelman, and G. Tononi. 1997. Neural dynamics in the model of the thalamocortical system. 1: Layers, loops, and the emergence of fast synchronous rhythms. *Cerebral Cortex* 7: 228–236.

Lumer, E. D., K. J. Friston, and G. Rees. 1998. Neural correlates of perceptual rivalry in the human brain. *Science* 280: 1930–1934.

Lumer, E. D., and G. Rees. 1999. Covariation of activity in visual prefrontal cortex associated with subjective visual perception. *Proceedings of the National Academy of Sciences, USA* 96: 1669–1673.

Lycan, W. 1997. Consciousness as internal monitoring. In N. Block, O. Flanagan, and G. Güzeldere, eds., *The Nature of Consciousness*, pp. 755–771. Cambridge: MIT Press.

ブレインワイズ

Lyons, J. W. 1985. *Fire*. New York: Scientific American Library.

MacKay, D. M. 1974. *The Clockwork Image: A Christian Perspective on Science*. Downers Grove, Ill.: Intervarsity Press.

MacLean, P. D. 1949. Psychosomatic disease and the "visceral" brain: recent developments bearing on the Papez theory of emotion. *Psychosomatic Medicine* 11: 338–353.

MacLean, P. D. 1952. Some psychiatric implications of physiological studies on frontotemporal portion of limbic system visceral brain. *Electrophysiological and Clinical Neurophysiology* 4: 407–418.

Maddy, P. 1992. *Realism in Mathematics*. Oxford: Clarendon Press.

Maddy, P. 1997. *Naturalism in Mathematics*. Oxford: Clarendon Press.

Makeig, S. , T.-P. Jung, A. J. Bell, D. Ghahremani, and T. J. Sejnowski. 1997. Blind separation of auditory event-related brain responses into independent components. *Proceedings of the National Academy of Sciences, USA* 94: 10979–10984.

Malcolm, N. 1971. *Problems of Mind*. Ithaca: Cornell University Press.

Marcel, A. J. 1983. Conscious and unconscious perception: experiments on visual masking and word recognition. *Cognitive Psychology* 15: 197–237.

Marshall, B. J., and J. R. Warren. 1984. Unidentified curved bacilli in the stomach of patients with gastritis and peptic ulceration. *Lancet* 1 (8390): 1311–1315.

Maudlin, T. 1994. *Quantum Non-locality and Relativity*. Oxford: Blackwells.

May, L., M. Friedman, A. Clark, eds. 1996. *Mind and Morals*. Cambridge: MIT Press.

Mayr, E. 2001. *What Evolution Is*. New York: Basic Books.

Mazzioni, P., and R. Andersen. 1995. Gaze coding in posterior parietal cortex. In M. Arbib, ed., *The Handbook of Brain Theory and Neural Networks*, pp. 432–426. Cambridge: MIT Press.

McCauley, R. N., ed. 1996. *The Churchlands and Their Critics*. Oxford: Blackwells.

McCauley, R. N. 2000. The naturalness of religion and the unnaturalness of science. In F. Keil and R. Wilson, eds., *Explanation and Cognition*. Cambridge: MIT Press.

McConkie, G. W., and K. Rayner. 1975. The span of the effective stimulus during a fixation in reading. *Perception and Psychophysics* 17: 578–586.

McGinn, C. 1994. Can we solve the mind-body problem? In R. Warner and T. Szubka, eds., *The Mind-Body Problem: A Guide to the Current Debate*, pp. 349–366. Oxford: Blackwells.

McHugh, T. J., K. I. Blum, J. Z. Tsien, S. Tonegawa, and M. A. Wilson. 1996. Impaired hippocampal representation of space in CA1-specific NMDAR1 knockout mice. *Cell* 87: 1339–1349.

McIntosh, A. R., M. N. Rajah, and N. J. Lobaugh. 1999. Interactions of prefrontal cortex in relation to awareness in sensory learning. *Science* 284: 1531–1533.

Medawar, P. 1984. *The Limits of Science*. Oxford: Oxford University Press.

Meltzoff, A. N. 1995. Understanding the intentions of others: re-enactment of intended acts by 18-month-old children. *Developmental Psychology* 31: 838–850.

Meltzoff, A. N., and A. Gopnik. 1993. The role of imitation in understanding persons and developing a theory of mind. In S. Baron-Cohen, H. Tager-Flusberg, and D. J. Cohen, eds., *Understanding Other Minds*, pp. 335–366. Oxford: Oxford University Press.

Meltzoff, A. N., and M. K. Moore. 1977. Imitation of facial and manual gestures by human neonates. *Science* 198: 75–78.

Meltzoff, A. N., and M. K. Moore 1983. Newborn infants imitate adult facial gestures. *Child Development* 54: 702–709.

Menand, L. 2001. *The Metaphysical Club*. New York: Farrar, Straus & Giroux.

Meno, D. K., A. M. Owen, E. J. Williams, P. S. Minhas, C. M. C. Allen, S. J. Boniface, J. D. Pickard, I. V. Kendall, S. P. M. J. Downer, J. C. Clark, T. A. Carpenter, and N. Antoun. 1998. Cortical processing in persistent vegetative state. *Lancet* 352: 800.

Menon, R. S., and S.-G. Kim. 1999. Spatial and temporal limits in cognitive neuroimaging with fMRI. *Trends in Cognitive Sciences* 3: 207–216.

Metzinger, T. 2000. The subjectivity of subjective experience: A representationalist analysis of the first-person perspective. In T. Metzinger, ed., *Neural Correlates of Consciousness*, pp. 285–306. Cambridge: MIT Press.

Metzinger, T. 2003. *Being No One: The Self-Model Theory of Subjectivity*. Cambridge: MIT Press.

Millar, S. 1994. *Understanding and Representing Space: Theory and Evidence from Studies with Blind and Sighted Children*. Oxford: Oxford University Press.

Millikan, R. 1984. *Language, Thought, and Other Biological Categories*. Cambridge: MIT Press.

Mithen, S. 1996. *The Prehistory of the Mind*. London: Thames and Hudson.

Montague, P. R., and P. Dayan. 1998. Neurobiological modeling. In W. Bechtel and G. Graham, eds., *A Companion to Cognitive Science*, pp. 526–541. Oxford: Blackwells.

Montague, P. R., P. Dayan, and T. J. Sejnowski. 1993. Foraging in an uncertain environment using predictive Hebbian learning. In J. D. Cowan, G. Tesauro, and J.

Alspector, eds., *Advances in Neural Information Processing Systems, 6.* San Mateo, Calif.: Morgan Kaufman Publishers.

Montague, P. R., and S. R. Quartz. 1999. Computational approaches to neural reward and development. *Mental Retardation and Developmental Disabilities Research Reviews* 5: 1–14.

Moser, P. K., and J. D. Trout, eds. 1995. *Contemporary Materialism: A Reader.* London: Routledge.

Mountcastle, V. B. 1957. Modality and topographic properties of single neurons of cat's somatic sensory cortex. *Journal of Neurophysiology* 20: 408–434.

Murray, D. S. 1988. *A History of Western Psychology.* 2nd ed. Englewood Cliffs, N.J.: Prentice-Hall.

Nagel, T. 1994. Consciousness and objective reality. In R. Warner and T. Szubka, eds., *The Mind-Body Problem: A Guide to the Current Debate,* pp. 63–68. Oxford: Blackwells.

Necker, L. A. 1832. Observations on some remarkable phenomena seen in Switzerland: an optical phenomenon which occurs on viewing of a crystal or geometrical solid. *Philosophical Magazine* 3: 329–337.

Nelson, C. A., and M. Luciana, eds. 2001. *The Handbook of Developmental Cognitive Neuroscience.* Cambridge: MIT Press.

Nieder, A., and H. Wagner. 1999. Perception and neuronal coding of subjective contours in the owl. *Nature Neuroscience* 2: 660–663.

Nieuwenhuys, R. 1985. *Chemoarchitecture of the Brain.* New York: Springer-Verlag.

Nieuwenhuys, R., J. Voogd, and C. van Huijzen. 1981. *The Human Central Nervous System: A Synopsis and Atlas.* New York: Springer-Verlag.

Northcutt, R. G. 1977. Nervous system (vertebrate). In *McGraw-Hill Encyclopedia of Science and Technology,* vol. 9, pp. 90–96.

Nosofsky, R. M., and T. J. Palmeri. 1997. An exemplar-based random walk model of speeded classification. *Psychological Review* 104: 266–300.

O'Brien, G., and J. Opie. 1999. A connectionist theory of phenomenal experience. *Behavioral and Brain Sciences* 22: 127–148.

O'Keefe, J., and J. Dostrovsky. 1971. The hippocampus as a spatial map. Preliminary evidence from unit activity in the freely moving rat. *Experimental Brain Research* 34: 171–175.

O'Regan, J. K. 1992. Solving the "real" mysteries of visual perception: the world as an outside memory. *Canadian Journal of Psychology* 46: 461–488.

Orgel, L. E. 1999. The origin of life on Earth. In *Revolutions in Science*, pp. 18–25. New York: Scientific American.

Osherson, D., ed. 1990. *Invitation to Cognitive Science*. Vols. 1–3. Cambridge: MIT Press.

Oxford Dictionary of Physics. 1996. Oxford: Oxford University Press.

Packard, M., and L. Teather. 1998a. Amygdala modulation of multiple memory systems: hippocampus and caudate-putamen. *Neurobiology of Learning and Memory* 69: 163–203.

Packard, M., and L. Teather. 1998b. Double dissociation of hippocampal and dorsal-striatal memory systems by post-training intra-cerebral injections of 2-amino-phosphopentanoic acid. *Behavioral Neuroscience* 111: 543–551.

Paine, T. 1794. *The Age of Reason: Being an Investigation of True and Fabulous Theology*. New York: Putnam's Sons, 1896.

Palmer, S. E. 1999. *Vision Science: Photons to Phenomenology*. Cambridge: MIT Press.

Panksepp, Jaak. 1998. *Affective Neuroscience*. New York: Oxford University Press.

Panksepp, Jaak, and Jules B. Panksepp. 2000. The seven sins of evolutionary psychology. *Evolution and Cognition* 6: 108–131.

Panksepp, Jaak, and Jules B. Panksepp. 2001a. A synopsis of "The seven sins of evolutionary psychology." *Evolution and Cognition* 7: 2–5.

Panksepp, Jaak, and Jules B. Panksepp. 2001b. A continuing critique of evolutionary psychology. *Evolution and Cognition* 7: 56–80.

Papez, J. W. 1937. A proposed mechanism of emotion. *Archives of Neurology and Psychiatry* 38: 725–744.

Parvizi, J., and A. R. Damasio. 2001. Consciousness and the brainstem. *Cognition* 79: 135–159.

Pascual-Leone, A., and V. Walsh. 2001. *Science* 292: 510–512.

Patel, A. D., and E. Balaban. 2001. Human pitch perception is reflected in the timing of stimulus-related cortical activity. *Nature Neuroscience* 4: 839–844.

Pearl, J. 1988. *Probabilistic Reasoning in Intelligent Systems: Networks of Plausible Inference*. San Mateao: Morgan Kaufman.

Penrose, R. 1994. *Shadows of the Mind*. Oxford: Oxford University Press.

Penrose, R., and S. Hameroff. 1995. What "gaps"? Reply to Grush and Churchland. *Journal of Consciousness Studies* 2: 99–112.

Perry, J. 2001. *Knowledge, Possibility, and Consciousness*. Cambridge: MIT Press.

Persinger, Michael A. 1987. *Neuropsychological Bases of God Beliefs*. New York: Praeger.

Peterhans, E., and R. von der Heydt. 1991. Subjective contours—bridging the gap between psychophysics and physiology. *Trends in Neurosciences* 14: 112–119.

Pinker, S. 1997. *How the Mind Works*. New York: Norton.

Plato. 1997. *Euthyphro*. Trans by G. M. A. Grube. In J. M. Cooper, and D. S. Hutchinson, eds., *Plato: Complete Works*, pp. 1–16. Indianapolis: Hackett Publishing Co.

Plotkin, H. C., and F. J. Odling-Smee. 1981. A multiple-level model of evolution and its implications for sociobiology. *Behavioral and Brain Sciences* 4: 225–268.

Poeck, K. 1969. Pathophysiology of emotional disorders associated with brain damage. In P. J. Vinken and G. W. Bruyn, eds., *Handbook of Clinical Neurology*, vol. 3. Amsterdam: North-Holland Publishing Co.

Polonsky, A., R. Blake, J. Braun, and D. Heeger. 2000. Neuronal activity in human primary visual cortex correlates with perception during binocular rivalry. *Nature Neuroscience* 3: 1153–1159.

Popper, K. R. 1959. *The Logic of Scientific Discovery*. New York: Harper & Row.

Posner, M. I. 1995. Attention in cognitive neuroscience: an overview. In M. Gazzaniga, ed., *The Cognitive Neurosciences*, pp. 615–624. Cambridge: MIT Press.

Posner, M. I., and M. E. Raichle. 1994. *Images of Mind*. New York: Scientific American Library.

Pouget, A., and T. J. Sejnowski. 1997a. Spatial transformations in the parietal cortex using basis functions. *Journal of Cognitive Neuroscience* 9 (2): 222–237.

Pouget, A., and T. J. Sejnowski. 1997b. Lesion in a basis function model of parietal cortex: comparison with hemineglect. In P. Thier and H.-O. Karnath, eds., *Parietal Contributions to Orientation in 3D Space*, pp. 521–538. Heidelberg: Springer-Verlag.

Povinell, D. 2000. *Folk Physics for Apes: The Chimpanzee Theory of How the World Works*. Oxford: Oxford University Press.

Premack, D. 1988. "Does the chimpanzee have a theory of mind" revisited. In R. W. Byrne and A. Whiten, eds., *Machiavellian Intelligence, Social Expertise, and the Evolution of Intellect in Monkeys, Apes, and Humans*, pp. 160–179. Oxford: Oxford University Press.

Puccetti, R. 1981. The case for mental duality: evidence from split-brain data and other considerations. *Behavioral and Brain Sciences* 4: 93–123.

Purpura, K. P., and N. D. Schiff. 1997. The thalamic intralaminar nuclei: a role in visual awareness. *Neuroscientist* 3: 314–321.

Purves, D., G. J. Augustine, D. Fitzpatrick, L. C. Katz, A.-S. LaMantia, J. O. McNamara, and S. M. Williams. 2001. *Neuroscience*. 2nd ed. Sunderland, Mass.: Sinauer Associates.

Putnam, H. 1967. Psychological predicates. In W. H. Capitan and D. D. Merrill, eds., *Art, Mind, and Religion*, pp. 37–48. Pittsburgh: University of Pittsburgh Press.

Putnam, H. 1994. The best of all possible brains? Review of *Shadows of the Mind*, by R. Penrose. *New York Times Book Review*, November.

Pylyshyn, Z. 1984. *Computation and Cognition*. Cambridge: MIT Press.

Quartz, S. R. 1999. The constructivist brain. *Trends in Cognitive Sciences* 3 (2): 48–57.

Quartz, S. R. In press. Toward a developmental evolutionary psychology: genes, development, and the evolution of the human cognitive architecture. In S. J. Scher and F. Rauscher, eds., *Evolutionary Psychology: Alternative Approaches*. Boston: Kluwer Press.

Quartz, S. R., and T. J. Sejnowski. 1997. The neural basis of cognitive development: a constructivist manifesto. *Behavioral and Brain Sciences* 3: 48–57.

Quartz, S. R., and T. J. Sejnowski. 2002. *Liars, Lovers, and Heroes: What the New Brain Science Reveals about How We Become Who We Are*. New York: Harper-Collins.

Quine, W. V. O. 1960. *Word and Object*. Cambridge: MIT Press.

Quine, W. V. O. 1969. Epistemology naturalized. In his *Ontological Relativity and Other Essays*, pp. 69–90. New York: Columbia University Press.

Raine, A., J. R. Meloy, S. Bihrle, J. Stoddard, L. LaCasse, and M. S. Buchsbaum. 1998. Reduced prefrontal and increased subcortical brain functioning assessed using positron emission tomography in predatory and affective murderers. *Behavioral Sciences and the Law* 16: 319–332.

Raine, A., M. S. Buchsbaum, and L. LaCasse. 1997. Brain abnormalities in murderers indicated by positron emission tomography. *Biological Psychiatry* 42: 495–508.

Ramachandran, V. S., and S. Blakeslee. 1998. *Phantoms in the Brain: Probing the Mysteries of the Human Mind*. New York: Morrow.

Real, Leslie. 1991. Animal choice behavior and the evolution of cognitive architecture. *Science* 253: 980–986.

Rennie, J. ed. 1999. *Revolutions in Science*. New York: Scientific American.

Ridley, M. 1999. *Genome: The Autobiography of a Species in 23 Chapters*. New York: Harper Collins.

Rizzolatti, G., L. Fogassi, and V. Gallese. 2001. Neurophysiological mechanisms underlying the understanding and imitation of action. *Nature Reviews: Neuroscience* 2: 661–670.

Robbins, T. W., and B. J. Everitt. 1995. Arousal systems and attention. In M. Gazzaniga, ed., *The Cognitive Neurosciences*, pp. 703–720. Cambridge: MIT Press.

Rock, I. 1975. *An Introduction to Perception*. New York: Macmillan.

Rodman, H. 1999. Temporal cortex. In G. Adelman and B. H. Smith, eds., *Encyclopedia of Neuroscience*, pp. 2022–2025. New York: Elsevier.

Rolls, E. T. 1989. Parallel distributed processing in the brain: implications of the functional architecture of neuronal networks in the hippocampus. In R. G. M. Morris, ed., *Parallel Distributed Processing: Implications for Psychology and Neuroscience*, pp. 286–308. Oxford: Oxford University Press.

Rorty, A. O. 1986. *Essays on Descartes' Meditations*. Berkeley: University of California Press.

Rorty, R., ed. 1967. *The Linguistic Turn: Recent Essays in Philosophical Method*. Chicago: University of Chicago Press.

Rosch, E. (Eleanor Heider). 1973. Natural categories. *Cognitive Psychology* 4: 328–350.

Rosch, E. 1978. Principles of categorization. In E. Rosch and B. Lloyd, eds., *Cognition and Categorization*, pp. 27–48. Hillsdale, N.J.: Lawrence Erlbaum & Associates.

Rosenthal, D. M. 1997. A theory of consciousness. In N. Block, O. Flanagan, and G. Güzeldere, eds., *The Nature of Consciousness*, pp. 729–754. Cambridge: MIT Press.

Rumford, T. 1798. Heat is a form of motion: an experiment in boring cannon. *Philosophical Transactions* 88.

Ruse, M. 1991. Evolutionary ethics and the search for predecessors: Kant, Hume, and all the way back to Aristotle? *Society for Philosophy and Politics* 8: 59–85.

Russell, B. 1935. *Religion and Science*. London: Oxford University Press.

Ryle, G. 1954. *Dilemmas*. Cambridge: Cambridge University Press.

Sakata, H., and M. Taira. 1994. Parietal control of hand action. *Current Opinion in Neurobiology* 4: 847–856. Reprinted in Squire and Kosslyn 1998.

Savage-Rumbaugh, S., and R. Lewin. 1994. *Kanzi: The Ape at the Brink of the Human Mind*. New York: John Wiley and Sons.

Saver, J. L., and A. R. Damasio. 1991. Preserved access and processing of social knowledge in a patient with acquired sociopathy due to ventromedial frontal damage. *Neuropsychologia* 29: 1241–1249.

Schaal, S. 1999. Is imitation learning the route to humanoid robots? *Trends in Cognitive Sciences* 3: 233–242.

Schacter, D. L. 1996. *Searching for Memory: The Brain, the Mind, and the Past.* New York: Basic Books.

Schleiden, M. J. 1838. Beiträge zur Phytogenesis. *Arch. Anat. Physiol. Wiss. Med.*, 137–176.

Schlick, M. 1939. When is a man responsible? In his *Problems of Ethics*, pp. 143–156. New York: Prentice-Hall.

Schore, A. N. 1994. *Affect Regulation and the Origin of the Self.* Hillsdale, N.J.: Lawrence Erlbaum & Associates.

Schulkin, J. 2000. *Roots of Social Sensibility and Neural Function.* Cambridge: MIT Press.

Schultz, W., P. Dayan, and P. R. Montague. 1997. A neural substrate of prediction and reward. *Science* 275: 1593–1599.

Schwann, T. 1839. Mikroskopische Untersuchungen über die Übereinstimmung in der Structur und dem Wachsthum der Thiere und Pflanzen. Berlin: G. E. Reimer, Sandersche Buchh.

Searle, J. 1992. *The Rediscovery of the Mind.* Cambridge: MIT Press.

Sekuler, R., and R. Blake. 1994. *Perception.* 3rd ed. New York: McGraw-Hill.

Sellars, W. 1956. Empiricism and the philosophy of mind. In H. Fiegl and and M. Scriven, eds., *The Foundations of Science and the Concepts of Psychology and Psychoanalysis*, Minnesota Studies in the Philosophy of Science, no. 1, pp. 253–329. Minneapolis: University of Minnesota Press. Reprinted in W. Sellars, *Science, Perception, and Reality*. New York: Routledge and Kegan Paul, 1963.

Semendeferi, K., A. Lu, N. Schenker, and H. Damasio. 2002. Humans and great apes share a large frontal cortex. *Nature Neuroscience* 5: 272–276.

Sharp, F. R., M. Tomitaka, M. Bernaudin, and S. Tomitaka 2001. Psychosis: pathological activation of limbic thalamocortical circuits by psychomimetics and schizophrenia? *Trends in Neurosciences* 6: 330–334.

Sheinberg, N. L., and N. K. Logothetis. 1997. The role of temporal cortical areas in perceptual organization. *Proceedings of the National Academy of Sciences, USA* 94: 3408–3414.

Shepherd, G. M. 1979. *The Synaptic Organization of the Brain.* 2nd ed. Oxford: Oxford University Press.

Siegelmann, H. T., and E. D. Sontag. 1995. On the computational power of neural nets. *Journal of Computer and System Sciences* 50: 132–150.

Singer, W. 2000. Phenomenal awareness and consciousness from a neurobiological perspective. In T. Metzinger, ed., *Neural Correlates of Consciousness*, pp. 121–137. Cambridge: MIT Press.

Skyrms, B. 1966. *Choice and Chance: An Introduction to Inductive Logic*. Belmont, Calif.: Dickenson.

Smullyan, R. 1992. *Gödel's Incompleteness Theorems*. Oxford: Oxford University Press.

Sober, E., and D. Wilson. 1998. *Unto Others: The Evolution and Psychology of Unselfish Behavior*. Cambridge: Harvard University Press.

Solomon, R. 1995. Living well: the virtues and the good life. In his *Handbook for Ethics*. New York: Harcourt Brace and Jovanovich.

Sperry, R. W. 1974. Lateral specialization in the surgically separated hemispheres. In F. O. Schmitt and F. G. Worden, eds., *The Neurosciences: Third Study Program*, pp. 5–19. Cambridge: MIT Press.

Spirtes, P., C. Glymour, and R. Scheines. 2000. *Causation, Prediction, and Search*. 2nd, rev. ed. Cambridge: MIT Press.

Squire, L. R., and P. Alvarez. 1995. Retrograde amnesia and memory consolidation: a neurobiological perspective. *Current Opinion in Neurobiology* 5: 169–177. Reprinted in L. R. Squire and S. M. Kosslyn, eds., *Findings and Current Opinion in Cognitive Neuroscience*, pp. 75–83. Cambridge: MIT Press, 1998.

Squire, L. R., and B. H. Knowlton. 1995. Memory, hippocampus, and brain systems. In M. S. Gazzaniga, ed., *The Cognitive Neurosciences*. Cambridge: MIT Press.

Squire, L. R., and E. R. Kandel. 1999. *Memory: From Mind to Molecules*. New York: Scientific American Library.

Squire, L. R., and S. M. Kosslyn, eds. 1998. *Findings and Current Opinion in Cognitive Neuroscience*. Cambridge: MIT Press.

Squire, L. R., and S. M. Zola. 1996. Ischemic brain damage and memory impairment: a commentary. *Hippocampus* 6: 546–552.

Squire, L. R., and S. Zola-Morgan. 1991. The medial temporal lobe memory system. *Science* 253: 1380–1386.

Stapp, H. P. 1999. Attention, intention, and will in quantum physics. In B. Libet, A. Freeman, and K. Sutherland, eds., *The Volitional Brain: Towards a Neuroscience of Free Will*, pp. 143–164. New York: Academic Press.

Stephens, G. L., and G. Graham. 2000. *When Self-Consciousness Breaks: Alien Voices and Inserted Thoughts*. Cambridge: MIT Press.

Stevens, J. K., R. C. Emerson, G. L. Gerstein, T. Kallos, G. R. Neufeld, C. W. Nichols, and A. C. Rosenquist. 1976. Paralysis of the awake human: visual perception. *Vision Research* 16: 93–98.

Stickgold, R., A. James, and J. A. Hobson. 2000. Visual discrimination learning requires sleep after training. *Nature Neuroscience* 3: 1237–1238.

Stiles, J. 2001. Spatial cognitive development. In C. A. Nelson and M. Luciana, eds., *The Handbook of Developmental Cognitive Neuroscience*, pp. 399–414. Cambridge: MIT Press.

Sugiura, N., R. G. Patel, and R. A. Corriveau. 2001. NMDA receptors regulate a group of transiently expressed genes in the developing brain. *Journal of Biological Chemistry* 276: 14257–14263.

Suri, R. E. 2001. Anticipatory responses of dopamine neurons and cortical neurons reproduced by internal model. *Experimental Brain Research* 140: 234–240.

Sutton, R. S., and A. G. Barto. 1998. *Reinforcement Learning: An Introduction.* Cambridge: MIT Press.

Swinburne, R. 1994. Body and soul. In R. Warner and T. Szubka, eds., *The Mind-Body Problem: A Guide to the Current Debate*, pp. 311–316. Oxford: Blackwells.

Taylor, R. 1992. *Metaphysics.* 4th ed. Englewood Cliffs, N.J.: Prentice-Hall.

Thagard, P. 1998a. Ulcers and bacteria. I: Discovery and acceptance. *Studies in History and Philosophy of Science. Part C: Studies in History and Philosophy of Biological and Biomedical Sciences* 29: 107–136.

Thagard, P. 1998b. Ulcers and bacteria. II: Instruments, experiments, and social interactions. *Studies in History and Philosophy of Science. Part C: Studies in History and Philosophy of Biological and Biomedical Sciences* 29: 317–342.

Thagard, P. 1999. *How Scientists Explain Disease.* Princeton: Princeton University Press.

Thelen, E. 1995. Time-scale dynamics and the development of an embodied cognition. In R. Port and T. van Gelder. *Mind as Motion: Explorations in the Dynamics of Cognition*, pp. 69–100. Cambridge: MIT Press.

Tomasello, M. 1992. *First verbs: a case study of early grammatical development.* Cambridge: Cambridge University Press.

Tomasello, M. 1999. The cultural ecology of children's interactions with objects and artifacts. In E. Winograd, R. Fivush, and W. Hirst, eds., *Ecological Approaches to Cognition: Essays in Honor of Ulrich Neisser.* Hillsdale, N.J.: Lawrence Erlbaum & Associates.

Tomasello, M. 2000. *The Cultures and Origins of Human Cognition.* Cambridge: Harvard University Press.

Tomasello, M., and J. Call. 1997. *Primate Cognition*. New York: Oxford University Press.

Tononi, G., G. M. Edelman, and O. Sporns. 1998. Complexity and coherency: integrating information in the brain. *Trends in Cognitive Sciences* 12: 474–484.

Tootell, R. B. H., J. B. Reppas, A. M. Dale, R. B. Look, and M. I. Sereno. 1995. Visual motion aftereffect in human cortical area MT revealed by functional magnetic resonance imaging. *Nature* 375: 139.

Torres, E. B. 2001. Theoretical framework for the study of sensory-motor integration. Ph.D. dissertation, University of California at San Diego.

Torres, E., and D. Zipser. 1999. Constraint satisfaction and error correction in multijoint arm reaching movements. *Annual Society for Neuroscience Meeting Abstracts*, abstract no. 760.9.

Tsien, J. Z., P. T. Huerta, and S. Tonegawa. 1996. The essential role of hippocampal CA1 NMDA receptor-dependent synaptic plasticiy in spatial memory. *Cell* 87: 1327–1338.

Turrigiano, G. 1999. Homeostatic plasticity in neuronal networks: the more things change, the more they stay the same. *Trends in Neurosciences* 22: 221–227.

Van Inwagen, P. 1975. The incompatibility of free will and determinism. *Philosophical Studies* 27: 185–199. Reprinted in G. Watson, ed., *Free Will*, pp. 46–58. Oxford: Oxford University Press, 1982.

Vendler, Z. 1994. The ineffable soul. In R. Warner and T. Szubka, eds., *The Mind-Body Problem: A Guide to the Current Debate*, pp. 317–328. Oxford: Blackwells.

Vogt, B. A., D. M. Finch, and C. R. Olson. 1992. Functional heterogeneity in the cingulate cortex: the anterior executive and the posterior evaluative regions. *Cerebral Cortex* 2: 435–443.

Von Neumann, J. 2000. *The Computer and the Brain*. 2nd ed. Foreword by P. M. Churchland and P. S. Churchland. New Haven: Yale University Press.

Walsh, V., and A. Cowey. 2000. Transcranial magnetic stimulation and cognitive neuroscience. *Nature Reviews: Neuroscience* 1: 73–80.

Walter, H. 2000. *Neurophilosophy of Free Will: From Libertarian Illusions to a Concept of Natural Autonomy*. Cambridge: MIT Press.

Wann, J., and M. Land. 2000. Steering with or without the flow: is retrieval of heading necessary? *Trends in Cognitive Sciences* 4: 319–324.

Warner, R. 1994. In defense of a dualism. In R. Warner and T. Szubka, eds., *The Mind-Body Problem: A Guide to the Current Debate*, pp. 343–354. Oxford: Blackwells.

Webster's New Collegiate Dictionary. 1981. Toronto: Allen and Son.

Wegner, D. M. 2002. *The Illusion of Conscious Will*. Cambridge: MIT Press.

Weiskrantz, L. 1997. *Consciousness Lost and Found: A Neuropsychological Exploration*. Oxford: Oxford University Press.

Wellman, H. M., A. K. Hickling, and C. A. Schult. 1997. Young children's psychological, physical, and biological explanations. In H. M. Wellman and K. Inagaki, eds., *The Emergence of Core Domains of Thought: Children's Reasoning about Physical, Psychological and Biological Phenomena*, pp. 7–25. San Francisco: Jossey-Bass.

Wertheim, A. H., B. S. Mesland, and W. Bles. 2001. Cognitive suppression of tilt sensations during linear self-motion in the dark. *Perception* 30: 733–741.

Willatts, P. 1984. The stage-IV infant's solution to problems requiring the use of supports. *Infant Behavior and Development* 7: 125–134.

Willatts, P. 1989. Development of problem-solving in infancy. In A. Slater and G. Bremmer, eds., *Infant Development*, pp. 143–182. Hillsdale, N.J.: Lawrence Erlbaum & Associates.

Williams, G. C. 1996. *Plan and Purpose in Nature*. London: Weidenfeld and Nicolson.

Wilson, E. O. 1975. *Sociobiology: The New Synthesis*. Cambridge: Harvard University Press.

Wilson, E. O. 1998. *Consilience: The Unity of Knowledge*. New York: Knopf.

Wilson, M. A., and B. L. McNaughton. 1994. Reactivation of hippocampal ensemble memories during sleep. *Science* 265: 676–679.

Wilson, R. A., and F. Keil, eds. 1999. *The MIT Encyclopedia of the Cognitive Sciences*. Cambridge: MIT Press.

Wittgenstein, L. 1958. *Philosophical Investigations*. Translated by G. E. M. Anscombe. Oxford: Blackwells.

Wolpert, D. M., Z. Ghahramani, and M. I. Jordan. 1995. An internal model for sensorimotor integration. *Science* 269: 1880–1882.

Wolpert, L. 1991. *The Triumph of the Embryo*. Oxford: Oxford University Press.

Wundt, W. 1862. *Beiträge zur Theorie der Sinneswahrnehmung* (Contributions to the theory of sense-perception). The introduction, entitled "On the methods of psychology," is translated in T. Shipley, ed., *Classics in Psychology*. New York: Philosophical Library, 1961.

Yarbus, A. L. 1967. *Eye Movements and Vision*. Translated by L. A. Riggs. New York: Plenum.

Yates, J. 1985. The content of consciousness is a model of the world. *Psychological Review* 92: 249–284.

Young, R. M. 1970. *Mind, Brain, and Adaptation in the Nineteenth Century*. New York: Oxford University Press.

Zajonc, R. 1980. Feeling and thinking: preferences need no inferences. *American Psychologist* 35: 151–175.

Zhang, K., I. Ginzburg, B. L. McNaughten, and T. J. Sejnowski. 1998. Interpreting neuronal population activity by reconstruction: unified framework with application to hippocampal place cells. *Journal of Neurophysiology* 79: 1017–1044.

Zigmond, M. J., F. E. Bloom, S. C. Landis, J. L. Roberts, L. R. Squire. 1999. *Fundamental Neuroscience*. San Diego: Academic Press.

Zipser, D., B. Kehoe, G. Littlewort, and J. Fuster. 1993. A spiking network model of short-term active memory. *Journal of Neuroscience* 13: 3406–3420.

Websites

BioMedNet Magazine: http://news.bmn.com/magazine

Encyclopedia of Life Sciences: http://www.els.net

The MIT Encyclopedia of the Cognitive Sciences: http://cognet.mit.edu/MITECS

Moon illusion: http://www.uwsp.edu/acad/psych/sh/moon.htm

索引

2光子レーザー顕微鏡　　231
DNA　　223
E.V.R.（症例）　　200
H.M.（症例）　　315
LSD　　65
NMDA受容体　　293, 309, 320
PET　　19
R.B.（症例）　　63
S.M.（症例）　　208
Urbach-Vitae病　　312
vum細胞　　301

あ

アイオワギャンブリングタスク　　201
アイヘンバウム　Howard Eichenbaum　　318
曖昧図形　　252
アインシュタイン　Einstein　　234, 242
アキナス　St. Thomas Aquinas　　8
アセチルコリン　　192
アリストテレス　Aristotle　　35, 189, 207, 217, 243, 326
アルゴリズム　　235
アンドロニコス　Andronicus　　35
アントン症状　　114
アンペール　Ampere　　14
胃潰瘍　　50

意識　　119
意識の掲示板モデル　　149
意思決定理論　　243
一酸化窒素　　309
遺伝形質　　223
遺伝子　　223, 291
遺伝子型　　24
意味論　　272
因果関係　　47
ウィトゲンシュタイン　Wittgenstein　　239
ウィルソン　Matt Wilson　　321
ヴェサリウス　Vesalius　　232
ヴェンドラー　Zero Vendler　　163, 177
ウォルシュ　Walsh　　141
ウォルポート　Daniel Wolpert　　74
ヴント　Wilhelm Wundt　　219, 239
英国経験主義　　221
エーデルマン　Gerald Edelman　　139
エクルス　John Eccles　　44
エピネフリン　　192
エミュレーター　　71, 155, 204
円滑追跡眼球運動　　79
遠心コピー　　80
オールズ　James Olds　　306
オキーフ　O' Keefe　　248

か

外側扁桃体	308
概念的必然	237
海馬	247, 314
学習アルゴリズム	324
隠れたユニット	267
可視光線	23
過食	194
カニツァ　Gorg Kaniza	250
カハール　Santiago Ramon y Cajal	
	11
ガリレオ　Galileo	3, 12
ガルシア　John Garcia	228
カルナップ　Carnap	236
ガレン　Galen	232
カロリック	162
カロリック説	22
眼球運動	152
還元論	21
桿体細胞	171
カント　Immanuel Kant	
	54, 197, 242
カント主義	221
カント的怪物	198
観念論	328
機会原因論	10
機能主義	25
機能的MRI	19
逆スペクトル問題	168
逆説的冷感	92
逆投射	139, 285
逆モデル	74
逆向性健忘	63
強化学習	300, 307
共進化	24
鏡神経細胞　mirror neuron	96, 102
鏡像描画	315
強度空間	269
強迫性障害	105, 186
恐怖	208
恐怖症	187
恐怖条件づけ	307
拒食症	67
近日点	167
空間表象	247
グールド　Elizabeth Gould	322
クオーツ　Quartz	293
クオリア	166
グライマー　Clark Glymour	37
クライマン　Kreiman	130
クラインフェルター症候群	192
グラシュ　Rick Grush	74
クリック、フランシス	
Francis Crick	127, 143
クリプケ　Saul Kripke	166
クワイン　W. V. O. Quine	
	37, 105, 167, 241
形式的意味論	272
形而上学	35
経頭蓋磁気刺激	141
ゲーデル　Kurt Gödel	238
ゲーム理論	243
ゲシュタルト心理学	240
ケタミン	65, 112
原因力	51
幻覚	137
顕在記憶	314
原子	22, 234, 241
現代論理学	235
幻聴	65
交感神経系	96
コール　Josep Call	108
ゴールドマン　Alvin Goldman	102
心の理論	107
誤信念	107
コッホ　Koch	130, 143
コトレル　Garrison Cottrell	264
ゴニック　Gopnik	102
コペルニクス　Copernicus	12
固有覚	92
ゴルジ　Camillo Golgi	11, 12
ゴルジ染色	230
痕跡条件づけ	322

さ

再回帰経路	139
サイコン	44
歳差運動	167
サッケード眼球運動	47, 79
作動記憶	313
サブリミナル効果	47
酸化	121, 146
酸素	146
三半規管	93
ジイウンス Robert Zajounc	46
色彩視	171
色彩対立細胞	172
思考実験	237, 240
自己表象	61
自然科学的認識論	243, 326
自然学	35
自然哲学	7
自然淘汰説	221
失行	280
自伝的記憶	63
視点的表象	106
シナプスの信頼性	256, 295
自閉症	109, 191
シャル Jeffrey Schall	134
自由意志	179
集合論	238
集団的無意識	105
主観的輪郭	17, 251
状況的認知	285
種の起源	221
シミュレーション仮説	102
受容野	258
シュリック Moritz Schlick	212
シュルツ Wolfram Schultz	304
順モデル	74
条件反射	248
常識	235
情動	204
食欲	194
自律神経系	86, 96
神経科学的哲学	4
神経修飾	260
神経新生	322
人工神経ネットワーク	264, 285, 323
心身二元論	8, 160, 169
心身問題	4, 40
心理学の自律性	26
錐体細胞	171
水迷路	317
スクワイア Larry Squire	321
スコヴィル William Scoville	315
スコットランド学派	220
スタートレック	199
スティーブンス John Stevens	80, 283
スペリー Roger Sperry	42
生気	231
生気説	161
セイノフスキー Terry Sejnowski	78, 277, 278, 326
生命	160
責任	210
責任能力	189, 211
節	143
絶対的懐疑論	134
セラーズ Wilfrid Sellars	101
セロトニン	192
前向性健忘	63
線条体	248
前頭前野	138, 204, 305
前頭葉	179, 190, 200, 207, 228
前部帯状回	190, 192
全方向性アクセス細胞	152
ゼンメルヴァイス Semmelweis	219
想起説	217
総合的文章	237, 241
相貌失認	137
ソーサ Ronald de Sousa	198
ゾラ Stuart Zola	321
ゾンビ仮説	165

401

た

ダーウィン　Darwin	221
第一哲学	36
帯状回	190
体性感覚系	86
第二の情動	209
滝の錯覚	135
「他人の手」徴候	191
ダマジオ、アントニオ　Antonio Damasio	145, 154, 200, 209
ダマジオ、ハンナ　Hanna Damasio	57
タルスキ　Alfred Tarski	272
ダルトン　Dalton	22
地球外系	122
地球系	122
チャーチランド、ポール　Paul Churchland	115
チャルマーズ　David Chalmers	166
チャンク	148
注意	147
中心前回	138
チューニング	257, 267
チューリング　Alan Turing	236
超越的な知	221
長期増強	309, 320
長距離神経細胞	151
超自我	31
調節遺伝子	292
チョムスキー　Chomsky	9
陳述記憶	314
ティーザー　Teather	247
定義	120
デイタース　Deiters	12
デカルト　Descartes	8, 57
テストステロン	192
テタヌス	310
手続き記憶	314
デネット　Dennett	28, 149
デハーン　Dehaene	138
デモクリトゥス　Democritus	36, 234
電子顕微鏡	231
電磁波	23, 146
ドヴァール　Frans de Waal	109
トゥーレット症候群	188
統合失調症	64
統合発射モデル	232
頭頂葉	278
頭頂葉損傷	65
トーテル　Roger Tootell	137
ドーパミン	192, 300
独立成分分析	325
ドストロフスキー　Dostrovsky	248
利根川進	320
トンプソン卿　Count Rumford Benjamin Thompson	23

な

内臓系	96
ニコマコス倫理学	189
ニュートン　Newton	12, 122, 219
ニューラルネット	264
認識論	217
認知症	66
認知的意味論	272
ネッカー　Louis Albert Necker	252
ネッカーの立方体	252
燃素　Phlogiston	218
脳室	232
脳損傷	231
ノックアウトマウス	320
ノルエピネフリン	192

は

ハーヴェイ　William Harvey	231
バース　Baars	149
パース　Charles Sanders Peirce	37

背景活動	143	フェンサイクリジン		65
ハインリッヒ Bernd Heinrich	81	フォーダー Fodor		9, 26, 271
場所細胞	248, 321	フォン・ノイマン John von Neumann		
パスカル Pascal	243			236
パスカル-レオーネ Pascual-Leone		不完全性定理		175, 238
	141	副交感神経系		96
パスツール Pasteur	219	腹側被蓋野		304
パチニ小体	90	プラグマティズム		37
パッカード Packard	247	プラトン Plato		8, 197, 217
ババジ Charles Babbage	236	プラトンの天国		217, 236
ハミルトン William Hamilton	220	フラナガン Flanagan		120
ハメロフ Stuart Hameroff	175	フリード Fried		130
パラメーター空間	262	フリス Uta Frith		109
半身パラレフニー	65	プルキンエ Purkyně		12
半側空間無視	283	グルタミン酸		309
ハンチントン病	186	ブレイクモア Sarah Blakemore		83
ハンマー Martin Hammer	301	フレーゲ Frege		236
万有引力	123	フロイト Freud		31
ヒートストーン Wheatstone	220	プロポフォール		158
非決定性事象	184	分析的真理		241
ビジャック Eduardo Bisiach	66	分析的文章		236, 241
微小管	175	分析哲学 analytic philosophy		236
ピタゴラス Pythagoras	36	分節化		252
非注意性盲視 inattentional blindsight		分布的認知		285
	46	分離脳		43
皮膚電気反応（GSR）	201, 202	平行		242
ヒポクラテス Hippocrates	8	ベイツ Elizabeth Bates		106
ヒューム David Hume		ベイン Alexander Bain		220
	51, 57, 181, 199	ベーコン Bacon		243
表現型	24	ベクトルコード		260
表象	245	ベクトルコード仮説		259
病態失認	65	ヘブ Donald Hebb		298
ピロリ菌	51	ヘブの法則		298
ファイヤアーベント Paul Feyerabend		ヘリコバクター・ピロリ		51
	240	ベル Charles Bell		227, 326
ファラデー Faraday	14	ベルナール Claude Bernard		68
フィセ Fiset	158	ヘルムホルツ Helmholtz		80, 220
フィッチ Fytche	137	辺縁系		191
プージェ Alexander Pouget		変化を伴う由来		39
	78, 277, 278	片頭痛		112
フェイスネット	264	扁桃体		200, 207, 208, 307

403

ペンローズ　Roger Penrose	175
報酬系	68, 304
紡錘状回	138
ボーゲン　Joseph Bogen	42
ポスナー　Michael Posner	20
ポパー　Karl Popper	154
ホバート　R.E.Hobart	212
ホメオスターシス	69
ホロン	268
本来の場所	122

ま

マーシャル　Barry Marshall	51
マールブランシェ　Malebranche	10
マイスナー小体	90
マジェンディ　Froncois Magendie	227
マスク刺激	138
マックギン　Colin McGinn	163
マックスウェル　Maxwell	146
マップネット	278
マルセル　Anthony Marcel	138
マンセルの色彩版	170
ミルナー　Brenda Milner	315
ミルナー　Peter Milner	306
ムーア　G.E.Moore	235
無知を前提とする議論	163
迷路学習	247
メタ表象	155
メトカロフ　Janet Metcalfe	268
メルケル盤	90
メルゾフ　Andrew Meltzoff	95, 102
網様体賦活系	150
モジュール	255
モリス　Richard Morris	317
モンターギュ　Montague	302

や　ら　わ

ヤング　Thomas Young	220
ユング　Carl Jung	105
予期神経細胞	304
予測エラー	302
ライプニッツ　Leibniz	10
ライル　Ryle	273
ラシュレイ　Karl Lashley	295
ラフィニ終末	90
ラボアジェ　Lavosier	146, 218
リアル　Leslie Real	300
離人	64
リスター　Lister	219
リゾラリティ　Rizzolatti	96
立体視図形	251
リハーサル	321
リベラタリアニズム	181
両眼視抗争	127
量子の不定性	184
「理論」理論	105
倫理哲学	7
ルドゥー　Joseph Le Doux	231
ルネッサンス	218
レヴァイン　Joseph Levine	166
レプチン	194
ローカルコード	260
ローカルコード仮説	259
ロゴセーティス　Nikos Logothetis	134
論理学	235
論理実証主義　logical empricism	236
論理的認識論	235
ワタリガラス	81
ワレン　Robin Warren	51

訳者経歴

村松　太郎
（むらまつ　たろう）

1983 年　慶應義塾大学医学部卒業、同医学部精神・神経科研修医
1984 年　国立療養所久里浜病院精神科
1990 年　米国 National Institutes of Health (Section on Immunology,
　　　　　Laboratory of Molecular and Cellular Neurobiology)
2000 年　慶應義塾大学医学部精神・神経科専任講師（現職）

ブレインワイズ　脳に映る哲学

P. S. チャーチランド　著

村松　太郎　訳

2005 年 11 月 28 日　第 1 版第 1 刷発行

発行者　秋元波留夫
発行所　社会福祉法人新樹会　創造出版
〒 151 - 0053
東京都渋谷区代々木 1 - 37 - 4 長谷川ビル
tel 03 - 3299 - 7335　fax 03 - 3299 - 7330
E-mail sozo@gol.com
URL http://www.sozo-publishing.com
振替 00120 - 2 - 58108
印刷所　社会福祉法人新樹会　創造印刷

落丁・乱丁はお取り替えします　ISBN4 - 88158 - 300 - 1